westermann

Josef Möllers, Stefan Krabs

Herausgeber: Heinrich Greving, Dieter Niehoff

Psychomotorik

Heilerziehungspflege und Heilpädagogik

6. Auflage

Bestellnummer 04913

Die in diesem Produkt gemachten Angaben zu Unternehmen (Namen, Internet- und E-Mail-Adressen, Handelsregistereintragungen, Bankverbindungen, Steuer-, Telefon- und Faxnummern und alle weiteren Angaben) sind i. d. R. fiktiv, d. h., sie stehen in keinem Zusammenhang mit einem real existierenden Unternehmen in der dargestellten oder einer ähnlichen Form. Dies gilt auch für alle Kunden, Lieferanten und sonstigen Geschäftspartner der Unternehmen wie z. B. Kreditinstitute, Versicherungsunternehmen und andere Dienstleistungsunternehmen. Ausschließlich zum Zwecke der Authentizität werden die Namen real existierender Unternehmen und z. B. im Fall von Kreditinstituten auch deren IBANs und BICs verwendet.

Zusatzmaterialien zu „Psychomotorik"

Für Lehrerinnen und Lehrer

BiBox westermann
inkl. E-Book

BiBox Einzellizenz für Lehrer/-innen (Dauerlizenz): 978-3-427-86972-6
BiBox Kollegiumslizenz für Lehrer/-innen (Dauerlizenz): 978-3-427-86975-7
BiBox Kollegiumslizenz für Lehrer/-innen (1 Schuljahr): 978-3-427-83095-5

Für Schülerinnen und Schüler

BiBox westermann
inkl. E-Book

BiBox Einzellizenz für Schüler/-innen (1 Schuljahr): 978-3-427-86973-3
BiBox Klassensatz PrintPlus (1 Schuljahr): 978-3-427-81535-8

Für Verweise (Links) auf Internet-Adressen gilt folgender Haftungshinweis: Trotz sorgfältiger inhaltlicher Kontrolle wird die Haftung für die Inhalte der externen Seiten ausgeschlossen. Für den Inhalt dieser externen Seiten sind ausschließlich deren Betreiber verantwortlich. Sollten Sie daher auf kostenpflichtige, illegale oder anstößige Inhalte treffen, so bedauern wir dies ausdrücklich und bitten Sie, uns umgehend per E-Mail davon in Kenntnis zu setzen, damit beim Nachdruck der Verweis gelöscht wird.

Druck und Bindung: Westermann Druck GmbH, Georg-Westermann-Allee 66, 38104 Braunschweig

ISBN 978-3-427-**04913**-5

Vorwort der Herausgeber

Die Schulbuchreihe „Heilerziehungspflege und Heilpädagogik" stellt eine theoriegeleitete und gleichzeitig praxisbezogene Einführung in die grundlegenden Fächer und Themenfelder beider Bereiche dar. Die einzelnen Bände wenden sich sowohl an Studierende[1] als auch an Lehrende und können als Arbeitsbücher für das eigenständige Handeln und (Weiter-)Lernen der Studierenden, aber auch als Handbücher für die Planung und Gestaltung des Unterrichts genutzt werden.

Die grundlegende Struktur der einzelnen Bände stellt die spezifischen Inhalte von zumeist zwei Themenbereichen und/oder Handlungsfeldern zusammen und bezieht diese aufeinander (wie z. B. „Praxis und Methodik" u. Ä.). Schon hierdurch erfolgt in einem ersten Schritt eine interdisziplinäre Verortung und Ausrichtung der einzelnen Fächerinhalte. Darüber hinaus gibt es in dieser Reihe auch Bände, welche ein einzelnes Fach bzw. eine einzelne Methodik vorstellen (wie z. B. „Psychomotorik").

In der Ausbildung von Heilerziehungspflegern und Heilpädagoginnen ist die Kompetenzorientierung ein zentraler und relevanter Bezugspunkt. Diese ist in den Niveaus des Deutschen Qualifikationsrahmens (DQR) angelegt und wird sowohl im Qualifikationsprofil der Kultusministerkonferenz (KMK, Beschluss vom 16.12.2021) als auch in den Bildungsplänen einiger Bundesländer (so in Nordrhein-Westfalen) aufgegriffen und genutzt. Im Rahmen der Schulbuchreihe werden auf jeder Kapiteleinstiegsseite Fachkompetenzen (Wissen und Fertigkeiten) sowie personale Kompetenzen (Sozialkompetenz und Selbstständigkeit) formuliert, die auf der Grundlage der jeweiligen Kapitelinhalte erworben werden sollen. Die Aufgaben innerhalb der Kapitel knüpfen an die angestrebten Kompetenzen an.

In jedem Band werden die Leser von „Anna" und „Jan" begleitet, zwei „Profis" der Heilerziehungspflege und Heilpädagogik, entworfen von dem Karikaturisten Phil Hubbe. Sie begegnen den Lehrinhalten in den exklusiv für diese Reihe entwickelten Karikaturen ernsthaft-konzentriert, stehen aber auch für die humorvollen Aspekte beider Berufe.

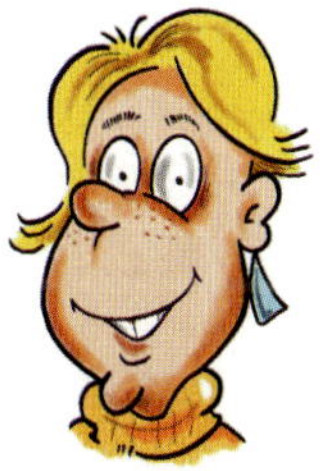

Anna

Phil Hubbe arbeitet als professioneller Zeichner u. a. für Tageszeitungen, Werbeagenturen und Online-Plattformen. 1985 erkrankte er an Multipler Sklerose und befasst sich in seinen Karikaturen seitdem mit dem Thema Behinderung. Seit 2004 veröffentlicht er „Behinderte Cartoons".

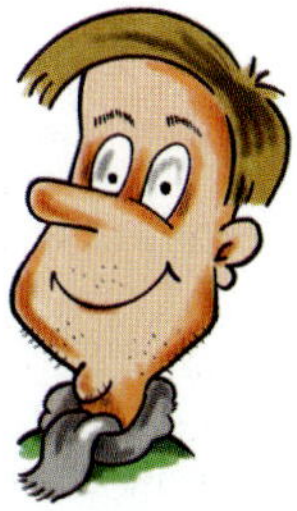

Jan

Wir wünschen Ihnen mit den Bänden unserer Reihe viel Freude und Erfolg.

Heinrich Greving und Dieter Niehoff

1 Aus Gründen der besseren Lesbarkeit werden im Folgenden die männliche und die weibliche Form in unregelmäßigem Wechsel verwendet. Selbstverständlich sind immer alle Geschlechter gleichzeitig angesprochen.

Vorwort der Autoren

Das Konzept der psychomotorischen Bewegungsförderung hat seit seiner „Gründung" in den 1950er-Jahren eine beeindruckende Entwicklung erlebt. Einerseits ist das Praxisangebot immer umfangreicher und vielfältiger geworden. Andererseits haben der zunehmende Bekanntheitsgrad und die Erfolge in der Praxis den Wunsch nach Aus- und Fortbildungen verstärkt. Das hat u. a. dazu geführt, dass sich die Motopädagogik/die Psychomotorik als Unterrichtsfach an den Fachschulen/Fachakademien für Heilerziehungspflege und für Heilpädagogik etabliert hat.

In diesem Buch wird eine praxisorientierte Einführung in Grundfragen der psychomotorischen Bewegungsförderung gegeben. Dazu werden bedeutsame Aspekte aus dem vielfältigen Themenspektrum der Psychomotorik und der Arbeit mit Menschen mit Behinderung herausgegriffen und in Theorie oder Praxis dargestellt. In der Ausbildung zum Heilerziehungspfleger oder Heilpädagogen können damit notwendige Inhalte der Lehrpläne bearbeitet werden. Jedes Kapitel wird durch die Angabe des angestrebten Kompetenzzugewinns eingeleitet, der sich an der Niveaustufe 6 des Deutschen Qualitätsrahmen (DQR) orientiert. Die jeweils abschließenden Aufgabenstellungen ermöglichen gezielt eine Überprüfung des Kompetenzzuwachses. So lässt sich das Konzept des Buches gut in die kompetenzorientierten Lehrpläne sowie in die individuellen didaktischen Jahresplanungen integrieren.

In den ersten Kapiteln wird geklärt, was die Grundideen der Psychomotorik überhaupt beinhalten und was verschiedene Konzepte auszeichnet. Hier soll nicht eine bestimmte Position vertreten werden, sondern die Vielfalt der Psychomotorik soll deutlich gemacht werden. Eine Bewertung kann auf dieser Grundlage – auch unter Zuhilfenahme weiterer Texte – im Unterricht erfolgen.

Kompetenzbereiche und Übungsinhalte der Psychomotorik werden erörtert. Weitere theoretische Schwerpunkte sind die motorische Entwicklung, ausgewählte Bewegungs- und Entwicklungsbeeinträchtigungen, die Diagnostik und Besonderheiten der Psychomotorik bei Menschen mit körperlicher oder geistiger Behinderung, bei älteren Menschen und in der Arbeit mit Kindern.

Eingebettet in die Darstellung der theoretischen Zusammenhänge sind jeweils methodisch-didaktische Überlegungen, die für die Planung, Durchführung und Auswertung psychomotorischer Arbeit mit den unterschiedlichen Zielgruppen bedeutsam sind. Und Sie finden in allen Kapiteln sinnvolle Aufgabenstellungen, die im Unterricht bearbeitet werden können.

Im Praxisteil werden zahlreiche Übungsbeispiele und Spielvorschläge (Nr. 1–28) zu ausgewählten inhaltlichen Schwerpunkten und Übungsmaterialien angeboten, die als Anregungen zu verstehen sind. Einige Übungen oder Spiele dienen der Eigenerfahrung und sind auf manche Zielgruppen nicht übertragbar.

Die Praxisbeispiele können für die Arbeit einer Heilerziehungspflegerin oder einer Heilpädagogin gleichermaßen sinnvoll sein, das methodisch-didaktische Vorgehen innerhalb der Übungsstunde kann sich dennoch deutlich unterscheiden. Auch dazu bieten verschiedene Kapitel (z. B. Konzepte, methodisch-didaktische Bemerkungen, Diagnostik) relevante Hinweise.

Die hier gewählte Reihenfolge gibt vom Grundsatz her einen möglichen unterrichtlichen Ablauf im Schuljahr wieder. Theorie und Praxis werden sich auch dort ständig abwechseln und sich gegenseitig ergänzen müssen. Die Reihenfolge und Gewichtung einzelner Themen können jedoch nach individuellen Wünschen und Bedürfnissen sowie entsprechend der institutionellen Bedingungen vorgenommen werden.

Diese Veröffentlichung kann auch eine Hilfestellung für die in der Praxis tätigen Fachkräfte bieten. Die theoretischen Grundlagen können dabei helfen, über die eigene Berufspraxis der Bewegungserziehung zu reflektieren; der Praxisteil gibt Anregungen für eine psychomotorisch orientierte Erziehung, Entwicklungsbegleitung oder Förderung.

Bei der vorliegenden Neuauflage hat erstmals Stefan Krabs als Co-Autor an der Überarbeitung dieses Buches mitgewirkt.

In der Neuauflage wird verstärkt auf aktuelle fachliche Diskussionen und Entwicklungen Bezug genommen, z. B. auf die Gesundheitsdebatte und ICF sowie die Teilhabedebatte, Personenzentrierung und Partizipation. Zudem wurden didaktisch-methodische Hinweise ausgeweitet und das Kapitel „Entwicklungsbegleitung von Menschen mit geistiger Behinderung“ wurde vollständig überarbeitet.

Josef Möllers und Stefan Krabs

Inhaltsverzeichnis

1 Was bedeutet überhaupt Psychomotorik?

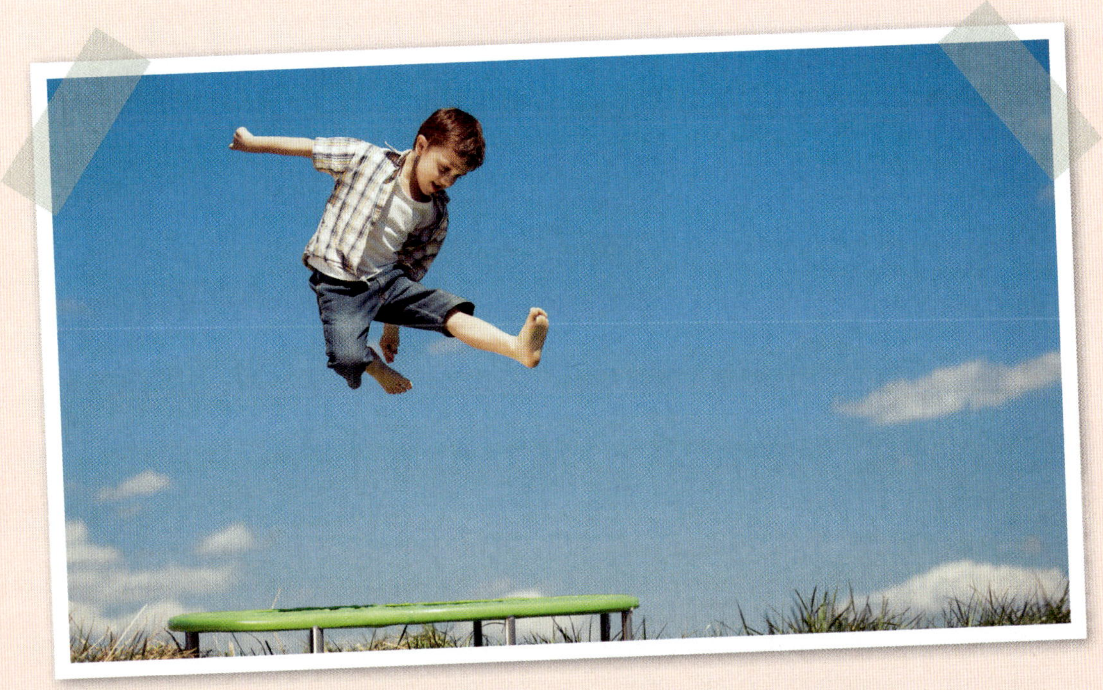

Angestrebte Kompetenzen

Fachkompetenz (Wissen und Fertigkeiten):

- Das Konzept der Psychomotorik kennen und in seiner Entstehung verstehen.
- Grundlegende Begrifflichkeiten psychomotorischer Förderung und Entwicklungsbegleitung definieren und abgrenzen können.
- Dabei Zielgruppen, Ziele und Kompetenzbereiche der Psychomotorik kennen und in einen fachpraktischen Zusammenhang bringen können.

Personale Kompetenz (Sozialkompetenz und Selbstständigkeit):

- Erste praktische Ideen für eine psychomotorische Förderung bzw. Entwicklungsbegleitung entwickeln und bewerten können.
- Die Bedeutung psychomotorischer Förderung und Entwicklungsbegleitung für das eigene Handlungsfeld argumentativ vertreten können.

1.1 Grundidee

„Na, wie fühlen wir uns denn heute?“

Die Frage des Sportlehrers in der Karikatur scheint überflüssig. Es ist klar, dass sich der Junge nicht wohlfühlen kann. Viele werden sich an ähnliche Erfahrungen erinnern können. Sie kennen Kinder, die am „Bock“ gescheitert sind, oder haben möglicherweise eine solche Erfahrung selbst „durchgemacht“. Denn im Schulsport war es nicht unüblich: Aufstellung in einer Reihe, jeder musste über den „Bock“ springen, der Lehrer gab eine Note für die Ausführung. Nicht wenige Kinder setzten sich dabei dem Gelächter der ganzen Klasse aus.

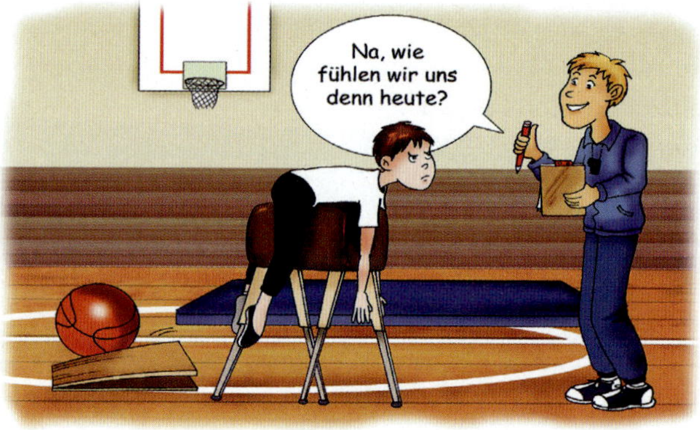

„Na, wie fühlen wir uns denn heute?“

Die Frage – doch nicht überflüssig? Man kann den Eindruck gewinnen, dass es Sportfachkräften, die selbst aus dem Bereich des Wettkampfsports kommen, manchmal recht schwerfällt, sich in die Lage der Kinder zu versetzen, die Übungen eben nicht so gut beherrschen, denen die Schnelligkeit oder Kraft und die Geschicklichkeit fehlen und denen dann mangelnder Einsatz und Wille vorgeworfen werden.

Für solche Kinder ist ein Bewegungsunterricht nach psychomotorischen Prinzipien eine großartige Idee. Für die erzieherischen Fachleute ist die psychomotorische Bewegungsförderung eine wertvolle Bereicherung ihres pädagogischen Repertoires.

Ernst J. Kiphard gilt als Begründer der Psychomotorik in Deutschland. Nach seinem Sportstudium hat er sich nicht das Trainieren leistungsstarker Heranwachsender zur Aufgabe gemacht, sondern er wollte sich den Kindern und Jugendlichen widmen, denen es kaum ermöglicht wurde, über Bewegung und Sport Erfolgserlebnisse und Freude zu erfahren. Kiphard wollte den vorherrschenden Einstellungen über diese Kinder eine andere Sichtweise entgegensetzen, die nicht die Defizite und Beeinträchtigungen, sondern die Fähigkeiten und Stärken, die Bedürfnisse und Wünsche dieser Kinder in den Vordergrund rückt.

„Welcher Sportlehrer kennt es nicht: das ungeschickte Kind, das durch seine Tolpatschigkeit zum Gespött der ganzen Klasse wird? Ob beim Wettlauf, beim Völkerball oder beim Fußballspiel – nirgends kann es mithalten. Und weil es jeden Ball verfehlt und immer als Erstes abgetroffen wird, bleibt es bei der Mannschaftswahl mit Sicherheit übrig. Kein Wunder, dass sich ein solches Kind nicht zum Sport hingezogen fühlt. In einzelnen Fällen kommt es zu regelrechten Angstzuständen, wenn Sport auf dem Stundenplan steht. Man kann sich vorstellen, wie es solchen immerwährenden Versagern, diesen sportlichen ‚Flaschen' zumute ist. Sie haben nie die geringste Siegeschance, so sehr sie sich auch anstrengen mögen."

(Quelle: Kiphard, 1985, S. 209)

Psychomotorik ist auch eine bestimmte Art, mit Menschen umzugehen, somit gewissermaßen auch eine Lebenseinstellung. Psychomotorisch zu denken und zu handeln ist somit Ausdruck anthropologischer Grundpositionen zum Wesen des Menschen. Sie lassen sich unter einer **humanistischen Sichtweise** zusammenfassen. Humanistisch sein und denken ist eine Haltung, eine Art zu leben, in deren Mittelpunkt menschliche Werte stehen, eine geistige Grundhaltung, die Wert legt auf die Würde und auf den Wert des Menschen, auf Toleranz und auf seine Fähigkeit zur Selbstentwicklung.

Die zentralen Grundgedanken dieses Menschenbildes können folgendermaßen zusammengefasst werden:

- Streben nach Autonomie,
- Eingebundensein in eine soziale Gemeinschaft,
- Streben nach Selbstverwirklichung und nach einem sinnvollen und erfüllten Dasein,
- an jeder Handlung ist immer der ganze Mensch beteiligt,
- der Mensch ist ein handelndes Subjekt, ein biologisches, psychisches und soziales Wesen.

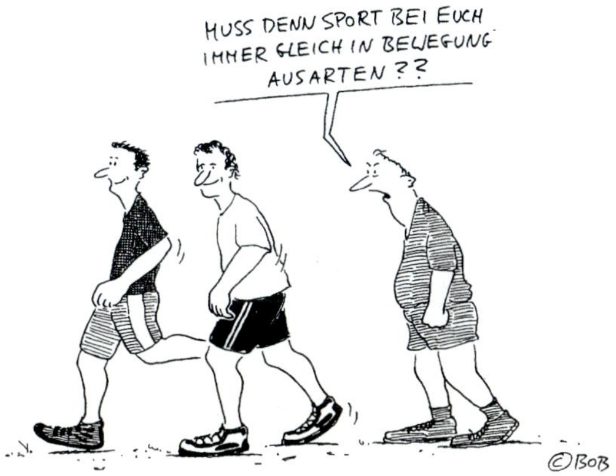

Dieses Menschenbild bestimmt wesentlich die Begründung und Gestaltung der Praxis. Psychomotorik ist, so verstanden, nicht nur ein bestimmtes Förderkonzept, sondern vielmehr auch eine Denkweise und Grundeinstellung. Im Sinne psychomotorischer Erziehung zu arbeiten heißt auch, sich mit der eigenen Sportbiografie zu befassen und sie ggf. zu überprüfen. Aufgrund des eigenen positiven Verhältnisses zu Sport und Bewegung ist es für manchen unvorstellbar, wie jemand Angst vor Bällen, Geräten, Sporträumen oder bestimmten Bewegungen haben kann.

Auch sind viele Methoden und Verhaltensweisen, die Sport- oder Gymnastikfachkräfte beispielsweise während der Ausbildung kennengelernt haben, in der Psychomotorik fehl am Platz. Es geht weniger um Methoden des Vormachens, Korrigierens oder Trainierens, die oft im Sportunterricht bevorzugt werden, nicht um den effektivsten Weg zu einer genau festgelegten Zielübung. Es geht nicht um die uns so vertrauten Spiele, die für alle sichtbare Leistungsvergleiche beinhalten und oft ein Ausscheiden der weniger erfolgreichen Spieler zur Folge haben. Es geht nicht um Übungsstunden, die nach schulorientierten Einteilungsgesichtspunkten exakt in einzelne Lerneinheiten zerlegt sind und in denen gleiche Anforderungen und Aufgaben für alle Teilnehmer gestellt werden, um sie vergleichen zu können.

1.2 Zielgruppe

In der Geschichte der Psychomotorik in Deutschland ist es begründet, dass in der Praxis mit dem psychomotorischen Förderangebot hauptsächlich Kinder angesprochen werden.

Als vorrangige Zielgruppe gelten Kinder im Vorschul- und frühen Schulalter mit

- Entwicklungsverzögerungen im Bewegungsbereich,
- Bewegungsunruhe, Hyperaktivität,
- Bewegungsängsten, Hemmungen,
- Beeinträchtigungen in der (Körper-)Wahrnehmung,
- herausfordernden Verhaltensweisen,
- Bewegungsungeschicklichkeiten im Sinne von Störungen der Koordination, des Gleichgewichts oder anderer motorischer Fähigkeiten und Fertigkeiten.

Was sind nun genauer beobachtbare Verhaltensweisen, die auf mögliche Beeinträchtigungen im (Bewegungs-)Verhalten hinweisen und eine mögliche psychomotorische Förderung begründen? Dabei ist hier zunächst nicht an deutlich erkennbare geistige oder körperliche Behinderungen gedacht.

Mit der nachfolgenden Auflistung der Auffälligkeiten soll nicht der Eindruck einer defizitären Sichtweise erweckt werden. Ansatzpunkte einer psychomotorischen Förderung sind vor allem die Entwicklungsmöglichkeiten und Ressourcen der Teilnehmer. Es gilt zu beobachten, wo die Stärken, Interessen und Wünsche der Teilnehmer liegen. Es ist zu klären, mit wem wir es zu tun haben, auf wen wir uns einstellen müssen. Es gilt auch herauszufinden, welche Themen die Menschen in diesem Lebensabschnitt beschäftigen.

Beobachtbare **Auffälligkeiten im Verhalten des Kindes** können beispielsweise sein:

- Das Kind fällt beim Laufen oft hin und bewegt sich unsicher.
- Das Kind hat Schwierigkeiten mit dem Gleichgewicht, besonders auf schmalem, wackligem Untergrund und bei langsamen Balancierbewegungen.
- Das Kind ist steif, ungelenkig, seine Bewegungen wirken eckig, holprig, ruckhaft.
- Das Kind kann nicht still sitzen, ist ständig in Bewegung und sofort ablenkbar.
- Das Kind geht von sich aus nicht auf andere Kinder zu und weicht Kontakten aus.
- Es hat Angst beim Drehen und Schaukeln, hat Angst, zu klettern und zu springen.
- Das Kind traut sich wenig zu und zeigt geringes Selbstvertrauen.
- Es probiert kaum Neues aus oder weicht Anforderungen aus.
- Es wirkt oft wütend, unbeherrscht, aggressiv.

- Das Kind ist in seinem Bewegungsverhalten weit hinter Gleichaltrigen zurück.
- Es nimmt ungenau wahr, unterscheidet schlecht (Gesehenes, Gehörtes).
- Das Kind kann sich schlecht im Raum orientieren.
- Es ist ungeschickt im Umgang mit Gegenständen.
- Das Kind zeigt eine ungenügende Auffangbewegung.
- Das Kind wirkt schlaff, ist schnell müde, wenig aktiv, reagiert schwach.
- Das Kind zeigt ein ungenügend ausgeprägtes Körperbewusstsein.

Genauere Erläuterungen zu Wahrnehmungs-, Koordinations- und Gleichgewichtsstörungen finden Sie in Kapitel 10.

Psychomotorisch orientierte Bewegungskonzepte werden seit vielen Jahren auch für Erwachsene, für ältere Menschen und für Menschen mit verschiedenen Behinderungen in der Theorie begründet und in die Praxis umgesetzt.

Für das Arbeitsfeld der Heilerziehungspflege und der Heilpädagogik bedeutet dies: Eine herausragende Bedeutung kommt der Psychomotorik in der Arbeit mit Kindern zu, also in heilpädagogischen oder integrativen Kindertagesstätten, in den Frühförderstellen, in den Förderschulen oder im gemeinsamen Unterricht von Kindern mit und ohne Behinderung. In diesem Alter kann meist noch großer Einfluss auf die Entwicklung der Persönlichkeit genommen werden und die Wirksamkeit einer Bewegungsförderung wird als besonders hoch eingeschätzt. Aber die Bedeutung für andere Altersgruppen ist ebenso nicht zu unterschätzen. In den besonderen Wohnformen für Menschen mit Behinderungen, in den Werkstätten der Behindertenhilfe im Rahmen von Freizeitangeboten oder innerhalb von tagesstrukturierenden Maßnahmen für ältere Bewohner können psychomotorische Angebote zur Persönlichkeitsentwicklung und -stabilisierung einen großen Beitrag leisten.

In allen Lebensphasen kann Bewegung als Mittel betrachtet werden, mit welchem der Mensch zum aktiven Gestalter und zum selbst Handelnden werden kann. Durch Bewegung sammelt der Mensch vielfältige Erfahrungen, er kann Wirkungen ausüben und muss sich mit Grenzen auseinandersetzen.

Viele Prinzipien und methodisch-didaktische Überlegungen gelten gleichermaßen für die verschiedenen Altersgruppen und Behinderungsgruppen, andere müssen den individuellen Bedingungen des jeweiligen Arbeitsfeldes der Heilerziehungspflege bzw. der Heilpädagogik angepasst werden.

Bei schweren Störungen oder Behinderungen müssen wir allerdings auch erkennen, dass manchmal die Grenzen der psychomotorischen Kompetenz erreicht sein können. Je schwerer die Behinderungen sind, desto stärker treten zusätzlich z. B. physiotherapeutische, psychologische oder etwa ergotherapeutische Maßnahmen in den Vordergrund. Oder andere Methoden wie die Basale Stimulation bieten sinnvollere Möglichkeiten, Personen mit einer schweren Behinderung anzusprechen.

→ AUFGABEN

1. Wie waren Ihre eigenen Bewegungserfahrungen als Kind oder Jugendlicher? Haben diese Erfahrungen Ihre Einstellung zu Sport und Bewegung (positiv oder negativ) beeinflusst? Gibt es Auswirkungen auf Ihre Bereitschaft, Bewegungsangebote im Berufsfeld anzubieten oder zu unterstützen?
2. Malen Sie Ihre eigene „Sportgeschichte" als Lebenskurve in einem Koordinatenkreuz auf. Die x-Achse können Sie sich als Lebenslinie vorstellen, die y-Achse betrachten Sie nach oben als positive Erfahrungen unterschiedlicher Intensität (z. B. von 0 bis +6), nach unten als eher negative Erfahrungen (von 0 bis –6). Stellen Sie Ihre „Sportgeschichte" in einer Kleingruppe anderen Gruppenteilnehmern vor und wählen Sie eine davon aus, die Sie der gesamten Klasse vorstellen wollen.
3. Diskutieren Sie die folgende Aussage: Gerade die Kinder, die es eigentlich am nötigsten haben, bewegen sich am wenigsten.
4. Inwieweit stimmen Sie auf Grundlage Ihrer Erfahrungen und Erkenntnisse folgender Aussage zu: Gerade im Kindesalter werden die erreichten Bewegungsfertigkeiten oft zu einem Gradmesser der Achtung und Anerkennung oder der Herabsetzung, der Verhöhnung und Ausschließung aus der Gemeinschaft.

1.3 Begriffsbestimmungen und Definitionen

Unter den Fachleuten der Psychomotorik gibt es eine große Übereinstimmung in grundlegenden Überzeugungen, aber oft wenig Einigkeit in der Sprache. Ein Blick in die Fachliteratur zeigt, dass eine Vielzahl von Fachbegriffen benutzt wird, die das Anliegen der Förderung mit den Mitteln der Bewegung umschreiben. Einige sprechen von Psychomotorik oder psychomotorischer (Entwicklungs-)Förderung, psychomotorisch orientierter Bewegungserziehung, andere benutzen die Begriffe Motopädagogik oder Mototherapie. Zur Klärung sollen kurz einige Zusammenhänge herausgestellt werden.

Ein Teil der Sprachverwirrung entsteht wesentlich dadurch, dass der Begriff Psychomotorik in unterschiedlicher Bedeutung benutzt wird. Mal wird er als Bezeichnung für den Zusammenhang körperlicher und seelischer Prozesse verwendet, mal als Bezeichnung für eine Richtung oder ein Konzept.

In der einen Bedeutung wird **Psychomotorik** als Konzept der Entwicklungsförderung verstanden, in der Nachfolge der psychomotorischen Übungsbehandlung nach Kiphard. Dieser Begriff bezeichnet ein Verfahren bzw. eine Verfahrensgruppe, deren Hauptinhalt Bewegungsprozesse sind.

Des Weiteren wird Psychomotorik als Begriff gebraucht, der die Einheit von körperlichen und seelischen Prozessen bezeichnen soll. Wenn von der Psychomotorik des Kindes gesprochen wird, sind die Ganzheitlichkeit und Unteilbarkeit körperlich-seelischer Prozesse gemeint.

Der Begriff „Psychomotorik" setzt sich aus den Wortstämmen „Psyche" und „Motorik" zusammen und beschreibt damit Zusammenhänge von Bewegen mit Wahrnehmen, Erleben, Lernen und Handeln. Es geht also um mehr als um das, was umgangssprachlich unter Motorik verstanden wird, nicht nur um Verbesserung des Gleichgewichts oder der koordinativen Fähigkeiten. Vielmehr wird durch die Begriffskombination „Psycho-Motorik" die Blickrichtung auf die Wechselwirkung verschiedener Persönlichkeitsbereiche gelegt.

Die Bewegung hat einen (positiven oder aber negativen) Einfluss auf unsere Psyche. Und unsere psychisch-emotionalen Zustände haben wiederum Einfluss (positiven oder negativen) auf unsere Motorik. Wenn diese Zusammenhänge bekannt sind, kann der Übungsleiter versuchen, durch vielfältige Handlungsmöglichkeiten in speziell arrangierten Bewegungsszenarien einen positiven, also fördernden Einfluss auf die psychischen, auf die sensorischen und motorischen Vorgänge und Funktionen zu nehmen.

Der Begriff der **Motopädagogik** entstand im Zuge der Professionalisierung der Psychomotorik und der wissenschaftlichen Vereinheitlichung und Systematisierung (Fachgebiet der Motologie). Die früher weitgehend verwendeten Bezeichnungen wie Psychomotorische Erziehung und Psychomotorische Übungsbehandlung sind dabei ersetzt worden durch Motopädagogik bzw. Mototherapie. Ähnlich wie der Begriff Psychomotorik setzt sich der Begriff Motopädagogik aus den beiden Wörtern „Motorik" (Bewegung) und „Pädagogik" (Erziehung) zusammen und bedeutet – wörtlich übersetzt – so viel wie „Erziehung durch Bewegung".

Als Anwendungsgebiete werden hauptsächlich die Frühförderung und die vorschulische Erziehung gesehen. In der Motopädagogik sollen durch Bewegung als Medium erzieherische Ziele erreicht werden. Die Bewegungsangebote und das Materialangebot werden als Mittel eingesetzt, z. B. zur Verbesserung der Kulturtechniken, des sozialen Verhaltens oder der Vermittlung von Normen und Werten.

Der Begriff „Motopädagogik" schien zunächst den der Psychomotorik zu ersetzen, heute werden jedoch beide Begriffe gleichrangig, wenn auch nicht immer gleichbedeutend gebraucht.

Als wissenschaftliche Disziplin hat sich zur Erforschung und Durchdringung der menschlichen Bewegung und ihrer Zusammenhänge die **Motologie** entwickelt und als eigenständige wissenschaftliche Fachdisziplin etabliert. Sie befasst sich mit folgenden Aspekten der menschlichen Bewegung:

- ihrer Entwicklung (Motogenese),
- ihren Störungen (Motopathologie),
- deren Erfassung (Motodiagnostik)
- und der Behandlung (Motopädagogik, -therapie).

Hier soll im weiteren Verlauf der Begriff „Psychomotorik“ verwendet werden. Mit Renate Zimmer (vgl. 2006, S. 19f.) wird die Auffassung vertreten, dass im Gegensatz zu den Bezeichnungen Motopädagogik und Mototherapie der Begriff „Psychomotorik“ historisch gewachsener, international gebräuchlicher und letztlich inhaltlich klarer definiert ist. Auch weist dieser Begriff deutlich auf den Anteil des Wahrnehmens, Erlebens, Fühlens und Denkens bei Bewegungshandlungen sowie auf die Notwendigkeit hin, Bewegungshandlungen immer als ganzheitliche Äußerungen des Menschen zu betrachten.

Psychomotorik wird hier als Bezeichnung für ein pädagogisch-therapeutisches Konzept verstanden, das die Wechselwirkung psychischer und motorischer Prozesse nutzt. Über Bewegungsangebote soll versucht werden, eine Beziehung zum Teilnehmer aufzubauen, seine motorischen Fähigkeiten zu verbessern, seine psychischen Kompetenzen positiv zu beeinflussen und seine sozial-emotionale Entwicklung zu unterstützen.

Als wesentliche Zielsetzung der Psychomotorik wird die Verbesserung der Handlungsfähigkeit angestrebt. Handlungskompetenz ist das Ergebnis der Fähigkeiten, mit sich, der materialen und sozialen Umwelt umzugehen und sich in ihr zurechtzufinden. In der Realisierung von Handlungskompetenz können für die Praxis drei Kompetenzen und grundlegende Lernfelder bestimmt bzw. entsprechende inhaltliche Schwerpunktsetzungen vorgenommen werden:

- **Körpererfahrungen** (ich bewege mich, werde bewegt): Im Bewegungshandeln lernt die Person sich und ihren Körper kennen, ihn einzusetzen, mit dem Körper auf die Umwelt einzuwirken und den Körper sich verändernden Umweltsituationen anzupassen (Stärkung der Ich-Kompetenz).
- **Materialerfahrungen** (ich bewege mich an und mit Geräten): Im Umgang, Spielen und Hantieren mit Materialien gewinnt das Individuum Informationen über Gesetzmäßigkeiten und Eigenschaften der dinglichen Umwelt (Stärkung der Sachkompetenz).
- **Sozialerfahrungen** (ich bewege mich und spiele mit anderen): Soziale Kompetenzen und Verhaltensweisen wie Rücksichtnahme, Fairness, Kooperationsbereitschaft, Regelbeachtung, aber auch Durchsetzungsvermögen sollen der Steigerung des Selbstvertrauens dienen, Gefühle der Minderwertigkeit, Entmutigung und Ausgeschlossenheit überwunden werden (Erwerb von Sozialkompetenz).

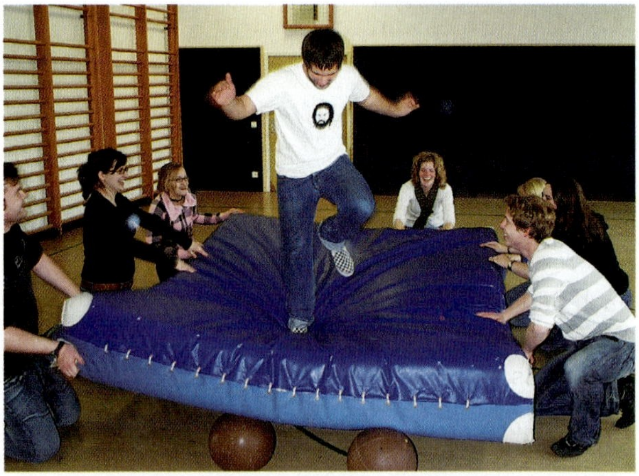

Gleichgewicht halten auf der Wackelmatte

Diese Unterscheidung in drei Schwerpunkte wird hier zur genaueren Analyse einzelner Aspekte vorgenommen. Es muss aber deutlich betont werden, dass in der Praxis alle Aspekte gemeinsam wirken und sich wechselseitig beeinflussen. Jedoch können Schwerpunkte gesetzt und einzelne Erfahrungsbereiche besonders hervorgehoben werden (weitere Erläuterungen zu den Kompetenzen s. Kapitel 6).

Zusammenfassend kann die Entwicklung von **Handlungsfähigkeit** folgendermaßen dargestellt werden:

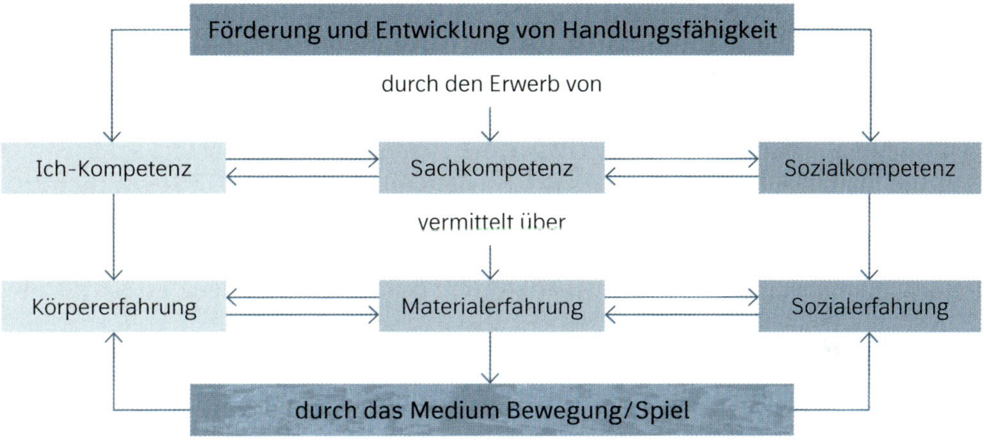

Entwicklung von Handlungsfähigkeit in der Psychomotorik

Zur weiteren Begriffsklärung sollen nun einige Definitionen unterschiedlicher Autoren angeführt werden:

Ernst J. Kiphard ging es darum, den Menschen, das Kind wieder in den Mittelpunkt sporterzieherischen Bemühens zu rücken.

> „Statt einer Leistungs- und Produktorientiertheit, die häufig an den Bedürfnissen der Kinder vorbeigeht, statt einer Defektorientiertheit, die nur Makel, Störungen und Defizite sieht, setzen wir eine Erlebnis- und Persönlichkeitsorientierung, bei der sich die Kinder spielerisch frei und ungezwungen handelnd äußern und entwickeln können."
> *(Quelle: Kiphard, 1989a, S. 12)*

Nach Renate Zimmer wird mit der psychomotorischen Förderung einerseits das Ziel verfolgt, über Bewegungserlebnisse zur Stabilisierung der Persönlichkeit beizutragen – also das Vertrauen in die eigenen Fähigkeiten zu stärken –, andererseits soll jedoch auch eine Bearbeitung motorischer Schwächen und Störungen sowie der Probleme des Kindes in der Auseinandersetzung mit sich selbst und der Umwelt ermöglicht werden.

„Ziel psychomotorischer Förderung ist es, die Eigentätigkeit des Kindes zu fördern, es zum selbstständigen Handeln anzuregen, durch Erfahrungen in der Gruppe zu einer Erweiterung seiner Handlungskompetenz und Kommunikationsfähigkeit beizutragen. Sie beinhaltet spezielle Fördermöglichkeiten vor allem in den Bereichen der Wahrnehmung, des Körpererlebens und des sozialen Lernens, die gerade für bewegungsauffällige Kinder integrierend und fördernd wirken können und ihnen den Zugang zur Bewegung – wieder – erschließen helfen."

(Quelle: Zimmer, 2006, S. 22–23)

Dietrich Eggert und Christina Reichenbach kommen zu der Annahme, dass psychomotorische Förderung dem Kind zu einem Gefühl von Selbstwirksamkeit und Kontrollüberzeugung verhelfen kann, ihm Erfolge vermittelt, Kompetenzen verleiht und damit das Selbstkonzept stärkt. Zugleich wird das Kind sensibel für den Dialog mit einer bedeutsamen Bezugsperson und für die Arbeit in einer Gruppe, die ihm hilft und es unterstützt. Psychomotorische Förderung beeinflusst auch positiv den Lebenskontext, d. h., sie kann den Kontakt zu den Eltern oder anderen Bezugspersonen verbessern und die Akzeptanz des Kindes erhöhen.

„Auf diese Weise wird durch Psychomotorik über die Förderung der Bewegung im Spiel ein wichtiger Beitrag zur Ausbildung eines positiven Selbst- und Weltkonzepts ermöglicht."

(Quelle: Eggert/Reichenbach, 2004a, S. 108)

Für Marianne Eisenburger kommt es in den psychomotorischen Stunden nicht nur auf das „Was" an, sondern entscheidend auf das „Wie": „Bewegungsstunden können Begegnungsstunden sein – das ist das ‚Herz' der Psychomotorik." (Quelle: Eisenburger, 2005, S. 27)

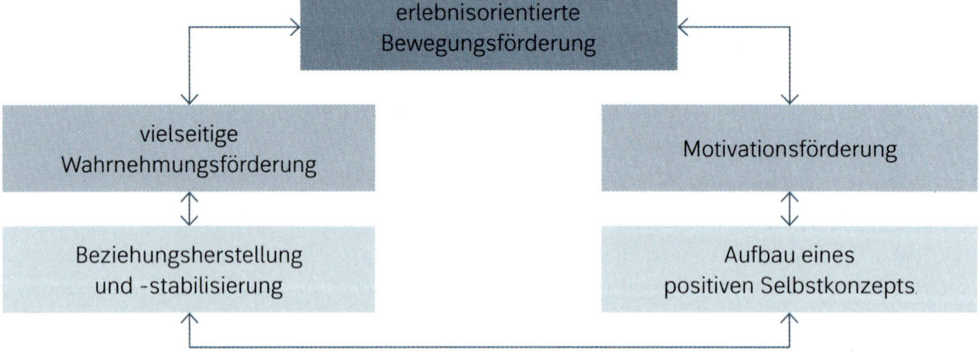

Zielbereiche psychomotorischer Fördermaßnahmen

Aus den Begriffsbestimmungen und Definitionen verschiedener Autoren und aus Erfahrungsberichten der Praxis können Schwerpunkte der inhaltlichen Ausrichtung von psychomotorischen Fördermaßnahmen herausgearbeitet werden, die in vielfältiger Weise miteinander in Wechselwirkung stehen.

In manchen Einrichtungen werden Heilpädagogen und Heilerziehungspfleger auch mit dem Begriff der Mototherapie konfrontiert. Mit diesem Konzept werden klar formulierte therapeutische Zielsetzungen verfolgt, dennoch ist die Abgrenzung zur psychomotorischen Förderung nicht leicht. Eine eigenständige Ausbildung in Mototherapie gibt es nicht, wohl aber nach der Ausbildung als Motopäde oder Motologe entsprechende Erfahrungen in klinischen Einrichtungen oder Institutionen mit therapeutischem Auftrag.

Entscheidend für die Abgrenzung von Psychomotorik und Mototherapie sind Zielsetzungen und Indikation, die einmal mehr pädagogische, einmal mehr therapeutische Ausrichtung erfordern. Für die Mototherapie wird eine „krankhafte Störung" als Indikation vorausgesetzt. Auf der Grundlage einer umfangreichen Diagnostik werden Therapieziele formuliert, um Beeinträchtigungen abzubauen oder Auswirkungen von Behinderungen abzuschwächen. Dabei sollen die Maßnahmen zeitlich begrenzt werden, sind immer wieder zu überprüfen und der Entwicklung anzupassen.

Die Mototherapie bedient sich ähnlicher Lerninhalte wie die Psychomotorik. Ihre Anwendung ist jedoch komplexer, erfordert wesentlich mehr Kenntnisse über die zu betreuenden Personen und differenziertere didaktisch-methodische Maßnahmen. Die Diagnostik hat in diesen deutlich kleineren Gruppen einen wesentlich höheren Stellenwert.

→ AUFGABEN

1. Betrachten Sie das Foto auf Seite 18. Stellen Sie heraus, wo genau Körper-, Material- und Sozialerfahrungen gefordert bzw. angeregt werden.
2. Setzen Sie sich mit den Definitionen auseinander und stellen Sie die Ihrer Meinung nach wichtigsten Aspekte stichwortartig heraus. Wo sind Gemeinsamkeiten, wo sind Unterschiede feststellbar? Welche besonderen Akzente setzen die Autorinnen und Autoren?
3. Versuchen Sie, die Bedeutung der im Schaubild auf Seite 20 dargestellten Zielbereiche für verschiedene Zielgruppen zu begründen (Kinder, Ältere, Menschen mit geistiger oder körperlicher Behinderung).
4. Welche Möglichkeiten könnte eine psychomotorische Förderung bzw. eine psychomotorische Entwicklungsbegleitung in Ihrem Arbeitsfeld eröffnen? Wo finden Sie Einsatzmöglichkeiten und wie könnten diese aussehen?

1.4 Zur Geschichte der Psychomotorik

Die Geschichte der Psychomotorik in Deutschland ist eng mit dem Namen **Ernst J. Kiphard** (1923–2010) verbunden. Sein Leben ist von der Jugendzeit an durch Sport, Bewegung, Akrobatik und Clownerie gekennzeichnet. Als Sportlehrer in der Kinder- und Jugendpsychiatrie Gütersloh entschied sich sein Lebensweg gegen den Leistungssport und für die Arbeit mit motorisch beeinträchtigten Kindern und Jugendlichen. Kiphard entwickelte dort das Grundkonzept der „psychomotorischen Übungsbehandlung".

Er soll zu den Anfängen zunächst selbst zu Wort kommen:

> „Im Jahre 1955 stellte ich mich erstmals der Aufgabe, sensomotorisch entwicklungsgestörte und in ihrer psychomotorischen Entfaltung behinderte Kinder über das Mittel der Bewegung in ihrer Gesamtentwicklung zu fördern. Die damals in der Jugendpsychiatrischen Klinik in Gütersloh unter Leitung von Frau Dr. med. Elisabeth Hecker und in enger Kooperation mit Dr. med. Helmut Hünnekens erzielten Anfangserfolge waren überaus ermutigend. Dennoch lag dem psychomotorisch-therapeutischen Bemühen damals noch kein umfassendes theoretisches Konzept zugrunde. Zu hypothetischen Vorüberlegungen und ausführlichen theoretischen Erörterungen fehlte einfach die Zeit. Zum anderen fehlten gleich gerichtete mototherapeutische Erfahrungen, auf die man hätte zurückgreifen können. Der Notstand behinderter Kinder forderte aber zum unverzüglichen Handeln, zur Soforthilfe auf."
>
> *(Quelle: Kiphard, 2001, S. 12)*

Vor seiner Tätigkeit in der Jugendpsychiatrischen Klinik in Gütersloh hatte Kiphard einige Engagements im Zirkus, beispielsweise als Trapezkünstler und als Clown. Elemente der Akrobatik und vor allem die Einzelfähigkeit des Clowns in der Förderung und Therapie hat er auch später immer wieder aufgegriffen. Von 1954 bis 1957 studierte er an der Universität zu Köln die Fächer Sport, Philosophie, Psychologie und Pädagogik und schloss das Studium 1957 als Diplom-Sportlehrer ab. 1976 promovierte er an der Universität in Bremen zum Dr. phil. und hatte zu dieser Zeit bereits zahlreiche Artikel und Fachbücher veröffentlicht. Von 1979 bis zu seiner Emeritierung 1989 war Kiphard Professor am Institut für Sportwissenschaften der Universität Frankfurt. 2010 ist Ernst J. Kiphard im Alter von 86 Jahren gestorben.

Während seiner Studienzeit an der Deutschen Sporthochschule in Köln betreute Kiphard im Rahmen eines Sonderfaches körperbehinderte Kinder und Jugendliche. Im Rückblick auf die Entwicklungsgeschichte der psychomotorischen Grundidee erinnerte er sich an einen 13-jährigen Spastiker mit Hemiplegie (Halbseitenlähmung). Er sollte bei diesem die behinderte Körperseite, vor allem die spastische Hand, durch verschiedene Übungen, z. B. durch das Rollen und Wegschlagen eines Balles, trainieren.

Doch dieses rein funktional begründete Üben führte zu frustrierenden Erlebnissen und in der Folge sogar zu Verhaltensauffälligkeiten, z. B fing der Junge an zu stottern oder biss sich in die eigenen Lippen. Kiphard ließ den Jungen schließlich zur Entlastung seine nichtbehinderte Hand beim Zurückschlagen der Wasserbälle benutzen. Die Erfolge spornten ihn deutlich an und seine motorischen Fähigkeiten und sein Selbstwertgefühl verbesserten sich insgesamt. Kiphard handelte entgegen seinem Auftrag nicht mehr defektorientiert, sondern sah in dem Jugendlichen eine ganzheitliche psycho-physische und psycho-motorische Persönlichkeit. Dies war für ihn Psychomotorik (vgl. Kiphard, 2002, S. 25).

Kiphard erzielte beeindruckende Erfolge an der Jugendpsychiatrischen Klinik in Gütersloh, später in Hamm. Als Charakteristikum dieser neuen ganzheitlichen Bewegungsförderung bezeichnete Kiphard das ständige Beobachten des individuellen Bewegungsverhaltens der einzelnen Kinder, um so im Laufe der Zeit von diesen Verhaltensäußerungen Rückschlüsse auf innerseelische Probleme und Konflikte ziehen zu können.

Kiphard erkannte, dass Gefühle und psychische Empfindungen sich nach außen im Bewegungsverhalten ausdrücken, und wählte für diese zwei Seiten des Geschehens den Begriff „Psychomotorik".

Kiphard betonte immer wieder die besondere Stellung des Therapeuten/Pädagogen/Betreuers. Für den Umgang mit den Kindern forderte er ein motivierendes und einfühlsames Verhalten. Um Kinder aus der Reserve zu locken, müsse ihnen immer wieder Vertrauen entgegengebracht werden. Die therapeutische Grundhaltung sollte seiner Auffassung nach geduldig, offen, humorvoll und liebevoll sein. Diese Eigenschaften sollten überzeugend gelebt und in den Situationen spürbar sein.

Kiphard war es auch, der im Jahre 1961 das Trampolin als ein bewegungs- und koordinationsschulendes Gerät in die „Psychomotorische Übungsbehandlung" einführte. Es war damals ein recht unkonventionelles und neues Therapieinstrument, das von den bewegungsbeeinträchtigten Kindern und Jugendlichen begeistert begrüßt und täglich in die Übungsbehandlung aufgenommen wurde.

Die bewegungsdiagnostischen Möglichkeiten des Trampolinspringens wurden erst im Laufe der Jahre bewusst, als das Bewegungsverhalten gesunder und leicht hirngeschädigter Kinder miteinander verglichen wurden. In den folgenden Jahren wurde durch Filme und schriftliche Publikationen der Grund gelegt zu dem heute verwendeten Trampolin-Körperkoordinationstest (TKT).

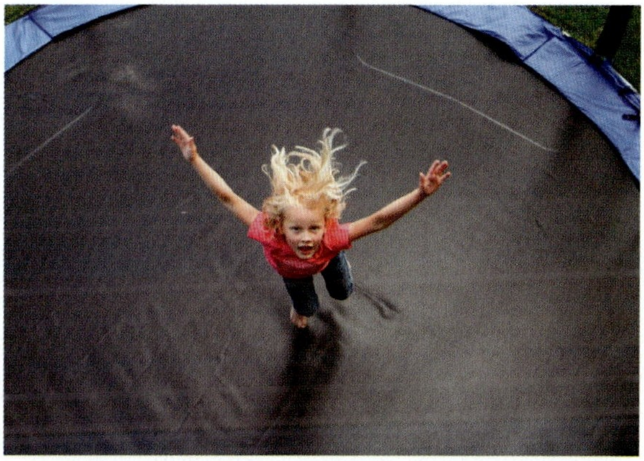

Das Trampolin lässt sich zur Schulung der Koordination und Bewegung einsetzen

Auf Initiative von Kiphard wurde im Jahre 1976 der „Aktionskreis Psychomotorik" als gemeinnütziger Verein in Hamm/Westfalen gegründet, ein bundesweiter Zusammenschluss von Bewegungsfachleuten, Ärzten, Therapeuten und Wissenschaftlern, die daran interessiert sind, das Berufsfeld abzustecken, seine Inhalte zu bestimmen und lehrbar zu machen. Bis heute gibt es zahlreiche Fachtagungen und Veröffentlichungen, zudem wurde eine 200-stündige Zusatzqualifikation entwickelt.

Im Jahre 1976 gab der Aktionskreis Psychomotorik erstmals die Zeitschrift „Psychomotorik" heraus. Ab 1978 änderte sich die Zeitschriftenlandschaft durch die Herausgabe von zwei Zeitschriften, der eher praktisch orientierten „Praxis der Psychomotorik" und der eher theoretisch orientierten Zeitschrift „motorik".

Ein weiterer Meilenstein in der Entwicklung der Psychomotorik ist die erste **Motopädenausbildung** ab 1977 in Dortmund. Heute existieren zahlreiche Fachschulausbildungen von ein- bis dreijähriger Dauer mit pädagogischen und therapeutischen Schwerpunktsetzungen in vielen Bundesländern.

Die Idee der Psychomotorik beeinflusste allmählich auch andere **pädagogische und therapeutische Fachgebiete**. Besonders die überaus positiven Erfolge in der Praxis trugen zur schnellen Verbreitung bei. Ihre methodischen Prinzipien wurden zunehmend von der Heim- und Sonderpädagogik aufgegriffen. Zu den Einflussbereichen zählen weiter insbesondere die Frühförderung, die Kindergartenpädagogik, der Schulsportunterricht und hier insbesondere der Sportförderunterricht sowie alle Maßnahmen der Entwicklungsförderung im Bereich der Förderschule mit den Förderschwerpunkten emotionale und soziale Entwicklung, Lernen und geistige Entwicklung.

Den Aufbaustudiengang **Motologie** in Marburg gibt es seit 1983, mittlerweile als Masterstudiengang. Weitere psychomotorische Schwerpunkte in Hochschulausbildungen sind in den letzten Jahren hinzugekommen.

Die europäische Perspektive eröffnete sich mit der Gründung des Europäischen Forums für Psychomotorik im Rahmen des 1. Europäischen Kongresses 1996 in Marburg.

Als Dachorganisation der zahlreichen Praxisvereine, Fortbildungsinstitutionen und der beiden Berufsverbände wurde im Jahre 2006 die „Deutsche Gesellschaft für Psychomotorik e. V." gegründet. Sitz des Verbandes ist Hamm, die Ursprungsstätte der deutschen Psychomotorik.

Deutlich wird aus der Geschichte, dass die psychomotorische Idee aus der Praxis entstanden ist. Erst danach wurde sie allmählich theoretisch fundiert. Theorie und Praxis haben sich also gegenseitig befruchtet und sind aufeinander bezogen. Das ist gut so und sollte auch so bleiben.

TIPPS

Internet-Tipp: Auf der Homepage des Niedersächsischen Instituts für frühkindliche Bildung und Entwicklung (www.nifbe.de) steht eine umfangreiche Datenbank zur Psychomotorik zur Verfügung („Wissenslandkarten" und dann „Psychomotorik" anklicken). Dort befindet sich eine Vielzahl psychomotorischer Institutionen aus Deutschland, Österreich und der Schweiz (Ausbildungsstellen, Fort- und Weiterbildungsinstitute, Förderstellen, Berufsverbände und weitere psychomotorische Vereinigungen).
Film-Tipp: Ein ca. 7-minütiger Ausschnitt aus der filmischen Biografie „Herr Professor Clown. Ernst J. Kiphard - Vater der deutschen Psychomotorik" von René Senn und Brigitte Wachter kann unter www.youtube.com/watch?v=WuYq19PiAiQ heruntergeladen werden (zuletzt aufgerufen am 15.10.2022).

1.5 Vorbemerkung zu den Praxisbeispielen

Gestaltung des Unterrichts

Das unterrichtliche Geschehen in der Praxis muss sich selbst auch an psychomotorischen Grundgedanken orientieren. Die spätere psychomotorische Arbeitsweise verlangt beispielsweise, dass keine Angst bei den Teilnehmern ausgelöst oder verstärkt wird, etwa durch starken Teilnahmezwang, durch starres Vormachen und Nachmachenlassen. Es soll verhindert werden, dass ein Teilnehmer bloßgestellt oder ausgelacht wird, jeder sollte sich ernst genommen und akzeptiert fühlen.

Diese Vorgaben gelten auch für den Unterricht. An Spielen und Übungen müssen nicht alle Schüler teilnehmen, es sollten Rückzugsmöglichkeiten gewährt werden. Trotzdem wird erwartet, dass jeder nach seinen Möglichkeiten etwas Neues ausprobiert, sich einbringt, sich an Grenzen herantastet, seine Gedanken mitteilt und sich nicht einfach „verdrückt". Das ist einerseits unterrichtliche Dienstverpflichtung, andererseits erwarten die Schüler und Studierenden solche Verhaltensweisen später auch von „ihren" Kindern und Jugendlichen.

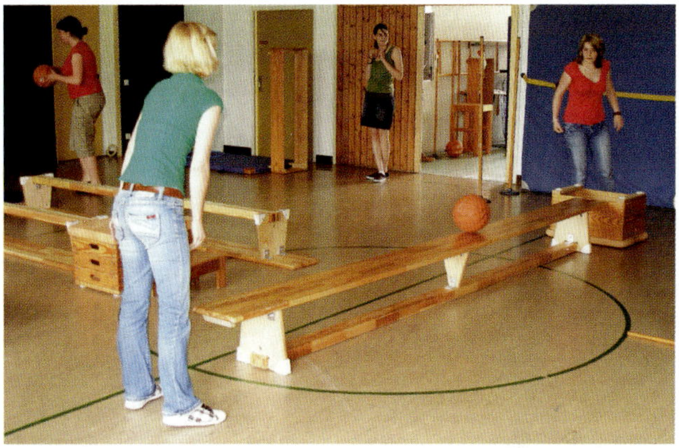

Vielfältige Variationen bei Gerätestationen

Zur Systematik

Die meisten theoretischen Abschnitte schließen jeweils mit sinnvollen Übungsbeispielen ab. Einige dieser Kapitel enthalten Auflistungen von Übungen und Spielen in unsystematischer Reihenfolge, die in verschiedenen Phasen von Übungs- oder Unterrichtsstunden eingesetzt werden können (z. B. Fangspiele, Entspannungsübungen, Großgeräte). Andere Spielbeispiele sind inhaltlich und methodisch in einer sinnvollen Reihenfolge geordnet und können zumindest teilweise auch in dieser Reihenfolge umgesetzt werden (z. B. Teppichfliesen, Kreisstuhlspiele, Zeitung). Einige Praxisabschnitte wurden zu möglichen Übungseinheiten erweitert und können als Stundenbeispiele betrachtet werden (z. B. Rollbrett, Schwungtuch, Sandsäckchen, Gymnastikreifen). Die Übungs- und Spielbeispiele sowie die exemplarischen Übungseinheiten sind als Vorschläge zu betrachten, die zum Großteil in eigenen psychomotorischen Fördergruppen und in der eigenen Unterrichtspraxis entstanden sind und sich dort auch bewährt haben. Sie sind auf andere Gegebenheiten übertragbar, müssen aber in der Förderpraxis oder im Unterricht dem jeweiligen inhaltlichen Konzept und den personellen, sachlichen und räumlichen Bedingungen angepasst werden. Bei einer solchen Auflistung geht zudem zwangsläufig vieles davon verloren, was für eine psychomotorische Praxis kennzeichnend ist und ständig mit bedacht werden muss:

- die Eigenaktivität der Teilnehmer und notwendige Gestaltungsfreiräume;
- das Zulassen des Experimentierens und das eigene Entwickeln von Ideen;
- das spontane Verwirklichen von Variationen;
- die vielfältigen Kombinationsmöglichkeiten der Geräte und Materialien, die sich erst während der Auseinandersetzung ergeben;
- das gemeinsame Entwickeln von Bewegungsgeschichten oder Spielthemen;
- das Reagieren auf die Atmosphäre in der Gruppe und die daraus folgenden Notwendigkeiten zur Beziehungsgestaltung;
- das Beachten alters- und entwicklungsgemäßer Kommunikationsformen.

Zur Gewinnung einer Systematik werden die Praxisübungen unter einem ausgewählten Aspekt oder einer bestimmten Zielgruppe dargestellt, doch könnten sie oft genauso gut auch anderen Bereichen oder Altersgruppen zugeordnet werden. Die zahlreichen Wahrnehmungsübungen könnten beispielsweise für unterschiedliche Altersgruppen und für Menschen mit verschiedenartigen Behinderungen eingesetzt werden. Übungen mit dem Sandsäckchen könnten auch dem Bereich zur Förderung der Körperwahrnehmung oder der Koordination zugeordnet werden. Übungen zur Entspannung sind beispielsweise auch mit dem Schwungtuch oder mit Alltagsmaterialien möglich. Viele Übungen sind sowohl in der Turnhalle als auch in anderen Räumen oder draußen möglich.

Auch die Ziele können in der Praxis jeweils ganz unterschiedlich gesetzt werden. Es kann etwa mit dem Rollbrett mehr um Körper-, Material- oder Sozialerfahrung gehen; im Vordergrund kann das Üben von motorischen Fähigkeiten stehen – oder das Erlebnis des Spielens, das Experimentierenlassen und Variieren oder das Gestalten von Bewegungsszenen.

Ein wichtiges unterrichtliches Anliegen ist sicherlich, die Übertragbarkeit auf verschiedene Zielgruppen (Alter, Entwicklungsstand, Behinderung, Gruppengröße) zu klären. Die Gruppen, die die Schülerinnen/Studierenden später zu betreuen haben, sind aber in der Konstellation so unterschiedlich, die räumlichen Bedingungen sind so verschieden, jeder Spielgedanke beinhaltet so vielfältige Gestaltungs- und Variationsmöglichkeiten, dass verallgemeinernde Aussagen zu den Einsatzmöglichkeiten und -grenzen oft nicht sinnvoll oder möglich sind. Diese Abwägung muss individuell nach dem aktuellen oder zukünftigen Arbeitsfeld geleistet werden. Dazu soll der Unterricht natürlich Hilfen und Anregungen bieten. Aber es dürfen keine fertigen Stundenrezepte erwartet werden – das würde auch dem Grundgedanken der Psychomotorik widersprechen.

Reflexion

Methodische Hauptmerkmale des psychomotorischen Unterrichts sind die praktische Eigenrealisation und die anschließende Reflexion. Die Reflexionen der Praxis ermöglichen vielfältige Lernprozesse für den Einzelnen und für die Gruppe und fördern den Erwerb methodischer Kenntnisse. Im Reflexionsgespräch werden sowohl das individuelle Erleben, die Gruppenprozesse während der Übung als auch die Übertragungsmöglichkeiten auf spätere Arbeitsfelder bzw. Zielgruppen angesprochen.

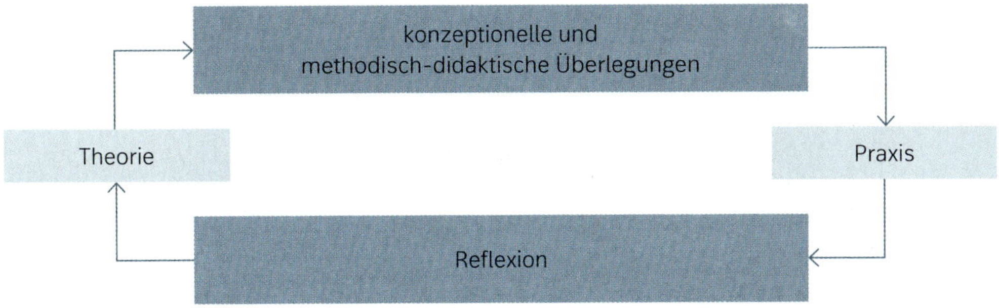

Folgende Fragestellungen sind für die Reflexion geeignet:

- auf das allgemeine Empfinden bezogen:
  - Welche Umstände erleichtern, erschweren mir Bewegung?
  - Wo bewege ich mich gern, wo ungern?
  - Welche Gegenstände, Geräte fordern meine Bewegungslust heraus?
  - Wie gehe ich auf andere zu?
  - Wann bin ich locker, wann verkrampfter?
- auf bestimmte Übungen/Spiele bezogen:
  - Wie ist das Spiel bei mir angekommen? Was war aufregend, schön, positiv, überraschend? Was war eher unangenehm?
  - War ich zufrieden? Hatte ich Spaß?
  - Wie intensiv habe ich ausprobiert, riskiert, mitentschieden?
  - Wie intensiv habe ich mich körperlich angestrengt?
  - Habe ich Grenzen gespürt, Angst gehabt?
  - Habe ich Rücksicht genommen?
- auf die Berufspraxis bezogen:
  - Kann ich das Spiel/die Übung später in meiner Berufspraxis anwenden?
  - Für welche Zielgruppe, Altersgruppe, Behinderungsgruppe ist das Spiel/die Übung geeignet, für welche eher nicht?
  - Unter welchen Bedingungen kann das Spiel/die Übung ausgeführt werden?
  - Sind diese Bedingungen gegeben? Kann ich sie schaffen?
  - Welche Variationen, Veränderungen kann ich einbringen?

Weitere Fragestellungen zur Reflexion sind auch in Kapitel 4.6 enthalten.

Praxisbeispiele 1: Aufwärm- und Kennenlernspiele

Am Anfang des Unterrichts oder einer Fortbildung steht für die Teilnehmer und für den Lehrer bzw. Gruppenleiter das Kennenlernen.

1. **„Begrüßung“:** Die Teilnehmer laufen in der Halle umher und begrüßen sich mit Handschlag oder klopfen sich auf die Schulter. Sie können schnell oder gemütlich laufen oder z. B. hektisch, gelangweilt, gut gelaunt.
2. **„Roboter“:** Alle gehen im Raum umher. Wenn einem Spieler ein Mitspieler entgegenkommt, kann er ihn dirigieren: Wenn er seine rechte (linke) Schulter berührt, macht er eine Vierteldrehung nach rechts (links) und geht dann weiter.
   Variation: Die Drehung muss seitenverkehrt erfolgen.
3. **„Stopp und los“:** Der Leiter macht verschiedenartige Fortbewegungsarten (z. B. laufen vorwärts, rückwärts, auf einem Bein, krabbeln, schleichen) und Abstoppbewegungen (z. B. Stand, Sitz, Einbeinstand, Bauchlage) vor, alle anderen Teilnehmer machen die Bewegungen mit. Der Wechsel wird angegeben durch ein akustisches Signal („Stopp“ und „Los“ rufen, ein- oder zweimal klatschen). Die Aufforderung zum Vormachen oder Abstoppen wird dann an die Gruppe weitergegeben.
   Variation: Die Verständigung erfolgt nur durch Beobachtung, ohne akustische Signale. Fängt ein Gruppenmitglied eine Fortbewegung an, machen alle anderen mit; stoppt ein Gruppenmitglied die Fortbewegung, stoppen alle anderen ebenfalls.
4. **„Schlangenlaufen“:** Die Teilnehmer laufen gruppenweise mit Schulter- oder Hüftfassung hintereinander, verschiedene Fortbewegungsarten werden durch den Spielleiter oder den jeweiligen „Schlangenkopf“ vorgegeben, z. B. vorwärts oder rückwärts, schnell oder langsam; die „Schlangenköpfe“ wechseln fortlaufend.
5. **„Wer umgibt mich?“:** Alle gehen in der Halle umher. Auf Kommando schließen alle ihre Augen. Die Frage des Leiters „Wer befindet sich links, rechts, hinter, vor mir?“ versucht jeder in Gedanken zu beantworten. Zur Kontrolle können die Augen dann geöffnet werden.
6. **„Typisch“:** Die Gruppe stellt sich im Kreis auf. Jeder stellt sich mit seinem Namen und einer typischen Bewegung oder auch einer Fantasiebewegung vor, alle anderen wiederholen Namen und Bewegung.
7. **„Gruppenaufstellung“:** Die Teilnehmer stellen sich in der Gruppe nach verschiedenen Kriterien auf, die der Leiter oder auch andere Teilnehmer vorgeben, z. B. Größe, Anfangsbuchstabe des Vor- oder Nachnamens, Geburtsdatum (Tag und Monat), Schuhgröße, Entfernung Wohnort – Schulort u. Ä.
   Variation: Alle Gruppenteilnehmer stellen sich in beliebiger Reihenfolge auf einer Bank auf. Danach erhalten sie die Aufforderung, sich nach den Anfangsbuchstaben der Vor- oder Nachnamen geordnet aufzustellen, ohne dabei die Bank zu verlassen.
8. **„Handabschlagen“:** Alle halten ein Tau im Kreis mit beiden Händen. Ein Teilnehmer in der Mitte versucht, die Hand eines Mitspielers abzuschlagen. Die Grup-

penmitglieder können jeweils die Hände wegziehen, alle müssen aber auch darauf achten, dass das Seil nicht den Boden berührt.
Variation: Nicht nur die Handberührung zählt als Treffer, sondern jede beliebige Berührung eines Mitspielers.

9. **„Namen lernen":** Die Teilnehmer stehen im Kreis. Ein Mitspieler in der Mitte wirft einen Ball (oder einen anderen Gegenstand) einem beliebigen Mitspieler zu. Dieser muss dann den Namen seines rechten und/oder linken Nachbarn möglichst schnell sagen.
10. **„Stab im Kreis":** In der Mitte des Kreises hält ein Spieler einen Gymnastikstab senkrecht auf den Boden. Er lässt den Stab los und ruft dabei einen Namen. Der Gerufene muss versuchen, den Stab aufzufangen, bevor er auf den Boden fällt.
Variation: Der Mittelspieler lässt einen Ball fallen.
11. **„Klatschball":** Ein Teilnehmer in der Mitte eines Kreises wirft Mitspielern einen Ball zu, diese müssen in die Hände klatschen und dann den Ball fangen; wer den Ball nicht fängt oder vorher nicht klatscht, wechselt in die Mitte. Der Mittelspieler kann den Wurf auch nur antäuschen; wer dann dennoch klatscht, wechselt ebenfalls in die Mitte.
Variation „Zitterball": Die Hände werden hinter dem Rücken gehalten, zum Fangen muss dann nicht mehr geklatscht werden. Die Hände dürfen aber auch nur bewegt werden, wenn wirklich geworfen wird.
12. **„Wandernder Igelball":** Die Mitspieler stehen dicht nebeneinander im Kreis; hinter ihrem Rücken geben sie einen Igelball (Größe eines Gymnastikballes) weiter. Ein Mitspieler stellt sich in die Mitte des Kreises und soll herausfinden, in wessen Händen sich der Ball befindet.
Variation: statt Igelball z. B. Schlüsselbund oder zwei Gegenstände gleichzeitig weitergeben.
13. **„Namen merken":** Alle Spieler stehen (oder sitzen) im Kreis. Jeder merkt sich den Namen seines rechten Nachbarn. Der Kreis wird neu gebildet, indem sich jeder eine neue Position sucht. Der Spielleiter wirft (oder rollt) dann einen Ball zu seinem ehemals rechten Nachbarn (und sagt den entsprechenden Namen). Dieser wirft (rollt) den Ball ebenfalls zu seinem früheren rechten Nachbarn usw.
Variation: Den Ball in der umgekehrten Reihenfolge zuwerfen (rollen). Oder den Namen des linken Mitspielers merken; alle nehmen dann wieder eine neue Position ein und der Ball wird zugeworfen (gerollt). Oder jeder merkt sich den Namen des rechten und linken Nachbarn und es werden zwei Bälle zugeworfen, der eine zu dem jeweils rechten Nachbarn, der andere zu dem jeweils linken Nachbarn.
14. **„Kuh – Stall – Kuhstall":** Gespielt wird in Dreiergruppen (Kuhställe) und mit ein bis drei „Bauern". Jeder Kuhstall besteht aus zwei Spielern, die mit ihren Händen ein Haus bilden, und einer Kuh, die unter den Händen steht. Der Bauer gibt ein Signal:
    - **„Kuh":** Die Kühe müssen die Ställe wechseln.
    - **„Stall":** Die Ställe müssen einen neuen Partner finden und mit diesem einen Stall über einer Kuh bilden.
    - **„Kuhstall":** Alle müssen sich neu mischen.

Der Bauer versucht, Teil eines neuen Kuhstalls zu werden. Wer übrig bleibt, wird der neue Bauer.

15. **„Evolutionsspiel“:** Die gesamte Gruppe beginnt in der Evolution ganz unten als „Amöbe“. Durch „Schnick, Schnack, Schnuck“ mit einem Partner kann man in der Evolution aufsteigen (z. B. Amöbe -> Insekt -> Fisch -> Säugetier -> Mensch). Man spielt „Schnick, Schnack, Schnuck“ immer mit den Mitspielern, die sich auf der gleichen Evolutionsebene befinden. Der Gewinner steigt auf, der Verlierer steigt ab. Es wird so lange gespielt, bis alle „Mensch“ geworden sind. Als Amöbe kann man nicht mehr absteigen. Wer alleine in der untersten Evolutionsstufe ist, steigt automatisch auf.
16. **„Vorhangraten“:** Zwei Gruppen sitzen sich gegenüber. Dazwischen wird von zwei Personen ein Schwungtuch gehalten, sodass sich die Gruppen nicht sehen können. Stumm verabredet jede Gruppe, je einen Spieler vor das Tuch zu setzen. Das Schwungtuch wird langsam gesenkt, bis sich die beiden Spieler sehen können. Wer zuerst den Namen des anderen nennt, hat gewonnen, der andere Spieler wechselt die Gruppe.
Variante: Die Spieler am Tuch sitzen mit dem Rücken zueinander. Die Gruppe beschreibt den Spieler auf der anderen Seite, bis der Name genannt werden kann.

Praxisbeispiele 2: Fangspiele

Bei Fangspielen müssen sich die Mitspieler über einen gewissen Zeitraum und in einem festgelegten Spielraum möglichst schnell fortbewegen. Der Einsatz ist dann sinnvoll, wenn die Teilnehmer starken Bewegungsdrang verspüren oder zeigen und sich „austoben“ wollen bzw. sollen. Das ist vor allem zu Beginn von Übungsstunden der Fall.

1. **„Jäger und Hase“:** Ein Fänger (Jäger) versucht, alle anderen Mitspieler (Hasen) zu fangen. Zu dieser Spielidee gibt es zahlreiche Variationsmöglichkeiten: mit der Hand abschlagen; mit einem Schaumstoffball abwerfen (normale Gymnastikbälle sind nicht geeignet, da sie beim Abtreffen schmerzhaft sein können); mit einem Schaumstoffteil oder Gummireifen berühren.
Es ist wenig sinnvoll, dass die Abgetroffenen ausscheiden und dann nicht mehr am Spielgeschehen teilnehmen können. Deshalb sollten Möglichkeiten des Wiedereinstiegs angeboten werden. Beispielsweise kann der abgetroffene Mitspieler (der auf der Stelle stehen bleibt oder sich hinsetzt) wieder teilnehmen, wenn ein „freier“ Spieler
   - durch die gegrätschten Beine des Abgetroffenen hindurchkriecht,
   - über den sitzenden Spieler springt,
   - einen vereinbarten Zauberspruch vor ihm aufsagt,
   - um den stehenden Mitspieler herumläuft,
   - dem abgetroffenen Mitspieler einen Hut oder eine Mütze aufsetzt,
   - ihn mit der Hand an einem vereinbarten Körperteil berührt.

Weitere Möglichkeiten:
- Es sitzt immer nur ein Abgeworfener auf der Bank.
- Es wird mit einer Zone gespielt, in der man nicht abgeworfen werden darf. Mögliche Einschränkung: Es darf sich immer nur einer dort befinden.
- Die Abgetroffenen gehen zu einer Matte und können sich durch Würfeln einer Sechs mit dem großen Schaumstoffwürfel wieder befreien.

2. **„Tuchfangen im Kreis“:** Die Mitspieler stellen sich im Kreis auf und fassen sich an den Händen. Ein Fänger außerhalb des Kreises muss versuchen, bei einem Kreismitglied ein Tuch aus dem Hosenbund zu ziehen. Der Fänger darf nur rechts oder links um den Kreis herumlaufen – aber der Kreis dreht sich auch in dieselbe Richtung und versucht so, das Abfangen zu verhindern. Wenn der Fänger das Tuch abgezogen hat, können sich die nächsten Mitspieler für die beiden Rollen (Fänger und Spieler mit Tuch im Hosenbund) freiwillig melden.
3. **„Tintenfisch-Fangen“:** Ein Fänger versucht, alle anderen abzuschlagen. Die Abgeschlagenen bleiben auf der Stelle stehen und können mit ihren „Fangarmen“ mitfangen, werden somit zu Gehilfen des Fängers.
4. **„Schwarz und weiß“:** Zwei Mannschaften stehen sich gegenüber. Beim Hochhalten eines schwarzen Tuches muss die „schwarze“ Mannschaft fangen und die „weiße“ muss versuchen, bis zu einer Markierungslinie wegzulaufen; wird das weiße Tuch hochgehalten, geht es umgekehrt.
   Variation: Die Gruppenmitglieder nehmen verschiedene Ausgangspositionen ein (z. B. Sitz, Bauch- oder Rückenlage). In der Mitte liegen Bälle, mit denen die gegnerische Mannschaft abgeworfen werden muss.
5. **„Schwänzchen-Fangen“:** Tücher, Bänder oder Seilchen werden bei mehreren Teilnehmern hinten in den Hosenbund gesteckt und müssen von einem oder mehreren Fängern herausgezogen werden.
   Variationen: Alle Teilnehmer haben ein Tuch und jeder kann abfangen. Oder nur ein Teilnehmer hat ein Tuch und alle anderen versuchen, es abzufangen.
6. **„Kettenfangen“:** Ein Spieler beginnt zu fangen; fängt er einen anderen Spieler, so fangen beide unter Handhaltung gemeinsam weiter usw.
   Variation: Sind die Fänger zu viert, beginnt eine neue Kette.
7. **„Sirene“:** Wer vom Fänger abgeschlagen wird, bleibt auf der Stelle stehen, macht mit dem Arm eine kreisende Bewegung um den Kopf und heult wie eine „Sirene“. Zwei Mitspieler können ihn wieder erlösen, indem sie die Sirene ausstellen (jeweils links und rechts unter den Arm greifen und kurz hochheben).

TIPP

Praxistipp: Um zu verdeutlichen, wie kleine Regelveränderungen die psychomotorische Erfahrung deutlich verändern, kann man ein Spiel (z. B. Spiel Nr. 1: Jäger und Hase) hintereinander in drei Fangvarianten spielen:

1. Klassisches Fangen mit „Ausscheiden"
2. Fangspiel mit „Befreien"
3. „Hase Cäsar": Eine Gruppe bestimmt z. B. drei „Hasen Cäsar". Die Auswahl wird vor den Fängern geheim gehalten. Die Fänger gewinnen, wenn alle „Hasen Cäsar" gefangen wurden, aber noch nicht alle Spieler gefangen sind. Die Gruppe gewinnt, wenn ein Hase Cäsar als Letztes übrig bleibt.

Reflektieren Sie im Anschluss Ihre Erfahrungen.

→ AUFGABEN

1. Stellen Sie heraus, welche Bedingungen das Kennenlernen in der Gruppe erleichtern und welche es eher erschweren oder behindern können.
2. Welche Kennenlern- und Fangspiele können Sie aus eigener Erfahrung ergänzen?
3. Welche Ziele können mit solchen Spielen angesprochen bzw. erreicht werden?
4. Wo sehen Sie die Grenzen des Einsatzes von Fangspielen?
5. Modifizieren Sie klassische Spiele im Hinblick auf die psychomotorische Idee.

2 Bedeutung von Bewegung

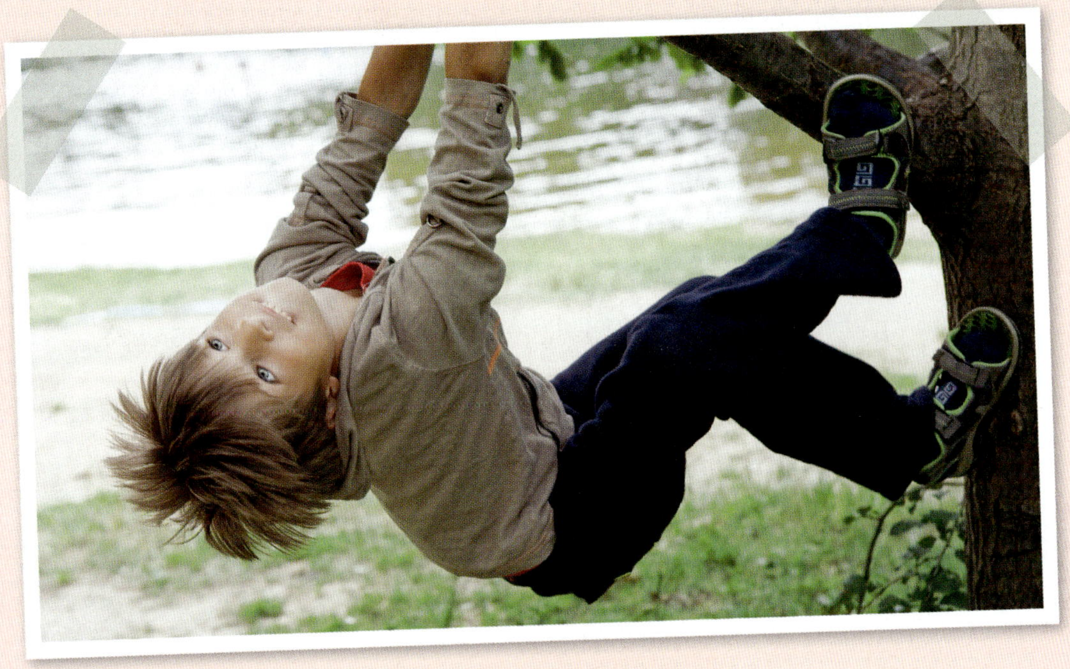

Angestrebte Kompetenzen

Fachkompetenz (Wissen und Fertigkeiten):

- Merkmale und Kennzeichen der Lebensverhältnisse von Kindern darstellen und Auswirkungen auf die Bewegungswelt einordnen können.
- Aspekte der Persönlichkeit, die über Bewegungserfahrungen angesprochen werden und ineinandergreifen, an Beispielen verdeutlichen können.
- Ursachen einer mangelnden Beteiligung an (Bewegungs-)Spielen systematisch erfassen und daraus pädagogische Schlussfolgerungen ziehen können.

Personale Kompetenz (Sozialkompetenz und Selbstständigkeit):

- Bewegung als geeignetes Medium erläutern können, mit dem Entwicklungsprozesse in Gang gesetzt und begleitet werden können.
- Die Notwendigkeit von Bewegungserfahrungen und den Stellenwert für die Persönlichkeitsentwicklung in verschiedenen Entwicklungsstufen argumentativ vertreten können.

Dass Bewegung gesund ist, wichtig für die körperliche Entwicklung, besonders von Kindern, wird niemand ernsthaft bezweifeln wollen. Ganz im Gegenteil – mehr Bewegung wird zunehmend angemahnt, wie ein Blick in Presseveröffentlichungen zeigt, z. B. von Ärzten, Lehrern, den Krankenkassen, den Mitarbeitern von Gesundheitsämtern. Sie stellen vermehrt Bewegungsmangelerscheinungen bei Kindern, Jugendlichen und auch Erwachsenen fest.

Bewegung ist ein **Grundbedürfnis** von Kindern:

- Sie wollen erkunden und entdecken,
- sie wollen ihren Körper beherrschen können,
- sie wollen hochklettern und von oben herunterspringen,
- sie wollen neue Bewegungen kennenlernen,
- sie suchen aber auch das Risiko und das Abenteuer,
- sie wollen Spannung,
- sie mögen sich rhythmisch bewegen,
- sie wollen schwingen und schaukeln,
- sie wollen sich anstrengen,
- sie mögen vielleicht auch den Vergleich mit den Fähigkeiten anderer,
- sie mögen die Geselligkeit,
- sie wollen Regeln mit Gruppenmitgliedern selbst festlegen,
- sie suchen ihre Position in der Gruppe,
- sie wollen auch manchmal ihre Ruhe haben,
- sie wollen einfach nur spielen.

2.1 Merkmale der heutigen Kindheit

Sind die Bedingungen für die Kinder heute noch so, dass sie die notwendigen Erfahrungen machen können? Anfangs ist man geneigt zu sagen, Kinder hätten nie so gute Entwicklungsbedingungen gehabt wie in der heutigen Zeit. Für einige Lebensbedingungen wird diese Auffassung sicherlich zutreffen. Andererseits ist die Situation für viele Kinder schwieriger geworden, denn auch Gefährdungen durch gesellschaftliche und soziale Veränderungen haben deutlich zugenommen.

Bedingungen der Kindheit = Veränderungen in ...

- den alltäglichen Bewegungsräumen,
- den Familienstrukturen,
- den Spielmaterialien,
- der Zeit(ver)planung,
- den Freizeitaktivitäten.

Die Lebenssituation von Kindern in unserer Gesellschaft ist durch eine „eigentümliche Spannung“ gekennzeichnet: Der bekannte Jugendforscher Klaus Hurrelmann (1999) sieht einerseits größere Handlungsspielräume, Freiheitsgrade für die Gestaltung der eigenen Lebensweise, mehr Entscheidungsmöglichkeiten und vielfältige Entfaltungschancen, Einräumen hoher Eigen- und Selbstständigkeit, ein vielfältiges Angebot an Sport- und Freizeitaktivitäten, auch die Gefahr durch die „klassischen" Kinderkrankheiten sei geringer geworden.

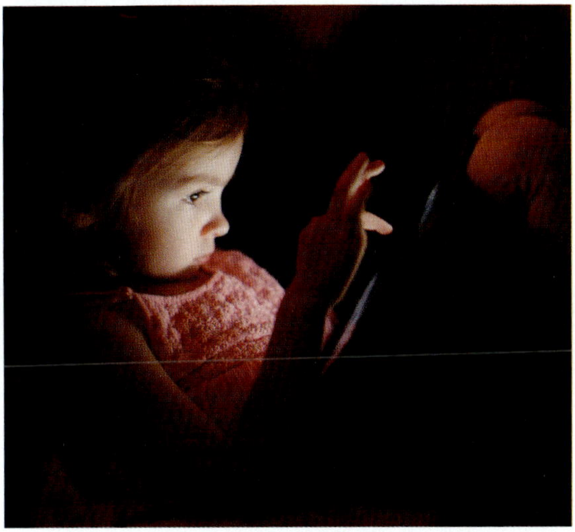
Bewegungsmangel durch Medienkonsum

Andererseits ist für ihn der Druck durch eine leistungsorientierte Früherziehung hoch, der Wettbewerb um günstige Lebenschancen setze immer früher ein, die natürlichen Spiel- und Bewegungsmöglichkeiten würden immer eingeengter; Fernseher, Computer und kleine tragbare Spielekonsolen sorgten dafür, dass Kinder vermehrt sitzend spielen; Lockerung von sozialen Bindungen und Umweltveränderungen führten zu neuen Formen der Belastungen und Gefährdungen, die teilweise die Bewältigungskapazität von Kindern überfordern. Krankheiten und Entwicklungsstörungen stellten sich oft als Folge ein: z. B. Unruhe, Schlafstörungen, Stress- und Erschöpfungszustände, Allergien, Aggressivität, Tablettenmissbrauch.

Auch das Erziehungsverhalten sei weniger von verbindlichen Normen bestimmt, sondern vielmehr geprägt von einem ständigen Aushandeln der Wünsche, Bedürfnisse, Umgangsregeln und Grenzen.

„Der Widerspruch in der Lebenssituation der meisten Kinder drückt sich heute auch in Widersprüchen im Erziehungsverhalten der Erwachsenen aus. Einerseits werden heute sehr viel mehr als früher die Grundbedürfnisse von Kindern berücksichtigt und ihre persönlichen Entfaltungs- und Gestaltungspotenziale anerkannt sowie eine Form der Erziehung gesucht, die fördert und fordert, aber nicht diszipliniert und reglementiert. Andererseits werden viele Kinder bei der Aneignung und Verarbeitung ihrer Lebenswelt völlig allein gelassen. Eine einfühlsame Unterstützung und Anleitung fehlt."

(Quelle: Hurrelmann, 1999, S. 8)

Die veränderten Lebensbedingungen führen dazu, dass viele **Kinder sich zu wenig bewegen** und vielfältige Erfahrungen zur Persönlichkeitsentwicklung nicht ermöglicht werden:

- Die Gesamtkörperkoordination, das Gleichgewichtsvermögen oder die Reaktionsfähigkeit werden zu wenig gefordert und gefördert.
- Auch die motorischen Fähigkeiten wie Kraft, Schnelligkeit, Ausdauer können nicht in genügendem Ausmaß ausgebildet werden.
- Eine ausgewogene Beanspruchung der verschiedenen Sinne ist bei vielen Kindern nicht mehr gegeben. Die Körpernahsinne, also die Haut und die Muskulatur werden bei vielen Kindern zu wenig angeregt. Demgegenüber sind die Fernsinne, also Hören und Sehen, zu stark beansprucht und eher überfordert.
- Es gibt kaum Gelegenheiten, soziale Verhaltensweisen wie Toleranz, Hilfsbereitschaft, Kooperation, Fairness in einer Gruppe Gleichaltriger bei gemeinsamen Bewegungsaktionen zu erproben und zu entwickeln.
- Es fehlen Erfolgserlebnisse, die auf eigener Körperanstrengung beruhen und für den Aufbau eines positiven Selbstwertgefühls eine bedeutsame Rolle spielen.

Psychomotorische Angebote können eine bedeutsame Funktion dabei übernehmen, Bewegungsmangelerscheinungen zu verhindern. Es können notwendige Körper- und Bewegungserfahrungen arrangiert und sozial-emotionale Prozesse initiiert und begleitet werden. Werden entwicklungsgemäße Angebote spielerisch und variationsreich gestaltet, können Bewegungsfreude und Begeisterung ausgelöst sowie Spiel- und Bewegungslust aufgebaut werden. Damit kann erreicht werden, dass Kinder sich selbst (wieder) viel und gerne bewegen, Bewegungserlebnisse mit anderen wünschen, vorhandene Spiel-, Bewegungs- und Naturräume nutzen.

Als weitere Konsequenz ergibt sich aber auch für Bewegungsfachleute, die Bedeutung der Bewegung für die Persönlichkeitsentwicklung den Betroffenen, den Eltern, anderen Bezugspersonen oder Erziehern immer wieder zu verdeutlichen und sich für den Erhalt oder den Ausbau der Bewegungs- und Spielangebote einzusetzen. Der erforderliche Raum und die notwendige Zeit müssen eingefordert werden. Auch kann es sinnvoll sein, den Aufbau eines eigenen Vereins oder einer Abteilung zu unterstützen, wenn Vertreter von Sportorganisationen einseitig leistungsorientiert denken und handeln.

2.2 Komplexität des Bewegungsspiels

Bewegung im Sinne der Psychomotorik bedeutet mehr als körperliche Aktivität. Zahlreiche andere Persönlichkeitsaspekte sind bei Bewegungshandlungen beteiligt und können die Entwicklung beeinflussen und im positiven wie im negativen Sinne wirken. Aufgrund der Vielfalt dieser Aspekte sind gerade Bewegungserfahrungen besonders für die pädagogische oder therapeutische Arbeit geeignet.

Stellen wir uns ein bekanntes Kinderspiel vor, etwa das Völkerballspiel. Folgende Anforderungen werden an den Mitspieler gestellt: Der Teilnehmer muss

- genau werfen können,
- schnell laufen können,

- schnell reagieren können,
- sich im Raum orientieren können,
- ständig die Mitspieler beobachten,
- die Regeln verstehen,
- auf Geräusche oder Zurufe achten können,
- über einen längeren Zeitraum aktiv sein können,
- Interesse am Spiel haben und Bereitschaft zeigen,
- die Geschwindigkeit und Richtung des Balles einschätzen können.

Die Aufzählung verdeutlicht, dass zahlreiche Persönlichkeitsaspekte beim Bewegungsspiel beteiligt sind und ineinandergreifen. Die Anforderungen lassen sich folgenden Bereichen zuordnen:

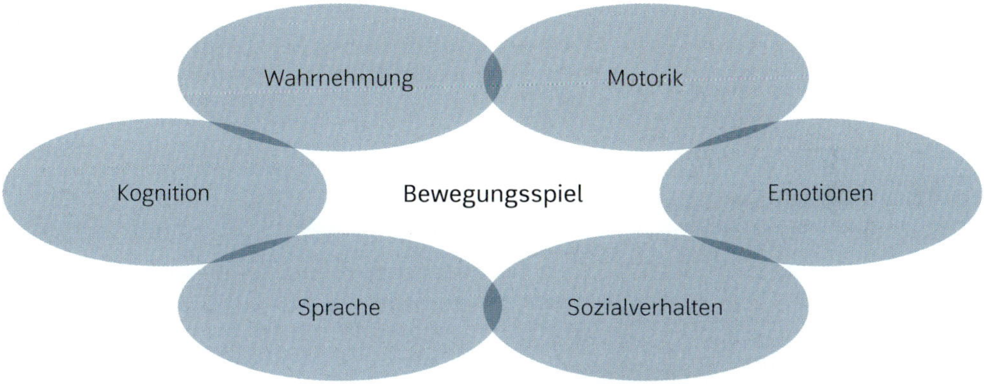

Entwicklung der Persönlichkeit durch das Bewegungsspiel

An praktischen Übungsbeispielen mit den Sandsäckchen werden diese Bereiche der psychomotorischen Förderung ganz konkret verdeutlicht (s. Praxisbeispiele 28).

Bei günstigen Entwicklungsbedingungen durch zufriedenstellende oder erfolgreiche Bewegungserlebnisse ist eine hohe Bereitschaft zu weiteren Bewegungserfahrungen gegeben. Sie führen zur Zunahme von Erfahrungen, Erkenntnissen und Erlebnissen mit dem eigenen Körper, mit anderen und mit Materialien, Geräten in verschiedenen Raum- und Umweltbedingungen. Diese Erfahrungen ergeben ein Mehr an Sicherheit, Selbstständigkeit und Selbstvertrauen. Dadurch kann sich die Persönlichkeit in den genannten Bereichen in günstiger Weise weiter entfalten.

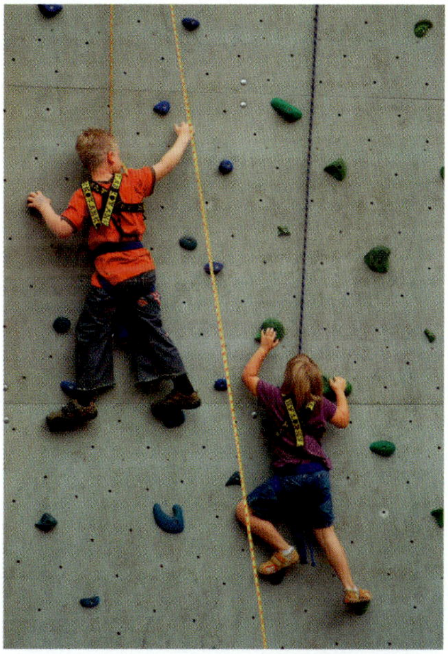

Klettern ermöglicht Körpererfahrungen und stärkt das Selbstvertrauen

Kommt es aber bei einer oder mehreren der genannten Anforderungen zu Defiziten oder Ausfällen, hat dies mehr oder weniger deutliche Auswirkungen auf das Verhalten des Spielers. Greifen wir das genannte Völkerballspiel auf: Kann der Teilnehmer beispielsweise nicht so schnell rennen oder reagieren oder nicht genau werfen, wird er vermutlich immer sehr schnell abgetroffen, darf selbst nur selten werfen und wird in das Spiel wenig einbezogen. Somit wird er auch schnell die Motivation und Spiellust verlieren.

Weitergehende Erläuterungen zur Ganzheitlichkeit psychomotorischer Prozesse finden Sie in Kapitel 4.1.

2.3 Mangelnde Spielbeteiligung oder Bewegungserfahrung

Die Bedeutung der Bewegung wird somit besonders deutlich, wenn Personen sich nicht ausreichend bewegen (können). So kann in „normalen Sportübungsstunden" häufig beobachtet werden, dass Kinder sich wenig an einer Spiel- oder Übungsstunde beteiligen oder wenig Spielfreude zeigen. Das kann aufgrund der Komplexität des Spielgeschehens in der Gruppe verschiedene Ursachen haben.

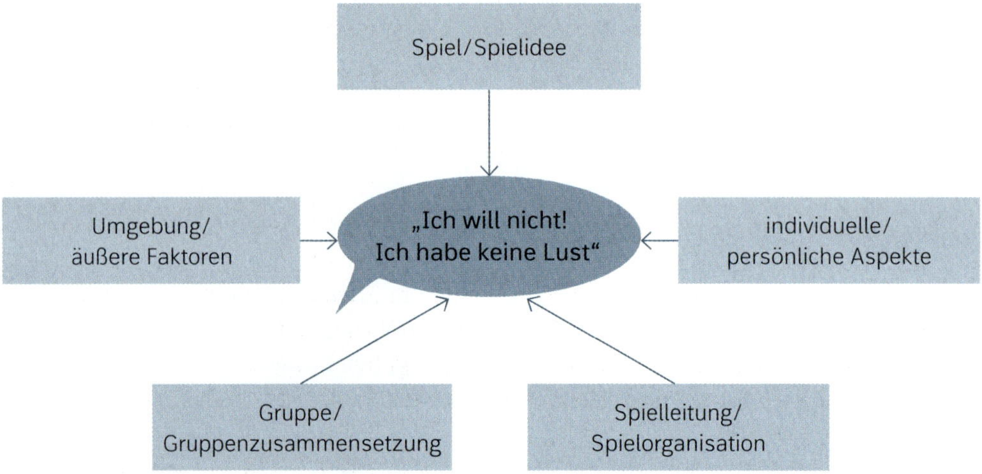

Ursachen mangelnder Spielbeteiligung und Bewegungsfreude

Hat das Kind Bewegungsbeeinträchtigungen, lebt es unter ungünstigen äußeren Entwicklungsbedingungen, hat es Funktionsbeeinträchtigungen, so kann es in einen Kreis sich bedingender und verstärkender Faktoren geraten, die eine weitere Verschlechterung der motorischen Leistungsschwäche zur Folge haben und zudem Verhaltensauffälligkeiten und Beziehungsprobleme mit sich bringen können. Ursachen und Wirkungen sind schließlich immer schwieriger voneinander zu unterscheiden.

So kann ein ursprünglich geringer Unterschied in der motorischen Leistungsfähigkeit aufgrund der Rückmeldung und der anschließenden Selbstbewertung des Kindes immer größer werden. Er wird schließlich zu einem kaum überbrückbaren Leistungsunterschied, der gravierende Folgen auch im Hinblick auf das Selbstwertgefühl und auf die sozialen Verhaltensweisen nach sich ziehen kann, was auch als **„Schereneffekt“** bezeichnet wird (vgl. Zimmer, Cicurs, 1995, S. 19). Um diese Auswirkungen zu vermeiden, ist es erforderlich, möglichst frühzeitig geeignete Förder- und Entwicklungsmaßnahmen einzuleiten.

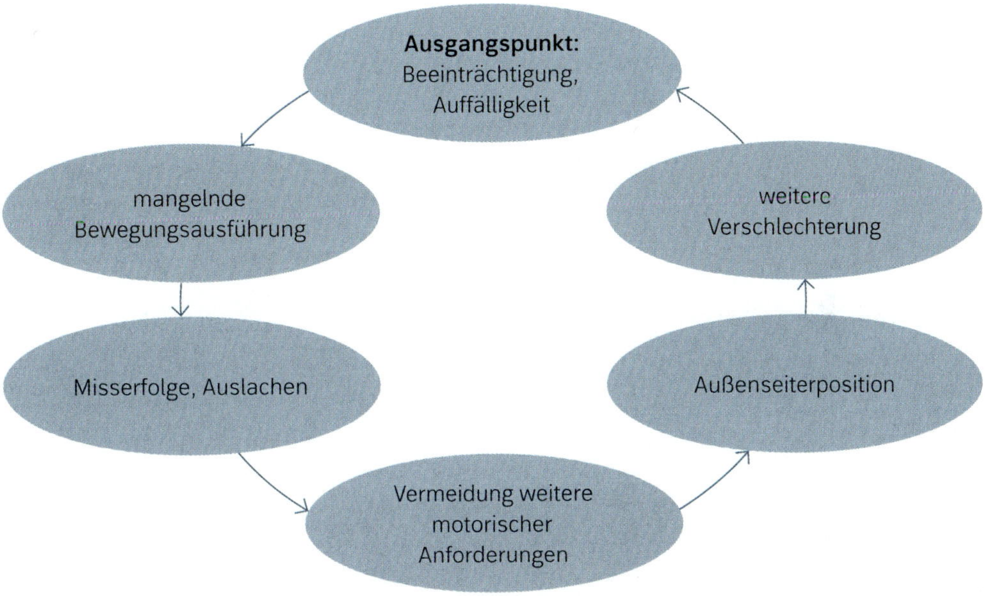

Teufelskreis der Entwicklung bei Bewegungsbeeinträchtigungen

→ AUFGABEN

1. Versuchen Sie, die beschriebene Bedeutung der Bewegungserfahrungen für verschiedene Zielgruppen zu begründen. Was suchen, wollen, mögen Kinder, was demgegenüber ältere Menschen oder Erwachsene mit Behinderungen?
2. Eine Vernachlässigung der Bewegungserfahrungen führt zu einer Unterdrückung kindlicher Bedürfnisse und hat negative Folgen für die Entwicklung des Kindes. Stellen Sie solche Auswirkungen in Arbeitsgruppen zusammen und tragen Sie die Ergebnisse vor.
3. Verdeutlichen Sie an Beispielen, wie verschiedene Persönlichkeitsaspekte beim Bewegungsspiel angesprochen werden und ineinandergreifen.
4. Suchen Sie nach Beispielen, die die Veränderungen der Lebensverhältnisse für Kinder kennzeichnen und ordnen Sie diese ein (Bewegungsräume, Spielmaterial, Freizeitaktivitäten u. Ä.). Dokumentieren Sie Ihre Erkenntnisse (Bilder, Video, Collagen o. Ä.) und stellen Sie die Ergebnisse der Gesamtgruppe vor.

5. Aus den Veränderungen der kindlichen Entwicklungsbedingungen haben sich im Elementarbereich Ansätze entwickelt, die hier gegensteuern wollen. Die Konzepte der „Sport- und Bewegungskindergärten“ gehen in diese Richtung. Informieren Sie sich vor Ort (z.B. bei Jugendämtern oder Sportorganisationen) über bestehende Einrichtungen und stellen Sie diese der Klasse vor.
6. Welche Ursachen können dafür verantwortlich sein, dass Teilnehmer einer Gruppe (Kinder, Jugendliche, Erwachsene) sich wenig oder gar nicht am Spiel beteiligen (wollen) bzw. wenig Spielfreude zeigen? Sammeln Sie zuerst mögliche Gründe. Versuchen Sie dann Oberbegriffe dafür zu finden und die Gründe danach zu ordnen. Schreiben Sie die Ergebnisse für eine Präsentation auf eine Folie. Vergleichen Sie Ihre Ergebnisse mit der Systematik (s. Abbildung auf Seite 38).
7. Warum sind Bewegungsangebote besonders geeignet in der Betreuung und Begleitung in heilerzieherischen Arbeitsfeldern?
   Formulieren Sie jeweils Begründungen für die nachfolgenden Thesen und verdeutlichen Sie den Stellenwert an Beispielen.
   - Bewegung ist ein Grundbedürfnis des Menschen.
   - Über Bewegungsprozesse können viele andere Persönlichkeitsbereiche beeinflusst werden.
   - Bewegungen können in den unterschiedlichsten Umgebungen ausgeführt werden.
   - Bewegungsaktivitäten können auch ohne Lenkung durch Mitarbeiter herausgefordert werden.
   - Es stehen eine Vielfalt an Geräten und Materialien zur Verfügung, die eine hohe Variationsbreite an Bewegungshandeln ermöglichen.
   - Es sind schnell und deutlich erkennbare Erfolgserlebnisse möglich.
   - Es können Bewegungsangebote für alle Altersgruppen bereitgestellt werden.

TIPP

Filmtipp: Hans Jürgen Beins: Kinder lernen in Bewegung (Video/DVD, 47 Min.), Beigabe zum gleichnamigen Buch, Dortmund, verlag modernes lernen, 2007.

Praxisbeispiele 3: Spiele mit Ball

Die folgenden Spiele stellen nicht charakteristische Inhalte der Psychomotorik dar, vielmehr denkt man dabei an herkömmliches Sporttreiben. Dennoch können sie Ziele und Absichten innerhalb von psychomotorischen Spiel- und Übungseinheiten unterstützen oder den besonderen Fähigkeiten, Neigungen oder Wünschen von Teilnehmern entsprechen. Die Einbettung dieser Spiele in die Gesamtstruktur der Spiel- oder Übungseinheiten, das methodische Vorgehen, die Art der Kommunikation und Beziehung zwischen den Beteiligten und das spielbegleitende Verhalten des Pädagogen machen ein Bewegungsspiel zu einem psychomotorischen Spiel (s. die methodisch-didaktischen Überlegungen in Kapitel 4).

1. **„Zehner-Ball“:** Zwei Mannschaften versuchen, sich einen Ball zehnmal zuzuwerfen, ohne dass er den Boden berührt oder von der anderen Mannschaft abgefangen wird. Hat diese den Ball, kann sie es ihrerseits versuchen.
2. **„Balltreiben“:** Zwei Mannschaften verteilen sich an den schmalen Hallenseiten, ein Ball (z. B. Medizinball, großer Gymnastikball) liegt anfangs in der Mitte der Halle. Beide Mannschaften versuchen, den Ball durch Bewerfen an die gegnerische Hallenseite (oder über eine Linie) zu treiben.
   Variationen: In der Mitte der Halle müssen Keulen oder Hütchen von Bänken abgeworfen werden. Oder: Vier Bänke werden in der Halle zum Quadrat aufgestellt, sie werden so auf die Seite gelegt, dass die Sitzflächen nach innen zeigen. Die Spieler verteilen sich gleichmäßig an den vier Seiten und haben jeder ein bis zwei Gymnastikbälle. Sie versuchen, den in der Mitte befindlichen Medizin- oder Basketball durch Bewerfen an eine gegnerische Bank zu treiben. Die Bänke werden so gestellt, dass an den Ecken vier Lücken entstehen, durch die der Ball getrieben werden soll.
3. **„Werfen und sitzen“:** Zwei Mannschaften stehen in einer Reihe. Je ein Mitspieler der Mannschaften steht vor der eigenen Gruppe und spielt der Reihe nach die Mitspieler an. Hat dieser den Ball gefangen, wirft er ihn sofort zurück und setzt sich hin. Welche Mannschaft sitzt zuerst?
4. **„Tigerball“:** Ein Spieler in der Mitte des Kreises versucht, einen Ball zu fangen oder zu berühren, den sich die Kreisspieler zuwerfen.
   Variationen: Zwei Teilnehmer sind in der Mitte; alle sitzen und rollen den Ball; mehrere Bälle werden geworfen oder gerollt; nicht der Ball, sondern der Spieler, der gerade im Ballbesitz ist, soll berührt werden.
5. **„Trefferspiel mit Versteckmöglichkeit“:** Die Spieler einer Mannschaft versuchen einzeln, eine vereinbarte gerade Strecke an einer Hallenseite entlangzulaufen, ohne dabei von gegnerischen Schaumstoffbällen getroffen zu werden. In der Laufzone werden verschiedene Versteckmöglichkeiten aufgestellt, z. B. Kästen, Mattenwagen, aufgestellte Matten. Die Werfer dürfen nur von einer bestimmten Linie aus werfen. Der „Laufweg“ kann z. B. auch mit dem Rollbrett oder mit dem Rollstuhl absolviert werden.
6. **„Jeder gegen jeden“:** Der Schaumstoffball befindet sich im Spielfeld. Jeder Spielteilnehmer kann den Ball an sich nehmen und versuchen, andere abzutreffen. Mit dem Ball in der Hand darf der Spieler aber nur drei Schritte (Anzahl veränderbar) laufen. Wer abgetroffen wurde, kann sich auf die Bank setzen. Er kann dann wieder am Spiel teilnehmen, wenn derjenige, von dem er abgetroffen wurde, selbst getroffen wird.
7. **„Keulenfußball“:** Jeder Spieler hat eine Gymnastikkeule und setzt diese in der Halle an einer beliebigen Stelle (oder innerhalb eines begrenzten Spielraumes) auf den Boden. Jeder kann nun versuchen, mit einem Schaumstoffball die Keulen der anderen Mitspieler umzuschießen und dabei aber seine eigene zu schützen.

Der Spieler, dessen Keule umgeschossen wurde, nimmt die Keule aus dem Spielfeld und setzt sich auf die Bank.
Variation: Der „rausgeschossene" Spieler kann wieder am Spielgeschehen teilnehmen, wenn derjenige, der seine Keule getroffen hat, seinerseits aus dem Spiel muss.

8. **„Bälle erobern":** Möglichst viele Bälle liegen in der Halle verteilt. Die Mannschaften stehen in einem abgegrenzten Feld in den Ecken der Halle. Auf ein Startzeichen versuchen die Mannschaften, so viele Bälle wie möglich in ihr Feld zu bekommen. Dort befindliche Bälle dürfen nicht mehr herausgenommen werden.
9. **„Völkerball":** Zwei Mannschaften müssen in einem begrenzten Feld versuchen, sich gegenseitig (mit einem Schaumstoffball) abzuwerfen. Der „Hinterspieler" (jeweils am Spielfeldende) bekommt zu Spielbeginn drei Punkte – die Abgetroffenen müssen sich zu dem Hinterspieler begeben und können wieder ins Spiel gelangen, wenn sie einen Spieler der gegnerischen Mannschaft abtreffen.
   Variationen:
   - **„Völkerball mit Hindernissen":** In jedem Feld steht ein Kasten (fest oder auf Rädern), hinter dem die Spieler Schutz suchen können.
   - **„Matten-Völkerball":** In jedem Spielfeld befindet sich eine Weichbodenmatte, diese muss von den Spielern immer hochkant gehalten werden. Fällt die Matte zu Boden, hat die betreffende Mannschaft verloren.
   - **„Zweifelderball":** Ohne Hinterspieler, die Begrenzung an den Enden des Spielfeldes ergeben sich durch die beiden Hallenwände. Wer abgetroffen ist, setzt sich auf die Bank. Wenn ein Mannschaftsmitglied im Feld einen Ball fängt, kann ein Abgetroffener wieder ins Spiel zurückkehren.
   - **„Völkerball verkehrt":** Zu Beginn des Spiels befinden sich nur je ein bis zwei Spieler im Feld, alle anderen sind im Außenfeld. Wer einen gegnerischen Spieler trifft, kann in das eigene Feld wechseln. Welche Mannschaft ist zuerst vollständig im Feld?
   - **„Bienenkönigin":** Regeln wie beim Völkerball, jede Mannschaft wählt jedoch geheim ihre „Bienenkönigin". Das Spiel ist erst beendet, wenn die Königin abgetroffen wird. Wer ansonsten getroffen wird, bleibt im Feld.
   - **„Keulenvölkerball":** Jeder Spieler stellt eine Keule vor sich, die er mit Händen und Füßen verteidigen darf. Getroffen ist nur, wessen Keule durch Balltreffer umgeworfen wird.
10. **„Menschenkicker":** Hierbei wird das bekannte Kickerspiel auf die Bedingungen des vorhandenen Raumes großflächig übertragen. Die Mitspieler selbst sind die „Kickerfiguren" und dürfen sich nur in einer festgelegten Zone bewegen, z. B. durch ständiges Anfassen eines gespannten Seiles, oder der Aufenthalt ist nur auf den jeweils ausgelegten Matten erlaubt. Dabei versuchen sie, mit dem Ball ins gegnerische Tor zu treffen.

→ AUFGABEN

1. Entwickeln Sie weitere Variationsmöglichkeiten zu ausgewählten Spielen, z. B. durch zusätzliche Regeländerungen oder andere Materialien.
2. Viele der genannten Spiele lassen sich auch im Sitzen, im Sitzkreis bzw. mit Rollstuhlfahrern durchführen (s. Sitzballspiele, Kapitel 13). Wie müssen die Regeln verändert werden?
3. Welche Bewegungsspiele zum Werfen und Fangen kennen Sie selbst noch aus eigenen früheren Erfahrungen?
4. In der Reflexion legen Sie den Schwerpunkt auf mögliche (oder selbst erfahrene) Auswirkungen der Spiele auf die verschiedenen Bereiche der Persönlichkeit.

3 Bewegung und Gesundheit

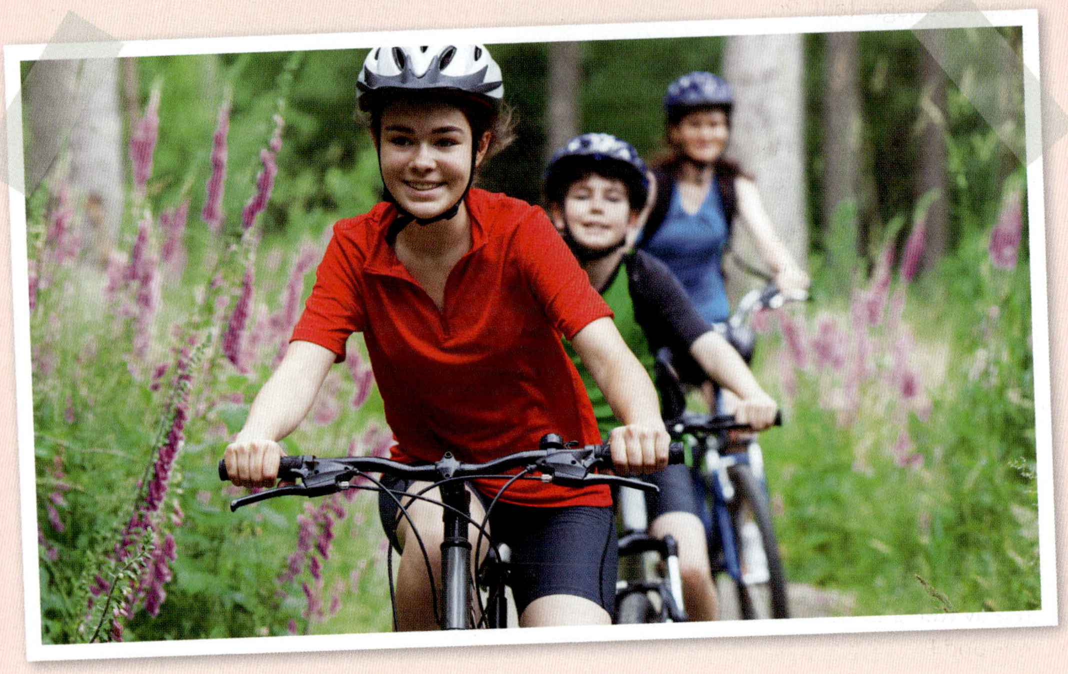

Angestrebte Kompetenzen

Fachkompetenz (Wissen und Fertigkeiten):

- Das Konzept der Salutogenese kennen, bewerten und auf den eigenen Handlungsbereich anwenden können.
- Den Begriff der Resilienz kennen und den Aufbau von Resilienzen unterstützen können.
- Die Grundzüge der ICF kennen und darlegen können sowie ihre Bedeutung für die psychomotorische Förderung und Begleitung einordnen können.

Personale Kompetenz (Sozialkompetenz und Selbstständigkeit):

- Aktive Gesundheitsförderung als Thema für das eigene berufliche Handeln erkennen können.
- Gesundheitsfördernde Maßnahmen in das eigene Handlungskonzept einer psychomotorischen Förderung und Entwicklungsbegleitung einbauen können.
- Die Erfahrungsräume Wasser und Natur exemplarisch für gesundheitsfördernde psychomotorische Interventionen nutzen und bewerten können.

Wenn von der Bedeutung der Bewegung oder des Sports die Rede ist, wird häufig die Gesundheit angeführt. Als Motivation für Kinder spielt dieser Grund aber eine untergeordnete Rolle. Kinder bewegen sich nicht, weil es der Gesundheit dient, sondern weil sie dabei Spaß haben oder Erfolge erleben können.

Dass Bewegung wichtig für die gesunde Entwicklung des Kindes ist, wird immer deutlicher herausgestellt. Positive Einflüsse werden für das Herz-Kreislauf-System, für die Haltung, für den Muskelaufbau oder für den Aufbau und die Entwicklung von motorischen Grundfähigkeiten bestätigt. Auch für eine gesunde psychische (soziale, emotionale) Entwicklung können Bewegungserfahrungen eine bedeutende Rolle erhalten. Solche Auswirkungen werden ebenfalls vermehrt betont, sind aber nicht so klar zu belegen wie die Effekte im körperlichen Bereich.

Wichtig in diesem Zusammenhang sind die Fragestellungen, wie Bewegungsangebote zu gestalten sind, damit die positiven Auswirkungen zur Geltung kommen und Ressourcen gestärkt werden können, oder wie diejenigen Kinder zu Bewegung zu motivieren sind, bei denen Beeinträchtigungen oder schwierige Bedingungen vorhanden sind.

Mit zunehmendem Alter nimmt die Bedeutung von Gesundheit und Bewegung zu. Erwachsene sehen die Notwendigkeit, etwas für ihre Gesundheit zu tun und sich mehr zu bewegen. So taucht in der Fachdiskussion der allgemeinen Sportpädagogik der Begriff der Gesundheit recht häufig auf, es ist viel vom Gesundheitssport die Rede. Der Gesundheitsmarkt zeichnet sich durch eine große Vielfalt an Trägern und Angeboten aus.

In der Psychomotorik hat der Begriff „Gesundheit" in der Fachdiskussion lange Zeit relativ wenig Beachtung gefunden. Jürgen Seewald sieht dies als „Ergebnis der Theorie- und Problemgeschichte der Motologie, die traditionell stärker den Störungs- und Krankheitspol im Blick hatte" (Quelle: Seewald, 2003, S. 134). So beschäftigte sich die Psychomotorik zunächst hauptsächlich mit Störungen, Beeinträchtigungen, Fehlentwicklungen und deren Bedingungen und Zusammenhängen. Das Hauptaugenmerk wurde häufig auf krank machende Faktoren gerichtet. Mittlerweile hat die Gesundheitsdebatte Fahrt aufgenommen und in der aktuelleren Diskussion werden verstärkt die Akzente in Richtung gesundheitserhaltende Faktoren verschoben.

Gesundheit kann dabei einerseits als individuelle Angelegenheit betrachtet werden, die den einzelnen Menschen betrifft. Es werden wünschenswerte Verhaltensweisen herausgestellt, die dem Einzelnen Gesundheit bringen bzw. diese wiederherstellen sollen. Andererseits kann die gesellschaftliche Bedingtheit von Gesundheit betont werden. Gesundheit und Krankheit werden als gesellschaftliches Phänomen betrachtet. Auf dieser Grundlage werden gesellschaftliche Bedingungen formuliert, die das Gesundbleiben fördern, oder solche, die krank machen.

→ AUFGABEN

1. Vervollständigen Sie folgende Sätze:
   - Ich bin bzw. fühle mich gesund, wenn ...
   - Ich fühle mich eher schlecht oder unwohl, wenn ...
   - Wenn ich Sport treibe und mich bewege, dann ...

2. Die starke Beachtung der Gesundheit hat zu vielfältigen Sport- und Bewegungsangeboten geführt. Stellen Sie solche Angebote, etwa von Sportvereinen, Fitnessstudios, Krankenkassen vor. Wie bewerten Sie diese Angebote?
3. Sammeln Sie individuell-persönliche und gesellschaftliche Bedingungen, die krank machen können.

3.1 Konzept der Salutogenese

Die Frage zu stellen, wie Gesundheit entsteht, anstatt allein nach den Ursachen von Erkrankungen zu fragen, findet zunehmend auch Eingang in das (heil-)pädagogische Denken. Begründer dieser Denkrichtung ist Aaron Antonovsky mit seinem Ansatz der Salutogenese. Antonovsky hat die Fragestellung konsequent umgedreht: Er fragt nicht, was krank macht, welche Risikofaktoren unsere Gesundheit bedrohen, sondern was gesund hält, welche Schutzfaktoren dafür sorgen, dass wir trotz großer Belastungen gesund bleiben oder wieder gesund werden. Dabei gibt es nicht ein entweder Krank- oder Gesundsein, sondern jeder Mensch bewegt sich zwischen diesen beiden Polen, hat sowohl kranke als auch gesunde Anteile.

Ein Mensch fühlt sich umso gesünder, je besser es ihm gelingt, die ständig auf ihn einwirkenden Stressoren auszubalancieren. Diese Fähigkeit ist abhängig von den Widerstandsressourcen, die ein Mensch zur Verfügung hat, und vor allem von der Bereitschaft, seine Ressourcen auch wirklich zu mobilisieren. Und das wiederum hängt ganz entscheidend von einem grundsätzlichen Lebensgefühl ab, das jeder Mensch im Laufe seiner Entwicklung individuell (mehr oder weniger stabil) erworben hat: das sogenannte Kohärenzgefühl.

Das **Kohärenzgefühl** setzt sich nach Antonovsky (vgl. 1997, S. 34 ff.) aus drei Komponenten zusammen:

- Zum einen ist wichtig, dass man das, was im Leben geschieht, versteht und Zusammenhänge im Leben erkennen kann, dass die Anforderungen aus der Umwelt strukturiert, vorhersehbar und interpretierbar sind (**Gefühl der Verstehbarkeit**).
- Der einzelne Mensch sollte weiterhin auch über notwendige Strategien und Fertigkeiten verfügen, um das eigene Leben selbstbestimmt gestalten zu können (**Gefühl der Handhabbarkeit**). Dieses Gefühl beinhaltet auch die Überzeugung, dass die eigenen Fähigkeiten ausreichen, die Anforderungen zu bewältigen.
- Die dritte Komponente des Kohärenzsinnes ist nach Antonovsky das **Gefühl der Bedeutsamkeit**. Die Lebensbereiche und Anforderungen müssen für die Person sinnvoll sein. Dieses Gefühl beinhaltet die Motivation, die Anforderungen als Herausforderung zu sehen, Energien und Engagement zu investieren.

Der Kohärenzsinn, die persönlichen Erfahrungen und deren Bewältigung sowie die Ressourcen verändern sich kontinuierlich und wechselseitig. Auf diese Weise verändert der Mensch seinen Standort zwischen Gesundheit und Krankheit zu jedem Zeitpunkt des Lebens.

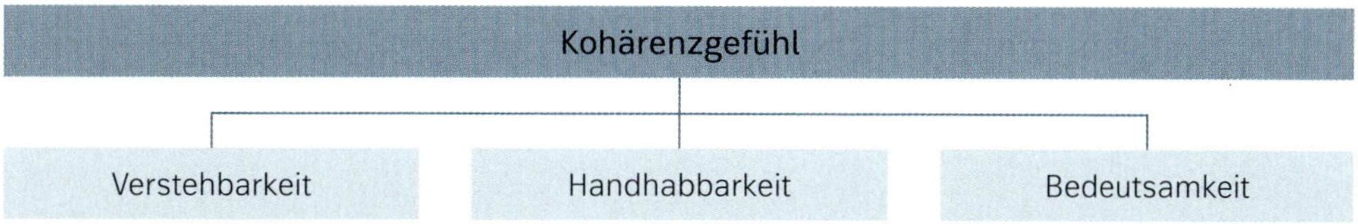

Die drei Komponenten des Kohärenzgefühls

In der Fachdiskussion der Psychomotorik gibt es zahlreiche Bemühungen, diesen Ansatz zu integrieren.

Jürgen Seewald sieht in diesem Konzept zahlreiche Verbindungsmöglichkeiten zu Themen der Psychomotorik, etwa im Zusammenhang mit dem Selbstkonzept (Bedeutung der Selbstwirksamkeit) oder in Verbindung mit Erörterungen der Handlungskompetenz (Verfügen über genügend Wahrnehmungs- und Bewegungsmuster). Als Nachteil sieht er, dass das zentral gedachte Kohärenzgefühl in keinem Zusammenhang mit erlebter Leiblichkeit steht: „Der Körper taucht als erlebter, erlebbarer und dialogischer bei Antonovsky überhaupt nicht auf" (Quelle: Seewald, 2003, S. 138).

Ruth Haas (vgl. 2003, S. 4) stellt die Auseinandersetzung mit Gesundheit als zentrales Entwicklungsthema im Erwachsenenalter heraus. Psychomotorik kann Belastungen vermindern helfen oder spezifische Widerstandsquellen zur Förderung des Wohlbefindens anbieten. Sie sieht darin auch Gelegenheiten, Erfahrungen von Handhabbarkeit und Selbstverwirklichung zu vermitteln sowie bedeutungsvolle und sinnhafte Erfahrungen in Spiel und Dialog zu ermöglichen.

Marianne Eisenburger (vgl. 2005, S. 20 f.) betont besonders die Bedeutung des Kohärenzkonzepts in der psychomotorischen Arbeit im Alter. Die salutogenetische Perspektive komme dort in weiten Teilen dem nahe, was in der Motologie als grundlegend angesehen wird. Sie sieht den Beitrag der Psychomotorik in der Stärkung der personalen Ressourcen und einer Vertiefung der generalisierten Widerstandsquellen. Mit größerer Selbstwirksamkeit und einem größeren Repertoire an Fähigkeiten sowie Reaktions- und Gestaltungsmöglichkeiten könnten die anstehenden Aufgaben besser angegangen und die Belastungen besser bearbeitet werden. In den psychomotorischen Angeboten könnten Gefühle von Machbarkeit, Kontrollierbarkeit, Bewältigbarkeit und Sinnhaftigkeit erlebt werden.

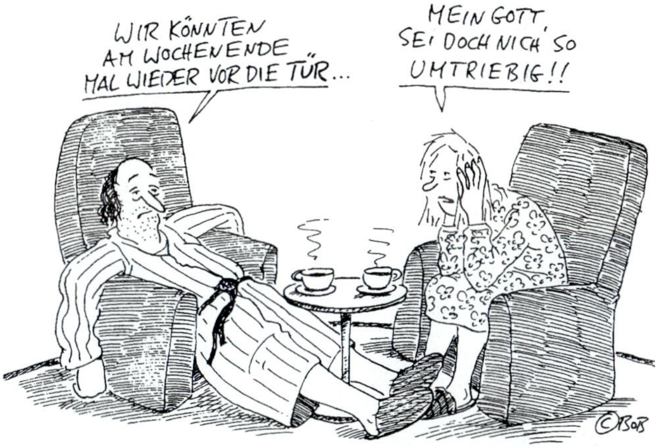

Dazu müssten die Menschen beschäftigt sein und tätig sein können – über Planung und Durchführung von Handlungsabläufen, über Bewegung und Körpererfahrungen, über den Umgang mit Materialien, über sinnliche Erfahrungen und über Begegnungen. So kann das Gefühl vermittelt werden, wertvoll und bedeutsam zu sein, etwas leisten zu können und zu etwas nützlich zu sein. Und zur Realisierung dieser Bedürfnisse können psychomotorische Angebote – und nicht nur für Ältere – einen wichtigen Beitrag leisten.

Aber es sollte nicht vergessen werden:

> „So vielfältig wie die Bewegungs- und Handlungsmöglichkeiten der Menschen in der Turnhalle sind, so eingeschränkt sind sie für Menschen, die nur noch auf Stühlen oder im Rollstuhl sitzen.
> Und dennoch: wenn wir das verstanden haben und nicht mehr nach den großen, ins Auge fallenden Sensationen suchen, finden sich viele Anregungen, die die Menschen erreichen und sie – zeitweilig – aus ihrem Verstummen und ihrer In-sich-Gekehrtheit in die Welt holen – und damit zu einer salutogenen Quelle werden, aus denen sie schöpfen können."
>
> *(Quelle: Eisenburger, 2005, S. 23–24)*

3.2 Resilienz

In engem Zusammenhang mit der Gesundheitsdebatte werden die Ergebnisse der Resilienzforschung diskutiert. Dabei wird die Frage untersucht, wie Kinder es schaffen, unter schwierigen Umweltbedingungen nicht zu erkranken. Wer sich trotz widriger Umstände zu einem psychisch gesunden und aktiven Menschen entwickelt, gilt als resilient.

DEFINITION

Resilienz
Resilienz lässt sich mit „psychischer Widerstandfähigkeit" übersetzen. Es geht um die Fähigkeiten und Kraft, auch großen Belastungen des Alltags zu widerstehen.

Auch Bewegungsangeboten wird ein bedeutender Beitrag dafür zugeschrieben, den Aufbau von Widerstandsressourcen (physische und psychosoziale Gesundheitsressourcen) zu unterstützen. Mit diesen Überlegungen wird das Konzept, in dem es um die Erarbeitung von Risikofaktoren und Gefährdungen der Entwicklung geht, zurückgedrängt.

Schutzfaktoren lassen sich innerhalb eines Dreiecksverhältnisses von personalen, sozialen und umfeldbezogenen Ressourcen beschreiben. Resilienzfaktoren liegen damit im Kind, innerhalb der Familie, der Gemeinde und in den Prozessen zwischen diesen Instanzen.

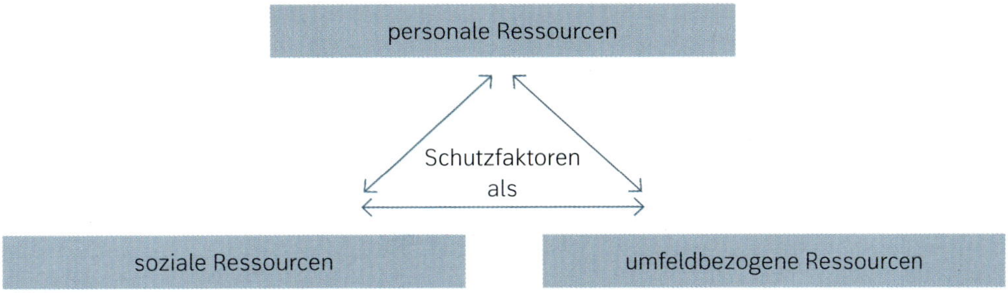

Faktoren der Resilienz

- Als **personale Ressourcen** können beispielsweise gelten: gute Impulskontrolle, Verkraften von Belohnungsaufschub, ausgeprägtes Neugierverhalten, Aufmerksamkeit auch in unstrukturierten Situationen, positives Selbstwertgefühl, aktives Bewältigungsverhalten und stabile Selbstwirksamkeitsüberzeugungen.
- Als **soziale Ressourcen** können betrachtet werden: stabile emotionale Beziehung zu einer Bezugsperson, offenes, unterstützendes Erziehungsklima, familiärer Zusammenhalt, Modelle positiver Bewältigung.
- Als **umfeldbezogene Ressourcen** können etwa angesehen werden: soziale Unterstützung, positive Freundschaftsbeziehungen, positive Schulerfahrungen.

„Die Ermöglichung eines Resilienzprozesses sowie des Aufbaus eines positiven Kohärenzsinnes (Salutogenese) ist gebunden an Gestaltungsprozesse, die alle drei Ebenen von Widerstandsreserven ansteuern bzw. berücksichtigen. In diesen Prozess bringt die Psychomotorik erfolgreiche Angebote und Erfahrungen ein.“
(Quelle: Fischer, 2019, S. 244)

So können durch die Psychomotorik Gesundheitsressourcen im physischen Bereich gestärkt werden, z. B. Leistungsfähigkeit des Herz-Kreislauf-Systems, Stärkung des Haltungs- und Bewegungsapparates, Kräftigung der Muskulatur, Stärkung des Immunsystems.

Die Stärkung der Gesundheitsressourcen im psychosozialen Bereich umfassen z. B. den Aufbau eines positiven Selbstkonzepts, die Vermittlung von Selbstvertrauen auch bei schwierigen Aufgabenstellungen, den Umgang mit Erfolg und Misserfolg, soziale Unterstützung und das Gefühl des Angenommenseins in der Gruppe (s. auch die Ausführungen in Kapitel 7 zum Selbstwertgefühl).

Darüber hinaus machen Ruth Haas, Corinna Golmert und Claudia Kühn (2014) das **Modell gesundheitlicher Schutzfaktoren** nach Viehauser (2000) und Schiffer (2001) für die Psychomotorik zugänglich. Die „Leib-seelische Regulation“ rückt dabei ins Zentrum.

Haas u. a. gehen von folgenden Schutzfaktoren aus, die alle zur Leib-seelischen Regulation beitragen und durch psychomotorische Begleitung gestärkt werden können:

- Erfahrung der persönlichen Kontrolle, Selbstwirksamkeit und Handhabbarkeit,
- Erholungsfähigkeit,

- Fähigkeit zum euthymen (ausgeglichenen) Erleben und Genießen,
- Erfahrung von Sinn und Bedeutsamkeit,
- Beziehungskompetenz/soziales Netzwerk,
- Spiel-/Dialogräume und Wahrgenommenwerden,
- Aufmerksamkeitsfokussierung,
- körperliche Aktivität,
- Balance zwischen Anforderung und Ressourcen.

Der Aspekt der Balance zwischen Anforderungen und Ressourcen lässt sich gut durch das **„Systemische Anforderungs-Ressourcen-Modell“ (SAR-Modell)** von Peter Becker (2006) erläutern.

Das SAR-Modell bezieht sich zum einen auf interne und externe Anforderungen, zum anderen auf interne und externe Ressourcen eines Menschen. Unter **internen Anforderungen** versteht Becker neben physiologischen Bedürfnissen wie z. B. Schlaf, Nahrung, Atmung, Bewegung und Sexualität auch Explorationsbedürfnisse, Selbstaktualisierungsbedürfnisse, das Bedürfnis nach Sicherheit, Kontrolle, Achtung, Wertschätzung etc. sowie Ziele, Wünsche und Ich-Ideale, die stark von verinnerlichten Werten, Normen und Regeln geprägt sind. **Externe Anforderungen** gehen von der Umwelt eines Menschen aus und ergeben sich aus unterschiedlichen Lebensbereichen wie Ausbildung, Beruf, Familie, Freundeskreis und Partnerschaft (vgl. Becker, 2006, S. 127).

Auf der Ressourcenebene unterscheidet Becker **externe Ressourcen,** die von den Lebensbereichen zur Verfügung gestellt werden, welche auch für die externen Anforderungen sorgen, und **interne Ressourcen**, die Becker als Voraussetzung dafür betrachtet, die externen Ressourcen nutzen zu können. Solche internen Ressourcen können z. B. sein: Wissen, Intelligenz, soziale Kompetenzen, Problemlösungsstrategien, Kontrollüberzeugung, Erfolgszuversicht und Selbstwerterwartung, aber auch körperliche Fitness oder physische Attraktivität. Becker geht davon aus, dass Gesundheit dann entsteht, wenn es dem Menschen gelingt, interne und externe Anforderungen mithilfe von internen und externen Ressourcen dauerhaft zu bewältigen.

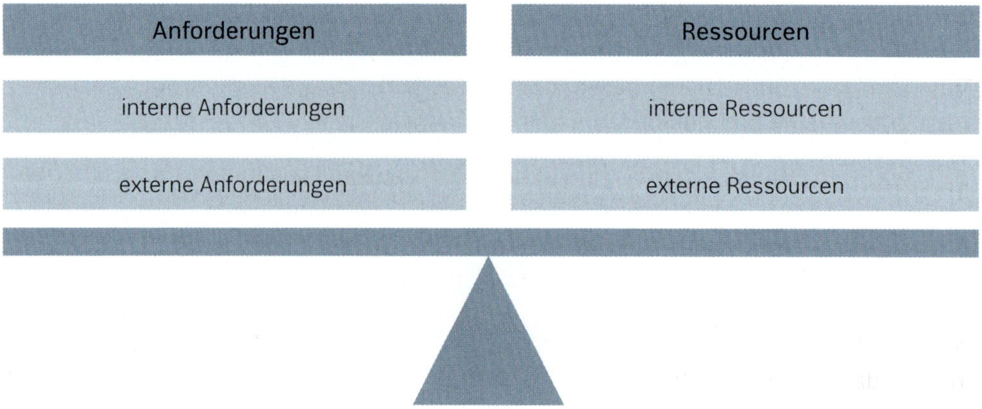

Das SAR-Modell von Peter Becker (Haas u. a., 2014, S. 16, verändert)

Nach Haas u. a. kann psychomotorische Gesundheitsförderung „einen Beitrag dazu leisten, interne und/oder externe Ressourcen bewusst und spürbar zu machen sowie neu zu entdecken" (Quelle: Haas u. a., 2014, S. 17).

→ AUFGABEN

1. Recherchieren Sie im Internet die Bedeutung der Begriffe „Kohärenzgefühl", „Salutogenese", „Resilienz" und „Ressourcen". Stellen Sie Ihre Ergebnisse vor.
2. Schildern Sie eigene Erfahrungen, an denen die drei Komponenten des Kohärenzgefühls deutlich werden.
3. Wie können Sie bei den von Ihnen betreuten Personen Gefühle der Verstehbarkeit, der Machbarkeit und der Bedeutsamkeit ermöglichen? Erarbeiten Sie dazu notwendige Bedingungen und Prinzipien.
4. Versuchen Sie, die möglichen Verbindungen zwischen dem Konzept der Salutogenese und psychomotorischen Grundideen genauer herauszuarbeiten (s. die Ausführungen zum Selbstkonzept in Kapitel 7 und zur Handlungsfähigkeit in Kapitel 1.3).
5. Überlegen Sie weitere Beispiele zu den angegebenen Resilienzfaktoren/Ressourcen und stellen Sie positive Faktoren aus Ihrem Arbeitsbereich zusammen.
6. Analysieren Sie Bewegungsangebote im Hinblick auf die Aspekte der Leibseelischen Regulation.
7. Erstellen Sie mithilfe des SAR-Modells eine Anforderungs-Ressourcen-Analyse für sich selbst oder für einen Klienten.

3.3 Klassifikation der Funktionsfähigkeit, Behinderung und Gesundheit (ICF)

Um dem Anspruch einer individuell ausgerichteten Betreuung und Assistenz eines Menschen mit Behinderung gerecht zu werden, ist es eine entscheidende Vorbedingung, den Menschen mit seinen Fähigkeiten und Ressourcen einerseits sowie den Schwierigkeiten und Defiziten andererseits gut zu kennen und einschätzen zu können. Eine zunehmend bekannte und akzeptierte Grundlage für diese Einschätzung ist die ICF.

Die ICF (International Classification of Functioning, Disability and Health, deutsch: Internationale Klassifikation der Funktionsfähigkeit, Behinderung und Gesundheit) wurde nach mehrjährigem Entwicklungsprozess von der Weltgesundheitsorganisation (WHO) im Mai 2001 verabschiedet. Allgemeines Ziel war es, damit eine einheitliche und standardisierte Sprache sowie eine geeignete Systematik zur Beschreibung von Funktionsfähigkeit und Behinderung einer Person zur Verfügung zu stellen.

Einige Jahre später wurde von der WHO die ICF-CY für Kinder und Jugendliche als Ergänzung herausgegeben. Sie baut auf dem konzeptionellen Rahmen der ICF auf, berücksichtigt jedoch die besonderen Belange der frühen Kindheit, der Kindheit und des Erwachsenwerdens. Eine deutsche Übersetzung ist erstmals im Jahre 2011 erschienen.

Das Modell zur Erklärung von Behinderung wird mit der ICF erheblich erweitert und damit der Lebenswirklichkeit der betroffenen Menschen besser angepasst. Insbesondere werden nun die Umweltfaktoren und der gesamte Lebenshintergrund der Betroffenen berücksichtigt. Die ICF ermöglicht eine präzise Erfassung der Gesundheitscharakteristiken von Menschen im Kontext ihrer individuellen Lebenssituation und der Einflüsse ihrer Umwelt.

Mit diesem veränderten Verständnis von Gesundheit und einem durch eingeschränkte Gesundheit sich ergebenden Hilfebedarf bietet die ICF eine ganzheitliche und salutogenetische Perspektive auf das Thema.

Die ICF kann helfen, das Hauptproblem zu identifizieren, sei es die Umwelt in Gestalt von Barrieren oder fehlenden Förderfaktoren, die eingeschränkte Leistungsfähigkeit des Individuums selbst oder eine Kombination aus verschiedenen Faktoren. Diese Informationen können dann auch die fachliche Grundlage für Begründungen und inhaltliche Festlegungen im Rahmen psychomotorischer Fördermaßnahmen bieten.

Das bio-psycho-soziale Modell

Das der ICF zugrunde liegende bio-psycho-soziale Modell versteht Behinderung nicht länger als „individuelle Eigenschaft" einer Person, sondern bezieht deren gesamten Lebenshintergrund sowie die Umwelt, in der die Person lebt, mit ein. Demnach ergibt sich Behinderung aus den Wechselwirkungen zwischen einer Person mit einer Beeinträchtigung und ihrer tatsächlichen Umwelt.

In der folgenden Grafik wird die Funktionsfähigkeit eines Menschen als eine komplexe Beziehung zwischen Gesundheitsproblemen und Kontextfaktoren dargestellt. Die in jeweils beide Richtungen zeigenden Pfeile verdeutlichen diese Zusammenhänge und Wirkungsweisen.

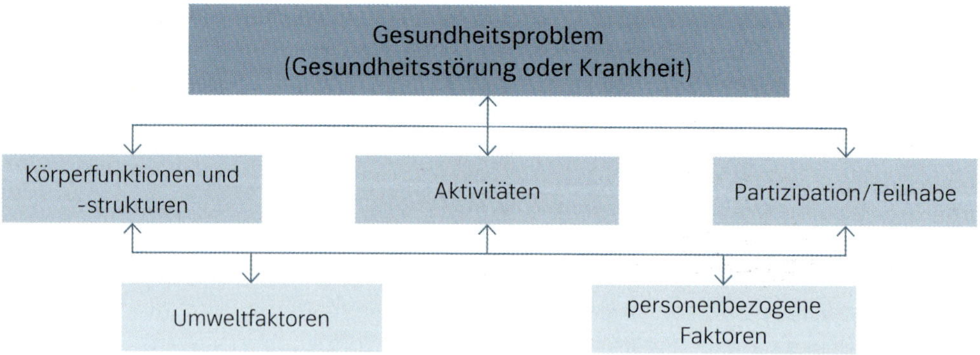

Wechselwirkungen zwischen den Komponenten der ICF (vgl. WHO/DIMDI, 2012, S. 21)

Die einzelnen Komponenten der ICF beinhalten zahlreiche Aspekte, die für psychomotorische Fördermaßnahmen relevant sind und dabei helfen können, präziser zu planen, bewusster zu handeln, sich mit einheitlichem Vokabular mit anderen Fachkräften zu verständigen und gezielter die Praxis auszuwerten. Im Folgenden werden die einzelnen Komponenten der ICF vorgestellt und exemplarisch erläutert.

Komponenten und Faktoren der ICF

In der ICF werden die Informationen in zwei Teile gegliedert:

1. Der erste Teil **„Funktionsfähigkeit und Behinderung"** besteht aus den Komponenten:
   - Körperfunktionen und -strukturen,
   - Aktivitäten und Partizipation (Teilhabe).

   Diese beiden Komponenten können in zweifacher Weise betrachtet werden. Zum einen können sie verwendet werden, um Probleme aufzuzeigen (z. B. Schädigungen, Beeinträchtigungen der Aktivität), zusammengefasst unter dem Oberbegriff „Behinderung". Zum anderen können sie verwendet werden, um nicht problematische (neutrale oder positive) Aspekte des Gesundheitszustands aufzuzeigen, zusammengefasst unter dem Oberbegriff „Funktionsfähigkeit".
2. Der zweite Teil **„Kontextfaktoren"** besteht aus den Komponenten:
   - Umweltfaktoren,
   - personenbezogene Faktoren.

   Die Kapitelüberschriften und Einzelangaben (Items) sind in der Regel neutral formuliert. Dies hat zur Folge, dass die ICF sowohl ressourcenorientiert als auch defizitorientiert verwendet werden kann. Dies gilt auch für die Klassifikation der Umweltfaktoren, da jeder Aspekt entweder als Barriere oder Förderfaktor gesehen werden kann.

Mithilfe der ICF können alle Körperfunktionen und -strukturen einer Person mit einem Gesundheitsproblem detailliert beschrieben werden (vgl. WHO/DIMDI, 2012, S. 39 ff. und S. 57 ff).

DEFINITION

Körperfunktionen und -strukturen
Körperfunktionen sind die physiologischen Funktionen von Körpersystemen (einschließlich psychologischer Funktionen). Körperstrukturen sind anatomische Teile des Körpers wie Organe, Gliedmaßen und ihre Bestandteile.

Die Klassifikation der **Körperfunktionen** kann auf der Grundlage von acht Kapiteln vorgenommen werden. Für jedes Kapitel gibt es dann in einer zweiten Ebene weitere Konkretisierungen.

Für die Begründung einer psychomotorischen Förderung können beispielsweise bedeutsam sein:

- mentale Funktionen (dazu gehören beispielsweise Funktionen des Bewusstseins, des Antriebs, der Orientierung oder des Gedächtnisses);

- Sinnesfunktionen und Schmerz (z. B. Funktionen des Sehens, des Hörens, vestibuläre Funktionen oder Funktionen des Tastens);
- neuromuskuloskeletale und bewegungsbezogene Funktionen (beispielsweise Funktionen der Gelenkbeweglichkeit, der Beweglichkeit der Knochen, Funktionen der Muskelkraft, des Muskeltonus, Funktionen der Kontrolle von Willkürbewegungen oder der Bewegungsmuster beim Gehen).

Die Klassifikation der **Körperstrukturen** kann in systematischer Entsprechung zu den Körperfunktionen ebenfalls auf der Grundlage von acht Kapiteln vorgenommen werden. Auch in diesem Bereich werden in einer zweiten Ebene weitere Konkretisierungen vorgenommen, welche dann vom Anwender entsprechend beurteilt werden können.

Zu den Körperstrukturen gehören beispielsweise:

- Strukturen des Nervensystems wie die Struktur des Gehirns, des Rückenmarks und mit diesem in Zusammenhang stehende Strukturen;
- Strukturen, die an der Stimme und dem Sprechen beteiligt sind, wie die Struktur des Mundes oder des Kehlkopfes;
- mit der Bewegung in Zusammenhang stehende Strukturen wie die Struktur der Schulterregion, der oberen Extremitäten, der unteren Extremitäten oder des Rumpfes.

Mit den Konzepten der **Aktivitäten und Partizipation (Teilhabe)** wird die rein medizinische Betrachtungsweise verlassen, die sich auf funktionale Aspekte des menschlichen Organismus beschränkt, und der Blick auf das Individuum als handelndes Subjekt in Gesellschaft und Umwelt gerichtet, das in eine Lebenssituation oder in einen Lebensbereich einbezogen ist. Damit liegen vor allem hier Anknüpfungspunkte für die Heilerziehungspflege und Heilpädagogik.

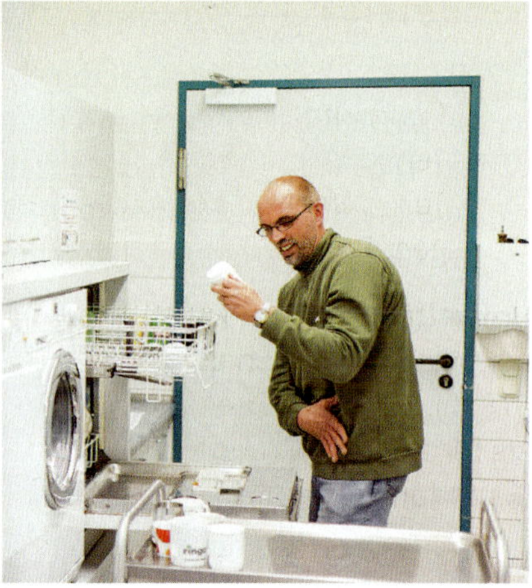

Die Mithilfe im Haushalt ist ein wichtiger Beitrag zur Partizipation

Die Klassifikation der Aktivitäten und Partizipation (Teilhabe) kann auf der Grundlage von neun Kapiteln bzw. Lebensbereichen (vgl. WHO/DIMDI, 2012, S. 47 ff. und S. 155 ff.) vorgenommen werden, aus denen sich dann Unterstützungsmaßnahmen (auch für die psychomotorische Förderung) ergeben können. Hier einige Beispiele:

- Lernen und Wissensanwendung
  - Wahrnehmung anregen, z. B. zum Zuschauen, Zuhören, Ertasten, Schmecken;
  - Hilfestellung anbieten, um bereits Erlerntes anwenden zu können, z. B. Uhr lesen, sich an und mit Geräten sicherer verhalten;
  - Hilfen zur Entscheidungsfindung geben, z. B. einen besonderen Gegenstand auswählen, eine Aufgabe im Spiel übernehmen.

- Kommunikation
  - Bedeutung von gesprochenen Mitteilungen erfassen und verstehen;
  - nonverbale Mitteilungen (Gesten, Symbole, Zeichnungen) erfassen und erkennen;
  - sprechen, sich ausdrücken, erzählen;
  - sich nonverbal mitteilen (über Körpersprache, Gesten, Gebärden).
- Mobilität
  - Körperpositionen ändern und aufrechterhalten, z. B. knien, hocken, sich hinlegen, beugen, sitzen oder stehen;
  - Dinge mit den Armen anheben, tragen und absetzen;
  - Gegenstände mit den Füßen bewegen, z. B. Ball, Pedale eines Fahrrads;
  - feinmotorischer Handgebrauch, z. B. Gegenstände greifen, handhaben, werfen und fangen;
  - gehen und sich fortbewegen, z. B. über kurze oder längere Entfernungen, auf unterschiedlichen Untergründen, Hindernissen ausweichen, Treppen laufen.
- Interpersonelle Interaktion und Beziehungsgestaltung
  - Unterstützung in den interpersonellen Interaktionen, z. B. Respekt und Toleranz zeigen, körperlichen Kontakt aufnehmen oder darauf reagieren, sozialen Abstand wahren;
  - Hilfe geben, um Beziehungen zu Freunden aufrechtzuerhalten oder zu beenden.
- Gemeinschaftliches, soziales und staatsbürgerliches Leben
  - Gemeinschaftsleben, z. B. Beteiligung in Vereinen oder in der Nachbarschaft, Teilnahme an örtlichen Feierlichkeiten;
  - Teilnahme an Freizeit- und Erholungsaktivitäten, Spiel- und Sportveranstaltungen, Reisen.

Umweltfaktoren bilden die materielle, soziale und einstellungsbezogene Umwelt, in der Menschen leben und ihr Leben gestalten (vgl. WHO/DIMDI, 2012, S. 52 ff. und 218 ff.). Diese Faktoren liegen außerhalb des Individuums und können seine Leistung als Mitglied der Gruppe und in der Gesellschaft, seine Leistungsfähigkeit oder seine Körperfunktionen und -strukturen positiv oder negativ beeinflussen.

Die ICF unterscheidet bei den Umweltfaktoren fünf Kapitel, die weiter in verschiedene Elemente (Items) untergliedert sind. Dazu zählen beispielsweise:

- Produkte und Technologien, z. B. für den persönlichen Verbrauch, zur persönlichen Mobilität drinnen und draußen oder zum Transport, zur Kommunikation;

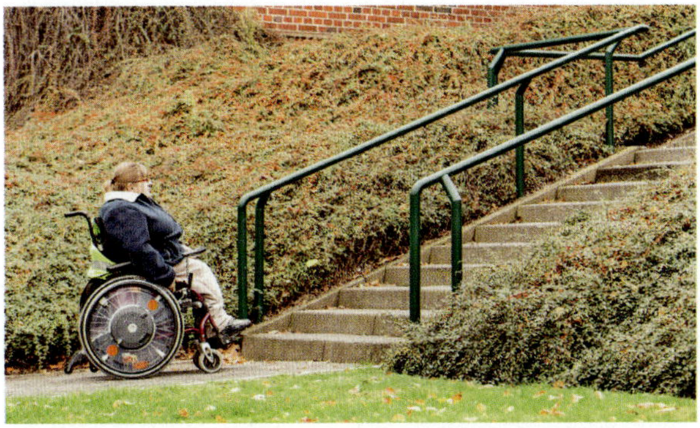

Umweltfaktor Treppe als Barriere

- Unterstützung und Beziehungen, z. B. engster Familienkreis, Freunde, persönliche Hilfs- und Pflegepersonen, Fremde;
- Einstellungen, z. B. individuelle Einstellungen der Mitglieder des engsten Familienkreises, von Freunden, Bekannten, Seinesgleichen (Peers), Kollegen, Nachbarn und anderen Gemeindemitgliedern.

Personenbezogene Faktoren sind der spezielle Hintergrund des Lebens und der Lebensführung eines Menschen. Zu diesen Faktoren gehören z. B.: Geschlecht, ethnische Zugehörigkeit, Alter, Lebensstil, Gewohnheiten, Erziehung, Bewältigungsstile, sozialer Hintergrund, Bildung und Ausbildung, Motivation sowie vergangene oder gegenwärtige Erfahrungen/Ereignisse, allgemeine Verhaltensmuster, Charakter, individuelles psychisches Leistungsvermögen.

Die ICF enthält verschiedene **Beurteilungsmerkmale**. Das allgemeine (erste) Beurteilungsmerkmal gibt beispielsweise das Ausmaß eines Problems an und ist für alle Klassifikationen formal gleich (vgl. WHO/DIMDI, 2012, S. 27). Angeboten werden vier Ausprägungsgrade: leicht, mäßig, erheblich und voll ausgeprägt.

Nur in Verbindung mit einem Beurteilungsmerkmal, welches das Niveau angibt, z. B. den Schweregrad eines Problems, sind die Informationen und Beschreibungen der ICF vollständig.

Das Verständnis einer ICF-orientierten Sichtweise gibt psychomotorisch arbeitenden Fachkräften eine neue Perspektive auf Förder- und Entwicklungsaufgaben und unterstützt die ressourcenorientierte Grundhaltung in der Betreuung und Begleitung von Menschen mit Behinderung. So ist die Betrachtung der Störung weniger ausschlaggebend als die Analyse von möglichen Teilhabebenachteiligungen. Hier kann die Psychomotorik mit ihrem breiten, bewegungsorientierten Handlungsspektrum ansetzen. Vor allem in der Arbeit mit Menschen mit geistiger Behinderung ist ein ICF-basierter Arbeitsansatz bereits auch formal weitgehend gefordert (weiterführende Hinweise s. Kapitel 12).

TIPP

Die deutsche Fassung der ICF wurde vom Deutschen Institut für Medizinische Dokumentation und Information (DIMDI) herausgegeben und ist über das DIMDI oder den Buchhandel zu beziehen. Eine Kurzversion kann auch im Internet unter www.dimdi.de kostenlos heruntergeladen werden.

→ AUFGABEN

1. Erläutern Sie den Unterschied zwischen Körperstrukturen und Körperfunktionen und verdeutlichen Sie diesen an einem Beispiel.
2. Finden Sie in Teilgruppen zu den Lebensbereichen der „Aktivitäten und Teilhabe“ Handlungssituationen, die für psychomotorische Fördermaßnahmen eine Rolle spielen können. Tauschen Sie Ihre Erfahrungen aus.

3. Kontextfaktoren können als förderliche Bedingungen oder als Barrieren wirksam sein. Nennen Sie Beispiele aus den verschiedenen Bereichen der Umweltfaktoren. Auf welche Faktoren können Sie im Rahmen der Psychomotorik Einfluss nehmen? Wo sehen Sie Möglichkeiten, wo Grenzen?
4. Diskutieren Sie in Ihrer Lerngruppe die Bedeutung der ICF für die psychomotorische Praxis. Wo sind Sie im Rahmen Ihrer bisherigen Arbeit mit der ICF in Berührung gekommen? Inwieweit waren die Informationen und Ergebnisse hilfreich für Ihre heilerziehungspflegerischen Aufgaben? Wo lagen die Erschwernisse?

Praxisbeispiele 4: Bewegungserfahrungen im Wasser

Ein Großteil der psychomotorischen Praxis findet in Sport- oder Gymnastikhallen statt. Dort gibt es die entsprechenden Geräte und Materialien und man ist wetterunabhängig. Zu häufig vergisst man aber, dass Bewegungs- und Wahrnehmungserfahrungen gut unter anderen Umfeldbedingungen stattfinden können. Viele der dargestellten Erfahrungsmöglichkeiten der Psychomotorik gelten ebenfalls für den Aufenthalt im Wasser (oder z. B. in der Natur).

Auch unter dem Aspekt der Gesundheitsförderung ist das Schwimmbad sicherlich ein attraktiver Ort. Erschwerend wirken dabei jedoch die gesonderten Bestimmungen zur Aufsichtspflicht (etwa Nachweis Rettungsschwimmschein) wegen der Gefährdungen im Wasser. Selbst wenn (Heil-)Erzieherinnen die Übungsstunden deswegen nicht verantwortlich leiten können, so können sie dennoch als Bezugsperson für die Teilnehmer helfend und unterstützend wirken.

Im Wasser spielen verschiedene Faktoren eine Rolle. Die wichtigsten sind der hydrostatische Druck, die Auftriebskraft und die Temperatur des Wassers. Diese Faktoren wirken sich gesundheitsfördernd auf den Körper aus. Der Körper ist im Wasser weniger der Schwerkraft ausgesetzt. Die Muskulatur kann sich entspannen und die Wirbelsäule wird entlastet. Für Menschen mit einer Körperbehinderung kann der Aufenthalt im Wasser eine gute Möglichkeit sein, sich ohne große Hilfe selbstständig zu bewegen; die Haltemuskulatur und die Wirbelsäule werden entlastet, Bewegungsabläufe sind ohne große Gefährdung möglich.

Auch für Menschen mit schwersten Behinderungen sind Bewegungs- und Wahrnehmungserfahrungen im Wasser möglich und sinnvoll: Für eine schwerbehinderte Person, die einen großen Teil ihres Alltags in derselben Position verbringt, ist es im Wasser möglich, Positionen bzw. Lagerungen einzunehmen, die ihr an Land nicht oder nur sehr umständlich, eventuell auch nur mit vielen Hilfsmitteln möglich sind.

Durch einfache Fortbewegung oder Bewegtwerden im Wasser können folgende Erfahrungen ermöglicht werden: Bremswirkung auf schnelle Bewegungen, Hemmung ungewollter Bewegungen, auch Erleichterung von Bewegungen, veränderte Wahrnehmung von Körper und Bewegungen, Entlastung des Stütz- und Bewegungsapparates, Erleben „großer" Bewegungen und deren eigenaktive Ausführung und Kontrolle, Beeinflussung des Muskeltonus, Veränderungen des Körper- und Hautkontaktes, veränderte Kommunikation mit Mitbewohnern und Betreuern.

Im Folgenden werden keine Schwimmtechniken und auch keine vorbereitenden Übungsformen dazu vorgestellt, sondern solche Spiele oder Übungen, die Körper-, Material- und Sozialerfahrungen im Sinne der Psychomotorik ermöglichen. Im Wesentlichen ist dabei allerdings eine eigenständige Fortbewegung erforderlich.

1. **„Spiel mit Rasierschaum im Duschraum":** Eine Dose mit Rasierschaum wird in einer kleinen Runde von Spieler zu Spieler weitergereicht. Bei dem Kommando „Stopp" der Übungsleiterin darf derjenige, der die Dose Rasierschaum dann in seiner Hand hält, seinem rechten Nachbarn zwei Punkte Schaum auf den Körper sprühen. Wenn alle Teilnehmer etliche Punkte auf dem Körper haben, kann man sich gegenseitig mit dem Schaum etwas einreiben; anschließend abduschen.
2. **„Vormachen/Nachmachen":** Die Gruppe nimmt eine freie Aufstellung im Wasser ein; jeder bewegt sich im Wasser so wie die Übungsleiterin an Land: vorwärts, rückwärts, seitwärts gehen, große Schritte, kleine Schritte; Arme drehen, pendeln lassen; linken oder rechten Fuß vor, zurück, seitwärts bewegen.
   Variation: in Kleingruppen in oben genannten Variationen gehen.
3. **„Fangspiele":** Gerade zum Aufwärmen sind Fangspiele auch im Wasser zu Beginn einer Übungsstunde sinnvoll, da diese in der Regel mit viel Bewegung verbunden sind. Ein längeres Ausscheiden (sitzen oder stehen bleiben) sollte vermieden werden. Auch ist es wichtig, dass die Fänger jeweils deutlich erkennbar sind bzw. erkennbar gemacht werden, z. B. durch Bänder, Bademützen, Abschlagmaterialien u. Ä. Sinnvolle Spiele im hüfthohen Wasser sind z. B. „Jäger und Hase", „Tuchfangen im Kreis", „Kettenfangen", „Schwarz und weiß" (s. Kapitel 1).
4. **„Werfen und Fangen":** Die Teilnehmer werfen sich verschiedene Materialien (Bälle, Schwämme) zu und fangen sie mit den Händen auf (oder z. B. auch im Eimer oder in umgedrehten Begrenzungshütchen).
   Variationen: Ein Spieler in der Mitte eines Paares oder eines Kreises hat die Aufgabe, den Ball abzufangen. Oder eine „Wassernudel" kann mit den Spitzen nach oben gehalten werden und bildet damit eine Auffangmöglichkeit für Schwimmringe.
5. **„Mit Luftballons":** Jeder kann verschiedene Möglichkeiten mit den Ballons im Wasser ausprobieren. Die Ballons können festgehalten und damit Gleit- oder Schwimmbewegungen ausgeführt werden; man kann versuchen, sich auf die Ballons zu setzen, die Ballons ins Wasser zu drücken, durch die Ballons auf den Schwimmbadboden zu schauen (durchsichtige Luftballons), die Ballons zu zweit zuzuspielen.
   Variation als Mannschaftsspiel: die eigene Hälfte des Beckens möglichst von den Ballons freihalten, nach einer festgelegten Zeit werden die Ballons abgezählt.

6. **„Gasse“:** Im Abstand von ca. 1 m stehen sich zwei Gruppen gegenüber. Durch eine „Menschengasse/Kanal“ wird ein Teilnehmer liegend gezogen.
7. **„Kreisel“:** Alle Spieler laufen im Kreis mit Handfassung; dann nimmt jeder zweite Teilnehmer die Beine hoch.
   Variation: dabei die Augen schließen.
8. **„Ziehkampf“:** In Kleingruppen mit Handfassung: in der Mitte liegen mehrere Luftballons oder ein Ball; jeder versucht, den anderen Mitspieler so zu ziehen, dass er vom Luftballon oder Ball berührt wird.
9. **„Blindenführung“:** Ein Mitspieler, der die Augen schließt, wird vom Partner durch das Wasser geführt.
   Variationen: mit Handfassung, Schulterfassung, ohne Berührung nur mit verbaler Anweisung.
10. **„Mit dem Schwungtuch“:** Die Gruppe hält ein Tuch straff über die Wasseroberfläche; die Plätze unter dem Tuch können getauscht werden; die gesamte Gruppe läuft mit dem Tuch im Kreis („Kreisel“), einer kann sich dabei auch auf das Tuch setzen. Je einer gleitet über das im Wasser gespannte Tuch von Seite zu Seite in verschiedenen Fortbewegungsarten. Das Tuch wird gemeinsam hochgeschwungen und die Luft eingeschlossen (Schwungtuchkuppel). Abwechselnd können Mitspieler unter diese Kuppel gehen, ein Spieler kann vom Beckenrand auf diese Kuppel springen.

→ AUFGABEN

1. Überlegen Sie sich weitere Fangspiele und vor allem geeignete „Befreiungsformen“ für die besonderen Bedingungen im Wasser.
2. Welche Materialien sind im Wasser sinnvoll einsetzbar, welche sind weniger geeignet? Welche haben Sie im Rahmen Ihrer Betreuungsarbeit kennengelernt?
3. Wie erleben Sie selbst Übungen und Spiele im Wasser? Warum beteiligen Sie sich gerne bzw. weniger gerne?
4. Setzen Sie sich mit den besonderen Sicherheitsbestimmungen/Regelungen zur Aufsichtspflicht im Wasser auseinander. Informieren Sie sich bei den örtlichen Rettungsschwimmgruppen (DLRG).

Praxisbeispiele 5: Bewegungserfahrungen in der Natur

Die Natur ermöglicht besondere Wahrnehmungs- und Bewegungserfahrungen, die eine Turnhalle nicht bieten kann.

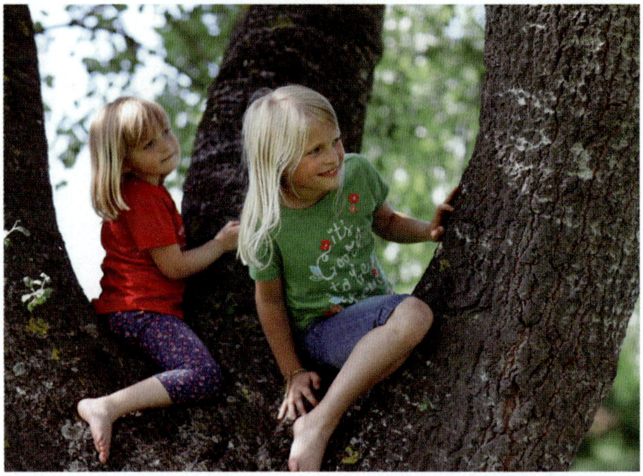

Natur entdecken

Im Wald haben wir zwar keine Bänke, Kästen, Matten oder Rollbretter, aber die Formenvielfalt der Natur fasziniert auf eine andere Art und Weise. Ihre Gerüche, Licht- und Schattenspiele, die vielfältigen Farben, das Fehlen mechanischer Eintönigkeit und Regelmäßigkeit stimulieren unsere Sinne in einer Weise, die anregt und zugleich beruhigt. So gibt es im Wald zahlreiche Dinge zu hören, zu tasten, zu sehen, zu riechen und auch zu schmecken.

1. **„Natur entdecken“:** Die Teilnehmer suchen Baumstämme zum Hinaufklettern, Darüberhüpfen oder zum Balancieren, Gelegenheiten zum Hindurchkriechen und Plätze, wo man sich verstecken kann.
2. **„Blinde Gruppe“:** Die Mitspieler der Gruppe stehen hintereinander, Schulterfassung. Alle schließen die Augen bis auf die erste Person. So wird die Gruppe langsam durch den Wald geführt. Der Führende geht nach einer Weile nach hinten und der Nächste öffnet die Augen und führt. Variation: Die Gruppe hält sich an einem langen Seil fest (auf genügend Abstand achten) und wird von einem Sehenden gezogen; auch am Ende der „Schlange“ läuft ein Sehender.

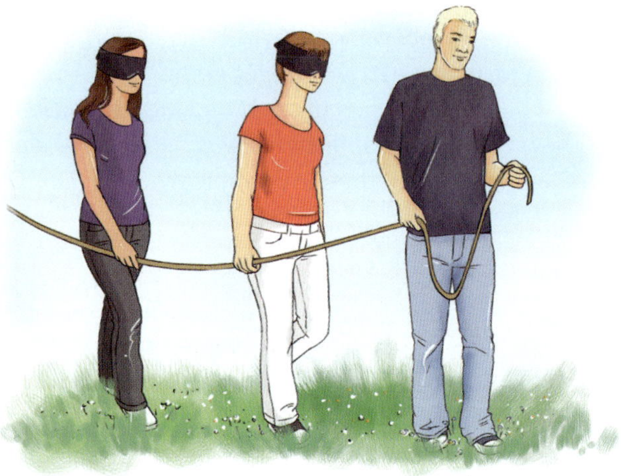

Blinde Gruppe mit Seil

3. **„Baum wiedererkennen“:** Ein „Blinder“ wird von seinem Partner zu einem Baum geführt. Diesen Baum und eventuell die nähere Umgebung soll er ertasten. Vom Ausgangspunkt soll der „Blinde“ den Baum wiederfinden.

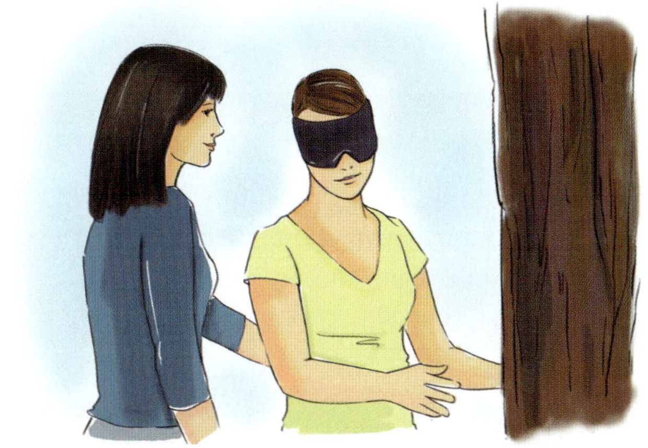

Baum ertasten und wiedererkennen

4. **„Fotografieren“:** Ein „Blinder“ wird von seinem Partner zu mehreren (drei bis fünf) Details im Wald geführt. Der Kopf wird möglichst nah herangebracht. Durch Zupfen am Ohr oder Berühren am Hinterkopf darf der „Blinde“ kurz die Augen öffnen und „fotografiert“ so das Gesehene. Danach soll er die Einzelheiten wiederfinden.

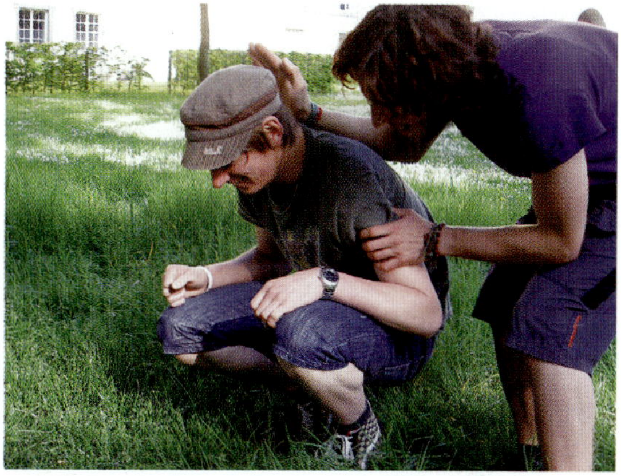

Das Gesehene „fotografieren“

5. **„Spinnennetz“:** Zwischen zwei Bäumen wird mit Seilen oder Wäscheschnüren eine Art „Spinnennetz“ gespannt – von Kniehöhe bis ca. Schulterhöhe. Danach erhält die Gruppe die Aufgabe, dass alle Gruppenmitglieder von einer Seite des Spinnennetzes auf die andere gelangen sollen. Einschränkung: Jedes Loch darf nur einmal benutzt werden (s. auch Praxisbeispiele in Kapitel 6.3).
Einfachere Variante: Es wird nur ein Seil in Hüfthöhe zwischen zwei Bäumen gespannt. Die Gruppe begibt sich auf die eine Seite des Seils. Aufgabe ist es, dass alle Gruppenmitglieder die andere Seite über das Seil erreichen.

6. **„Blindenspiele“:** Die Teilnehmer bewegen sich mit geschlossenen Augen unter bestimmten Anforderungen (z. B. Übungen zur Körpererfahrung in Kapitel 6). Durch die Besonderheit der Bodenbeschaffenheit sind diese Übungen draußen besonders interessant.

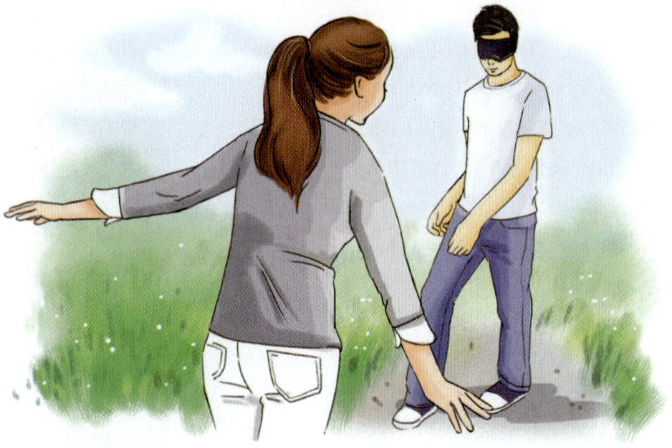

Blindenspiele draußen

7. **„Suchaufgaben“:** Die Kleingruppe erhält den Auftrag, bestimmte Dinge aus der Natur zu suchen, etwa: eine Feder, etwas Weiches, Farbiges, Schönes, Glattes, Nützliches; etwas, was für die Natur wichtig ist; etwas, was von Menschen gemacht ist; ein angeknabbertes Blatt; oder auch: etwas, das wie ein Tier aussieht; etwas, mit dem man Geräusche erzeugen kann; etwas, das wir noch nie gesehen haben; etwas, das Spuren von Menschen zeigt. Später stellt jede Gruppe ihre Ergebnisse vor, dazu kann auch eine Bewegungsgeschichte überlegt werden.
8. **„Horchen“:** Die Gruppe konzentriert sich eine Minute lang mit geschlossenen Augen auf die Geräusche des Waldes, ohne zu sprechen. Anschließend werden alle Wahrnehmungen ausgetauscht.
   Variationen: Der Großteil der Mitspieler steht oder sitzt im Kreis und schließt die Augen. Einige Teilnehmer befinden sich außerhalb des Kreises und machen abwechselnd ein Geräusch. Die Teilnehmer im Kreis zeigen in die Richtung, aus der das Geräusch kommt.
   Vier Teilnehmer stehen in der Mitte eines durch die restlichen Mitspieler begrenzten Vierecks. Die vier Spieler gehen mit geschlossenen Augen auf eine vorher vereinbarte Geräuschquelle jeweils an den vier Ecken zu, nacheinander oder auch gleichzeitig. An den Ecken macht ein Spieler z. B. ein Tier nach, pfeift, klatscht oder schlägt Hölzer aneinander.
9. **„Tasten und riechen“:** Es werden Gegenstände des Waldes gesammelt, z. B. trockenes oder feuchtes Moos, verschiedenartige Blätter oder Tannennadeln, Erde, Tannenzapfen, Baumharz, Blumen usw. Es werden Paare gebildet, je ein Spieler soll diese Materialien mit geschlossenen Augen durch Ertasten oder am Geruch erkennen.
   Variation: Die zu erkennenden Materialien darf der „Blinde“ vorher nicht sehen.

10. **„Entfernung abschätzen“:** In sichtbarer Entfernung wird ein bestimmter Punkt auf dem freien Gelände markiert, beispielsweise mit einem Rucksack. Einzeln versuchen die Teilnehmer, mit verbundenen Augen zu diesem Punkt zu laufen. Wenn sie meinen, sie wären angekommen, bleiben sie stehen. Sie öffnen die Augen und können ihre Position vergleichen.

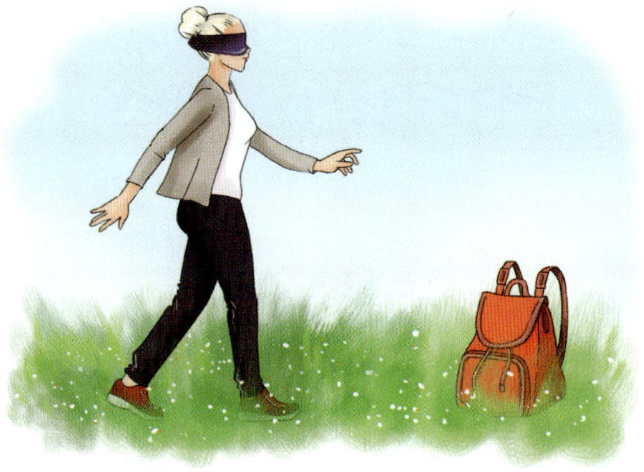

Entfernung mit verbundenen Augen abschätzen

11. **„Was ist verändert?“:** Mit Waldmaterialien wird ein „Bild“ auf einer begrenzten Fläche erstellt oder man legt mit Seilen einen Kreis oder ein Quadrat auf den Boden. In Kleingruppen sollen sich die Teilnehmer das Bild in allen Einzelheiten einprägen. Danach verändert der Übungsleiter ein bis drei Kleinigkeiten oder nimmt einen oder mehrere Gegenstände weg. Die Gruppenmitglieder sollen die Veränderungen erkennen.
12. **„Waldmemory“:** Die Spieler bilden Paare. Ein Partner sucht etwa fünf bis acht Waldgegenstände, die sein Mitspieler eine Zeit lang betrachten kann. Dann werden diese zugedeckt und der Mitspieler muss versuchen, ähnlich aussehende Materialien nochmals zu finden. Danach werden die Rollen gewechselt.

→ AUFGABEN

1. Draußen in der Natur, im Wald, auf einer Wiese oder Rasenfläche lassen sich viele der genannten psychomotorischen Spiele umsetzen, z. B. Übungen mit dem Schwungtuch, Übungen zur Körpererfahrung, Fangspiele und Ballspiele. Stellen Sie aus den entsprechenden Praxisbeispielen (z. B. Kapitel 1, 2, 6, 12) Übungseinheiten für draußen zusammen.
2. Diskutieren Sie besondere Organisationsformen und methodische Maßnahmen, die Sie draußen beachten müssen.

4 Grundsätze psychomotorischer Methodik

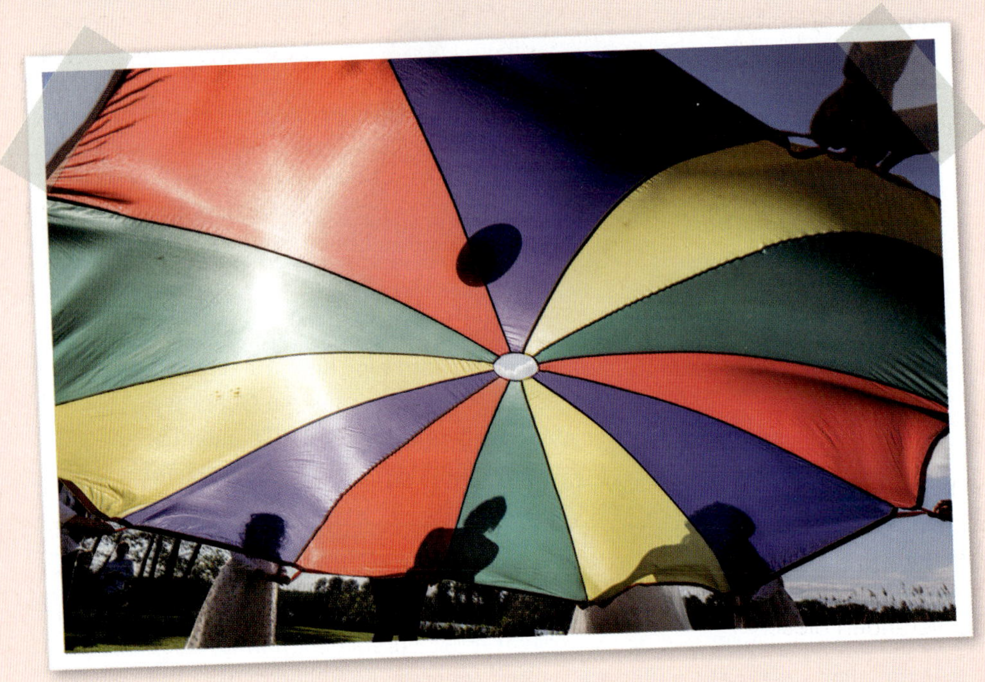

Angestrebte Kompetenzen

Fachkompetenz (Wissen und Fertigkeiten):

- Ganzheitlich angelegtes Spiel als Methode in psychomotorischen Fördersituationen reflektiert einsetzen können.
- Verschiedene Formen der Kommunikation zielgerichtet und haltungsbasiert einsetzen können.
- Die Wechselwirkung von Bewegung und Sprache kennen und die Erkenntnisse daraus in Fördersituationen einbauen können.

Personale Kompetenz (Sozialkompetenz und Selbstständigkeit):

- Wirkfaktoren psychomotorischer Förderung und Entwicklungsbegleitung sowie deren Bedeutung kennen und daraus Konsequenzen für eigene pädagogische Settings ableiten können.
- Psychomotorische Fördereinheiten und -prozesse an Hand von verschiedenen Stunden- und Prozessmodellen prinzipienbasiert und personenzentriert planen, durchführen und reflektieren können.
- Sich mit den Anforderungen an die eigene Entwicklung zur Fachkraft auseinandersetzen und professionalisierende Folgerungen für sich ableiten können.

Die ersten spontanen Äußerungen, die man hört, wenn über Psychomotorik gesprochen wird, betreffen häufig die psychomotorischen Übungsgeräte. Viele pädagogisch Tätige denken zunächst an Rollbretter, Pedalos, Sandsäckchen oder an ein Schwungtuch. Die psychomotorischen Geräte sind zum Aushängeschild der Psychomotorik geworden. Sie werden mittlerweile auch in vielen Institutionen und Vereinsgruppen eingesetzt. Ob dort aber auch gleichzeitig psychomotorisch gearbeitet wird, wie dann schnell behauptet wird, muss häufig bezweifelt werden. Um diesem Anspruch gerecht zu werden, sind verschiedene Einstellungen, Verhaltensweisen und Vorgehensweisen zu berücksichtigen, die im Folgenden näher beschrieben werden.

Daraus lassen sich Verhaltensweisen, Einstellungen und Vorgehensweisen der Stundengestaltung der Psychomotorik für Heilerzeihungspflege und Heilpädagogik herausarbeiten und entwickeln.

4.1 Ganzheitlicher Ansatz

Die Entwicklung des Kindes ist ein ganzheitlicher Prozess. Bewegung ist eine Äußerung des ganzen Menschen. Bewegung ist seine Sprache, sein Kommunikationsmittel. Über Bewegung drückt das Kind seine Stimmungen, Gefühle aus, über Bewegung nimmt es Kontakt auf. Über Bewegung nimmt es die Umwelt wahr, erkundet sie, passt sich ihr an oder verändert diese.

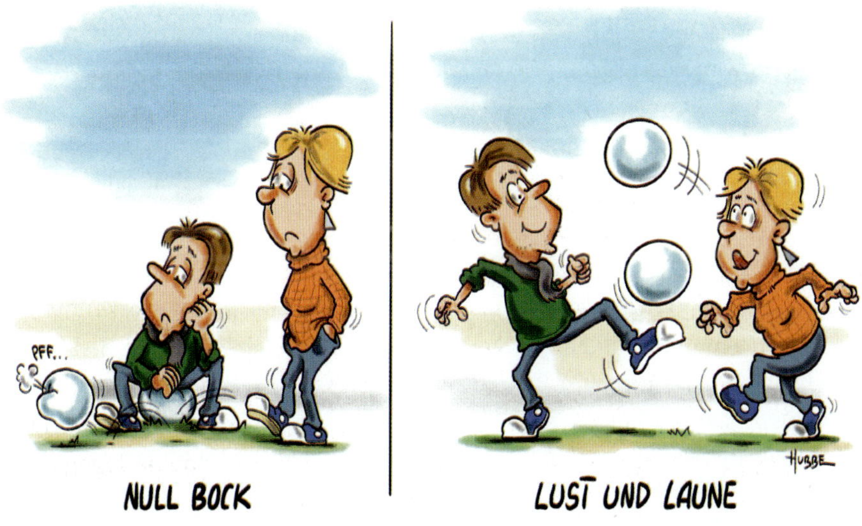

Das Wort „Bewegung" wird oft unvollständigerweise rein von der mechanischen Seite her betrachtet. Dabei fehlen jedoch wichtige Teile dessen, was Bewegung bedeutet. Auch wenn vom „Bewegungsapparat" gesprochen wird – ein Mensch bewegt sich nicht gefühllos wie eine Maschine oder ein Motor.

Im konkreten Bewegungshandeln ist immer der ganze Mensch beteiligt und betroffen. Alle Persönlichkeitsbereiche des Menschen stehen während einer Bewegungshandlung miteinander in Wechselwirkung.

Wenn wir uns bewegen, wenn wir auf der Bank balancieren, vom Kasten springen, den Ball werfen, werden wir motorisch stark beansprucht. Wir vollziehen zahlreiche, verschiedene Bewegungen mit den Armen, mit den Beinen, mit dem ganzen Körper, die Kraft, Schnelligkeit und Geschicklichkeit erfordern. Wir müssen Gleichgewicht halten. Aber wir müssen auch Entfernungen abschätzen, Hindernisse, den Ball, andere Spielpartner richtig wahrnehmen. Wir müssen mit anderen Beziehungen aufnehmen, uns absprechen und uns auseinandersetzen. Wir fühlen, erleben Freude, ärgern uns, sind enttäuscht, müssen Misserfolge ertragen. Manche Mitspieler finden wir sympathisch, andere mögen wir nicht besonders. Wir müssen eigene Vorstellungen entwickeln und Entscheidungen treffen. All diese Faktoren beeinflussen wiederum die Bewegung: wie gut sie gelingt, ob wir sie überhaupt ausführen wollen, wie bereitwillig wir mitmachen wollen oder können.

Als Fachkräfte für Bewegung ist es wichtig, diese vielfältigen Aspekte zu berücksichtigen, um positive Auswirkungen in der Persönlichkeitsentwicklung zu erreichen. Dies kennzeichnet die ganzheitliche Arbeitsweise der Psychomotorik.

Sich bewegen bedeutet auch „bewegt sein“. Ein Mensch kann innerlich und/oder äußerlich bewegt sein. Einerseits beeinflusst die „innere Bewegtheit“, also das Empfinden eines Menschen, die äußerlich sichtbaren Bewegungen seines Körpers. So läuft jeder Mensch in fröhlicher Stimmung anders als jemand, der traurig ist.

Andererseits kann Erfolg oder Misserfolg einer Bewegung sich in der Psyche des Menschen niederschlagen. Wenn einer Person mehrmals hintereinander bei der gleichen Handlung ein Missgeschick passiert, ist sie beim nächsten Mal verunsichert und gehemmt oder wird wütend auf sich selbst oder ihre Umgebung.

Es ist demnach entscheidend, zu welchem Zeitpunkt, wo, vor wem, aufgrund welcher Erfahrung und in welcher Stimmung ein Mensch sich bewegt. Somit wird deutlich, warum im Kontext von Bewegung häufig von Psychomotorik die Rede ist.

> „In der Psychomotorik wird das Kind als handelndes Subjekt verstanden, das Verantwortung übernehmen und auch für sich selbst entscheiden kann. Damit wird selbstbestimmtes und eigenverantwortliches Handeln nicht nur Ziel, das irgendwann am Ende einer erfolgreichen Förderung steht, sondern es wird gleichermaßen bereits Methode der Fördermaßnahme. Im Mittelpunkt steht die Frage, wie der Pädagoge dem Kind helfen kann, damit es sich seinen Möglichkeiten entsprechend mit vorhandenen Problemen besser zurechtfinden, seine Handlungskompetenz erweitern und sie richtig einsetzen kann. An die Stelle einer Behandlung tritt die Befähigung zum möglichst selbstständigen Handeln, und zwar sowohl auf motorischer wie auch auf sozial-emotionaler und kognitiver Ebene.“
>
> *(Quelle: Zimmer, 2006, S. 30)*

Gerade das Gefühlsmäßige einer Bewegung (emotionaler Aspekt) spielt eine nicht zu unterschätzende Rolle. Mit einer Bewegungshandlung sind oft starke Gefühlserlebnisse verbunden, die haften bleiben.

BEISPIELE

- „Es hat Spaß gemacht."
- „Klasse, ich bin über das Hindernis gekommen!"
- „Toll, ich bin allein bis ganz oben geklettert!"
- „Ich habe mir weh getan."
- „Ich habe Angst."
- „Die anderen lachen mich ja doch aus."

Es ist leicht vorstellbar, dass es stark von den entsprechenden Gefühlserlebnissen abhängt, ob das Kind sich mit bestimmten Dingen gern oder ungern beschäftigt. Positive wie negative Erfahrungen in einem Bereich wirken sich auf andere Bereiche aus.

Die Wirkung einer psychomotorischen Förderung ist somit vor allem gegeben durch ein **komplexes Zusammenwirken von Bewegung, Wahrnehmung, Denken, Erleben, Fühlen und Gestalten** des Kindes oder des Menschen mit Behinderung. Diese Prozesse vollziehen sich im Spiel oder einer anderen Interaktionssituation mit anderen Gruppenmitgliedern und dem Pädagogen/Therapeuten.

Der soziale Aspekt der Psychomotorik hat vor allem in der heilpädagogischen Arbeit eine hohe Bedeutung, denn von der Gestaltung der Beziehungen, von der Begleitung im Miteinander und von der Art der Kommunikation gehen bedeutsame Einflüsse aus.

→ AUFGABEN

1. Verdeutlichen Sie an praktischen Übungsbeispielen die Auswirkungen von Übungs- und Spielabläufen auf die verschiedenen Persönlichkeitsbereiche.
2. Stellen Sie Beispiele aus Ihrer Praxis vor, an denen Ihnen das komplexe Zusammenwirken der verschiedenen Persönlichkeitsbereiche bewusst wurde. Verdeutlichen Sie diese Prozesse.

4.2 Stellenwert des Spiels

Das Spiel nimmt in der Psychomotorik einen besonderen Stellenwert ein. Spiel und Bewegung gehören zu den elementarsten Ausdrucksweisen des Kindes. Dabei ist das Spiel meist nicht zufällig und nicht beliebig, Kinder geben ihrem Spiel einen eigenen Sinn.

Spielanlässe

Auch Jugendliche oder Erwachsene mit einer Behinderung sind gut über altersgerechte Spielanlässe anzusprechen und zu motivieren. Das sind dann oft eher Regelspiele oder

Mannschaftsspiele, aber immer gibt es auch Raum für kreative Ausgestaltungen von Regeln und Spielbedingungen. Durch solche Veränderungen ist es möglich, dass Menschen mit ganz unterschiedlichen Fähigkeiten und Potenzialen an Spielen teilnehmen.

> „Durch große Freiheitsgrade und geringe Festschreibung von Spielhandlungen, Spielregeln, Spielmaterialien und Spielräumen können Bewegungsspiele flexibel an die Bedürfnisse ganz unterschiedlicher Personengruppen angepasst werden."
> *(Quelle: Tiemann/Schraag, 2015, S. 389)*

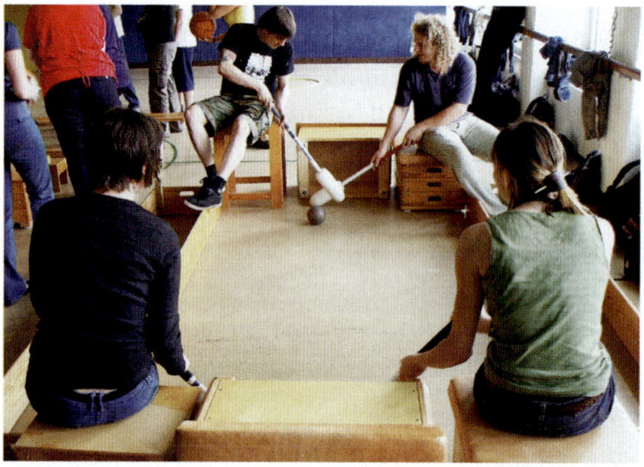

Spielvariation Sitzhockey

Durch die Kreativität von Übungsleitern konnte so für die Psychomotorik eine große Vielfalt an Spielen und Spielvariationen mit oftmals einprägsamen Fantasienamen entstehen. Und auch Sportspiele können unter Beibehaltung der Spielidee, der charakteristischen Merkmale und der spielentscheidenden Regeln durch Modifikationen von einzelnen Teilkriterien, z. B. der Fortbewegungsart oder des Spielgeräts, entwicklungs- und bedürfnisorientiert abgewandelt werden.

Zu spielen kann somit für jeden ein Erlebnis sein, bei dem man körperlich aktiv ist und geistig und emotional angesprochen wird. Das Spiel verändert sich fortlaufend durch selbst erzeugte Ereignisse. Diese Veränderungsdynamik wird als spannend und lustvoll erlebt. Jede Spielhandlung beeinflusst die Person in ihren Gedanken, ihren Gefühlen und in ihrem Verhalten. Damit bietet die Verbindung von Spiel und Bewegung ein breites Spektrum an pädagogischen wie therapeutischen Anlässen.

Vor allem Kinder handeln in ganzheitlichen Sinnzusammenhängen und erleben eine Spielsituation als Ganzes. Sie spielen komplexe Szenen und wählen dabei meist Themen aus, die sie selbst betreffen und die für sie eine bestimmte Bedeutung haben. Oft wird das Bewegungsspiel zu einer symbolischen Handlung und Geräte und Spielsituationen erhalten eine symbolische Bedeutung.

BEISPIELE

Das Rollbrett ist für Kinder natürlich kein Gerät, mit dem das Gleichgewicht oder die Raum-Lage-Wahrnehmung geübt wird. Diese Ziele setzen die Übungsleiter oder Erzieher. Das Rollbrett ist im Spiel ein Auto, mit dem man durch den Raum flitzen kann. Mit einem umgedrehten Kasten auf dem Rollbrett kann ein Lastwagen oder ein Boot gebaut werden. Oder der Kasten ist eine Burg, die verteidigt werden muss. Kinder werden zum Ritter, zur Königin, zum Feuerwehrmann oder zur Polizistin. Sie spielen Tarzan, der am Seil von Kasten zu Kasten schwingt.

Die Spielanlässe tragen somit dazu bei, dass Kinder in ihrer motorischen, aber auch in ihrer sozialen, kognitiven, sprachlichen und emotionalen Entwicklung auf vielfältige Weise angeregt werden. Es ergeben sich vielfältige Rollen und Anforderungen: Der Lastwagenfahrer muss sich mit anderen über die Ladung verständigen, er muss beladen und ausladen, er muss fahren, steuern, bremsen und Hindernissen ausweichen. Die Spielsituation lässt Spielraum für eigene Spielimpulse und kreative Ideen. Die Breite und Vielfalt der Handlungsmöglichkeiten führt zu einer Zunahme der Bewegungsgeschicklichkeiten.

Kinder wählen für ihre Bewegungsspiele zumeist Themen, die ihrer Lebens- und Fantasiewelt entstammen. Erlebnisse des täglichen Lebens können im Spiel immer wieder thematisiert werden. Und auch unverarbeitete Eindrücke können zum Ausdruck gebracht werden. Im Spiel arbeiten die Kinder oft auch Vergangenes, Erlebtes auf, das Spiel dient ihnen als Medium der Äußerung und der – unbewussten – Verarbeitung von Konflikten. In verschiedenen Rollen können die Teilnehmer aufarbeiten, was sie sprachlich nicht äußern können oder vielleicht auch nicht wollen. Sie können Kontaktaufnahme üben, sie können Handlungen wagen, die sie sich in der Realität vielleicht nicht zutrauen würden und für die sie Anerkennung bekommen können.

Ein erster Schritt zur Verarbeitung belastender Erlebnisse ist oft schon getan, wenn diese im Spiel handelnd ausgedrückt werden. So kann auch spielerisches Handeln zur Lösung von Problemen beitragen. Dies kann besonders relevant in der heilpädagogischen Arbeit sein (s. auch die Ausführungen zum verstehenden Ansatz in Kapitel 5.6).

> „So kann auch scheinbar fehlerhaftes, störendes Verhalten eines Kindes in einem neuen Sinnzusammenhang gesehen werden. In symbolischen Handlungen drücken Kinder ihre Probleme aus und schaffen dabei oft auch selbst Chancen, diese zu bewältigen. Und diese Ansätze muss die Pädagogin vor allen zu verstehen und zu begleiten versuchen."
>
> *(Quelle: Zimmer, 2006, S. 82)*

Rahmenbedingungen der Spielsituation

Um die genannten Prozesse in Gang zu setzen, muss die Spielsituation jedoch bestimmte Rahmenbedingungen erfüllen, die auch als konstituierend für psychomotorische Fördermaßnahmen gelten können (vgl. Zimmer, 2006, S. 84–88).

Charakteristische Merkmale einer psychomotorischen Spielsituation

- Freiwilligkeit und Entscheidungsfreiheit
- Bedeutungsoffenheit und individuelle Sinngebung
- Umkehrung üblicher Machtbeziehungen
- Ambivalenz

Rahmenbedingungen des Spiels in der Psychomotorik (vgl. Zimmer, 2006)

Ein erster wesentlicher Faktor ist die **Freiwilligkeit** und die **Entscheidungsfreiheit**. Kinder treffen im Spiel ihre eigenen Entscheidungen und erleben so die Wirksamkeit ihres eigenen Verhaltens. Dieser freie Wille gibt dem Kind auch die Sicherheit, ernst genommen und respektiert zu werden. Die Kinder entscheiden sich für „ihre Sache", es ist nicht der Erwachsene, der die Entscheidungen für andere trifft. Durch die freiwillige Teilnahme erlangen die Kinder zunehmende Bewegungsbeherrschung und Unabhängigkeit.

Zur Umsetzung dieses Prinzips wird in der psychomotorischen Spielsituation eine vorbereitete Umgebung geschaffen, die dem Kind spontanes Handeln erlaubt. Das Handlungsfeld, der Spielraum wird vom Erwachsenen vorbereitet, das Kind bestimmt jedoch selbst, wie es das Angebot aufnimmt und was es sich zutraut und wo es sich (noch) zurückhält.

Bedeutungsoffenheit und damit einhergehend eine **individuelle Sinngebung** ist eine weitere Bedingung für spielerisches Handeln in der Psychomotorik. Im Spiel erhalten die Teilnehmer Gelegenheiten, fiktive Situationen zu schaffen; sie können den jeweiligen Spielsituationen einen individuellen Sinn geben und Handlungsalternativen ausprobieren. Sinn und Bedeutung von Verhaltensweisen sind im Spiel also immer vom individuellen Erleben, von Erinnerungen und Vorstellungen abhängig. Kinder ahmen besonders Bezugspersonen, Fantasiegestalten oder „ihre Helden" nach.

In solchen Spielhandlungen sind häufig die üblichen **Einfluss- und Machtbeziehungen umgekehrt**. Im Spiel werden dem Kind Gelegenheiten zum Erproben neuer Verhaltensweisen geboten, die in der Realität kaum erreichbar wären. Das Kind kann „in eine andere Haut schlüpfen". Wenn es beispielsweise „Superman" spielt, kann es den Mutigen spielen und Größe und Stärke erfahren, obwohl das Kind eigentlich klein oder ängstlich ist. Oder das Kind will auch mal schwach sein und behütet werden, wo es sonst immer der Starke sein muss. Mit solchen Spielsituationen kann das Kind sein seelisches Gleichgewicht stabilisieren; es kann Spannungen abbauen, Aggressionen abreagieren, unerfüllte und unerlaubte Wünsche in konkreter und symbolischer Form realisieren.

Die Motivation zur Beteiligung geht meist vom Erlebnisgehalt und der Spannung der Spielsituation aus. Damit ist eine weitere Bedingung gemeint, eine Art Widersprüchlichkeit oder Zwiespältigkeit, die mit **Ambivalenz** umschrieben wird. Das Spiel ist spannend, denn der Ausgang ist offen. Es besteht Unsicherheit, ob ein Problem bewältigt, eine Aufgabe gelöst werden kann. Die Spannung darf allerdings nicht zu groß sein, auch nicht zu lange andauern. Die Aufforderung darf das Kind weder über- noch unterfordern, sonst wird die Ambivalenz aufgehoben, das Spiel wird uninteressant und von den Kindern abgebrochen.

Bewegungsangebote sollten daher immer einen für die Teilnehmer passenden Schwierigkeitsgrad haben, der die Spannung des Gelingens, möglicherweise auch des Nicht-Gelingens oder des Noch-nicht-Gelingens beinhaltet. In psychomotorischen Fördergruppen sind aber meist die Leistungsvoraussetzungen so heterogen, dass es nie einen für alle passenden Schwierigkeitsgrad geben kann. Deshalb sollten die Angebote unterschiedliche Fähigkeiten berücksichtigen und verschiedene Lösungsmöglichkeiten eröffnen.

Nach Fritz (vgl. 1993, S. 31) lässt sich Spiel in den drei Zeitbezügen „Vergangenheit", „Gegenwart" und „Zukunft" betrachten. Wie dargestellt, hat Spiel immer einen **Vergangenheitsbezug**, was z. B. beim Aufgreifen alter Spiele in motogeragogischen Settings eine große Rolle spielen kann. Menschen mit geistiger Behinderung fordern, mangels einer ausgeprägten Planungsfähigkeit, oft sofortige Bedürfnisbefriedigung im Spiel ein **(Gegenwartsbezug)**, d. h., Spiel muss in erster Linie Spaß machen. Pädagoginnen planen aus ihrem Berufsverständnis heraus Spielsituationen häufig auf der Basis von Förder- und Entwicklungszielen **(Zukunftsbezug)**. Diese Unterschiede in der zeitlichen Bezugsebene sind konflikt- und missverständnisträchtig und müssen reflektiert in die psychomotorische Spielplanung miteinbezogen werden. Zudem darf unter diesem Gesichtspunkt Spiel nicht als reine Fördermethode missbraucht werden.

→ AUFGABEN

1. Erinnern Sie sich an Ihre eigene Kindheit: Welche Bewegungs- oder Spielsituationen fallen Ihnen ein? Welche lösen eher positive, welche eher negative Gefühle aus? Welche Rollen haben Sie im Spiel bevorzugt übernommen?
2. Beobachten Sie Kinder in Spielsituationen und berichten Sie davon in der Klasse: Welche Rollen wurden gespielt? Wie war der Spielverlauf? Welche Rahmenbedingungen waren erkennbar?
3. Beobachter von psychomotorischen Fördergruppen merken oft nach Ende der Stunde an, die Teilnehmer hätten die ganze Zeit „ja nur gespielt". Geben Sie dazu eine fachlich fundierte Antwort als Heilerziehungspfleger (bzw. als Heilpädagoge).

4.3 Kommunikation

Erziehung ist immer bis zu einem bestimmten Maß an Sprache und Sprechen gebunden. Wir geben dadurch Informationen weiter, treffen Entscheidungen, formulieren Erwartungen und geben Rückmeldung, drücken unsere Gefühle aus und sagen, was wir von den Verhaltensweisen des anderen halten. Wir können z. B. eine präzise Bewegungsanweisung formulieren und damit den genauen Bewegungsablauf vorgeben oder aber Bewegungsaufgaben stellen, die verschiedene Bewegungslösungen offen lassen.

Eine Aufgabenstellung kann bei Kindern z. T. ganz andere Reaktionen hervorrufen, als dies von dem Erzieher beabsichtigt ist. Bewegungsaufgaben werden z. B. häufig mit der Frage „Wer kann ...?" eingeleitet. Diese Aufforderung wird als besonders kindgemäß betrachtet und scheint auf den ersten Blick ein Höchstmaß an Motivation bei den Kindern zu erzeugen, ihre Aktivität anzuregen und die individuelle Anstrengung jedes einzelnen Kindes zu unterstützen. Tatsächlich bewirkt die Frage des Erziehers jedoch eine Teilung der Gruppe in diejenigen, die die Aufgabe lösen, beispielsweise den Ball fangen können, und diejenigen, die es (noch) nicht können. Die Frage „Wer kann ...?" ruft also immer zwei Antworten hervor: „Ja, ich kann" oder „Nein, ich kann nicht". Es geht hier in erster Linie um das Ergebnis, das erreicht werden soll, ob also der Ball aufgefangen wird oder nicht. Kaum beachtet wird dagegen der Prozess, wie das Fangen zustande kommt.

„Wird die Aufgabe dagegen folgendermaßen formuliert: ‚Probiert einmal aus, wie man einen Ball fangen (bzw. rollen, werfen, prellen usw.) kann', dann ergeben sich für jedes Kind individuell verschiedene Lösungsmöglichkeiten. Die Situation bleibt offen für viele Formen der Erprobung des Balles, für materiale Erfahrungen und sogar für Möglichkeiten des Zusammenspiels der Kinder. Gefragt ist nicht eine einzige, von der Erzieherin vorgegebene Bewegungsform mit dem Gerät, sondern es gibt viele verschiedenartige Möglichkeiten, es zu handhaben.
Obwohl von der Erzieherin oft gar nicht bemerkt, kann die Art der Aufgabenstellung also darüber entscheiden, ob Kinder das Gefühl haben, den Anforderungen nicht gerecht zu werden (mit dem Ball nicht in der verlangten Weise umgehen zu können) oder eine Lösung selber gefunden und die Aufgabe selbstständig bewältigt zu haben."

(Quelle: Zimmer, 1993, S. 160)

Durch unser Sprechen vermitteln wir dem Kind nicht nur objektive Informationen, sondern prägen damit auch das Bild, das es von sich und seiner Welt entwickelt. Darin liegt die besondere **pädagogische Bedeutung des Sprechens**.

Meinhart Volkamer (1991, S. 26) hat dazu einige interessante Tendenzen beschrieben, die er selbst im sprachlichen Umgang mit Kindern praktiziert hat:

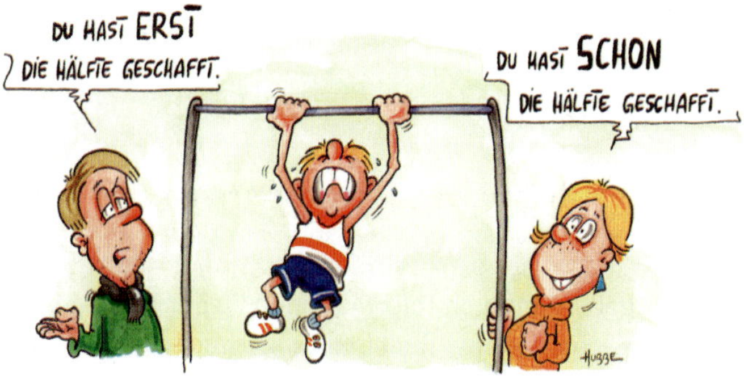

- Optimistisch sprechen: Man kann z. B. sagen „Du hast erst die Hälfte des Parcours geschafft" oder aber „Du hast schon die Hälfte des Parcours geschafft". Optimistisches Sprechen ist eher angemessen, weil dann zu weiteren Anforderungen angeregt wird.
- Mit Lob zurückhaltend sein: Zu viel Lob kann das Kind abhängig machen vom Werturteil des Erwachsenen und verhindert eine positive Selbstwahrnehmung. Wenn das Lob eine bestimmte Grenze überschreitet, schlägt seine Bedeutung ins Gegenteil um. Man traut dem Kind eigentlich weniger zu; so wird ein negatives Selbstbild erzeugt oder verstärkt.

- Weniger die persönliche Leistung als vielmehr die Schwierigkeit einer Aufgabe betonen: Es ist anzunehmen, dass das Kind im inneren Dialog die entsprechende Selbstbewertung vornimmt. Um Kindern die Angst zu nehmen, neigen wir oft dazu, die Schwierigkeit einer Aufgabe eher herunterzuspielen als zu betonen. Kurzfristig kann das richtig sein, langfristig erzielt man damit einen negativen Effekt: Wenn eine Aufgabe leicht ist, braucht man auch nicht stolz darauf zu sein, wenn man sie geschafft hat, aber es ist dann umso schlimmer, wenn man sie trotzdem nicht schafft.
- Wenn es die Situation ermöglicht, Korrekturen sachlich-neutral formulieren: z. B. nicht „Fass den Reifen so an – anders ist es falsch“, sondern „Wenn man den Reifen so anfasst, dann rollt er weiter“. Dem Kind bleibt die Entscheidung überlassen, ob es das Angebot annimmt oder auch nicht.

Es ist aber nicht nur wichtig, was wir den Kindern mitteilen, sondern auch die Art, wie wir es sagen und wie wir uns dabei verhalten, ist von Bedeutung. Diese nonverbalen Kommunikationsformen haben eine nicht zu unterschätzende Wirkung. Wir müssen uns bemühen, diese im Einklang mit unseren Empfindungen und dem Inhalt der Informationen zu halten. So können wir glaubhaft und echt wirken (Authentizität).

Nonverbale Kommunikation durch

Mimik	Gestik	Körpersprache	Tonfall	Blickkontakt
↓	↓	↓	↓	↓
Wie ist mein Gesichtsausdruck?	Wie bewegen sich meine Hände?	Wie ist meine Körperhaltung? Wie stehe ich?	Wie ruhig oder energisch spreche ich?	Wohin schauen meine Augen beim Sprechen?

→ AUFGABEN

1. Stellen Sie emotionale Empfindungen dar. Wie zeigen sich in Bewegungshandlungen (z. B. im Laufen) Enttäuschungen, Wut, Ärger oder Freude und Zufriedenheit? Wie sind emotionale Empfindungen durch Mimik, Gestik oder Körpersprache zu verdeutlichen? Wie zeigt sich etwa ängstliches Verhalten?
2. Das Zuhörenkönnen gilt als wichtige Eigenschaft von Lehrpersonen. Stellen Sie Gründe zusammen, weshalb diese Fähigkeit für die pädagogische Arbeit so wichtig ist.

4.4 Wechselwirkungen von Bewegung und Sprache

Die Entwicklung von Bewegung und Sprache ist gerade im Kleinkindalter untrennbar miteinander verknüpft. Viele Kinder, die im Rahmen der Psychomotorik oder Heilpädagogik betreut werden, weisen neben Bewegungsproblemen häufig auch Verzögerungen oder Störungen in der Sprachentwicklung auf.

Bewegungsangebote sind immer auch Kommunikationsangebote, da die Menschen (vor allem Kleinkinder) stark auf die Rückmeldung durch andere angewiesen sind. Jedes Individuum will in seinem Handeln und Tatendrang gesehen, wahrgenommen sowie verbal unterstützt und begleitet werden. So ist **Bewegungshandeln oft Ausgangspunkt oder Anlass für sprachliche Prozesse**. Zudem begleitet das Kind sprachlich sein Bewegungshandeln selbst („Ich fahre mit dem Rollbrett durch den Tunnel"), es kann planen und Absichten formulieren („Mit dem Ball will ich die Kegel umwerfen") oder es kann Handlungen bewerten („Ich habe ins Ziel getroffen").

In den Bewegungssituationen und Spielhandlungen können viele Gelegenheiten zu Sprachanlässen werden und somit die Sprachentwicklung des Kindes unterstützen. Es geht in der Psychomotorik nicht um die gezielte Behandlung von Sprachstörungen oder Sprachentwicklungsverzögerungen, sondern darum, die Sprachentwicklung der Kinder lustvoll und spielerisch, aber auch zielgerichtet und systematisch zu begleiten, zu unterstützen und anzuregen.

Bewegung und Sprache können rhythmisch miteinander verbunden werden, z. B. die Lautstärke der Sprache (leise oder kräftig) mit der Dynamik der Bewegung (schleichen oder stampfen); leise und lautes Sprechen kann sich auch in schnellen und langsamen Bewegungen wiederfinden. **Sprechmelodie und Sprachrhythmus** geben oft Aussagen ihren Sinn. Diese Fähigkeit kann bei Bewegungs- und Fangspielen mit Frage-Antwort-Ritualen oder in Rollenspielen geübt werden, wenn Kinder sich etwa als Fahrzeuge oder als Tiere fortbewegen oder als Polizist auf dem Rollbrett fahren.

Kinder begleiten ihr Spiel und ihre Bewegungen durch Geräusche und Laute, z. B. wenn sie schaukeln, springen, hüpfen oder rennen. Sie koordinieren dabei ihre Atmung mit der Bewegung. Sie imitieren z. B. Auto- oder Tiergeräusche und trainieren damit gleichzeitig Bewegungsabläufe für den **Erwerb der korrekten Lautbildungen**. So ist es wichtig, dass das Kind lernt, die Laute in ihrer genauen Bedeutung wahrzunehmen und verwenden zu können. Dies ist für die Kommunikation entscheidend, wenn es z. B. im Bewegungsspiel um eine „Höhle" oder „Hölle" geht, oder ob man „Hand" oder „Wand" versteht oder ausdrückt. Die Fähigkeit, die hörbaren Elemente der Sprache zu erkennen und zu unterscheiden, kann somit in vielen Spielsituationen geübt werden. Es geht um das genaue Hören, aber auch um das deutliche und genaue Sprechen, die Artikulation.

Es können Bewegungen und Geräusche kombiniert werden, z. B. wenn die Teilnehmer fliegen und summen wie eine Biene, knurren und sich bewegen wie ein Hund, miauen und schleichen wie eine Katze, hüpfen und quaken wie ein Frosch, zischen und sich fortbewegen wie eine Lokomotive. So kann durch die Modulationsfähigkeit der Stimme auch das bewusste Artikulieren geübt werden.

Unterstützend können auch gezielte **Übungen zur Atmung** angeboten werden, wenn z. B. Watte oder Chiffontücher von der Hand gepustet werden sollen, mithilfe eines Strohhalmes z. B. Papierschnipsel aufgesaugt werden sollen oder Tischtennisbälle zu zweit auf dem Tisch hin und her gepustet werden.

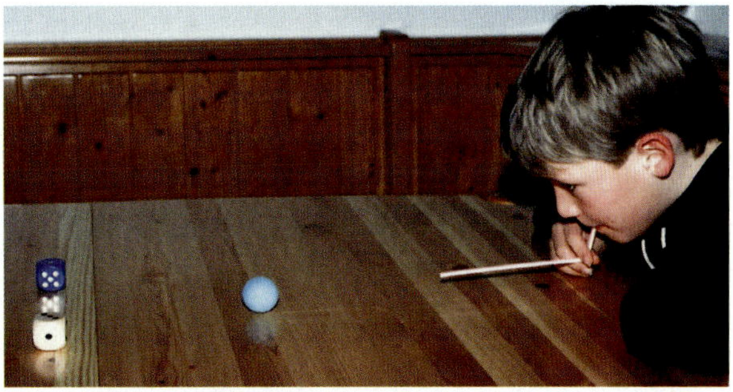

„Puste-Spiele" unterstützen die Sprachentwicklung

Psychomotorische Angebote können weiterhin den **Erwerb von Worten und Wortbedeutungen** gut unterstützen. Das Kind ist interessiert daran, was die Turnhalle wohl an Materialien bietet (Substantive), was man mit diesen Dingen tun kann (Verben) und wie alles beschaffen ist oder zusammenhängt (Adjektive, Funktionswörter).

Bewegungsspielsituationen sind somit ideale Gelegenheiten, einen aktiven und passiven Wortschatz aufzubauen und Wortbedeutungen zu erwerben. Solche Erfahrungen führen beispielsweise zur Begriffsbildung: Der Ball ist rund, das Rollbrett eckig und hart, der Schaumstoffbaustein ist weich. Räumliche Beziehungen werden erfasst, wenn die Aufgabe gestellt wird, auf den Kasten zu klettern, unter das Schwungtuch zu kriechen oder sich neben die Teppichfliese zu stellen.

Die Kinder können mit ganz unterschiedlichen Objekten umgehen und diese benennen (Ball, Matte, Schwungtuch), sie können Bewegungsformen variieren (gehen, laufen, hüpfen, rennen, schleichen), Adjektive erfahren und benennen (groß/klein, schnell/langsam). Die Vielfalt an ähnlichen Geräten kann zur Bildung von Begriffskategorien beitragen (Ball: Wasserball, Fußball, Tennisball, Basketball, Gymnastikball). Bei taktilen Wahrnehmungsübungen können einzelne Körperteile begrifflich erfasst werden. Bei akustischen Übungen können Geräusche, bei visuellen Übungen Formen, Farben und andere Materialeigenschaften erkannt und benannt werden.

In Spielsituationen gibt es immer wieder Gelegenheiten, in denen Kinder **grammatikalische Zusammenhänge** erfahren, z. B. den Plural bilden (Bank – Bänke), die Wortstellungen beachten („Ich krieche durch den Tunnel") und Kausalsätze formulieren („Ich hole die Teppichfliesen, weil ich einen Weg bauen will"). Es gibt Gelegenheiten für den Artikelgebrauch (die Höhle, das Rollbrett, der Kasten) oder auch für Steigerungsformen, z. B. „schnell – schneller", „hoch – höher". In Bewegungsspielen nehmen die Kinder aktive und passive Rollen ein, sie schieben ihren Spielpartner auf dem Rollbrett oder werden geschoben.

Sprachhandeln umfasst auch **kommunikative Fähigkeiten**; sie beinhalten wesentliche Voraussetzungen für die Kontaktaufnahme sowie die Gestaltung von Beziehungen und erfordern wichtige Regeln, die vom Kind erlernt werden können: Blickkontakt aufnehmen und halten, Rollenwechsel beim Sprechen beachten, sich im Gespräch aufeinander beziehen, unterschiedliche Sprechhandlungen wie z. B. das Auffordern, Bitten oder Fragen unterscheiden und beherrschen.

Jede in der Gruppe ausgeführte Bewegungsspielsituation macht kommunikatives Handeln erforderlich. Die Kinder müssen sich auf eine Spielidee einigen, Regeln aushandeln und Rollen festlegen. Beim Bauen und Konstruieren von Bewegungslandschaften sind zahlreiche Absprachen erforderlich. Wenn Rollbretter als Lastwagen benutzt werden, sind viele Sprachanlässe zu bewältigen, z. B. beim Be- und Entladen, beim Tanken oder in der Autowaschanlage.

Dabei ist wichtig, dass das Kind erlebt, dass es selbst Verursacher eines sichtbaren Effekts ist, dass es Kontrolle über eine Situation hat. Dies spielt auch beim Spracherwerb eine wichtige Rolle: Das Kind lernt, mit seinen Handlungen, aber auch mit seinen Worten eine Wirkung zu erzielen.

„Der Spracherwerb ist ein aktiver, schöpferischer Prozess. Damit er sich voll entfalten kann, ist eine sprechfreudige Umgebung erforderlich. Dazu gehören Menschen, die dem Kind zuhören und die sich auf die Sprache der Kinder einlassen, die ihnen auch aktive Rollen zugestehen."

(Quelle: Zimmer, 2010, S. 86)

TIPP

Filmtipp: Renate Zimmer: Bewegte Sprache – Sprachförderung durch Bewegung (DVD, ca. 25 Min.), Herder-Verlag, 2011.

4.5 Mögliche Arbeitsprinzipien

Aus den grundsätzlichen Erwägungen lassen sich schlussfolgernd einige Arbeitsprinzipien zusammenfassen, die für die konkrete Umsetzung besondere Relevanz haben. Sie werden auch häufig in der Fachliteratur als **Grundsätze der psychomotorischen Arbeit** hervorgehoben. Die Auswahl und Reihenfolge stellen keine Gewichtung dar. Individuelle Schwerpunktsetzungen müssen je nach Arbeitsfeld (Zielgruppe, Art der Einrichtung, Konzeption usw.) vorgenommen werden.

1. Ich greife die Handlungsimpulse und Spielvorstellungen der Teilnehmer auf. So biete ich weitgehende Offenheit der Lernsituation, dies heißt aber nicht Planlosigkeit, denn ich habe Vorstellungen darüber, was gelernt oder erfahren werden soll.

2. Ich strebe eine bewusste Körper- und Verhaltenskontrolle an durch motorische Brems- und Steuerungsübungen, durch Behutsamkeitsübungen, durch Übungen zum kontrollierten Umgang mit dem eigenen Körper bzw. mit Materialien.
3. Ich gewähre Entscheidungsfreiheit bei der Übungswahl durch ein gestaffeltes Übungsangebot. Ich will die Möglichkeit eröffnen, dass sich jeder seinen Schwierigkeitsgrad und sein Risiko wählen kann.
4. Gefühle werden häufig durch Bewegung und Haltung ausgedrückt. Deshalb achte ich darauf, wie die Gruppenmitglieder sich verhalten (Körpersprache, Gestik, Mimik) und was sie mir oder anderen Gruppenmitgliedern sagen.
5. Ich achte darauf, immer wieder Verständnis und Ermutigung auszustrahlen, an die positive Entwicklung zu glauben.
6. Jüngere Kinder sind besonders gut zu motivieren, wenn ich Bewegungen in bildhafte Sprache (Tiere, Urwald, Höhle, Fantasiefiguren) kleiden kann und Bewegungsgeschichten entwickeln (lassen) kann.
7. Ich kombiniere die Groß- und Kleingeräte in variationsreicher Art zur Schaffung neuer Übungssituationen und zur Veränderung der Bewegungsformen. So ermögliche ich vielfältiges Anwenden in unterschiedlichen Situationen, um einseitiges Lernen und Üben zu vermeiden.
8. Leistungsbewertungen versuche ich zu vermeiden; auf direkte Leistungsvergleiche zwischen Kindern verzichte ich.
9. Ich biete Gelegenheiten zum Mobilisieren spontaner Bewegungsfreude; die Teilnehmer sollen sich auch austoben können; so kann ein Nachholbedarf an einfachen Bewegungsformen gedeckt werden (wälzen, rollen, krabbeln, rutschen, fahren).
10. Ich zeige nicht gleich, wie man es besser und schneller machen kann. Häufig ist es besser, abwarten zu können und sich von dem leiten zu lassen, was das Kind zeigt, und nicht umgekehrt dem Kind zu zeigen, was es alles beherrschen sollte.
11. Ich biete Orientierung im Stundenablauf durch wiederkehrende Rituale (Sitzkreis am Anfang und am Ende, feste Ruhe- und Rückzugsgelegenheiten).
12. Ich zeige meine eigene Bewegungsfreude als Vorbildwirkung für die teilnehmenden Kinder, Jugendlichen oder Erwachsenen. So kann ich durch meine sympathisierende Teilnahme zusätzlich motivieren.
13. Sinnesübungen sind wichtiger Bestandteil von Übungsstunden (gezieltes Hören, Sehen, Fühlen usw.). Daher setze ich sie regelmäßig ein.
14. Treten Störungen auf, fühle ich mich nicht persönlich angegriffen.
15. Gemeinsam mit den Gruppenmitgliedern versuche ich, Rahmenbedingungen und Regeln zu vereinbaren.
16. Ich achte auf verbales Begleiten und Reflektieren von Handlungen und Gefühlen, da die Teilnehmer ihre Bewegungen dadurch bewusster vollziehen, auswertende Gespräche dienen dem Erfahrungsaustausch.
17. Ich sorge für einen Wechsel von Spannung und Entspannung.
18. Ich baue zunächst auf den individuellen Stärken auf, um Erfolgserlebnisse zu ermöglichen.

→ AUFGABEN

1. Versuchen Sie, eine Bewertung der aufgelisteten Arbeitsprinzipien vorzunehmen: Welche sind unverzichtbar, wichtig, nicht so wichtig, eigentlich überflüssig, schwierig umzusetzen? Wovon ist Ihre Entscheidung abhängig?
2. Welche Arbeitsprinzipien haben Ihrer Auffassung nach besondere Relevanz für die Arbeit mit Menschen mit einer geistigen Behinderung? Welche Arbeitsprinzipien haben Ihrer Auffassung nach besondere Relevanz für die Arbeit mit älteren Menschen?
3. Welche Prinzipien halten Sie für Ihre Arbeit als Heilerziehungspfleger (beispielsweise im Rahmen des Freizeitprogramms in der Arbeit in einer Wohngruppe oder einer Werkstatt) für besonders bedeutsam? Sie können zur Verdeutlichung der wechselseitigen Abhängigkeiten und gegenseitigen Beeinflussungen die von Ihnen ausgewählten Prinzipien auch als Puzzleteile darstellen. Jedes Teilstück hat seine Bedeutung, die Psychomotorik macht aber erst das Ganze aus.
4. Welche Prinzipien werden für Sie als zukünftige Heilpädagogin in der Betreuung von Kindern im Rahmen der Frühförderung oder in einem heilpädagogischen Kindergarten einen besonders hohen Stellenwert einnehmen?

4.6 Methodisches Vorgehen, Stundenaufbau und Planungshinweise

Methodisches Vorgehen in den Übungsstunden

Die konkrete methodische Vorgehensweise in einer psychomotorischen Fördereinheit kann durch folgende Merkmale charakterisiert werden:

- spielerisch,
- ohne Zwang,
- ohne Leistungsvergleich,
- am Entwicklungsstand und an den Bedürfnissen der Teilnehmer orientiert,
- kommunikativ, am Dialog orientiert und
- durch Reflektionen begleitet.

Die jeweiligen Zielsetzungen der Psychomotorik können in den Einheiten über verschiedenartige methodische Mittel oder Maßnahmen realisiert werden:

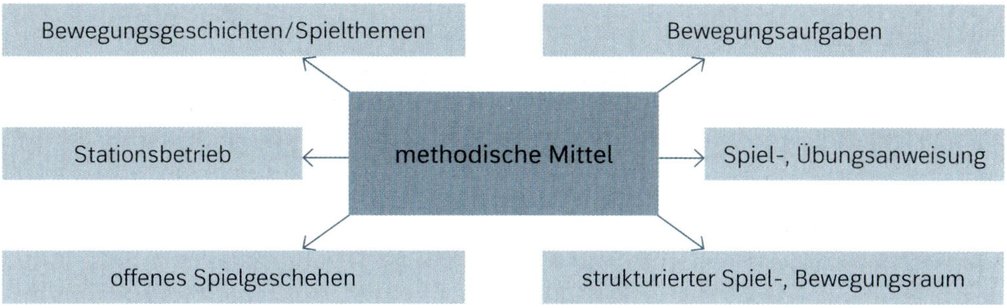

Methodische Vorgehensweisen in den Übungsstunden

Bei **Bewegungsaufgaben** sind die Aufgabenstellungen so formuliert oder arrangiert, dass verschiedene Lösungen möglich sind. So kann jeder Teilnehmer nach seinem eigenen Entwicklungs- und Leistungsniveau sich selbst die Anforderungen setzen. Damit werden auch Kreativität, Planungs- und Handlungskompetenz gefördert.

Durch eine **Spiel- oder Übungsanweisung** gibt die Übungsleiterin die Bewegungsabläufe genau vor. Der Übende erhält Sicherheit, kennt damit die einzelnen Handlungsschritte und kann versuchen, diese in der geschilderten Art und Weise auszuführen. So kann intensiv und zielgerichtet geübt werden, es können aber auch Variationen vereinbart werden.

Beim **Stationsbetrieb** werden zu verschiedenen Zielbereichen oder Förderschwerpunkten unterschiedliche Spiel- oder Übungsstationen angeboten. Die Teilnehmer können die einzelnen Stationen frei wählen oder man durchläuft alle Stationen hintereinander.

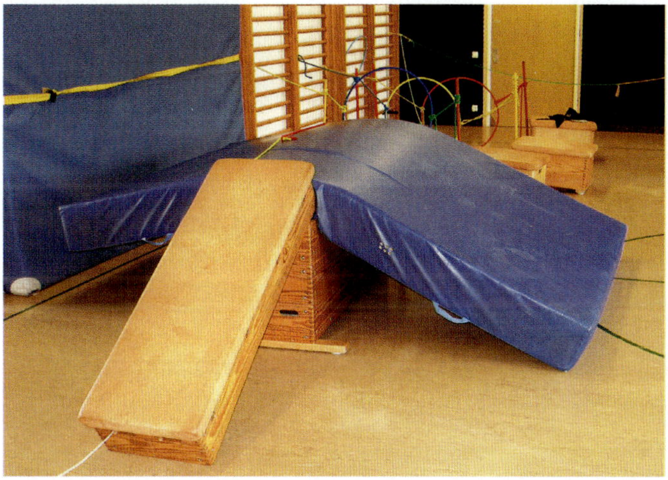

Übungsstation „Schräge Ebene"

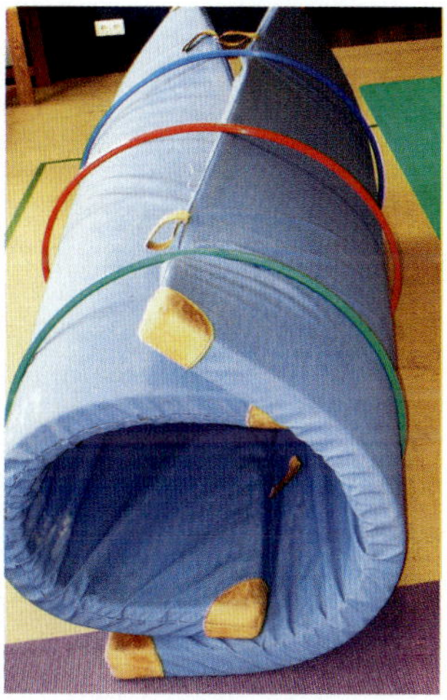

Übungsstation „Wackeltunnel"

Den Teilnehmern kann auch eine **vorbereitete Umgebung** geboten werden. In einem mit Materialangebot bzw. -aufbauten vorstrukturierten Bewegungsraum dürfen die Teilnehmer sich selbstständig mit dem Material auseinandersetzen. Sie lernen eigenverantwortlich nach individuellem Tempo und Bedürfnis. Der Pädagoge gibt nur die Struktur des Raumes bzw. das Material vor.

Besonders jüngere Teilnehmer gewinnen über **Bewegungsgeschichten** leichter einen Zugang zu gewünschten Bewegungs- oder Spielhandlungen. Kinder entdecken für sich einen Sinn der einzelnen Bewegungsübungen und Spiele. Eigene Ergänzungen fördern ebenso Fantasie und Handlungsfähigkeiten.

Im **offenen Spielgeschehen** können die Teilnehmer mit den vorhandenen Geräten und Materialien alleine oder innerhalb der Gruppe spielen. Sie können eigenständig ausprobieren oder untereinander nachahmen. Die Entwicklungsbegleiterin kann einzelne Personen unterstützen und bestärken oder als Mitspielerin neue Ideen aufzeigen und in Problemsituationen helfen. Weitere methodische Mittel und Maßnahmen finden sich in den Kapiteln 11–14.

Aufbau einer Psychomotorikstunde

Eine praxisnahe Übersicht über die Ebenen psychomotorisch wirksamer Elemente gibt Helmut Köckenberger (2008) in seiner **„Didaktischen Drehscheibe"**. Dabei handelt es sich um eine reine Übersicht, nicht aber um eine Bewertung der psychomotorischen Grundannahmen, Methoden und Ansätze. Je nach psychomotorischer Ausrichtung (s. Kapitel 5) kann der Aufbau einer Psychomotorikstunde demnach völlig unterschiedlich aussehen.

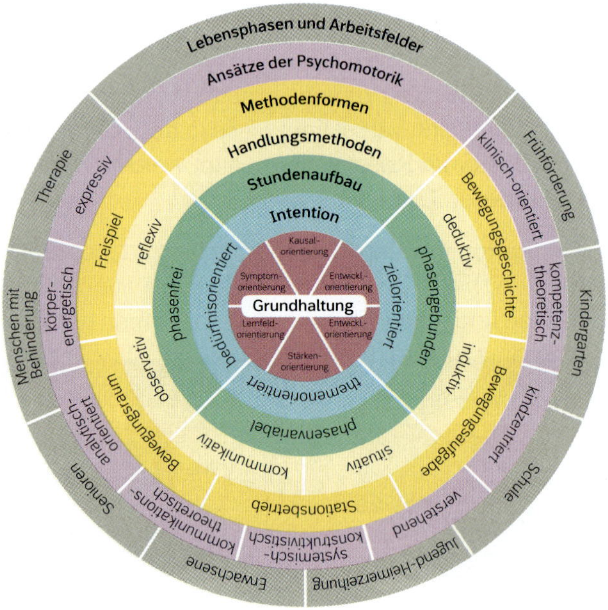

Didaktische Drehscheibe (Köckenberger, 2008, S. 43)

Um die Vorbereitung und Durchführung einer Psychomotorikstunde zu strukturieren, bietet sich eine **Phaseneinteilung** an. Bei der Planung sportlicher Aktivitäten oder Übungseinheiten im Sport werden häufig drei verschiedene Phasen zugrunde gelegt: Aufwärmen, Hauptteil und Abschluss.

Als **psychomotorischer Stundenaufbau** hat sich aus der Praxis heraus folgender Stundenaufbau etabliert:

1. Einstimmungsphase (z. B. auch durch Rituale)
2. Freie Materialerfahrung
3. Hauptphase – oft gekennzeichnet durch Elemente wie „aufgreifen", „nachmachen", „verändern"
4. Entspannungsphase

Als **Einstieg** in eine Übungsstunde bieten sich beispielsweise folgende Vorgehensweisen an:

- Die Teilnehmer können sich frei bewegen, um akuten Bewegungsdrang ausleben zu können.
- Es wird mit einem Gruppenspiel (Fangspiel, Tanzlied) begonnen.
- Die Teilnehmer treffen sich im Sitzkreis für Begrüßungsrituale oder eine Befindlichkeitsrunde.

Für die Strukturierung von Psychomotorikstunden im Kinder- und Jugendbereich konkretisieren Michael Passolt und Veronika Pinter-Theiss das auf reichhaltiger Praxiserfahrung basierende **STEP-Konzept** (Stundenentwicklung im Prozess). Dabei geht es nicht um eine starre Stundengestaltung, sondern um eine bewährte und flexible Stundenstrukturierung (vgl. Passolt/Pinter-Theiss, 2013, S. 76 ff.):

- Ankommen
- Begrüßung
- extensives Spiel
- intensive Phase (Einführung in das Thema, kreatives Arbeiten zum Thema, Wertschätzung, (Rollen)Spiel)
- Ruhe und Entspannung
- Reflexion
- Nachklang

Passolt und Pinter-Theiss geben zu jeder Phase wertvolle Beobachtungs- und Handlungsanregungen:

- Inhalt (Was passiert?)
- Atmosphäre (Wie ist die Stimmung?)
- Beziehungsebene (Wo ist das Kind/der Klient, wo ist der Erwachsene/der Entwicklungsbegleiter?)
- Prozess (Was kann ich beobachten?)
- Übergang zur nächsten Phase

Stefan Krabs und Volker Staschke (2016) haben das STEP-Konzept auf die Arbeit mit Erwachsenen mit psychischen und/oder geistigen Behinderungen übertragen (s. Kapitel 12).

Für die Strukturierung von Prozessen psychomotorischer Entwicklungsbegleitung über eine Einzelstunde hinaus bietet Astrid Krus (vgl. 2004, S. 130 ff.) mit ihrem **PET-Phasenmodell** (Phasen der psychomotorischen Entwicklungstherapie) einen hilfreichen Ansatzpunkt, der sich für verschiedene Bereiche adaptieren lässt:

1. Orientierungsphase
2. Auseinandersetzungsphase
3. Erweiterungsphase
4. Übertragungsphase
5. Abschlussphase

Krus gibt dazu genaue Beobachtungshinweise, wann in die nächste Phase eingestiegen werden soll. Für die Praxis mit Klienten mit hohem psycho-sozialen Unterstützungsbedarf schlägt sie einen Beginn in einem Einzelsetting vor (Phase 1 und 2) und danach eine Erweiterung auf zwei Personen bzw. eine Gruppe (ab Phase 3). Somit können die im Schonraum „Einzelsetting" erworbenen Kompetenzen langsam in reale Situationen übertragen werden. Ziel ist dabei letztlich immer, den Klienten langfristig die Teilnahme (und damit Teilhabe) an „Regelgruppen" außerhalb von pädagogisch-therapeutischen Settings zu ermöglichen.

Für die **psychomotorische Gesundheitsförderung im Erwachsenenbereich** schlagen Haas, Golmert und Kühn (2014) ein dreiphasiges Modell vor, was sowohl auf langfristige psychomotorische Prozesse (Makroebene) als auch auf einzelne Einheiten (Mikroebene) eingeht.

1. Initial- und Kontaktphase (basisdiagnostische Informationssammlung, psychophysische Erwärmung, Kontaktaufnahme und Vernetzung der Gruppe, Arbeitsbündnisse, Hinführung und Vorbereitung auf die Umsetzung der Themen)
2. Thematische Hauptphase (prozessorientierte Umsetzung der dialogisch vereinbarten Themen)
3. Abschluss und Neuorientierungsphase (Formen der Zusammenfassung und Integration der Erfahrungen durch Abschlussgespräche, psychophysisches Cool-down, Eröffnung von neuen Perspektiven, Transfer, Dokumentation in Form von Abschlussberichten)
   (vgl. Haas/Golmert/Kühn, 2014, S. 41 ff.)

Die folgenden Überlegungen und Hinweise können Einsteigern in die psychomotorische Praxis bei der Planung und Durchführung eine Hilfe sein. Dabei sei darauf hingewiesen, dass zielorientiertes und strukturiertes Handeln einerseits Aufgabe der Fachkraft ist, gleichzeitig aber aus psychomotorischer Sicht die Gefahr in sich birgt, psychomotorische Entwicklungsbegleitung über den Kopf des Kindes bzw. Klienten hinweg zu planen und durchzuführen. Abhängig vom psychomotorischen Ansatz bietet die Planung und Strukturierung psychomotorischer Einheiten daher die volle Bandbreite zwischen Struktur und Offenheit.

MERKEN

Vorbereitung einer Psychomotorikstunde

- Beschaffen Sie sich zunächst Informationen über die Spielgruppe. Wie ist die Gruppenzusammensetzung? Notieren Sie sich Anzahl und Alter der Teilnehmer, Art und Ausmaß der Behinderung bzw. des Hilfebedarfs.
- Sammeln Sie Informationen über Raum, Zeit und vorhandene Materialien.
- Haben die Gruppenmitglieder Wünsche geäußert oder eigene Ziele für sich formuliert? Diese gilt es zu berücksichtigen.
- Legen Sie (psycho-)motorische Schwerpunkte fest, die Sie als zielführend erachten, beispielsweise Gleichgewicht, Koordination, bestimmte Wahrnehmungsbereiche oder auch psycho-emotionale Themen. Nehmen Sie eine Gewichtung der Erfahrungsbereiche vor: Soll der Schwerpunkt eher in der Körper-, Material- oder Sozialerfahrung liegen? Formulie-

ren Sie Ziele. Achten Sie dabei immer darauf, dass die Themen und Ziele der Teilnehmerinnen im Mittelpunkt stehen.

- Wählen Sie vor diesem Hintergrund geeignete Spiele (aus Spielsammlungen oder aus Ihrem eigenen Erfahrungsschatz) aus. Bringen Sie die Spiele in eine geeignete Reihenfolge, binden Sie diese in ein Rahmenthema ein und fügen Sie Variationen und Alternativen hinzu. Wenn Bewegungs- oder Spielthemen verabredet wurden oder sich entwickelt haben, werden diese berücksichtigt. Planen Sie die Wünsche der Teilnehmerinnen bzw. Phasen, in denen sich Inhalte gewünscht werden können, mit ein.
- Berücksichtigen Sie bei der Struktur der Übungseinheit und bei der Auswahl der Spiele die psychomotorischen Grundideen, beispielsweise
  - keine Vorurteile zu erhärten (z. B. „Ungeschicklichkeiten" von Einzelnen),
  - keine Stars oder Außenseiter zu produzieren (z. B. immer dieselben Personen stehen im Mittelpunkt oder immer dieselben Personen verlieren),
  - keine Rivalität zu vertiefen (durch hohen Wettkampfcharakter),
  - keine Misserfolgserlebnisse hervorzurufen, sondern an den Stärken der Teilnehmer anzusetzen,
  - situative Abweichungen von der Planung zu ermöglichen.

Eine sinnvolle Vorlage zur schriftlichen Verlaufsplanung sollte folgende Aspekte als Gliederungspunkte enthalten:

- Zeit,
- Verlauf/Aktivitäten,
- Absichten/Ziele,
- organisatorische Hinweise,
- mögliche Schwierigkeiten und Alternativen.

Die räumlichen Bedingungen und die **Materialausstattung** spielen in der Vorbereitung der Einheit eine nicht zu unterschätzende Rolle. Viele motorische und pädagogische Prozesse lassen sich über ein sinnvoll strukturiertes Materialangebot auslösen und steuern. Wichtig dabei ist es, sich über den „Appellcharakter" und über die „Struktur der Dinge" im Klaren zu sein.

Jeder Gegenstand hat einen eigenen „Charakter", er beinhaltet eine Aufforderung, auf eine bestimmte Weise mit ihm umzugehen. Die Materialeigenschaften bestimmen jeweils mit, wie mit den Gegenständen hantiert wird. Wenn Sie beispielsweise Bälle, Gymnastikreifen, Bierdeckel, Tücher, Rollbretter oder Sandsäckchen verteilen, werden die Teilnehmer damit jeweils bestimmte Aktionen beginnen. Als Entwicklungsbegleiter können Sie bei der Auswahl der Materialien und Geräte diesen Appellcharakter berücksichtigen.

Das, was mit den Geräten gemacht wird, geschieht eben nicht vollkommen zufällig, sondern ist von ihren Eigenschaften abhängig. Alle Gegenstände haben eine äußere und innere Struktur (vgl. Eisenburger, 2011, S. 27 f.). Die **äußere Struktur** bezieht sich auf die Beschaffenheit (z. B. Oberfläche, Form, Farbe, Gewicht, Konsistenz). Die Materialeigenschaften werden wahrgenommen, viele Verwendungsmöglichkeiten können aus früheren Erfahrungen abgeleitet werden. Gezielte Fragen können die Aufmerksamkeit auf diese Aspekte lenken. Jeder Gegenstand besitzt auch eine **innere Struktur**. Die

Gegenstände (beispielsweise Alltagsmaterialien) sind zu einem bestimmten Zweck hergestellt, den wir im Laufe des Lebens gelernt haben. Aber auch weitere Verwendungsmöglichkeiten können in Bewegungsstunden angeregt werden, etwa durch die Frage: „Was kann man noch damit machen?“

MERKEN

Beachten Sie, dass jeder Gegenstand (auch unbewusste) Gefühle und Assoziationen weckt, die Einfluss auf den Ablauf in den Bewegungsstunden haben.

„Sie können damit schon in der Auswahl der Gegenstände bestimmte Weichen legen für das, was wahrscheinlich geschehen wird. Und welche Themen sich besser mit welchen Materialien umsetzen lassen, bedarf eben dieses Wissens um den Appellcharakter der Materialien und der subjektiven inneren Struktur der Gegenstände.“

(Quelle: Eisenburger, 2011, S. 29)

Im Rahmen einer psychomotorischen Förderung können prinzipiell alle Sport- und Gymnastikmaterialien zum Einsatz kommen. Im Zuge der Entwicklung des psychomotorischen Konzepts sind auch sogenannte **psychomotorische Übungsgeräte** entwickelt worden, die als besonders geeignet gelten und sich durch folgende Merkmale auszeichnen:

- aktive Beschäftigungsmöglichkeiten, auch ohne ausgeprägte Technik- oder Bewegungsfertigkeiten,
- ansprechende Form- und Farbgestaltung,
- leichte Verfügbarkeit,
- vielseitige und variationsreiche Verwendungsmöglichkeiten zur Umsetzung vieler Spiel- und Übungsideen,
- Einsatz in der Einzelbeschäftigung, in der Partnerarbeit sowie in der Gruppe möglich,
- Anwendbarkeit sowohl in der freien eigenständigen Beschäftigung als auch in geplanten strukturierten Situationen,
- Realisierung von Zielsetzungen in unterschiedlichen Bereichen, z. B. Grob- und Feinmotorik, Wahrnehmung, Fantasie.

Bekannte und mittlerweile vielfach eingesetzte psychomotorische Übungsgeräte sind beispielsweise Rollbretter, Pedalos, Wackelbretter, Therapiekreisel, Schwungtuch, Teppichfliesen, Schaumstoffbausteine, Schleuderrohre oder Sandsäckchen.

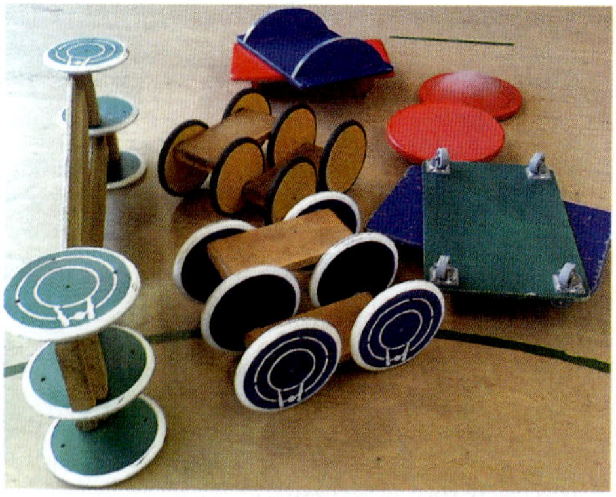

Psychomotorische Übungsgeräte

Bei der Durchführung der Übungen ist es wichtig, wie die **Bewegungsaufgaben oder Spielregeln** zu Anfang erklärt werden.

MERKEN

- Wählen Sie eine verständliche Darstellung, benutzen Sie kurze, klare Sätze und konkrete Formulierungen.
- Versuchen Sie, die Aufmerksamkeit anzuregen durch Veränderungen in der Stimme, in der Körperhaltung, durch Gesten. Sprechen Sie so, dass alle Sie verstehen.
- Verwenden Sie Begriffe mit Aufforderungscharakter, wie z. B. „Bitte, schaut einmal her" oder spielbegleitend etwa „Achtung, Wechsel!".
- Versuchen Sie, die Motivation zum Spiel und zu den Bewegungshandlungen hoch zu halten. Schaffen Sie ein positiv emotionales Klima. Nutzen Sie vorhandene Neugierde oder bekannte Beispiele.
- Beobachten Sie aufmerksam und versuchen Sie, unerwünschte Auswirkungen zu registrieren und diese zu vermeiden (z. B. Angst vor Blamage, vor Verletzungen, Angst vor zu engem Körperkontakt, Unsicherheiten).

Während der Ausbildung ist es sinnvoll, dass Übungsstunden oder Teile von Übungseinheiten durch Studierende mit der Lerngruppe erprobt werden können (s. dazu auch Kapitel 4.8). Diese **Probestunden** sollten im Anschluss auf jeden Fall ausgewertet werden. Dabei bietet es sich an, zuerst die „Übungsleiter" zu Wort kommen zu lassen: Wie haben sie ihre Übungseinheit empfunden? Konnten sie ihre Ziele verwirklichen? Wie haben sie sich selbst gesehen? Im Anschluss sollten die anderen Gruppenmitglieder ihre Auffassungen und Eindrücke wiedergeben können.

Geeignete **methodische Fragestellungen** dazu sind beispielsweise:

- Wie war die Auswahl der Spiele, z. B. Variation der Anforderungen, Wechsel der Belastungen, Vermeidung zu langer Wartezeiten, entwicklungs-, altersgerechte Spiele?
- Wie war die Erklärung vor der Gruppe, z. B. Standort, Deutlichkeit und Länge der Ausführungen, ggf. das Vormachen von Handlungsabläufen?
- Wie war das Verhalten während des Spiels, z. B. gab es spielbegleitende Hinweise? Wurden notwendige Änderungen eingeführt?
- Wie funktionierte die Geräte- und Materialorganisation, z. B. war alles in ausreichender Zahl vorhanden? Wie lief die Organisation eines notwendigen Aufbaus, Sicherheit durch Matten, Vermeidung von zu großem Risiko?
- Waren die Sozialformen geeignet, z. B. Einzel-, Partnerübungen, Gruppenspiele, Art der Mannschafts- und Gruppenbildung, Aufstellungsformen?
- Wie war der Stundenaufbau, z. B. behutsamer Anfang, Aufwärmen, deutlicher Stundenschwerpunkt, Abschlussspiel oder ruhiger Ausklang?
- Wie sind die ausgewählten Spiele zu bewerten, z. B. Vermeidung eines zu starken Wettkampfes und zu starker Rivalität, keine Bloßstellung vor der Gruppe?

Weitere Fragestellungen zur Auswertung des Erzieher- bzw. Übungsleiterverhaltens können auf der Grundlage einer Checkliste von Kiphard formuliert werden (vgl. Kiphard, 2001, S. 248–250). Die Auflistung enthält insgesamt 34 Fragestellungen, die der Auswertung des eigenen Verhaltens dienen. Sie sind bezogen auf das Übungsleiterverhalten bei Kindern, können aber ebenso bei anderen Gruppen verwendet werden.

Die Fragen sind aufgeteilt in gewährende Verhaltensweisen und fordernde Verhaltensweisen.

BEISPIELE

Gewährende Verhaltensweisen:
- Wird den Kindern gleichbleibend Zuneigung und Wohlwollen entgegengebracht?
- Wird auf die Verhaltensreaktion der Kinder geachtet?
- Wird der Bewegungsdrang befriedigt?
- Wird (nach Möglichkeit) auf die Ideen und Vorschläge eingegangen?
- Kommen auch schwächere Kinder zu ihrem Recht und wird auf sie ermutigend und verstärkend eingegangen?
- Hat jedes einzelne Kind kleine Übungserfolge für sich zu verbuchen?

Fordernde Verhaltensweisen:
- Sind bei der Planung Möglichkeiten zur Leistungsdifferenzierung geschaffen, damit jedes Kind eine ihm gemäße optimale Lernsituation vorfindet?
- Wird rechtzeitig vor jeder Stunde für die Bereitstellung benötigter Geräte am Übungsort Sorge getragen?
- Werden bei aller Freiheit feste Regeln und Grenzen aufgezeigt?
- Verläuft die Übungsstunde ohne Leistungsdruck?
- Sind die verbalen Instruktionen dem Aufgabenverständnis der Kinder angepasst?
- Können alle Kinder immer gleichzeitig üben, ohne dass längere Wartezeiten entstehen?

→ AUFGABEN

1. Stellen Sie die jeweiligen Vor- und Nachteile der einzelnen methodischen Vorgehensweisen gegenüber. Welches Vorgehen kommt Ihren eigenen Fähigkeiten am ehesten entgegen?
2. Gehen Sie die einzelnen Elemente der „Didaktischen Drehscheibe“ durch und überlegen Sie sich praktische Beispiele zu den einzelnen Aspekten.
3. Basteln Sie eine „Didaktische Drehscheibe“ und drehen Sie die Einzelringe so, wie es für Ihr Arbeitsfeld passt.
4. Stellen Sie konkrete Inhalte vor, die Sie in Ihrem Arbeitsfeld in den verschiedenen STEP-Phasen anbieten könnten.
5. Diskutieren Sie auf Basis der Modelle von Krus und Haas/Golmert/Kühn, wie psychomotorische Prozesse (z. B. im Rahmen der Hilfeplanung) konkret geplant werden können.
6. Welche Einstiegsspiele oder -rituale kennen Sie, welche halten Sie für sinnvoll?
7. Wie kann das Ende einer Übungsstunde gestaltet werden? Stellen Sie Vor- und Nachteile verschiedener Möglichkeiten gegenüber.
8. Welchen Appellcharakter haben Bälle, Gymnastikreifen, Tücher und Rollbretter?

4.7 Psychomotorische Wirkfaktoren

Auch der heilerzieherische Bereich wird in den letzten Jahren zunehmend geprägt durch die Suche nach Einsparmöglichkeiten, Verbesserung institutioneller Abläufe und durch die Frage nach der Qualität der durchgeführten Förder- und Therapiemaßnahmen. Als Folge dessen sind in den letzten Jahren die Begriffe Qualitätssicherung, Qualitätsentwicklung und Qualitätsmanagement verstärkt in die (fach-)öffentliche Diskussion hineingetragen worden. Um eine umfassende Situations- und Ursachenanalyse vornehmen zu können, müssen mehrere Aspekte berücksichtigt werden (vgl. Klein/Knab, 2004, S. 73):

- Die erzielten Ergebnisse müssen überprüft werden (Ergebnisqualität).
- Die konkrete Umsetzung bzw. Ausgestaltung der Maßnahmen selbst müssen bewertet werden (Prozessqualität).
- Einrichtungsinterne Abläufe und strukturelle Rahmenbedingungen müssen auf den Prüfstand gestellt werden (Strukturqualität).

Auch für die Anbieter psychomotorischer Interventionsmaßnahmen besteht zunehmend die Notwendigkeit, die Effekte ihrer angebotenen Leistungen – im Einzelfall wie insgesamt – zu dokumentieren und eindeutig nachzuweisen. Zwar wurden bereits seit Mitte der 1950er-Jahre immer wieder vereinzelt Versuche unternommen, spezifische Wirkungen psychomotorischer Förderung zu belegen bzw. zu analysieren, die Zahl der insgesamt durchgeführten Untersuchungen auf diesem Gebiet ist allerdings bis zum heutigen Zeitpunkt relativ gering und deren Ergebnisse sind teilweise widersprüchlich.

Kiphard (vgl. 2004, S. 41) beschreibt die Ergebnisse verschiedener Effizienzkontrollen, die folgende positive Veränderungen belegen:

- Anstieg der Körper- und Bewegungsbeherrschung,
- Verbesserung und Stabilisierung des Selbstwertgefühls,
- Anstieg des Aktivitätsniveaus und der Handlungsbereitschaft,
- Erhöhung der Motivation, Neugier und Begeisterungsfähigkeit,
- Verbesserung der Aufmerksamkeitsspanne und Konzentration,
- Verbesserung der Handlungs- und Verhaltenskontrolle,
- Erhöhung der sozialen Interaktion und Kommunikation.

Zusammenfassend beurteilt, hat Psychomotorik allgemeine, grundlegende und weniger spezifische Fördereffekte. Es geht in der psychomotorischen Förderung eher um eine alle Persönlichkeitsbereiche umfassende Entwicklungsförderung.

Als **Erklärung für die Fördereffekte** werden folgende Faktoren genannt (vgl. Eggert/Reichenbach, 2004a, S. 102):

- Orientierung an den Bedürfnissen der Person,
- positiver Beziehungsaufbau und positive Beziehungsgestaltung,
- Kommunikation als wesentliches Element der Förderung bei der Vermittlung von Inhalten, zur Bestätigung bzw. Rückmeldung, zum gegenseitigen Austausch von Absichten, Gefühlen, Stimmungen,
- Empathie, Echtheit, Achtung gegenüber den Teilnehmern,

- Transparenz des Vorgehens,
- Flexibilität im Sinne der Bedürfnisorientierung,
- konstante Reflexion des Verhaltens, Könnens, Vorgehens.

In Anlehnung an Panten (vgl. 2011, S. 108 ff.) lassen sich die Wirkfaktoren psychomotorischer Entwicklungsbegleitung wie folgt zusammenfassen:

- Therapeut (Beziehungsaufbau, -begleitung, -konstanz),
- materieller und ideeller Raum (Adaption, Variation, Selbstwirksamkeit),
- Material (Adaption, Variation, Selbstwirksamkeit),
- Gruppe (Kommunikation, Interaktion, Kooperation, Konfliktlösung, Beziehungsstrukturen),
- Zeit,
- Angebot/Inhalte,
- Prozessgestaltung.

Gasser-Haas und Steiner (vgl. 2022, S. 164 ff.) greifen die aktuelle Evidenzdebatte (Wirksamkeitsdebatte) auf und nutzen für ihren Beitrag ein evidenzbasiertes Praxismodell. Dabei gehen die Verfasser davon aus, dass evidenzbasierte Praxis nicht nur auf Studien (externe Evidenz) fußt, sondern gleichermaßen auf der Expertise von Fachkräften und Therapeutinnen (interne Evidenz) sowie auf den Präferenzen und Werten (informierter) Klienten (soziale Evidenz). Da es der Psychomotorik oftmals noch an einer Vielzahl belastbarer Wirksamkeitsstudien fehlt, fällt den anderen beiden Evidenzkomponenten eine wichtige Rolle zu. Wirksamkeit kann daher u. a. auch durch Qualitätskriterien bei der Durchführung von Entwicklungsbegleitung generiert werden. Dazu eignet sich – in Anlehnung an Haid/Steiner, 2022, S. 6 ff. bzw. Steiner, 2022, S. 31 ff. – z. B. ein verlässliches Kaskadenmodell bei der Gestaltung pädagogisch-therapeutischer Prozesse:

1. Anliegen und Kontexterfassung
2. Diagnostik
3. Ressourcenanalyse und Zielbestimmung
4. Planung der Entwicklungsbegleitung
5. Durchführung und Dokumentation
6. Evaluation

> „Eine gewisse Unsicherheit bleibt beziehungsweise muss im Sinne einer Therapie kultivierter Unsicherheit bestehen bleiben. Laut Haid und Steiner (2022, S. 31 ff.) sind Aussagen über Wirkungen schließlich Aussagen über die Zukunft und als solche stets einer gewissen Unsicherheit unterworfen."
>
> *(Quelle: Gasser-Haas/Steiner, 2022, S. 169)*

Wie bei vielen anderen therapeutischen Maßnahmen liegt die Wirksamkeit der Psychomotorik auch immer nur innerhalb klar umrissener Grenzen. Es wird dann – etwa aus systemischer Sichtweise – die Frage diskutiert, ob eine bedeutsame Hilfe gegeben werden kann, solange sich nicht an der familiären und gesellschaftlichen Situation der betroffenen Kinder und Jugendlichen etwas ändert. Dabei kann die Einbeziehung der Familien in die psychomotorische Arbeit als sinnvoll angesehen werden. Dazu kann aber auch der Einsatz für eine kinder- und bewegungsfreundliche Umwelt gehören.

Um die genannten Förderwirkungen erreichen zu können, sind entsprechende methodisch-didaktische Überlegungen anzustellen, die in der praktischen Umsetzung der Übungseinheiten zu berücksichtigen sind. Solche Hinweise und Erläuterungen sind in den Kapiteln zu exemplarischen Zielgruppen der Psychomotorik zu finden (s. Kapitel 11–14).

→ AUFGABE

Worin sehen Sie aus Ihrer Erfahrung heraus die wesentlichen Erklärungen für die Wirksamkeit von Bewegungsangeboten in Ihrem Arbeitsfeld?

4.8 Anforderungen an die Fachkraft

Heilerziehungspfleger oder Heilpädagogen müssen selbst keine guten Sportler sein, sollten aber von der Wichtigkeit und Bedeutung von Bewegungsprozessen und Spielerfahrungen überzeugt sein und diese anerkennen. Nur so können sie entsprechende Vorhaben voll mittragen, die Notwendigkeit solcher Angebote (z. B. bei der Gruppen- bzw. Wohnbereichsleitung oder im Team) überzeugend begründen und den Teilnehmern authentisch gegenübertreten.

Die psychomotorische Fachkraft muss verschiedene Aufgaben erfüllen und immer wieder zwischen **Beobachten, Mitspielen und Intervenieren** wechseln können. Sie sollte das Bewegungsgeschehen aufmerksam beobachten oder Übungsabläufe aktiv begleiten. Als Mitspielerin muss sie sich dabei auf die Übungs- oder Spielebene der Teilnehmer begeben (räumlich auf Augenhöhe und inhaltlich auf das Spielgeschehen bezogen). Sie sollte Offenheit zeigen, den Initiativen der Teilnehmer folgen können, die Intentionen zu erkennen versuchen und diese aufgreifen. Sie sollte verschiedene Ansätze und Vorgehensweisen der Psychomotorik verstehen und überblicken, um einschätzen zu können, welche Art der Hilfe und Unterstützung in einer bestimmten Situation passend und förderlich ist. Darüber hinaus sollte sie selbst Begeisterung ausstrahlen. Dann lassen sich auch Kinder, erwachsene Menschen mit Behinderung oder ältere Menschen mitreißen und sind nachhaltiger zu motivieren.

Die psychomotorisch Tätige ist gefordert, in den Psychomotorikstunden ständig die Äußerungen und nonverbalen Signale der Teilnehmer zu beachten und zu registrieren. Sie muss sorgfältig planen, aber dennoch flexibel auf unerwartete Situationen oder ungewöhnliche Gegebenheiten reagieren können. Auch wenn sie in das Spielgeschehen einbezogen ist, sollte sie die Übersicht über die Gruppenprozesse behalten und notwendige Interventionen einleiten können.

In der (Bewegungs-)Erziehung geht es oft darum, gegensätzliche Ansprüche und Erwartungen miteinander zu vereinbaren. Die Fachkräfte stehen vor der Notwendigkeit, widersprüchliche Ziele in Einklang zu bringen. Das Schwierige daran ist, dass jede Zielsetzung ihre Berechtigung hat: Die Grundidee der Selbstständigkeitsentwicklung der Kinder steht etwa dem Anspruch nach gezielter Förderung und Ausgleich von Schwächen gegenüber. Die Fachkraft muss die Kinder spielen und gestalten lassen, sie will Spiel- und Bewegungsfreude ermöglichen und die Interessenlage der Kinder berücksichtigen. Aber in der Einheit soll sie auch gezielte Übungen anbieten, durch die Förderung sollen Entwicklungsfortschritte und Leistungsverbesserungen erkennbar werden. Es ist normal, dass zwischen diesen Ansprüchen häufig gedankliche oder sprachliche Auseinandersetzungen stattfinden, die auch zu Selbstzweifeln führen können.

Fasst man die Verhaltenserwartungen und Ansprüche für die Arbeit mit Kindern zusammen, dann sollten die Fachkräfte:

- „auffordernd wirken, aber nicht drängen,
- anregen, nicht überreden,
- da sein, wenn Hilfe gebraucht wird, aber nicht überbehüten,
- innerlich bereit sein, aber äußerlich nicht steuern,
- gleichwertiger Spielpartner sein, aber das Kind selbst aktiv werden lassen,
- Freiheit gewähren und Grenzen setzen,
- Verantwortung übertragen und Überforderung vermeiden."

(Quelle: Zimmer, 1996, S. 40)

In neueren Ansätzen der Psychomotorik werden die expertenzentrierte Vorgehensweise in einer psychomotorisch orientierten Förderung sowie die herkömmlichen Lenkungs- und Leitungsstrategien zunehmend hinterfragt. Die Kompetenzen des Teilnehmers und seine Fähigkeit, die eigene Entwicklung zu gestalten, müssen stärker in den Vordergrund rücken. Der Psychomotoriker soll eher die Rolle eines Moderators einnehmen. In der Ausbalancierung von sinnvollen Lenkungsimpulsen und der Unterstützung der Eigenaktivität des Teilnehmers wird die Förderung zur Entwicklungsbegleitung. Der Teilnehmer bringt sich mit seinen individuellen Kompetenzen ein, der Psychomotoriker mit seinem speziellen Wissen. In einem gemeinsam gestalteten Dialog gibt es Vorschläge und Gegenvorschläge, Aktionen und Reaktionen, Fragen und Antworten.

„Hier liegt die wahre Kompetenz des Psychomotorikers: durch Empathie, partnerschaftliche Beteiligung und Anbieten neuer Unterscheidungen Entwicklungsprozesse anzuregen, ohne die Autonomie und Integrität der Anvertrauten zu verletzen."

(Quelle: Fischer, 2019, S. 224)

Zum Erwerb der genannten Kompetenzen sind **eigene Praxiserfahrungen** unerlässlich. So wird es in der Ausbildung notwendig sein, vielfältige Bewegungs- und Spielerfahrungen zu ermöglichen. Dies ist aus verschiedenen Gründen sinnvoll:

- Über die Praxiserfahrungen und die entsprechenden Reflexionen können Kenntnis und Kompetenzgewinn ermöglicht werden.
- Man erhält ein gewisses Repertoire an Übungen und Spielen und lernt vielfältige Variationen kennen.
- Man erfährt Verwendungsmöglichkeiten der verschiedenen Materialien und Geräte und lernt auch, Gefahren einzuschätzen.
- Es bieten sich Gelegenheiten, Gelingen und Misslingen selbst zu erfahren.
- Es ergeben sich Chancen, eigene Bewegungsfreude zu erleben und selbst Hemmungen oder Unsicherheiten abzubauen.
- Übungen und Spiele, die man selbst ausgeführt hat, bleiben länger in Erinnerung und können leichter abgerufen werden.
- Es fällt leichter und man fühlt sich sicherer, in der Berufspraxis die Spiele und Übungen anzubieten, die man selbst praktisch erprobt hat.

Über das Organisieren und Anleiten von Übungs- und Spieleinheiten in der Ausbildung können zudem **spielmethodische Kompetenzen** erworben werden. Folgende Aufgabenstellungen müssen beispielsweise erfasst und bearbeitet werden:

- Wie erkläre ich Spielregeln oder Übungsabläufe?
- Wie organisiere ich Materialverteilung und/oder Geräteaufbauten und -abbauten?
- Wie gewährleiste ich angemessene Belastungsformen und vermeide lange Wartezeiten?
- Welche Organisationsformen sind bei den vorhandenen Bedingungen geeignet?
- Wie gestalte ich die Partnerwahl oder bilde ich Gruppen?
- Welche spielbegleitenden Hinweise muss ich geben und/oder Regeln oder Abläufe verändern?

Der Psychomotoriker sollte also über ein gewisses Repertoire an Spielen und Übungen verfügen und mit unterschiedlichen Geräten und Materialien selbst praktische und konkrete Erfahrungen gemacht haben. Er sollte Variationsmöglichkeiten kennen und wissen, wie Regeln und Spielabläufe vereinfacht werden können, um sie individuellen (räumlichen, sächlichen, personellen) Bedingungen anpassen zu können. Vor- und Nachteile verschiedener methodischer Vorgehensweisen müssen ihm bekannt und selbst erfahren worden sein. Er sollte erprobt haben, wie in der Gruppe kurz und knapp Regeln erklärt werden, welche Position er dazu jeweils einnehmen muss, wie effektiv und pädagogisch sinnvoll Gruppen oder Mannschaften gebildet werden können, welche Organisationsformen bestimmte Spiel- und Übungsabläufe erfordern.

Auch muss – gerade bei Geräteaufbauten – bekannt sein, wo bestimmte Gefahrenpunkte liegen, wo Sicherheitsaspekte zu beachten sind oder wo Hilfestellung gegeben werden muss. Solche Abläufe müssen geübt werden, damit sie sicher gelingen können. Die Grundlagen dazu können in der Ausbildung vermittelt und unter Anleitung und Begleitung erprobt werden.

Studierende sollten im Verlauf ihrer Ausbildung die Gelegenheit bekommen, psychomotorische Einheiten zu planen und gemeinsam mit der Klasse durchzuführen, um so spielmethodische Fragen und Probleme „hautnah" zu erleben. Diese Erfahrungen können zudem die Bereitschaft und Fähigkeit fördern, solche Angebote auch innerhalb des Praktikums oder in der zukünftigen Praxisstelle zu übernehmen oder zu initiieren. Grundsätzlich darf das erworbene Wissen aber nicht dazu verleiten, die Psychomotorikstunde in der konkreten Durchführung zu stark zu lenken und die Teilnehmer dazu, zu viel leiten zu wollen. Raum für eigene Aktivitäten und zum Experimentieren sollte den Teilnehmern immer gegeben sein.

TIPP

Zum Weiterdenken: Das Thema „Macht" spielt in der Pädagogik und somit auch in der Psychomotorik eine große Rolle. Eine reflektierte Auseinandersetzung mit der Thematik ist ein wesentlicher Baustein der eigenen Professionalisierung.
Literaturtipp: Keßel, Peter: Macht – (k)ein Thema in psychomotorischen Angeboten?, in: motorik, 45. Jg., Heft 4, 2022, S. 187-193.

Praxisbeispiele 6: Rollbrett, Pedalo, Teppichfliesen

Welches Übungsgerät regt zum Spielen und Gestalten an? Welches ruft spontane Bewegungsaktivitäten hervor? Welches vermittelt Bewegungsfreude? Welches motiviert zum Lernen und Üben?

Die psychomotorischen Übungsgeräte Rollbrett, Pedalo und Teppichfliesen, die vorgestellt werden, eignen sich in besonderer Weise zur psychomotorischen Bewegungserziehung und sind im Rahmen der Bewegungsförderung in vielfältiger Weise einsetzbar. Auch hier gilt: Die Reihenfolge der Übungsbeispiele ist nicht einfach übertragbar; für jede Gruppe muss die Art des Einsatzes neu überlegt und entsprechend variiert werden.

Als Erstes wird das Rollbrett vorgestellt, ein Gerät, das einen enormen Bekanntheitsgrad erlangt hat und besonders bei Kindern äußerst beliebt ist (Wirkung des Rollbrett-Fahrens auf die Körperwahrnehmung, s. Praxisbeispiele 20).

Rollbrett

MERKEN

Sicherheitshinweise:
- Nicht auf das Rollbrett stellen!
- Nicht gegeneinander fahren! Nicht die Hände an die Räder bringen!
- Lange Haare hochbinden!
- Immer gut schauen! Bremsen lernen!
- Nur so schnell fahren, dass man die Geschwindigkeit beherrschen kann!

1. **„Verschiedene Fortbewegungen":** Die Teilnehmer probieren aus, wie sie sich auf dem Rollbrett fortbewegen können, z. B. im Sitzen, in Bauchlage oder im Kniestand, vorwärts, rückwärts, drehen usw.; mit Füßen oder Händen abstoßen.
2. **„Fangen":** Ein Fänger beginnt mit dem Rollbrett zu fangen, alle anderen können sich im Raum laufend frei bewegen. Wer abgetroffen ist, nimmt sich auch ein Rollbrett und hilft dem Fänger.
3. **„Tunnel":** Einige fahren mit dem Rollbrett, die anderen verteilen sich in der Halle, grätschen die Beine; durch diesen „Tunnel" fahren die anderen mit den Rollbrettern.
   Variation: „Wir bauen einen Tunnel"; dazu werden zwei Bänke nebeneinander gestellt und Matten oder eine Weichbodenmatte darübergelegt. Über diesen Tunnel kann auch noch ein großes Schwungtuch gelegt werden.
4. **„Zu zweit":** Wir schieben oder ziehen den Partner auf dem Rollbrett mit Schulter- oder Handfassung in verschiedenen Positionen (sitzen, liegen, knien).
   Variationen: mit Hilfsmitteln (Stab oder Reifen). Zwei sitzen Rücken an Rücken auf einem Rollbrett und versuchen, gemeinsam durch den Raum zu fahren, sich gegenseitig von der Stelle zu schieben.

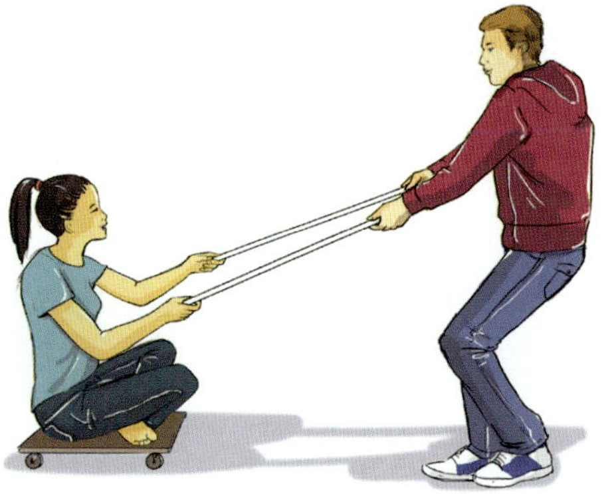

Partnerin auf dem Rollbrett ziehen

5. **„Wo bin ich?":** Der Spieler auf dem Rollbrett wird vom Partner langsam durch den Raum geschoben, er hat dabei die Augen geschlossen und soll den gefahrenen Weg in Gedanken nachverfolgen. Nach einer festgelegten Zeit soll er sagen, wo er sich befindet.
   Variation: Der schiebende Partner macht die Augen zu und wird vom Rollbrett-Fahrer dirigiert.
6. **„Mutprobe":** Die Teilnehmer lassen sich auf dem Rollbrett sitzend mit geschlossenen Augen gegen eine hochgestellte Weichbodenmatte fahren.
   Variation: Eine schräge Ebene bauen, auf der man mit dem Rollbrett herunterfahren kann.
7. **„Wackelmatte":** Viele Rollbretter werden unter die Weichbodenmatte gelegt; die Mitspieler sitzen an den Längsseiten der Matte und bewegen diese leicht hin und her. Abwechselnd können einzelne Teilnehmer über diese Wackelmatte gehen oder auch krabbeln – erst mit geöffneten Augen, dann auch mit geschlossenen Augen.
   Variation: Ein Spieler stellt sich in die Mitte der Matte, die von den anderen erst langsam, dann immer heftiger hin- und herbewegt wird. Der Spieler auf der Matte versucht, möglichst lange das Gleichgewicht zu halten.
8. **„Wegrutschen":** Die Teilnehmer werfen sich mit Anlauf möglichst flach auf die oben beschriebene Weichbodenmatte und versuchen so, möglichst weit damit zu rollen.
9. **„Slalom":** Es wird ein Hindernis- oder Slalom-Parcours aufgebaut und die Teilnehmer fahren mit den Rollbrettern hindurch; einzeln oder ein Partner schiebt.

10. **„Zielrollen“:** Mit dem Rollbrett soll versucht werden, einen Kegel umzurollen oder genau in eine bestimmte Zone zu treffen.
11. **„Tigerball“:** In der Mitte eines Kreises versucht ein Teilnehmer auf einem Rollbrett, einen Ball abzufangen, den sich die anderen Mitspieler im Kreis zurollen.
12. **„Entspannen“:** Eine oder mehrere Personen liegen auf der „rollenden Weichbodenmatte“ (s. Nr. 7) und werden von den anderen ganz langsam durch den Raum gerollt. Ruhige Musik kann unterstützen.
13. **„Sitzball“:** Zwei Mannschaften, deren Spieler sich auf Rollbrettern fortbewegen, versuchen, einen Medizinball in das gegnerische Tor (umgedrehte Bank oder Kastenteil) zu rollen.
14. **„Crash-Fahrt“:** Die Teilnehmer fahren mit dem Rollbrett durch eine von zwei Mitspielern gehaltene Zeitung oder werden dort hindurchgeschoben. Variation: gegen aufeinander gestapelte Kartons oder Schaumstoffbausteine fahren.

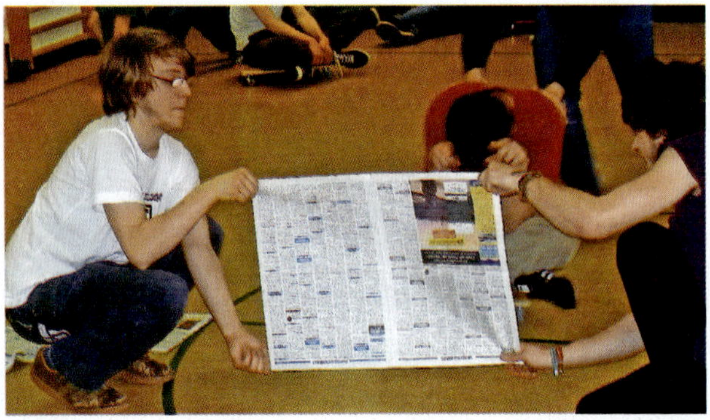

„Crash-Fahrt“ gegen eine Zeitung

Pedalo

Ein sehr bekanntes psychomotorisches Übungsgerät ist das Pedalo. Es steht in verschiedenen Variationen zur Verfügung:

- Einerpedalo: drei nebeneinander gelagerte gummibereifte Holzräder, die mit zwei Pedalen als Achsen verbunden sind;
- Doppelpedalo: sechs Holzräder, zwischen denen sich zwei Trittbretter befinden;
- Tandempedalo: Die sechs Räder sind mit zwei langen Brettern verbunden.

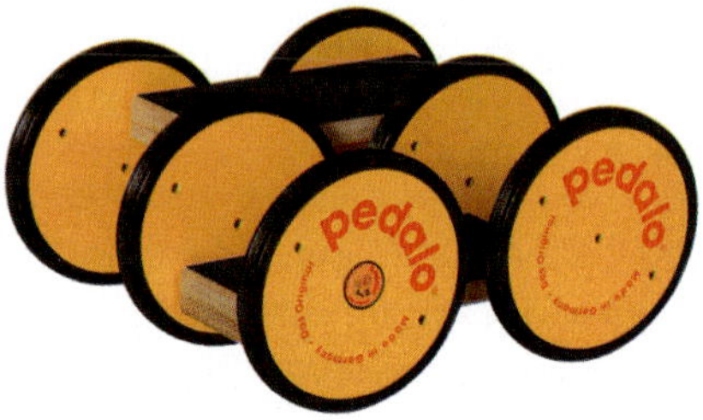

Doppelpedalo

Dazu gibt es Ergänzungsmaterialien wie z. B. Schlaufen und Stützen.

Die Geräte stellen hohe Anforderungen an das Körpergleichgewicht und die Körpersteuerung. Besonders sinnvoll für die Arbeit mit Menschen mit Behinderung sind die Stützen, die vorn am Tandempedalo angeschraubt werden können und beim Fahren das Festhalten ermöglichen. Damit ist das Halten des Gleichgewichts deutlich erleichtert. Eine hohe Anziehungskraft genießen Doppel- und Tandempedalos. Das Einerpedalo stellt recht hohe Anforderungen an das Gleichgewichtsvermögen und die Koordinationsfähigkeit. Es kann für Jugendliche eine Herausforderung bieten, eignet sich in der Arbeit mit beeinträchtigten Kindern oder Erwachsenen jedoch weniger gut.

Methodische Hinweise

Anfänger fahren mit dem Pedalo häufig erst einmal ruckartig. Die Vorwärtsbewegung entsteht durch starke Gleichgewichtsverlagerung auf den Trittbrettern. Durch den kurzen, ungleichmäßigen Krafteinsatz kommt es zu großen Gleichgewichtsschwankungen und Unsicherheiten. Hier ist Hilfestellung durch ein oder zwei Helfer notwendig, z. B. durch Halten der Hände oder Unterstützung an den Armen. Mit zunehmender Erfahrung wird die Gewichtsverlagerung weniger stark, der Oberkörper bleibt recht stabil, durch den kontinuierlichen Krafteinsatz entsteht eine gleichförmige Geschwindigkeit. Leichtes Vorbeugen des Oberkörpers erleichtert die Gleichgewichtsregulation. Beim Aufsteigen auf das Pedalo sollte immer zuerst das untere Trittbrett belastet werden.

Übungsmöglichkeiten

Um das Pedalo kennenzulernen, kann eine Hand auf die Trittfläche gelegt und das Pedalo durch die Handbelastung zum Rollen gebracht werden. Die Teilnehmer können sich auf die Trittbretter knien, dabei stützen die Hände sich seitlich am Boden ab. Sie können im Stand auf dem Pedalo fahren, dabei zwei Stäbe als Stützen benutzen oder sich an einem gespannten Seil festhalten; auch die Sprossenwand oder eine Turnhallenwand kann zum Abstützen eingesetzt werden. Gymnastikstäbe können als Hilfe von anderen Personen waagerecht gehalten werden.

Weitere Anforderungen können dann für „Fortgeschrittene" eingebracht werden: rückwärts fahren, Gegenstände transportieren, mit geschlossenen Augen fahren, über ausgelegte Seile, Teppichfliesen, dünne Gymnastikmatten fahren; während des Fahrens Keulen o. Ä. vom Boden aufheben und an anderer Stelle wieder abstellen; einen Ball während des Fahrens auf den Boden prellen oder in die Luft werfen und wieder auffangen; einen Luftballon hochschlagen; einem Mitspieler ohne Pedalo einen Ball zuwerfen.

Teppichfliesen

1. **„Tintenfisch-Fangen":** Jeder läuft mit einer Fliese in der Hand durch die Halle. Wer von dem Fänger abgetroffen wird, stellt sich auf seine Fliese und darf mit den Armen mitfangen.
2. **„Fliesenlauf":** Die Teilnehmer verteilen alle Fliesen im Raum und bewegen sich nur auf den Teppichfliesen; in verschiedenen Fortbewegungsformen.
   Variation: Beim Fangspiel dürfen alle nur auf den Fliesen laufen.
3. **„Atomspiel":** Die Teilnehmer laufen frei in der Halle umher und dürfen die Fliesen nicht berühren. Auf ein entsprechendes Kommando der Übungsleiterin versuchen sie, zu zweit, dritt, viert auf einer Fliese Platz zu nehmen.
   Variation: Nur eine bestimmte Anzahl von Händen und Füßen darf die Fliese berühren.
4. **„Zielwerfen auf Fliesen":** Jeder versucht, mit verschiedenen Materialien die Teppichfliesen zu treffen, z. B. mit dem Kooshball (Gummifädenball), mit Sandsäckchen oder jeder hat z. B. zehn Bierdeckel.
5. **„Wegdrücken":** Die Teilnehmer stehen sich zu zweit auf einer Fliese gegenüber und versuchen, sich gegenseitig von der Fliese zu drücken.

Variation: Verschiedene Körperpositionen, Hände oder Füße können gegeneinander gedrückt werden.

6. **„Ziehkampf“:** Um eine oder auch mehrere Fliesen bildet die Gruppe einen Kreis mit Handfassung. Jeder versucht, die anderen Mitspieler so zu ziehen, dass einer von ihnen auf die Fliese tritt.
7. **„Rutschen“:** Die Fliesen werden umgedreht (mit der glatten Seite auf den Hallenboden). Die Spieler können mit einer oder zwei Fliesen über den Boden rutschen, z. B. „Schlittschuhschritt“, mit jedem Fuß auf je einer Teppichfliese.
   Variation: Ein Spieler sitzt auf einer Fliese und wird von zwei Partnern gezogen.
8. **„Gruppenhüpfen“:** Alle Gruppenmitglieder stellen sich hintereinander auf, jeder auf einer Fliese, eine Fliese vor der Gruppe ist frei. Alle hüpfen nacheinander auf die jeweils freie Fliese, der Letzte gibt seine freie Fliese nach vorn usw.
9. **„Flussüberquerung“:** Mithilfe von zwei oder drei Fliesen muss jeder Spieler einer Kleingruppe eine bestimmte Strecke (Fluss) überqueren, ohne den Boden zu berühren.
10. **„Tastweg“:** Einen Weg aus Teppichfliesen vorlegen und mit Händen oder Füßen mit geschlossenen Augen nachtasten lassen.
11. **„Form nachlaufen“:** Mit etwas Abstand werden ca. neun bis zwölf Teppichfliesen auf den Boden gelegt. Ein Spieler läuft in vier bis fünf Schritten einzelne Fliesen ab; sein Mitspieler versucht, genau diesen Weg nachzulaufen.

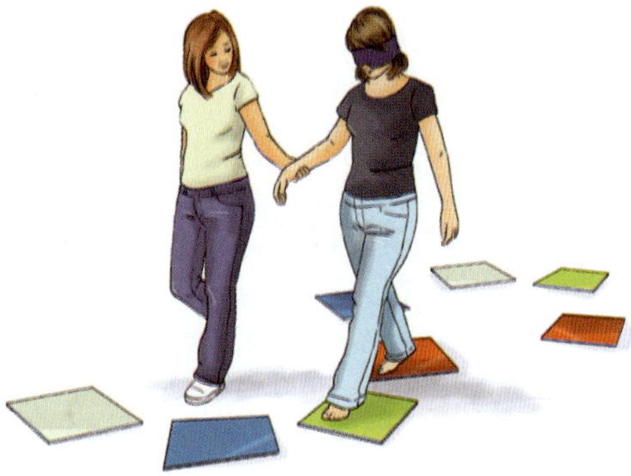

Tastweg

→ AUFGABEN

1. Die Rollbretter können mit weiteren Geräten kombiniert werden, beispielsweise mit kleinen oder großen (umgedrehten) Kästen, Matten, (umgedrehten) Bänken. Überlegen Sie sich in Kleingruppen Übungsbeispiele mit jeweils einem ausgewählten Gerät und stellen Sie die Übungen anschließend der Gesamtgruppe vor. Mögliche Spielideen: Mithilfe der Rollbretter können Autos, Lastwagen, Busse, Schiffe gebaut werden; dazu werden Straßen, Brücken, Tunnel usw. errichtet.
2. Entwickeln Sie in Kleingruppen einen „Rollbrett-Führerschein“. Dazu überlegen Sie sich einige Übungen, die dafür absolviert werden müssen, und gestalten eine entsprechende Vorlage wie ein Faltblatt, das den Teilnehmern ausgehändigt werden könnte.
3. Die umgedrehten Teppichfliesen können mit einem Gymnastikstab durch die Halle geschoben werden. Probieren Sie verschiedene Fortbewegungsarten aus, entwickeln Sie in Kleingruppen weitere Übungs- und Spielmöglichkeiten und stellen Sie diese der Gesamtgruppe vor.

5 Konzepte der Psychomotorik

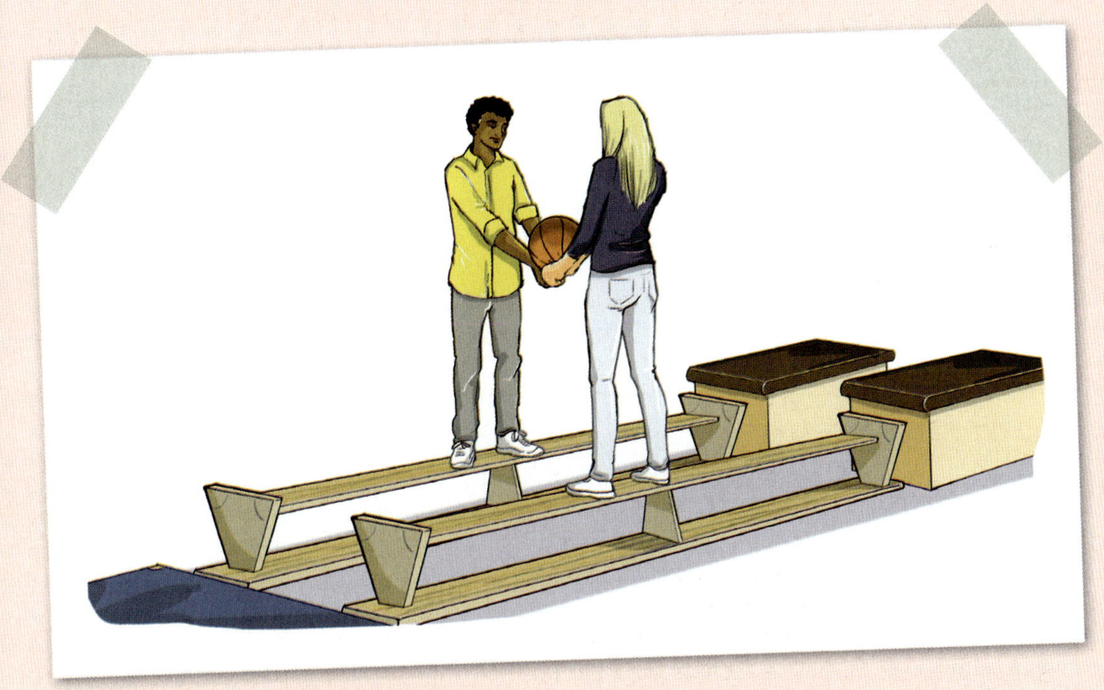

Angestrebte Kompetenzen

Fachkompetenz (Wissen und Fertigkeiten):

- Richtungen und Ansätze in der Breite der Psychomotorik kennen und verstehen.
- Einen mehrperspektivischen Blick auf die eigenen Klienten entwickeln und mit Hilfe der verschiedenen Ansätze daraus verschiedene Zugehensweisen entwickeln und bewerten können.

Personale Kompetenz (Sozialkompetenz und Selbstständigkeit):

- Ein theoriebasiertes eigenes psychomotorisches Handlungskonzept bezogen auf die eigene Zielgruppe entwickeln und bewerten können.
- In der Gestaltung von ausgewählten Bewegungssettings die unterschiedlichen Vorgehensweisen auf die verschiedenen Ansätze beziehen können.

Seit der Entstehung der Psychomotorik haben sich ihre Anwendungsgebiete und Lerninhalte erweitert. In der Zwischenzeit gibt es nicht mehr *die* Psychomotorik. Mit der Verbreitung der psychomotorischen Gedanken bildeten sich auch unterschiedliche konzeptionelle Ansätze heraus. Diese verfolgen zwar größtenteils eine ganzheitliche Förderung von Menschen – meist mit Entwicklungsdefiziten, Verhaltensproblemen oder Behinderungen –, haben aber doch ganz verschiedene handlungsleitende Konzepte.

Allgemeine Entwicklungsrichtungen und theoretische Ansätze sollen hier grob skizziert werden. Es handelt sich um eine idealtypische Gegenüberstellung verschiedener Sichtweisen und Modelle. Keine der angegebenen Vorstellungen kann Ausschließlichkeitscharakter für sich beanspruchen, verschiedene Sichtweisen können sich in der Praxis auch gut ergänzen (vgl. besonders Seewald, 1993; Zimmer, 2006; Köckenberger/Hammer, 2004).

5.1 Psychomotorische Übungsbehandlung

Im Zusammenhang mit der Geschichte der Psychomotorik ist die „Psychomotorische Übungsbehandlung" (PMÜ) nach Kiphard schon erwähnt worden (s. Kapitel 1). Sie prägt in mancher Hinsicht die Psychomotorik bis in die aktuellen Ansätze hinein und ist auch heute noch keineswegs überholt.

Jürgen Seewald (1997) bezeichnet die PMÜ als eine **„Meisterlehre"**, die von der Person des Meisters geprägt und nicht von ihr ablösbar sei. Jeder, der sich auf den Weg zur Psychomotorik mache, müsse selber versuchen, ein Meister oder eine Meisterin zu werden.

Das Hauptanliegen der Förderung wird in der Unterstützung der Gesamtpersönlichkeitsentwicklung gesehen; es geht um Hilfen zur Entfaltung der individuellen Handlungsmöglichkeiten und um die Befähigung zur Lösung motorischer und sozialer Aufgaben.

> „Zwar erwecken die einzelnen Übungen den Eindruck, als würden die Kinder vor allem angeleitet und zu bestimmten Bewegungsaufgaben aufgefordert werden (‚Wir üben das Prellen des Balles gegen den Boden ... Welcher Ball fliegt am höchsten ... Wer kann den Luftballon mehrmals hochstoßen?' etc.), im Rahmen seiner Hinweise auf die methodisch-didaktischen Prinzipien einer psychomotorischen Lehrweise stellt er jedoch Selbsttätigkeit, Kreativität und Selbststeuerung als wesentliche Prinzipien jeder psychomotorischen Förderung heraus. Kiphard wendet sich ausdrücklich gegen ein Funktionstraining, das er als nicht kindgemäß und nicht vereinbar mit der ganzheitlichen Auffassung der psychomotorischen Arbeitsweise hält."
> *(Quelle: Zimmer, 2006, S. 39)*

Die PMÜ ist an der Schnittkante von Pädagogik und Therapie angesiedelt und bezieht gerade aus dieser Stellung ihre ganzheitliche Wirkung. Das pädagogische Anliegen ist auf die Entwicklung der ganzen Person gerichtet, dabei gilt es, Wachstums- und Entwicklungshindernisse zu erkennen.

Die Schwäche der PMÜ wird darin gesehen, dass Kinder zu viel angeleitet und zu wenig zu eigenen Sinnfindungen angeregt werden. Sind sie nicht begeisterungsfähig und fehlt ihnen der Sinn fürs motorische Lernen und Üben, so werde die PMÜ schnell hilflos.

5.2 Funktionstraining

Bei im Vergleich zur PMÜ stärker funktionsorientierten Vorstellungen gilt Bewegung als ein mehr oder weniger gut koordiniertes, neurophysiologisch gesteuertes Geschehen. Aufgabe der Fachkraft ist es, auf Grundlage einer Diagnose **symptomorientierte Förderprogramme** aufzustellen, z. B. Koordinations- oder Gleichgewichtsschulung. Es werden Rückstände oder Abweichungen in der Entwicklung festgestellt, die durch geeignete Übungsangebote abgebaut werden sollen. Dazu stellt die Psychomotorik ein reichhaltiges Übungsgut zur Verfügung.

Haupttätigkeit des Kindes ist das Üben. Die festgestellten Auffälligkeiten werden durch gezielte Übungsangebote behandelt. Der Therapeut/Übungsleiter gibt die Übungen vor, formuliert das Ziel und kontrolliert den Prozess. Dies bedeutet ein großes Maß an Handlungssicherheit. Auch kann man einigermaßen sicher sagen, wann die Therapie nötig und wann sie zu beenden ist.

Als Stärke dieses Konzeptes kann somit angesehen werden, dass die klare Struktur hinsichtlich Methoden, Rollenverteilung und Diagnostik dem Übungsleiter die praktische Arbeit erleichtert. Für Berufsanfänger ermöglicht dies eine leichte Orientierung und größere Handlungssicherheit.

Ein Problem besteht vor aber allem darin, dass der Mensch nicht ganzheitlich betrachtet und die emotionale Ebene kaum beachtet wird. Als Nachteil dieser Sichtweise wird kritisiert, dass die Geschichte des Kindes mit seinen vielfältigen Bezügen ausgeblendet und damit von seinen Bewegungen abgespaltet wird. Dem Kind bleibt wenig Spielraum, sich selbst mit seinen Gefühlen und Bedürfnissen zu äußern. Der Übungsprozess wird weniger als ein dialogisches Geschehen betrachtet. Das Kind wird an seinem „wunden Punkt“ getroffen, was Auswirkungen auf sein Selbstwertgefühl, seine Motivation haben kann. Solche Zusammenhänge werden zu wenig beachtet.

5.3 Handlungsorientierter Ansatz

Friedhelm Schilling kommt der Verdienst zu, den engen Zusammenhang von Bewegung und Handlungsfähigkeit erkannt und theoretisch in der Motologie verankert zu haben. Vielseitige Bewegungs- und Wahrnehmungsmuster stellen eine wichtige Grundlage menschlicher Handlungsfähigkeit dar. Der Mensch wird als Anpassungsorganismus auf innere und äußere Reize gesehen.

> „Anpassung ist dabei nicht im moralisch wertenden Sinne gemeint, sondern elementar körperlich. Ein Kind, das einen Mattenberg erklimmt, passt sich dabei dem schwierigen Untergrund an. Und nur, wenn es in der Lage ist, diese Handlung auch auszuführen, kann es autonom entscheiden, ob es diese Handlung überhaupt ausführen will. D.h., die Fähigkeit, Bewegungs- und Wahrnehmungsmuster umweltadäquat zu bilden, ist die Voraussetzung von Handlungsfähigkeit. Umgekehrt ist ein Kind eingeschränkt handlungsfähig, wenn es nicht über genügend variable Wahrnehmungs- und Bewegungsmuster verfügt."
> *(Quelle: Seewald, 1997, S. 5)*

Jeder Mensch erwirbt im Laufe seiner Kindheit eine **Vielzahl an Wahrnehmungs- und Bewegungsmustern**, die sich immer neu kombinieren lassen und auf neue Situationen übertragen werden können. Diese Muster werden deshalb auch als Grundlage der Handlungsfähigkeit angesehen.

Ziel ist die Sammlung von Handlungserfahrungen und dadurch ein Erreichen von Handlungsfähigkeit, die sich in einer gelungenen Anpassung an gegebene Bedingungen und neue, ungewohnte Situationen äußert. Demnach können in einer Förderung verschiedene Angebote mit unterschiedlichen Herausforderungen unterbreitet werden, die situationsspezifisch immer wieder neue Anpassungen erfordern. Bewegungsmuster als Instrument der Handlungsfähigkeit sollen generalisiert werden, um sich stets einer verändernden Umwelt anpassen zu können. Durch Problemlöseaufgaben sollen Körper-, Material- und Sozialerfahrungen gesammelt werden können.

Kinder mit Entwicklungsstörungen scheinen zu wenige Wahrnehmungs- und Bewegungsmuster automatisiert zu haben und sie auch nicht flexibel genug einsetzen zu können, um sich an veränderte Umweltgegebenheiten anpassen zu können. Sie sind deshalb nur eingeschränkt handlungsfähig, ziehen sich zurück oder kapseln sich ab.

Eine Haupttätigkeit des Kindes ist bei diesem Ansatz das Experimentieren. Anstelle der „Behandlung" steht mehr ein Bereithalten von vielseitigen und anregungsreichen, strukturierten Bewegungsangeboten im Vordergrund. Das Kind muss aus eigenem Antrieb tätig werden, um so die neuen Strukturierungsleistungen in das bestehende Repertoire einbauen zu können. Es kann und soll die Fördersituationen mitbestimmen, Materialien erforschen und ausprobieren und Bewegungsangebote möglichst vielseitig nutzen.

Der Übungsleiter schafft anregungsreiche Bewegungs- und Wahrnehmungsumwelten. Um systematisch Erfolgserlebnisse zu vermitteln, sind die Ansatzpunkte der Arbeit deshalb nicht die Schwächen, sondern vielmehr die Stärken und Vorlieben des Kindes. Das Kind kann da beginnen, wo es sich noch als handlungsfähig erlebt.

Eine Stärke dieses Ansatzes ist sein Fokus auf die Eigenaktivität des Kindes. Das Kind wird als aktiver Partner und Akteur gesehen, dessen Bedürfnissen und Gefühlen Raum gegeben wird. Vertreter anderer Konzepte bemängeln, dass die Bedeutung des kindlichen Bewegungsverhaltens verborgen bleibe bzw. als nicht relevant gelte. Die therapeutische Beziehung bleibe unreflektiert.

5.4 Sensorische Integrationsbehandlung

Der neurophysiologische Zugang dieses Ansatzes in der Folge von Jean Ayres hat in den letzten Jahren für die Psychomotorik zunehmend an Bedeutung gewonnen. Er macht uns bewusst, dass zur Bewegungssteuerung komplexe Integrationsprozesse auf verschiedenen Ebenen des Nervensystems erfolgen müssen.

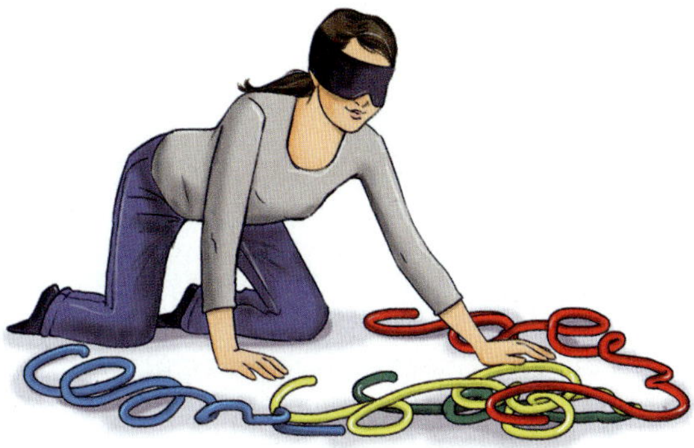

Taktiles Erfassen von Formen und Oberflächen

Neurophysiologische Überlegungen zur Funktionsweise des Zentralnervensystems und die Bedeutung der Wahrnehmung führen hier zu einer Theorie über die Entstehung und Behandlung von Lern- und Verhaltensstörungen. Der enge **Zusammenhang zwischen motorischen und sensorischen Systemen** spielt eine wichtige Rolle. Störungen werden als Folge einer unzulänglichen Verarbeitung von Sinneseindrücken im Gehirn gesehen. Besondere Bedeutung wird in der Sensorischen Integrationsbehandlung (SIB) den körpernahen Sinnen beigemessen.

„Kein anderer Ansatz erzeugt eine solche Genauigkeit der Beobachtung hinsichtlich der Kontaktaufnahme bzw. Vermeidung zu Untergründen, Räumen und Materialien. Besonders elementare Orientierungs- und Spürformen zum Boden und zur Schwerkraft durch die körperbezogenen Sinne stellen eine Ergänzung und Erweiterung der psychomotorischen Beobachtung anderer Ansätze dar.
Durch diesen Primat hat der SIB-Ansatz einen großen Fundus an Praxissituationen entwickelt, die sehr elementar körperbezogen wirken und die aus dem Spektrum

psychomotorischer Erfahrungssituationen nicht mehr wegzudenken sind. Betont die ‚klassische Psychomotorik' eher den Bewegungspol, so liegt der Schwerpunkt des SIB-Ansatzes ergänzend eher auf dem Körperpol."
(Quelle: Seewald, 1997, S. 6)

Die neurophysiologische Sicht reduziert jedoch den Menschen; die intentionale Seite, die Wünsche, Ängste, Hoffnungen werden durch diese Sichtweise nur indirekt erfasst. Es besteht die Gefahr, das Verhalten des Kindes als eine Funktion seiner Sinnesintegration zu betrachten. Das familiäre Umfeld, individuelle Erfahrungen und Erlebnisse des Kindes werden dann außer Acht gelassen. Fraglich ist, ob dieser Ansatz überhaupt den psychomotorischen Verfahren zugerechnet werden kann, da er vom Ursprung eher der Ergotherapie zugehörig ist. Doch ist die Bedeutung der Wahrnehmung momentan in der Psychomotorik in den Vordergrund gerückt, sodass hier durchaus enge Verbindungslinien vorhanden sind. Auch sind häufig Kinder mit Wahrnehmungsstörungen in den Psychomotorik-Fördergruppen zu finden. An anderer Stelle (s. Kapitel 10.2) wird deshalb die Sensorische Integration noch eingehender erläutert.

5.5 Kindzentrierter Ansatz

Nach dem kindzentrierten Ansatz (Volkamer/Zimmer, 1986; Zimmer, 2006) liegt das Hauptproblem bei vielen Kindern in einem negativen Selbstkonzept, d. h. vor allem in dem mangelnden Zutrauen in die eigenen Fähigkeiten und den eigenen Wert. Da das Körperkonzept zentrales Merkmal des Selbstkonzepts ist, soll über geeignete Körper- und Bewegungserfahrungen versucht werden, das **(negative) Selbstkonzept umzustrukturieren**.

Dabei geht es weniger um eine Verbesserung motorischer Funktionen und den Abbau von Bewegungsbeeinträchtigungen, sondern vielmehr um eine Veränderung der Selbstwahrnehmung des betroffenen Kindes. Durch eine Stärkung des Selbstwertgefühls soll es in die Lage versetzt werden, selbst an der Bearbeitung seiner Schwächen mitzuarbeiten oder angemessener damit umzugehen. Der Erwachsene begleitet das Kind auf diesem Weg, zeigt ihm Wertschätzung und kommentiert seine Handlungen so, dass die Verstärkung nicht von Lob oder Bewertung, sondern von der Sache selbst ausgeht.

„Körper- und Bewegungserfahrungen stellen aus dieser Richtung der Psychomotorik für das Kind nicht nur wesentliche Medien der Aneignung der Wirklichkeit dar, sie werden auch als Grundlage seiner Identitätsentwicklung angesehen. Eine wichtige Aufgabe psychomotorischer Förderung besteht dementsprechend darin, zum Aufbau eines positiven Selbstkonzepts beizutragen. Dabei wird insbesondere dem Interaktionsgeschehen zwischen dem Kind und dem Pädagogen Beachtung geschenkt."
(Quelle: Zimmer, 2006, S. 45)

Für Jürgen Seewald (vgl. 1997, S. 7) erscheint hier Bewegung lediglich als ein Medium, wenn auch ein gut geeignetes, um in einen Austausch mit dem Kind zu kommen und es sein Selbstkonzept verändern zu lassen. Prinzipiell sei Bewegung aber durch andere Medien ersetzbar. Auch Grenzen kindlicher Einsichtsfähigkeit und ausgeprägte Verhaltensstörungen könnten diesen nicht-direktiven Ansatz vor Probleme stellen.

5.6 Verstehender Ansatz

Bewegung wird hier als Phänomen aufgefasst, mit dem sich das Kind ausdrückt und mitteilt. Das Kind drückt sich über Bewegung und in Geschichten und Szenen aus, die etwas mit seiner eigenen Geschichte zu tun haben. Vertreter des verstehenden Ansatzes gehen davon aus, dass Kinder uns in ihren Bewegungen, Körperhaltungen, Spielthemen und Geschichten etwas von sich zeigen.

Eine Haupttätigkeit des Kindes ist das Inszenieren. In dieser Ausdrucksmöglichkeit wird ein entscheidender Heilfaktor gesehen.

In den Geschichten, die Kinder in der Psychomotorik darstellen, verarbeiten sie Erlebnisse und holen sich etwas, was sie nicht oder nicht genug bekommen haben. Außerdem ist der symbolische Ausdruck in der Bewegung und im Spielen der Hauptweg, auf dem Kinder ihr Selbst entwickeln.

Der Pädagoge, der Therapeut versucht, den **Sinn des Spiels oder der Bewegungshandlung** zu verstehen, und in diesem Verstehen der symbolischen Ausdrucksmöglichkeiten liegen die Chancen zur Hilfe. Erforderlich dazu ist das Wissen um symbolische Bedeutungen und den Appellcharakter von Medien, Materialien und Räumen. Gespräche zur Verarbeitung von Erlebnissen haben einen hohen Stellenwert.

Im Mittelpunkt der praktischen Ausbildung steht deshalb eine erweiterte Ausbildung der Praktiker im „Spüren", die mit viel Zeit und Selbsterfahrung zu tun hat. Reflexionsfragen zu eigenen Befindlichkeiten, zu Gefühlen und Empfindungen sollen helfen, das eigene „Spüren" zu klären. Durch diese Eigen-Erfahrungen ist man besser in der Lage, auch verdeckte Gefühlskonstellationen zu verstehen.

Jürgen Seewald (vgl. 2007, S. 26 ff.) benennt vier Dimensionen des Verstehens:

1. Hermeneutisches Verstehen:
   - Verstehen im Kontext (expliziter Sinn)
   - Wie muss das Ganze sein, damit der Teil einen Sinn bekommt?
   - vorläufig und unabschließbar
   - Verstehen ist auf Nicht-Verstehen angewiesen.
2. (Leib-)phänomenologisches Verstehen:
   - impliziter Sinn
   - nicht mit dem Kopf, sondern mit dem Leib verstehen

- Was löst Verhalten bei mir aus?
- Welchen Appell empfinde ich?
- einlassen, warten, innere Sätze und Bilder finden

3. Tiefenhermeneutisches Verstehen:
   - Suche nach Sinn im Unsinn
   - Traumverstehen
   - Symboldeutung
4. Dialektisches Verstehen
   - Blick auf den Widerspruch im Verhalten
   - Nimmt man unbewusst einen Gegenpart ein?

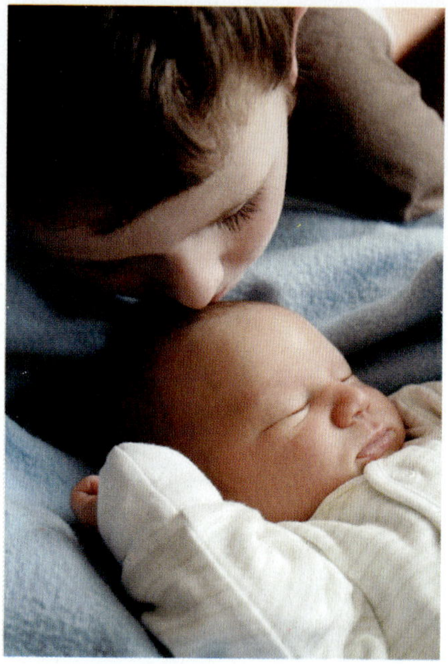

Leibphänomenologisches Verstehen: emotionales Einschwingen zwischen Kindern

Für die Heilerziehungspflege sind insbesondere die Dimensionen 1 und 2 von großer Bedeutung, vor allem in der Arbeit mit Klientinnen mit hohem Hilfebedarf und/oder herausfordernden Verhaltensweisen.

Die Verbesserung der Motorik wird nicht direkt angestrebt, sie geschieht sozusagen beiläufig, indem bei den Kindern eine größere Bewegungs- und Experimentierfreude ausgelöst wird.

„Der Vorteil dieses Ansatzes liegt in der unmittelbaren Berücksichtigung der individuellen Bedeutung kindlicher Handlungen. Sie werden auf ihren Sinn hinterfragt, auch störendes Verhalten kann demnach durchaus seinen Sinn haben, und es wäre daher auch falsch, Störungen so weit wie möglich durch methodische Tricks (alle Kinder müssen so weit wie möglich immer beschäftigt sein ...) aus einer Psychomotorikstunde herauszuholen. Das – scheinbar – störende Verhalten des Kindes wird als ein Weg gesehen, seinen Problemen Ausdruck zu verleihen, als eine Botschaft des Kindes an seine Umwelt.
Gelingt es dem Erwachsenen, diese Botschaft und damit auch das Kind in seinem Lebens- und Verhaltenszusammenhang zu verstehen, kann er Wege finden, die Schwierigkeiten gemeinsam mit ihm aufzuarbeiten."

(Quelle: Zimmer, 2006, S. 47)

Als Stärke dieses Ansatzes wird gesehen, dass zur Erklärung von Entwicklungsbeeinträchtigungen nicht die motorische Ebene im Mittelpunkt steht, sondern die Geschichte des Kindes. Das Verhalten des Kindes wird individuell beschrieben, es geht um qualitative Veränderungen.

Ein Problem dabei ist, dass nicht alle Teilnehmer sich symbolhaft ausdrücken können. Zudem kann die Praxisrelevanz für Heilerzeihungspfleger, teilweise auch für Heilpädagogen gering sein, da es neben umfangreichem Wissen im psychomotorischen Bereich auch fundierter tiefenpsychologischer Kenntnisse bedarf. Dabei wird als besondere Schwierigkeit dieses Vorgehens gesehen, zu entscheiden, wann die Bewegungs- und Spielthemen der Kinder unterstützt und wann erweiternde, abwandelnde, begrenzende oder auch entgegengesetzte Vorschläge gemacht werden müssen. Viele Jungen spielen beispielsweise starke, teilweise aggressive Figuren nach. Das kann sinnvoll sein. Dennoch muss man sich fragen, ob manche Kinder auch mal Rollen einnehmen sollen, in denen sie Schwäche oder Hilfebedürftigkeit erfahren können.

Es besteht die Gefahr, dass man auch dort zu verstehen versucht, wo es in erster Linie nichts zu verstehen gibt (Gefahr der Überinterpretation). Weiterhin besteht die Gefahr, auch primär organisch bedingtes Verhalten als symbolischen Ausdruck zu betrachten. So hat natürlich nicht jede aggressive Handlung ihren Ursprung in der frühen Kindheit und in der Beziehung zu Eltern oder Geschwistern. Sie kann auch ausgelöst werden durch ein aktuell in der Psychomotorikstunde erlebtes Ereignis (z. B. Provokation durch ein anderes Kind). Sie kann eventuell auch Ausdruck einer organisch oder sensorisch bedingten Störung sein, wenn das Kind z. B. die eigenen Bewegungen und Kraftimpulse nicht genügend kontrollieren kann, wenn es dadurch ständig bei anderen aneckt und diese es zurückweisen.

5.7 Systemische Sichtweise

Mit der systemischen Sichtweise wird in jüngster Zeit eine weitere Perspektivenerweiterung vorgenommen. Der Ansatz hat sich aus der Systemtheorie und dem Konstruktivismus entwickelt, sodass auch von der systemisch-konstruktivistischen Sichtweise gesprochen wird.

Mit der **Systemtheorie** wird versucht, den Menschen in seinen gesamten Beziehungsgefügen und Kommunikationsstrukturen zu betrachten. Die Person wird im Zusammenhang mit ihrem gesamten Umfeld betrachtet, ein Verstehen der Verhaltensweisen ist nur im sozialen Kontext sinnvoll. Auch auffälliges Verhalten ist nur situativ und im zwischenmenschlichen Dialog zu erfahren und zu verstehen.

Der **Konstruktivismus** betont die individuelle Realitätsauffassung des Menschen. Es kann keine objektive Wahrheit geben, sondern jeder Mensch konstruiert aus seinen Erfahrungen mit sich und seiner Umwelt eine solche Wirklichkeit, wie sie seinen Wahrnehmungen entspricht. Folglich gibt es weder Richtig noch Falsch, sondern allein unterschiedliche Wahrnehmungen und Konstruktionen der Wirklichkeit.

Basierend auf diesen Grundlagen wird für eine systemisch orientierte Psychomotorik somit die Frage interessant, welche Wirklichkeitskonstruktionen im Zusammenleben von Menschen zum Problem geworden sind und welche Neukonstruktionen von Wirklichkeit im und durch den Wahrnehmungs- und Bewegungsbereich für eine mögliche Lösung entwickelt werden können.

Durch den systemischen Ansatz wird Kritik an der traditionellen Sichtweise etwa des Begriffes „Wahrnehmungsstörungen" geäußert. Solche „Störungen" werden häufig eher defizit- oder defektorientiert definiert, beispielsweise werden bei einem „wahrnehmungsgestörten" Kind eine „falsche" Wahrnehmung und damit „falsch" funktionierende Bewegungsabläufe diagnostiziert.

In der systemischen Sichtweise wird diese „Störung" demgegenüber nur aus dem Lebenskontext verständlich. Für die betreffende Person ist das abweichende Verhalten (z. B. Hyperaktivität) Ausdruck der eigenen Beziehungskonstellation und unter den individuellen Lebensbedingungen durchaus sinnvoll, etwa als eine Reaktion auf eine Überforderung. Nach dieser neuen Sichtweise wird nicht einfach versucht, der Beeinträchtigung oder Behinderung des Kindes durch eine besondere Förderung entgegenzuwirken, sie wird stattdessen als Teil der Persönlichkeit akzeptiert.

Die Ziele und Wege einer psychomotorischen Förderung haben sich unter dem Einfluss des systemischen Denkens verändert. Das vorrangige Ziel ist es nicht, dem Kind eine unmittelbare Hilfe zu geben, sondern ihm dabei zu helfen, aus sich heraus Impulse für ein effektiveres Handeln zu finden. Die Wirkung einer psychomotorischen Intervention stellt sich als Ergebnis einer Kommunikation zwischen den Teilnehmern und dem Pädagogen oder Therapeuten dar – dem psychomotorischen Dialog. Der **psychomotorische Dialog** gilt als Prinzip der psychomotorischen Förderung (vgl. Eggert/ Reichenbach, 2004a, S. 104 f.).

Das Hauptaugenmerk des Pädagogen oder Therapeuten richtet sich also auf den partnerschaftlichen Dialog in der Fördersituation, um die dominierenden Lebensthemen zu verstehen und daraus entwicklungsfördernde Angebote abzuleiten. Das Interesse richtet sich aber auch auf die Frage, unter welchen Bedingungen (beispielsweise bei Überforderungen) und in welchen Lebenszusammenhängen Probleme sichtbar werden. Daraus kann erarbeitet werden, wie das Umfeld und wie Beziehungen gestaltet sein müssen, um eine Vermittlung zwischen individuellen, sozialen und kulturellen Anforderungen zu ermöglichen (vgl. Fischer, 2019, S. 25).

In einer systemisch orientierten Psychomotorik geht es um wiederkehrende, charakteristische Interaktions- und Kommunikationsmuster sowie mögliche kommunikative Funktionen des Symptomverhaltens, die mit der Entstehung oder Aufrechterhaltung von Problemen in irgendeinem funktionellen Zusammenhang stehen. Darauf aufbauend lassen sich angemessene alternative Angebote von Bewegungs- und Spielsituationen entwickeln, um die Interaktionsmuster zu durchbrechen und die eingefahrenen Wege zu stören (vgl. Balgo, 2004, S. 207 ff.).

Das Vorgehen nach einem systemisch orientierten Ansatz bedeutet, dass Zusammenhänge, in denen sich Bewegung und Wahrnehmung zeigen, genauer untersucht werden. Für die Diagnostik hat das zur Folge, dass neue Fragestellungen aufgeworfen werden. Im Mittelpunkt steht eine individualisierende Beschreibung der Kompetenzen und Ressourcen eines Kindes in seinen verschiedenen Lebensbereichen. Das Umfeld wird in die komplexen Prozesse der Diagnose und Förderung mit einbezogen und berücksichtigt.

Als Schwäche für den Praktiker wird gesehen, dass er auf das Interesse und die Mitarbeit von anderen Systemen angewiesen ist. Die Individualität der Entwicklung und der Entwicklungsfaktoren tragen zu einer hohen Komplexität des diagnostischen Vorgehens bei. Damit erweist sich die Diagnostik als schwierig, und aufgrund eingeschränkter Zeitkapazität, mangelndem Kostenbudget oder fehlender Mitwirkung von Bezugspersonen kann es zu unvollständigen und nicht befriedigenden Ergebnissen kommen.

5.8 Bewertung der Ansätze und eigene Schwerpunktsetzung

Die unterschiedlichen Positionen setzen verschiedene Akzente, haben jeweils ihre Sichtweise der Entstehung und Bedeutung von Bewegungsstörungen. Sie bieten unterschiedliche Hilfen. Es kann aber nicht um ein Entweder-oder gehen, sondern verschiedenartige Perspektiven können sich gut ergänzen. Der Praktiker wird sich kaum an einer einzelnen Sichtweise orientieren, die Kenntnis der Ansätze hilft dabei, sich der eigenen theoretischen Grundlage bewusster zu werden. So ist es möglich, seine eigene Praxis zu reflektieren und zu überdenken und außerdem besser einzuschätzen, welchen Stellenwert das Problemverhalten der teilnehmenden Personen haben kann. Nicht zuletzt sollte man sich die Frage stellen, ob man mit diesem Problemverhalten umgehen kann, sodass man es als individuelle Äußerung der Person akzeptieren und mit ihr gemeinsam nach Lösungsmöglichkeiten suchen kann.

> „Eine solche offene Haltung und Einstellung gegenüber den Handlungen und Äußerungen des Kindes ermöglicht einerseits das Aufbrechen eingefahrener Denkmuster und Beurteilungsschemata zum Zweck eines besseren Verständnisses des Kindes. Andererseits eröffnet sie die Chance einer Variation der eigenen Verhaltensweisen im Hinblick auf die spezifischen Erfordernisse des Kindes."
>
> *(Quelle: Zimmer, 2006, S. 49–50)*

Das sogenannte **Stuhlmodell** kann als praktische Hilfestellung dienen (vgl. Seewald, 1998; Krabs/Staschke, 2016): Zum ganzheitlichen Verständnis eines Menschen mit Behinderung kann man sich vorstellen, wie er auf einem Stuhl sitzt. Geht man mental um ihn herum, sieht man den Menschen unweigerlich aus verschiedenen Perspektiven. Die dargestellten psychomotorischen Ansätze bieten hier mindestens vier hilfreiche Blickwinkel an.

BEISPIEL

Der geistig behinderte Herr A. reagiert auf Anforderungen oft mit herausfordernden Verhaltensweisen wie lautem Schimpfen, Treten oder hektischem Herumlaufen.

- Mögliche Interpretationen aus funktionaler Sicht: Das Verhalten von Herrn A. kann z. B. neuronal bzw. wahrnehmungsphysiologisch bedingt, Ausdruck seiner Behinderung oder medikamentenbedingt sein.
  → Ansatz psychomotorischer Entwicklungsbegleitung: z. B. gezielte Wahrnehmungsförderung.
- Mögliche Interpretation aus handlungsorientierter Sicht: Herrn A. fehlen Handlungsalternativen in Anforderungssituationen.
  → Ansatz psychomotorischer Entwicklungsbegleitung: z. B. angepasste Bewegungssettings, die eigene Lösungsmöglichkeiten erfordern.
- Mögliche Interpretation aus verstehender Sicht: Die Verhaltensweisen sind Ausdruck fehlenden (Ur-)Vertrauens.
  → Ansatz psychomotorischer Entwicklungsbegleitung: z. B. sichere Situationen schaffen, Lieblingsplätze konstruieren, Beziehungsarbeit.
- Mögliche Interpretation aus systemischer Sicht: Die Kommunikation zwischen Herrn A. und seiner Umwelt ist misslungen („Wer hat hier eigentlich das Problem?").
  → Ansatz psychomotorischer Entwicklungsbegleitung: Settings und Rahmenbedingungen verändern, Systemberatung.

Es zeigt sich, dass ein und dasselbe Verhalten völlig unterschiedlich interpretiert werden kann und somit auch zu völlig unterschiedlichen Ansätzen psychomotorischer Entwicklungsbegleitung führen kann. Es geht daher weniger um ein Richtig oder Falsch, als vielmehr um die richtige „Passung" und die Bereitschaft des psychomotorischen Entwicklungsbegleiters, mehrperspektivisch zu beobachten, Fehlinterpretationen einzukalkulieren und offen für Handlungsalternativen zu sein.

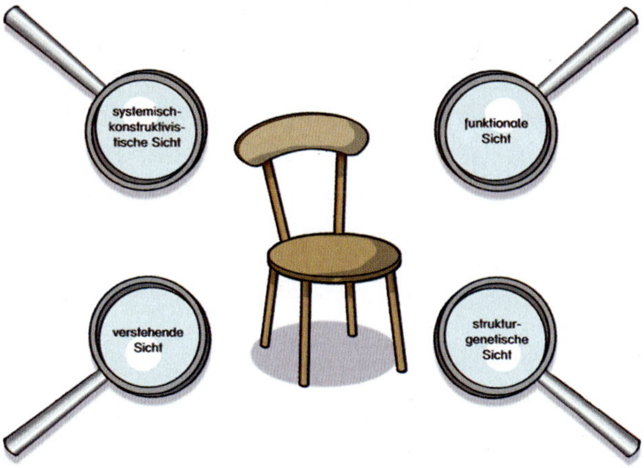

Vereinfachtes „Stuhlmodell" zur Veranschaulichung mehrperspektivischer Sichtweisen in der psychomotorischen Entwicklungsbegleitung

TIPP

Praxistipp: Eine Studierende setzt sich auf einen Stuhl in der Mitte des Raumes und zeigt eine herausfordernde Verhaltensweise. Gehen Sie um die Studierende herum und überlegen Sie mit der Klasse auf Basis der vier oben beschriebenen Sichtweisen, welche Hypothesen sich ableiten lassen.

Zur eigenen Schwerpunktsetzung können folgende Fragen formuliert werden: Soll ich die Kinder in Bewegungssituationen bringen, in denen Erfolgserlebnisse ermöglicht werden und damit das Selbstbewusstsein gestärkt werden kann? Oder soll ich möglichst vielfältige Bewegungsgelegenheiten bieten, damit neue Wahrnehmungs- und Bewegungsmuster erlernt werden können? Muss ich vielleicht versuchen, einen Sinn hinter den Aktionen des Kindes zu finden? Oder ist es notwendig, mir die Familiengeschichte des Kindes genauer anzuschauen, um einen differenzierteren Einblick in die Biografie des Kindes zu bekommen?

Es gibt keine allgemeingültige Antwort auf diese Fragen. Es ist notwendig, sich an den Menschen zu orientieren, an ihren Fähigkeiten, Interessen, Wünschen, Bedürfnissen und Notwendigkeiten. Dazu brauchen die Übungsleiter einerseits vielfältige Praxiserfahrungen, andererseits theoretisches Wissen, um die Praxis angemessen reflektieren zu können.

Und was in den Übungsstunden geboten werden kann, hängt zudem in hohem Maße von dem ab, was der Übungsleiter selber kann, wie er sich selbst einbringen kann, worin seine Fähigkeiten liegen.

Mittlerweile ist man sich darüber einig, dass die Konzepte sich ergänzen müssen, um die Person in ihrem ganzen Wesen sehen und verstehen zu können und bestmögliche Hilfe bereitzustellen. Jeder Ansatz bildet nur einen Ausschnitt der Gesamtheit des Menschen ab. Eine ausschließliche Bevorzugung eines einzelnen Konzeptes würde hingegen zur Ausblendung wesentlicher Persönlichkeitsbereiche führen.

→ AUFGABEN

1. Fassen Sie die Ansätze stichwortartig in einem Schema zusammen. Für diesen Überblick sollen folgende Merkmale berücksichtigt werden: Bedeutung der Bewegung/Bewertung der Störung/Hauptziel der Förderung/Haupttätigkeit des Kindes/Aufgabe des Erziehers bzw. Therapeuten/Kritik.
2. Gehen Sie von verschiedenen (heil-)pädagogischen Einrichtungen für Kinder, Jugendliche und Erwachsene aus. Welche Ansätze sind dort jeweils besonders geeignet bzw. weniger sinnvoll?
3. Überlegen Sie, für welche Beeinträchtigungen oder für welches Problemverhalten der einzelne Ansatz Ihnen sinnvoll erscheint oder weniger sinnvoll. Wo sehen Sie Anwendungsfelder der Heilerziehungspflege oder der Heilpädagogik?
4. Stellen Sie die Schwierigkeiten und Grenzen des verstehenden und systemischen Ansatzes heraus, die Sie in der praktischen Anwendung sehen würden. Welche Voraussetzungen müssten gegeben sein, um sinnvoll nach diesen Ansätzen arbeiten zu können?
5. Entwickeln Sie ein eigenes psychomotorisches Handlungskonzept für Ihr Arbeitsfeld.

Praxisbeispiele 7: Großgeräte

Mögliche Aufgabenstellungen

Gelegenheiten der praktischen Realisierung nach den verschiedenen Grundideen bieten sich vor allem beim Einsatz von Großgeräten. Man kann mit Bänken etwa gezielte Gleichgewichtsstationen bauen und das Kind üben lassen. Ebenso ist es möglich, vielfältig zu variieren, das Kind am Aufbau intensiv zu beteiligen oder das Kind auch selbstständig experimentieren, gestalten und inszenieren zu lassen.

Großgeräte gehören zur Normalausstattung jeder Turnhalle. Durch den Einsatz dieser Geräte lassen sich vor allem grobmotorische Bewegungserfahrungen ermöglichen, denn die Teilnehmer können klettern, balancieren, springen, rutschen, rollen, hangeln und schaukeln.

Oft werden die Geräte zu einer Gerätebahn kombiniert, sodass eine Balancier- oder Kletterlandschaft entsteht. Dabei gibt es verschiedene Vorgehensweisen und Arten der Gerätezusammenstellung, wobei die Einflussmöglichkeiten der Teilnehmer unterschiedlich hoch sein können.

Folgende Gerätelandschaften sind möglich:

- fertig aufgebaute Bewegungslandschaften,
- unfertige Bewegungslandschaften, die von den Teilnehmern vervollständigt werden sollen,
- ein eigenständiger Aufbau nach Bereitstellen von Aufbauskizzen,
- selbstständiges Entwickeln des Geräteparcours, wobei ein Bewegungs-, Bau- oder Spielthema vorgegeben wird,
- selbstbestimmte Auswahl von Geräten und deren Aufbau.

Ein Geräteparcours lässt sich in vielfältiger Weise gestalten und auch die Art der Aufgabenstellung kann immer wieder variiert werden:

- Geräte können in ihrer Höhe und Anordnung zueinander verändert werden, dabei sollen auch ungewöhnliche Kombinationen bedacht werden.
- Die Wahl der Fortbewegungsarten und Bewegungsformen kann variieren, z. B. kann man sich vorwärts oder rückwärts auf der Bahn bewegen. Die Teilnehmer können sich alle in eine Richtung bewegen oder auch in verschiedenen Richtungen, d. h., sie müssen auch auf Gegenverkehr achten. Die Geräte können paarweise mit Handfassung bewältigt werden oder sogar als Gesamtgruppe mit Handfassung.
- Je nach Gruppengröße können alle Stationen gemeinsam absolviert werden oder es können jeweils im Wechsel einzelne oder mehrere Personen an Stationen spielen oder üben.
- Weitere Materialien/Kleingeräte können als Markierungen, als Hindernisse oder auch zum Tragen oder Balancieren hinzugenommen werden.
- Es sind auch besondere Aufgabenstellungen möglich, z. B. soll eine Gerätebahn gebaut werden, die es ermöglicht, durch die Halle zu kommen, ohne den Boden zu berühren. Oder die Gerätebahn soll mit verbundenen Augen bewältigt werden:

allein an einem Seil entlanggehen, mit oder ohne Handführung durch einen Partner, mit oder ohne verbale Informationen des begleitenden Partners. Eine zusätzliche Herausforderung ist es, wenn der „Blinde“ die Gerätelandschaft vorher nicht sehen konnte.
- Eine zusätzliche Motivation, besonders bei Kindern, ist das Einbeziehen der Aktivitäten in entsprechende Bewegungsgeschichten (Insel, Höhle, Bergtour, Urwaldreise, Schatzsuche, Dschungel, Expedition u. Ä.).

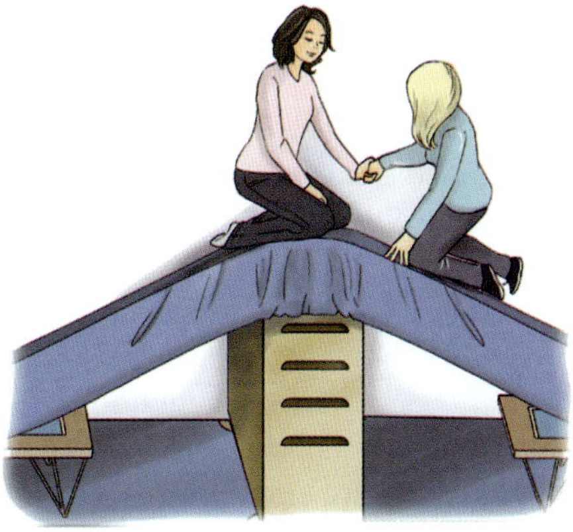

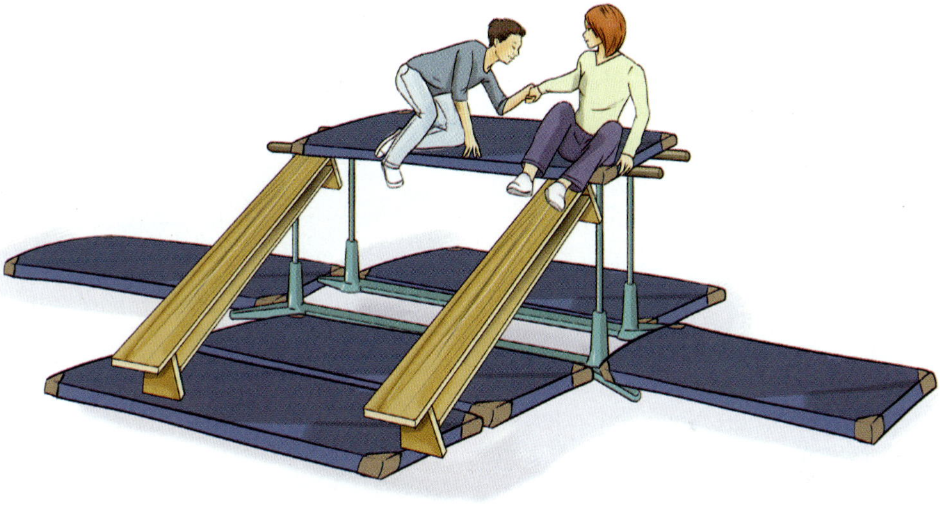

Bewegungsstationen mit Handfassung

Bei der Betreuung von Gerätestationen kommen somit auf die Fachkraft wichtige Aufgaben zu:

- Sie muss für genügendes Aufwärmen der Muskulatur sorgen.
- Sie muss die Geräte und den Schwierigkeitsgrad so wählen (lassen), dass das Prinzip der Entwicklungsgemäßheit und der Grundsatz vom Leichten zum Schweren beachtet werden können.
- Sie muss Sicherheitsaspekte berücksichtigen und genügend Matten einsetzen.
- Sie muss die notwendige Sicherheits- und Hilfestellung gewährleisten können. An Grenzen herantasten geht nur, wenn die Personen sich sicher fühlen und die Situation auch sicher ist.
- Sie muss genügend Platz zwischen den Geräten lassen.
- Sie muss berücksichtigen, was sie (allein) auf- und abbauen kann bzw. wer in welcher Weise mithelfen kann.

Mögliche Gerätestationen

1. **„Gletscherspalte“:** Zwei Weichbodenmatten werden so hochkant zwischen Wand und Sprossenleiter aufgestellt, dass sie mit ihren glatten Flächen aneinanderstehen bzw. ein „V“ bilden. An der Sprossenleiter können die Teilnehmer hochklettern und dann rutscht man von oben in die „Gletscherspalte“ hinein. Den Hallenboden mit Turnmatten absichern.
2. **„Bergsteigen“:** Die Sprossenleiter wird schräg gegen zwei große Kästen gestellt, der Hallenboden zwischen Wand und Kästen wird mit einer Weichbodenmatte abgedeckt. An dieser schrägen Ebene kann man hochklettern, sich durch die Sprossenleiter hindurchwinden, an einer Sprosse hängen lassen und auf die Weichbodenmatte abspringen bzw. sich fallen lassen.
3. **„Schaukelbank“:** Das eine Ende einer Bank wird an den Turnringen oder an der Trapezstange aufgehängt, sodass eine Schräge entsteht, die hin- und hergeschaukelt werden kann. Das andere Ende der Bank befindet sich am Boden und wird stabilisiert (z. B. kann sich ein Teilnehmer dort hinsetzen) oder bewusst instabil gehalten (z. B. kann das Bankende auf ein Rollbrett gestellt werden). Auf sicheres Aufhängen bzw. Befestigen der Bank achten!
4. **„Brücken“:** Eine Bank wird zwischen zwei großen Kästen aufgelegt. Es können auch zwei Bänke parallel dort angebracht und noch Matten darüber gelegt werden.
5. **„Rutschen“:** Bänke werden verschieden schräg, unterschiedlich hoch an Kästen, an den Barren oder an das Klettergerüst eingehängt.

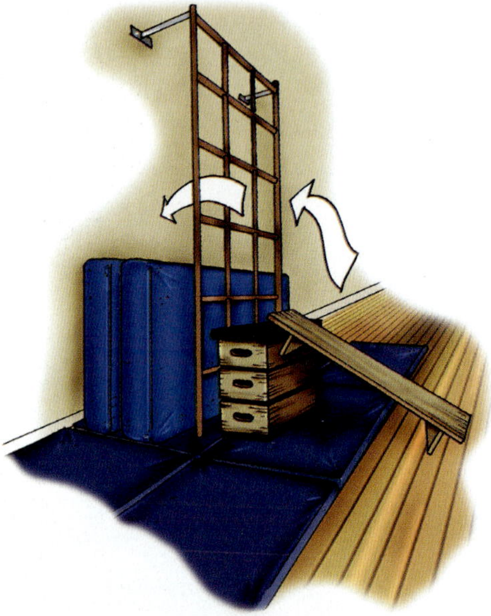

Gletscherspalte

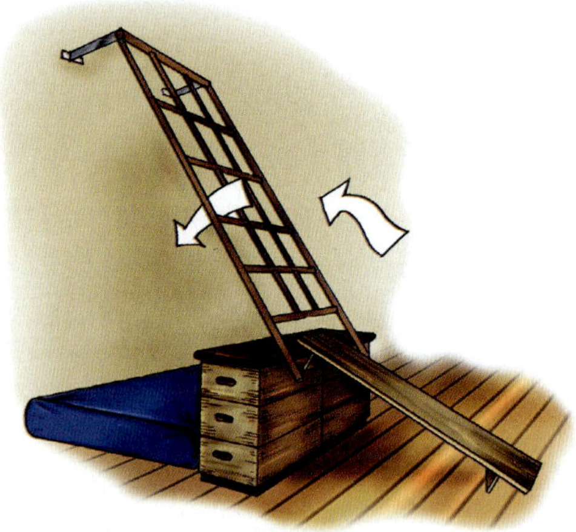

Bergsteigen

6. **„Berge“:** Dazu können Matten über kleine Kästen oder auch zwischen die Holme eines Barrens gelegt werden; eine Weichbodenmatte kann über einen großen Kasten gelegt werden.

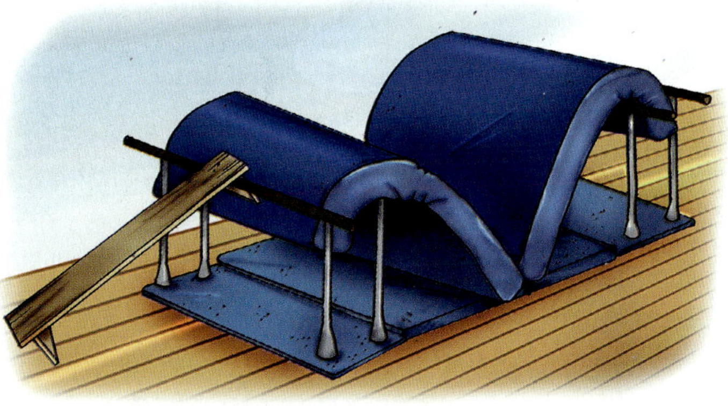

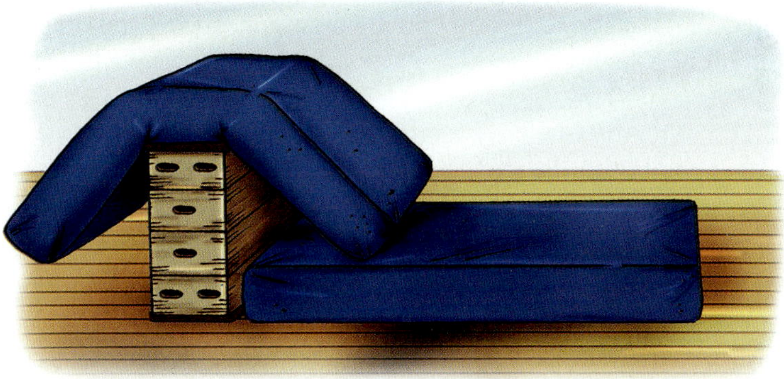

Berge in verschiedenen Variationen

7. **„Wippe“:** Eine umgedrehte Bank wird quer über ein Kastenoberteil oder über eine andere Bank gelegt (Matte dazwischen legen).

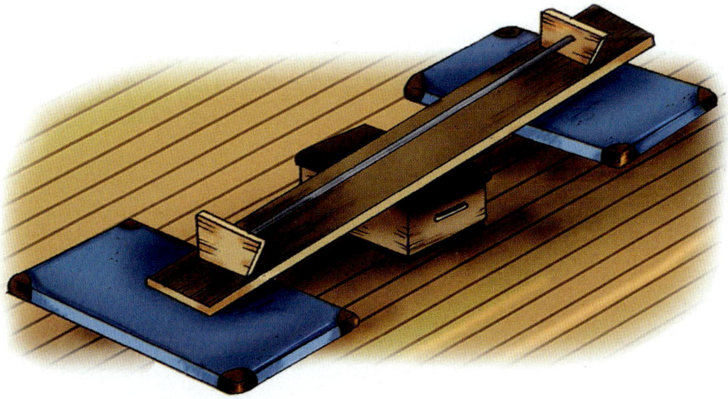

Wippe

8. **„Hängebrücke“:** Mehrere kurze Seile werden in unterschiedlicher Höhe in den Barren zwischen die Holme eingebunden, sodass die Teilnehmer darüber laufen können.
9. **„Treppen“:** Aus verschieden hohen Kästen werden Treppen gebaut. Diese können gleichzeitig als Aufstiegshilfen für andere Gerätestationen dienen.

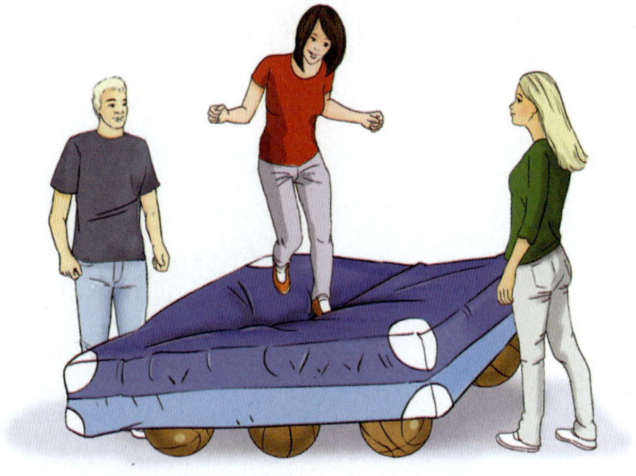

Wackelmatte

10. **„Wackelmatte“:** Viele Bälle werden unter eine Matte oder viele Medizinbälle unter eine Weichbodenmatte gelegt. Verschiedene Geräte und Kleinmaterialien können unter eine lange Bodenturnmatte gelegt werden.

→ AUFGABEN

1. Welche Vor- und Nachteile haben die verschiedenen Vorgehensweisen beim Aufbau einer Gerätebahn? Von welchen Faktoren ist die Entscheidung abhängig?
2. Was sind jeweils besondere Aufgaben des Übungsleiters oder Begleiters bei der Organisation und Betreuung des Geräteparcours?
3. Greifen Sie einige Geräteaufbauten heraus: Welche Grundbewegungsformen werden dort angesprochen? Gibt es besondere Gefahrenpunkte? Wo ist jeweils besondere Hilfe- oder Sicherheitsstellung erforderlich?
4. Welche Zielsetzungen lassen sich mit dem Aufbau von Bewegungslandschaften erreichen?
5. Entwickeln Sie in Kleingruppen einen Geräteparcours für eine bestimmte Übungsgruppe (Kinder, Jugendliche oder Erwachsene) mit vorhandenen Geräten und Materialien. Probieren Sie alle Ideen in der Praxis aus und werten Sie die Vorschläge aus.

6 Kompetenzbereiche

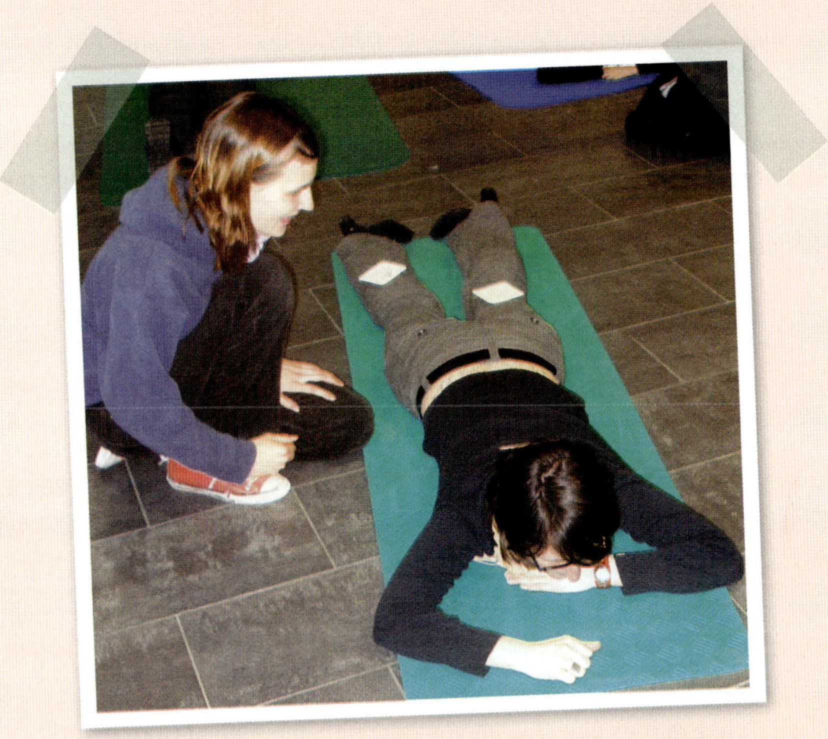

Angestrebte Kompetenzen

Fachkompetenz (Wissen und Fertigkeiten):

- Die Komplexität von Körpererfahrung verstehen und daraus differenzierte Fördersequenzen personenzentriert entwickeln können.
- Materiale Erfahrungen als Grundlage der Erfassung der dinglichen Umwelt verstehen und daraus konkrete Handlungsideen ableiten können.
- Soziale Erfahrungen als Schlüssel für soziales Handeln begreifen und differenziert förderliche soziale Bewegungssituationen gestalten können.

Personale Kompetenz (Sozialkompetenz und Selbstständigkeit):

- Sich kritisch mit dem Arrangement von sozialen Spielsituationen auseinandersetzen können und daraus Rückschlüsse für das eigene psychomotorische Agieren in sozialen Settings ableiten können.
- Spielformen, Materialien und Methoden zielgerichtet bei der zur Verfügungstellung von Erfahrungen in den verschiedenen Kompetenzbereichen einsetzen können.

Die Kompetenzbereiche (Körper-, Material- und Sozialkompetenz) sind bereits unter der Begriffsbestimmung der Psychomotorik angegeben worden. Hier sollen diese Kompetenzen genauer erörtert werden. In der theoretischen Betrachtungsweise können die Kompetenzen isoliert aufgeführt werden. In der Erziehungs- oder Betreuungsarbeit lassen sich zwar Schwerpunktsetzungen vornehmen, zu berücksichtigen ist aber, dass alle Kompetenzbereiche in einer Wechselwirkung zueinander stehen und sich gegenseitig beeinflussen. Immer wenn eine Bewegungshandlung im Spiel ausgeführt wird, sind Fähigkeiten und Fertigkeiten des Körpers gefordert. Die Person steht in Kooperation und Kommunikation mit anderen und muss sich mit bestimmten räumlichen Bedingungen und/oder Materialien auseinandersetzen.

6.1 Körpererfahrung

Unter Körpererfahrung verstehen wir die Gesamtheit aller im Verlauf der Entwicklung erworbenen Erfahrungen mit dem eigenen Körper. Diese können sowohl kognitiv als auch affektiv, bewusst oder unbewusst sein.

In der psychomotorischen Förderung kommt dem eigenen Körper mit seinen Handlungs-, Erfahrungs- und Wirkungsmöglichkeiten eine große Bedeutung zu. Vielfältige Körpererfahrungen zu ermöglichen, ist ein zentraler Bestandteil psychomotorischer Praxis.

Zur Körpererfahrung gibt es eine Vielfalt von Begriffen, die damit in Verbindung gebracht werden können:

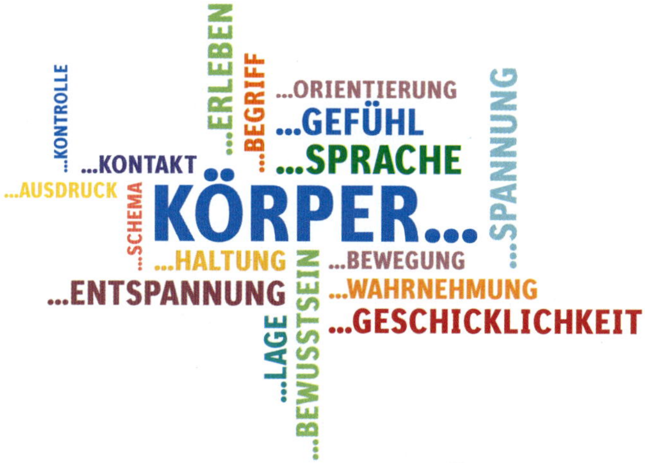

Begriffe zur Körpererfahrung

Körpererfahrung als Lernbereich der Motopädagogik bedeutet eine Zunahme, Verbesserung oder Stabilisierung der körperlichen Handlungsfähigkeit.

Drei Aspekte der Körpererfahrung können unterschieden werden, die hier genauer betrachtet werden sollen (vgl. Grunwald/Kuntz, 1989). In den Bewegungshandlungen wirken die einzelnen Aspekte nicht isoliert, sondern sie stehen miteinander in Beziehung und in Wechselwirkung zueinander.

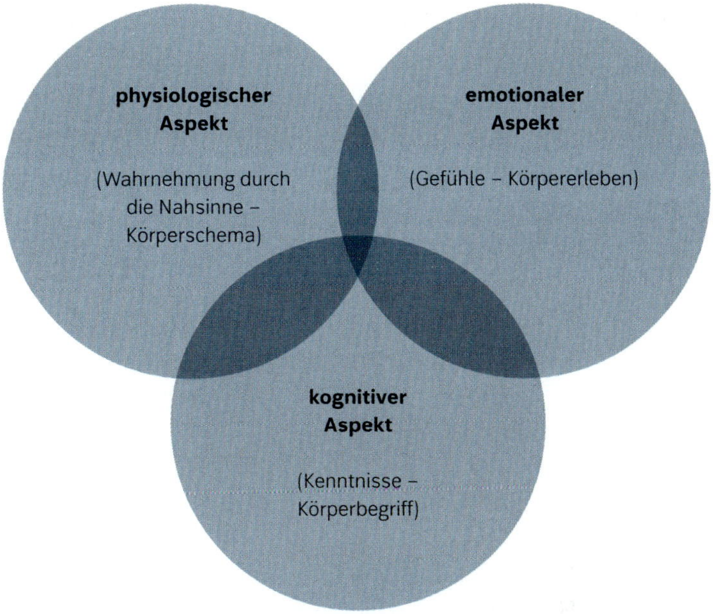

Aspekte der Körpererfahrung und ihre Wechselwirkungen

Physiologischer Aspekt

Der physiologische Aspekt der Körpererfahrung betrifft die Wahrnehmung vom eigenen Körper: das **Körperschema**. Es bildet sich eine Art „Karte“ oder „Plan“ vom eigenen Körper im Gehirn. Diese „Pläne“ beinhalten Informationen über die einzelnen Körperregionen sowie über die funktionale Zusammengehörigkeit einzelner Körperabschnitte. Dieses Körperschema ist auch ein Vergleichsmaßstab für alle Körperpositionen und -bewegungen, auf die wir für unsere sportlichen und alltäglichen Handlungen angewiesen sind. Der eigene Körper ist das Bezugssystem, das uns Orientierung im Raum ermöglicht. Von ihm ausgehend erlebt der Mensch beispielsweise die Dimensionen „rechts – links“, „vorne – hinten“ oder „oben – unten“.

Wenn Kinder über eine Bank balancieren oder eine Straße überqueren, wenn sie um Hindernisse herumrennen oder mit Bällen werfen, wenn sie aus einer Tasse trinken oder sich auf einen Stuhl setzen wollen, brauchen sie ein gutes Vorstellungsbild vom eigenen Körper und seiner Teile, ein gutes Körperschema. Auf der Grundlage der entsprechenden Informationen gelingt ein zielgerichtetes Handeln mit präzisen Bewegungsabläufen.

Die Entwicklung und Funktion des Körperschemas ist abhängig von der optimalen Aufnahme, Weiterleitung und Verarbeitung der drei Körpernahsinne:

- vestibuläre Sinnesreize (Veränderung der Körperlage, Gleichgewichtsregulation),
- kinästhetische Sinnesreize (Veränderungen der Muskulatur, Muskelspannung, Gelenkstellung, Bewegungsempfindungen) und
- taktile Sinnesreize (Fühlen, Hautwahrnehmung).

Kinder freuen sich beispielsweise, herumzutoben oder auf dem Rücken der Eltern zu reiten und zu schaukeln. Bei solchen Bewegungsaktionen werden eine Vielzahl an Erfahrungen ermöglicht.

„Diese Aktivitäten liefern viele Sinnesempfindungen vom eigenen Körper und den Schwerkraftrezeptoren im Innenohr. Sie vermitteln dem Kind, wie die Erdanziehung funktioniert, wie sich seine Körperteile bewegen und zusammenspielen, was sie nicht tun können, was sich gut anfühlt und was weh tut oder unangenehm ist. Alle diese Sinnesinformationen formen im Gehirn ein inneres sensorisches Bild vom Körper. Wir bezeichnen es als Körperschema."

(Quelle: Ayres, 2016, S. 32–33)

Störungen des Körperschemas können zu Störungen der Orientierungsfähigkeit und Störungen der Entwicklung von Bewegungs- und Handlungsabläufen führen, z. B. fehlende oder ungenügende Stützreaktionen, Haltungsschwächen durch herabgesetzten Muskeltonus, Probleme im zielgenauen Greifen, beim An- und Ausziehen oder beim Balancieren. Diese Störungen sind besonders deutlich beobachtbar, wenn die optische Kontrolle entfällt oder bei Bewegungen auf ungewohntem Untergrund, in ungewohnten Bewegungszusammenhängen oder Situationen. Wichtig zur Förderung des Körperschemas sind Übungen aus dem körpernahen Sinnes- und Bewegungsbereich (Förderung der vestibulären, kinästhetischen und taktilen Wahrnehmung, s. Praxisbeispiele in Kapitel 10 und 13).

Kognitiver Aspekt

Der kognitive Aspekt der Körpererfahrung beinhaltet die sprachlich-begriffliche Erfassung des Körpers und von Körperteilen, also den **Körperbegriff** und die **Körperkenntnis**. Der Körperbegriff umfasst eine komplexe Vorstellung vom eigenen Körper, die Person weiß also, was sie für Körperteile hat und wo sich diese befinden. Ein Kind mit einem adäquat entwickelten Körperbegriff kann die einzelnen Körperteile benennen: Kopf, Ohren, Augen, Mund, Schulter, Arme, Hände oder Finger. Es kann auch sagen, wozu diese Körperteile dienen: Mit den Augen kann ich sehen und mit den Ohren kann ich hören, den Mund brauche ich zum Reden und Essen.

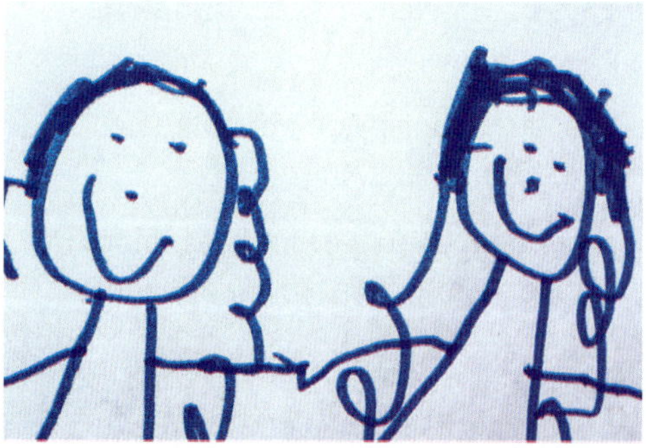

Kopffüßler

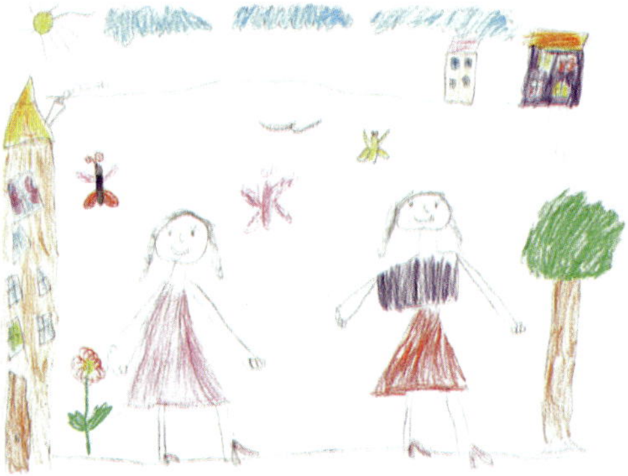

Detaillierte Menschzeichnungen

Bei Drei-, Vierjährigen etwa ist noch kein bewusstes Bild vom eigenen Körper vorhanden, das zeigt sich z. B. beim Malen von „Kopffüßlern" (nach dem Entwicklungsgitter von Kiphard und Sinnhuber (2014) sollten Kinder im Alter von viereinhalb Jahren ein solches Bild malen können, s. Kapitel 9.2). Zeigen von großen Körperteilen nach Aufforderung gelingt allerdings auch jetzt schon. Mit Beginn des Schulalters ist eine Zuordnung verschiedener Körperteile an richtiger Stelle und in entsprechender Anordnung möglich. Genauere Angaben zu der Entwicklung des Männchen-Zeichnens von Kinder sind in Kapitel 9.2 enthalten.

Mögliche Erscheinungsformen eines gestörten Körperbegriffs sind:

- Körperteile können nicht benannt werden,
- genannte Körperteile können nach Aufforderung nicht passend bewegt werden,
- die Räumlichkeit des eigenen Körpers kann nicht präzise abgeschätzt werden.

Zur Förderung sind die sprachliche Nennung, Erklärung von Körperteilen, z. B. beim Ertasten, Spüren, Fühlen oder das verbale Begleiten von Bewegungen wichtig.

Emotionaler Aspekt

Durch den **emotionalen Aspekt** der Körpererfahrung wird der gefühlsmäßige Bereich der Körperwahrnehmung hervorgehoben: das **Körpergefühl, Körpererleben, Körperbewusstsein**. Wir beobachten einerseits die Begleitung der Bewegung durch Gefühle des Wohlbehagens oder des Unwohlseins mittels Gestik, Mimik, Körpersprache. Andererseits zeigen sich die Auswirkungen unserer Gefühlswelt, unserer Stimmungen auf das Bewegungsverhalten, auf Körperhaltung, Muskeltonus und Hautfunktionen.

Wenn eine Person sich unwohl, überfordert oder ängstlich fühlt, ist dies in der Regel deutlich an ihrer Körperhaltung und ihrem Gesichtsausdruck zu erkennen. Zu viel Körpernähe bzw. zu enger Körperkontakt kann sich im Abwehrverhalten der Person zeigen, ohne dass es sprachlich ausgedrückt wird oder werden muss.

Bereits in der frühkindlichen Entwicklungsphase werden elementare Körpererfahrungen mit intensiven emotionalen Empfindungen beim Stillen, Waschen, Tragen und Spielen gesammelt. Diese positiven Erfahrungen beim spielerischen Umgang mit dem eigenen Körper sind die Grundlage für ein positives Selbstkonzept und ein gesundes Selbstvertrauen.

In der Förderpraxis ist die Berücksichtigung der Gefühle von besonderer Bedeutung: Gefühle bestimmen das Handeln oft mehr als der Verstand. Positive Gefühle wie Freude oder Erfolgserlebnisse helfen, ein eher positives Selbstwertgefühl zu vermitteln, und fördern die Motivation. Oft auftretende negative Gefühle wie Angst oder Furcht können zu einem eher negativen Selbstbild und zu Motivationsverlust führen.

Bei Menschen mit einer geistigen Behinderung muss der Umgang mit dem eigenen Körper häufig immer wieder in vielfach variierten Situationen (neu) erfahren und erlernt werden; das methodische Vorgehen (Lerntempo, Motivation, Differenzierung) muss diese besonderen Lernvoraussetzungen berücksichtigen. In der Arbeit mit schwerbehinderten Menschen liegt der Fokus im grundlegenden (basalen) Bereich der Körpererfahrung (Basale Stimulation, vgl. Fröhlich, 1995).

→ AUFGABEN

1. Können Sie Situationen aus Ihrer Kindheit oder Jugendzeit schildern, in denen Sie die emotionale Seite der Körpererfahrung besonders deutlich gespürt haben?
2. Die Wahrnehmung unseres Körpers und unsere Körpererfahrungen werden beeinflusst durch Regeln unserer Kultur und durch Verhaltensweisen verschiedener gesellschaftlicher Gruppen. Diskutieren Sie solche Zusammenhänge.
3. Nennen Sie praktische Übungsbeispiele für die drei Aspekte der Körpererfahrung und verdeutlichen Sie, wie die Bereiche ineinander wirken.
4. Kennen Sie Situationen aus Ihrer Berufspraxis, in denen die Körpererfahrung eine wichtige Rolle gespielt hat? Wie haben Sie sich in der Situation verhalten? Wie haben die zu betreuenden Personen reagiert?

Praxisbeispiele 8: Körperwahrnehmung ohne Material

1. **„Roboter“:** Die Mitspieler laufen kreuz und quer durch den Raum und versetzen demjenigen, der entgegenkommt, einen leichten Klaps auf die Schulter. Der Berührte muss eine Vierteldrehung in Richtung der berührten Schulterseite machen. Variation: Die „Roboter“ reagieren seitenverkehrt.
2. **„Liegende Hindernisse“:** Die Hälfte der Gruppe legt sich auf den Boden (Bauch- oder Rückenlage). Die anderen Gruppenmitglieder laufen um diese „Hindernisse“ herum: langsam beginnend und schneller werdend, schleichend oder laut stampfend; sie springen an verschiedenen Stellen über die Körper der Liegenden. Die Liegenden können auch die Augen schließen.
3. **„Schleichende Indianer“:** Die Gruppe wird geteilt in „Indianer“ und „Büffel“. Die „Büffel“ verteilen sich im Raum, setzen sich auf den Boden und schließen die Augen. Die „Indianer“ schleichen einige Zeit im Raum umher und einigen sich dann (lautlos) auf einige „Büffel“, die sie umzingeln; sie bleiben dann stehen. Derjenige „Büffel“, der sich umzingelt fühlt, hebt die Hand. Die „Büffel“ können dann zur Kontrolle die Augen öffnen. Rollenwechsel.
4. **„Fische durchs Netz“:** Einige Mitspieler bilden ein „Netz“ (Spieler stehen mit geschlossenen Augen mit etwas Abstand gegrätscht in einer Reihe), andere Mitspieler versuchen, durch dieses Netz zu schleichen; wer berührt wird, ist gefangen.
5. **„Wie viele gehen durch?“:** Mehrere Spieler liegen in Bauchlage mit geschlossenen Augen auf dem Boden und bilden mehrere Gassen; die anderen Mitspieler versuchen, durch diese Gassen zu schleichen. Die am Boden liegenden Spieler versuchen zu spüren, wie viele Mitspieler durch die Gassen gegangen sind.

6. **„Wippender Klumpen“:** Alle stellen sich in freier Aufstellung möglichst nah gemeinsam auf, bilden eine Art „Klumpen“. Der Spielleiter, später auch der einzelne Teilnehmer, beginnt eine Bewegung auf der Stelle, z. B. wippen in den Knien, drehen. Diese Bewegung, die auch mit einem Geräusch verbunden werden kann, machen alle mit.
7. **„Maschine abstellen“:** In Partnerarbeit stellt ein Spieler einen defekten Computer oder eine defekte Maschine dar, indem er eine immer wiederkehrende einfache Bewegung auf der Stelle oder in der Fortbewegung macht. Sein Mitspieler versucht, diese „Maschine“ auszustellen. Dazu versucht er, durch Körperberührungen den „Ein/Aus-Knopf“ zu finden, den sich der Partner an einer Körperstelle ausgedacht hat.
8. **„Lotsenspiele“:** Ein Mitspieler führt seinen Partner, der die Augen geschlossen hat, durch den Raum.
   Variationen:
   - Kontakt der beiden Mitspieler über Schulterfassung; die Handflächen oder nur die Fingerspitzen werden aneinander gelegt.
   - Die Partner haben ein Tuch oder einen Stab in der Hand; ein Holzstäbchen wird von beiden Mitspielern zwischen den Zeigefingern gehalten, ohne es zu umfassen.
   - Der „Blinde“ läuft frei im Raum umher, der Sehende berührt nur bei notwendigem oder gewünschtem Richtungswechsel die rechte oder linke Schulter.
   - Der Sehende führt den „Blinden“ nacheinander zu fünf verschiedenen Stellen im Raum (Geheimnisse), die er anschließend mit geöffneten Augen finden soll.
   - Die Führenden können ihre jeweiligen Partner austauschen, indem sie die geführte Hand an die Hand eines anderen Führenden weitergeben.
   - Der „Blinde“ versucht, den Raumweg in Gedanken zu verfolgen; nach einer bestimmten Zeit soll er angeben, wo er sich zu diesem Zeitpunkt befindet.
9. **„Körperbewegungen nachstellen“:** Ein Mitspieler liegt auf dem Boden, sein Partner bewegt langsam den Arm oder das Bein einer Körperhälfte; der Spieler am Boden bewegt in derselben Art das entsprechende Körperteil der anderen Körperhälfte.
   Variationen: Die Bewegungen werden nacheinander oder gleichzeitig, mit geöffneten oder geschlossenen Augen ausgeführt.
10. **„Spiegelbild“:** Die Teilnehmer stellen sich zu zweit gegenüber. Ein Mitspieler macht einen bestimmten Bewegungsablauf vor, z. B. Fenster putzen, morgens waschen. Der andere Mitspieler versucht, die Bewegung möglichst exakt nachzumachen.
11. **„Marionette“:** Die Teilnehmer bilden Paare. Ein Partner legt sich auf den Boden und stellt sich vor, eine Marionette zu sein. Der andere Mitspieler versucht, die „Puppe“ in Bewegung zu bringen, indem er nacheinander an einem gedachten Faden zieht und so das entsprechende Körperteil zur Bewegung veranlasst.
12. **„Schaufensterpuppen“:** In Partnerarbeit wird jeweils ein Spieler als „Schaufensterpuppe“ in eine bestimmte Körperstellung gebracht, die er eine Zeit lang aufrechterhalten soll. Sie kann auch mit verschiedenen Materialien geschmückt werden. Danach findet eine gemeinsame Besichtigung der „Schaufenster“ statt.

Dabei können die „Puppen“ verändert werden, indem eine bestimmte Körperstelle berührt wird und die „Puppe“ diesen Körperteil in eine andere Position bringt. Danach Rollenwechsel.

13. **„Rückenmalen“:** Die Teilnehmer sitzen paarweise hintereinander; der Hintermann malt seinem Partner eine bestimmte Figur mit dem Finger auf den Rücken; dieser muss die Figur erspüren und auf einem Blatt nachmalen. Zu Anfang ist das Festlegen der Figuren auf einfache geometrische Formen, Zahlen oder Buchstaben sinnvoll.
    Variationen: Figur mit dem Seil nachlegen; vier bis fünf Mitspieler sitzen hintereinander und geben jeweils das Erspürte an den Vordermann weiter; zwischen Weitergabe an den Vorderen kann ein Laufweg eingelegt werden.
14. **„Gordischer Knoten“:** Eine Gruppe von Mitspielern stellt sich eng beieinander und alle strecken die Arme in die Höhe; jeder greift zwei Hände anderer Mitspieler. Diesen „Knoten“ versuchen alle gemeinsam zu entknoten, ohne dass man die Hände loslässt.
    Variation: Einer wird zum „Knotenlöser“ bestimmt, nach dessen Anweisungen sich die Gruppe bewegt. Ausgangsstellung ist ein Kreis und der Knoten wird, ohne dass der „Knotenlöser“ dies sieht, durch mehrmaliges Drüberhersteigen, Drunterherkriechen, Drehen gebildet. (Um die Berührungsintensität der Handfassung zu verringern, können auch Tücher oder Heulrohre gehalten werden.)
15. **„Wie viele Hände?“:** Ein Teilnehmer liegt oder sitzt auf dem Boden; mehrere andere Mitspieler legen eine wechselnde Anzahl Hände auf den Körper ab. Die Anzahl der Hände soll genannt werden.
    Variationen: Zuerst mit geöffneten, dann mit geschlossenen Augen; Hände können nacheinander oder gleichzeitig aufgelegt werden; nicht nur die Anzahl, sondern die Körperstellen, auf denen die Hände liegen, sollen benannt werden; die Intensität des Druckes kann verändert werden; die Hände können auf dem Körper liegen bleiben oder nach Berührung sofort weggenommen werden; die Hände können unterschiedlich eng oder weit auseinander aufgelegt werden; die Berührung kann auch nur mit dem Finger ausgeführt werden.
16. **„Menschenbank“:** Je vier bis fünf Teilnehmer knien sich Schulter an Schulter in Vierfüßlerstellung auf den Boden (Matte). Ein weiterer Spieler legt sich vorsichtig mit dem Rücken auf diese „Bank“. Die knienden Personen können durch leichte Bewegungen (vor und zurück oder hoch und runter) zusätzliche Körper- und Bewegungsimpulse geben.
17. **„Handdruck weitergeben“:** Alle stehen in Handfassung im Kreis, haben die Augen geschlossen. Ein Mitspieler gibt in eine Richtung einen Handdruck zu seinem Nachbarn, den dieser ebenso weitergibt, bis er wieder an die Ausgangsposition angelangt.
    Variation: Handdruck in beide Richtungen weitergeben.
18. **„Partnermassage“:** Ein Partner liegt entspannt auf dem Rücken, der andere massiert sanft mit seinen Händen. Als Hilfe, um sich besser darauf einlassen zu können, und zur Motivationssteigerung können kleine Geschichten dazu erzählt werden, z. B.:

- **„Wettermassage“:** Dabei dienen Elemente des Wetters als Anregungen: leichter Regen – leichtes Klopfen; starker Regen – stärkeres Klopfen; Donner-Klopfungen; Sonne-Streichungen u. Ä.
- **„Pizza backen“:** Teig kneten, ausrollen, mit verschiedenen Zutaten belegen.

Weitere Anregungen finden Sie in Kapitel 11 (s. Praxisbeispiele 22).

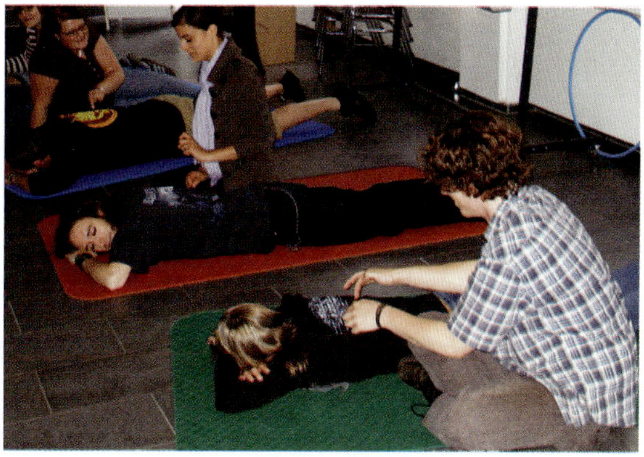

Rückenmassage „Wetterbericht“

→ AUFGABEN

1. Werten Sic ausgewählte Übungen aus und tauschen Sie Gedanken und Empfindungen aus: Wie haben Sie die Nähe, den teilweise engen Körperkontakt empfunden? Wie haben Sie den Hautkontakt, das Berührtwerden empfunden?
2. In welchen Gruppen sind die Übungen sinnvoll und möglich, in welchen Gruppen sind sie eher nicht angebracht?
3. Welche Aspekte der Körpererfahrung stehen bei den angegebenen Übungen jeweils im Vordergrund?
4. Entwickeln Sie eine Beispieleinheit mit dem Schwerpunkt Körpererfahrung und probieren Sie diese mit Ihrer Klasse aus.

Praxisbeispiele 9: Körpererfahrung mit Material

Alltagsmaterial

1. **„Bewegung mit Handicap“:** Alle bewegen sich im Raum. Durch Einschränkung der Bewegungsmöglichkeiten können die Bewegungs- und Körpererfahrungen intensiviert werden. Dazu binden sich die Teilnehmer ein Gummiband oder Tesakreppstreifen um die Füße; heften sich an einen Partner, z. B. mit Wäscheklammern, und bewegen sich gemeinsam fort.
2. **„Was ist das?“:** Es soll versucht werden, Alltagsgegenstände (z. B. Flaschenöffner, Löffel, Sektkorken, Geldstück, Legostein usw.) durch das Ertasten mit verbundenen Augen zu erkennen. Dazu sitzen die Teilnehmer im Kreis und geben die Gegenstände ohne Kommentar zügig an ihren Nachbarn weiter. Wenn alle Gegenstände herumgereicht wurden, nennt jeder die erkannten Dinge.

Variationen: im Beutel ertasten und an den Nächsten weitergeben; Paare bilden: zwei gleiche Gegenstände sollen aus vielen anderen zugeordnet werden; verschiedene Materialien sollen auf der Haut, z. B. auf dem Handrücken oder Unterarm, erkannt werden, ohne dass sie umfasst werden (Watte, Fell, Zahnbürste, Pinsel, Holz, Plastik).

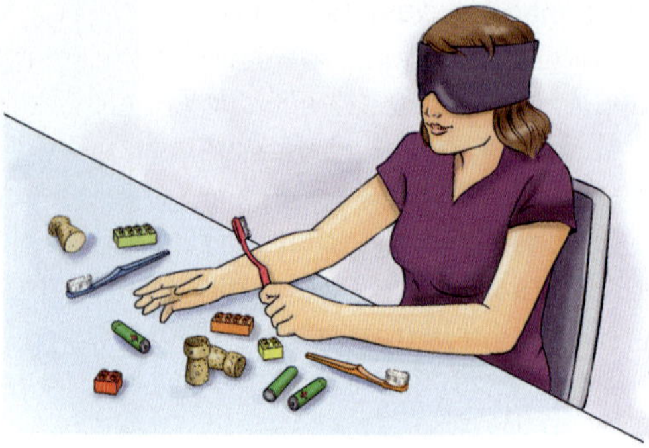

Was ist das?

3. **„Körperspüren":** Ein Partner liegt auf dem Boden und hat die Augen geschlossen, der andere legt bestimmte Materialien auf verschiedene Körperstellen, die der Liegende spüren und/oder benennen soll; sinnvolle Materialien: Bierdeckel, Bleiband, Sandsäckchen u. Ä.
4. **„Wegstrecke nachtasten":** Ein aus Bleiband, Seilchen, Bierdeckeln oder Tesakrepp auf dem Boden gelegter Weg soll durch Abtasten mit der Hand oder dem Fuß nachgefahren werden.
5. **„Autowaschanlage":** Zwei Gruppen knien sich in einer Reihe gegenüber, jeweils ein Spieler rollt mit dem Rollbrett durch die gedachte „Waschstraße"; dazu können Materialien eingesetzt werden, z. B. Schaumstoff, Tücher, Bürsten, Luftpumpen u. Ä.

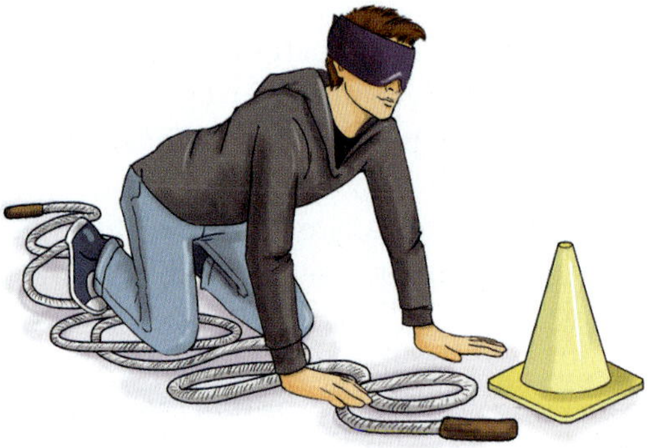

Wegstrecke nachtasten

6. **„Fußparcours":** Barfuß gehen die Teilnehmer über verschiedene Materialien; zuerst mit geöffneten, dann mit geschlossenen Augen; möglichst variationsreiche Materialien verwenden, z. B. Teppichstücke, Seile, Schaumstoff, Stäbe, Igelmatte, Sandsäckchen.
   Variationen: Materialien werden frei in der Halle verteilt oder z. B. zwischen zwei Bänken hingelegt.
7. **„Wäscheklammern abnehmen":** Einem sitzenden oder liegenden Teilnehmer, der die Augen geschlossen hat, werden Wäscheklammern an die Kleidung geheftet. Dieser versucht, die Wäscheklammern nachher „blind" wieder abzunehmen.
   Variation „Igel": Das Verfahren läuft umgekehrt. Einem Teilnehmer, der auf dem Boden kauert oder liegt, werden zu Anfang viele Wäscheklammern an der Kleidung am Rücken festgemacht. Danach versuchen die Mitspieler, dem „Igel" die Klam-

mern abzunehmen, ohne dass dieser etwas merkt. Spürt er etwas, kann er sich z. B. schütteln oder ein Geräusch von sich geben.

8. **„Körpermännchen“:** Ein 14-teiliges Körpermännchen wird aus Holz oder Pappe angefertigt (Kopf, Hals, Hände, Unterarme, Oberarme usw.). Aufgabe ist es dann, das Männchen richtig zusammenzusetzen und eine bestimmte Körperstellung des Pappmännchens mit dem eigenen Körper nachzulegen.
9. **„Igelballmassage“:** Ein Teilnehmer liegt entspannt auf den Boden, ein weiterer massiert dessen Körper mit einem Igelball. Über den gewünschten Druck kann man sich verständigen, allerdings nicht über Knochenkanten und Wirbelsäule rollen. Der Ball als Gegenstand lässt Berührung noch zu, wo die Hand als Grenzüberschreitung empfunden würde. Igelbälle gibt es in verschiedenen Größen.

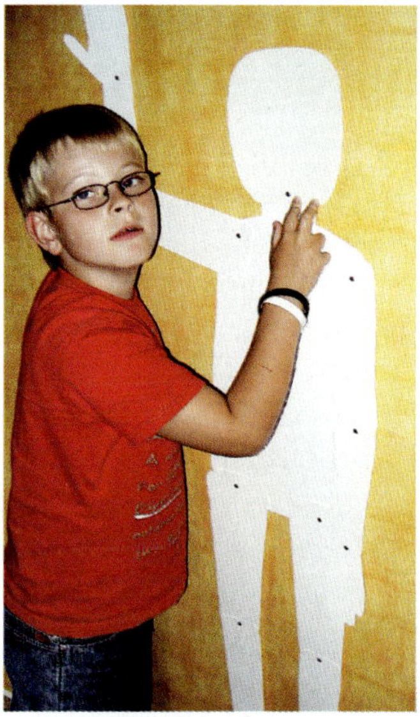

Körpermännchen

Gymnastikreifen

1. **„Reifen-Duo“:** Die Teilnehmer befinden sich zu zweit in einem Reifen und bewegen sich durch den Raum. Sie halten den Reifen in Bauchhöhe mit der Hand fest und vereinbaren Richtungs- und Tempowechsel.
   Variationen: Verständigung über Richtungswechsel, ohne zu sprechen; sich im Raum bewegen, ohne den Reifen mit der Hand festzuhalten.
2. **„Der heiße Draht“:** Ein Partner befindet sich in einem Reifen und bewegt sich durch den Raum; der andere hält den Reifen waagerecht und folgt so, dass der Spieler im Reifen davon nicht berührt wird. Erst langsam beginnen und allmählich schneller werden.
3. **„Blindenführung“:** Ein Mitspieler befindet sich im Reifen, hält ihn fest und schließt die Augen. Der Partner zieht den „Blinden“ mithilfe des Reifens durch den Raum; der „Blinde“ bestimmt das Tempo.
   Variationen: Der Sehende schiebt den „Blinden“ durch den Raum, läuft also hinter ihm. Die Sehenden tauschen ihre „Blinden“ fortlaufend untereinander aus.
4. **„Reifen-Transport“:** Ein Reifen wird in einer Gruppe weitergegeben, wobei sich die Teilnehmer an den Händen festhalten. Die Spieler müssen der Reihe nach durch den Reifen steigen, dabei sollen die Hände nicht losgelassen werden.
   Variation: Ein zweiter Reifen soll den ersten Reifen einholen.
5. **„Reifen-Dreh“:** Die gesamte Gruppe hält eine bestimmte Anzahl von Reifen in Drehbewegung. Die Mitspieler dürfen allerdings nicht zweimal denselben Reifen drehen. Reifen, die am Boden liegen, dürfen nicht wieder aufgenommen werden.
6. **„Platz erhaschen“:** Die Gruppe steht in Kreisaufstellung, jeder in einem Reifen; ein Reifen bleibt frei. Ein Spieler innerhalb des Kreises versucht, in diesen freien Reifen zu gelangen. Der jeweilige Nachbar des freien Reifens besetzt diesen aber so schnell wie möglich.

7. **„Rekordverdächtig?“:** Die Teilnehmer probieren aus, wie viele Personen sich in einen Reifen, der auf dem Boden liegt, hineinstellen können. Um Stürze zu vermeiden, außen absichern!

Luftballon

1. Einzeln

- Jeder Mitspieler erhält einen Luftballon und malt mit einem Filzstift sein Gesicht mit bestimmten Merkmalen auf den Ballon. Nun werden die Ballons im Kreis hin und her geworfen, bei einem bestimmten Kommando hält jeder einen Luftballon fest. Wer findet die passende Person zu dem Luftballon?
- Den Luftballon mit der Hand hochschlagen, dabei den Kraftimpuls variieren und beobachten, wie sich das Flugverhalten des Ballons verändert.
- Verschiedene Körperteile zum Hochspielen des Ballons einsetzen: Hand, einzelne Finger, Kopf, Ellenbogen, Fuß, Knie, Unterarm usw.
- Der Ballon soll auf einzelnen Körperteilen balanciert werden. Welche Körperteile eignen sich hierzu besonders gut?
- Der Ballon soll von einer Hallenseite zur anderen transportiert werden, ohne ihn mit den Händen festzuhalten, z. B. zwischen den Knien einklemmen.

2. Partnerweise

- Den Ballon mit verschiedenen Körperteilen und in verschiedenen Positionen einander zuspielen.
- Zwei Teilnehmer pressen einen Luftballon zwischen ihren Oberkörper. Nun drehen sie sich einmal gleichzeitig um ihre Körperachse, ohne dass der Ballon zu Boden fällt.
- Die Teilnehmer probieren Möglichkeiten aus, wie der Ballon zu zweit transportiert werden kann, ohne ihn mit den Händen festzuhalten.
- „Wabbelball“: Ein kleiner Luftballon wird in einen größeren Ballon gesteckt, der kleine Ballon wird mit verschiedenen Materialien (Wasser, Erbsen, Zucker) gefüllt und zugeknotet; der größere wird bis zur normalen Größe aufgeblasen. Die Spieler werfen sich diesen Ball zu.

3. In der Gruppe

- Eine Fünfergruppe versucht, drei verschiedene Luftballons immer in der Luft zu halten.
  Variationen: mit oder ohne Handfassung der Gruppenmitglieder; Anzahl der Luftballons wird verändert.
- Die Gruppe liegt sternförmig auf dem Rücken und versucht, einen oder mehrere Luftballons nur mit den Füßen in der Luft im Kreis zu halten.
- Jeder bindet sich einen Ballon an seinen Knöchel, er soll noch auf dem Boden schleifen. Nun wird versucht, die Ballons der anderen Mitspieler zu zertreten und seinen eigenen Luftballon zu retten.

→ AUFGABEN

1. Wie beurteilen Sie die Einsatzmöglichkeiten der Luftballons für verschiedene Zielgruppen: Kinder, Ältere, Menschen mit Behinderungen?
2. Das Ertasten in den entsprechenden Übungen kann eingeschränkt werden, indem z. B. einige Teilnehmer Handschuhe anziehen und nachher ihre Erfahrungen mitteilen.
3. Stellen Sie eine Übungseinheit zusammen, die im Stuhlkreis (mit Rollstuhlfahrern) ohne großen Materialaufwand durchführbar ist.

6.2 Materialerfahrung

Materialerfahrungen gehen notwendigerweise mit Bewegungserfahrungen einher. Die teilnehmenden Personen machen Erfahrungen über die räumlichen Umweltgegebenheiten. Bei einem Einsatz von **Übungsmaterialien** geht es zudem um Eigenschaften, Beschaffenheit, Gesetzmäßigkeiten und Verwendungsmöglichkeiten von Spielobjekten und Bewegungsgegenständen.

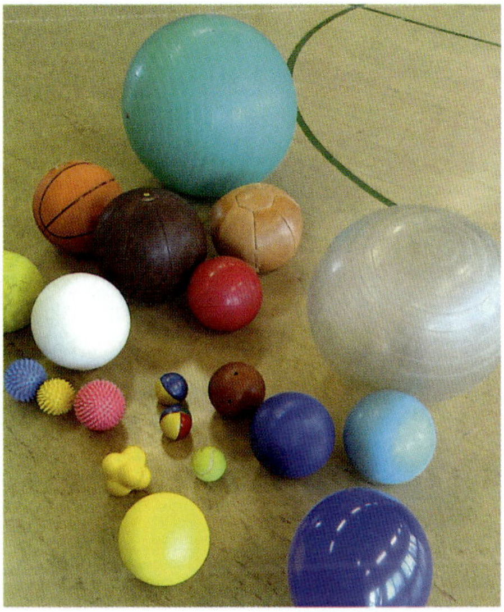

Verschiedenartige Bälle

Materiale Erfahrung ist vor allem auf die Erkenntnis der materialen und funktionalen Bedingungen der Bewegungshandlung gerichtet. Sie führt zur Bildung und zum **Verständnis von Begriffen** über:

- **Gegenstände:** Was ist ein Ball, eine Treppe, ein Schwungtuch, eine Weichbodenmatte?
- **Raum und Zeit:** Was bedeutet hoch, tief, weit, eng? Was sind langsame, schnelle Abläufe?
- **Kausalitäten:** Wenn ich den Ball richtig rolle, dann fallen die Kegel um.

Im Umgang mit Sport- und Spielgegenständen und in Bewegungssituationen gewinnt die Person Erkenntnisse, die für das Verstehen von Umweltbedingungen von Bedeutung sind und das Handeln ermöglichen oder erleichtern.

Beim Kriechen durch unterschiedlich große Tunnel kann das Kind die Erfahrung machen, was groß oder klein, größer oder kleiner bedeuten. Wenn die Teilnehmer einer Übungsgruppe auf unterschiedlichen Untergründen (Hallenboden, Matten, Teppichfliesen, Bank) laufen oder über Geräte klettern, machen sie Erfahrungen über die verschiedenartigen Beschaffenheiten des Materials. Sie begreifen, wie sie auch ihre Bewegungen verändern müssen. Sie erfahren wortwörtlich hautnah, was schräg, wackelig, hart, weich, kalt oder warm bedeuten.

BEISPIEL

Ein Bewohner einer Wohnstätte für Menschen mit Behinderung, der sich auf eine Schaukel setzt, bleibt möglicherweise anfangs dort passiv sitzen. Er muss angeschaukelt werden. Nach mehrmaligen Versuchen (unterstützt und begleitet durch Erklärungen und Vormachen) hat er dann die Erkenntnis gewonnen, dass er sich selbst ins Schaukeln bringen kann, indem er die Beine nach hinten und dann nach vorn schwingt. Dies gilt auch für ein Kind mit wenig Bewegungserfahrung.

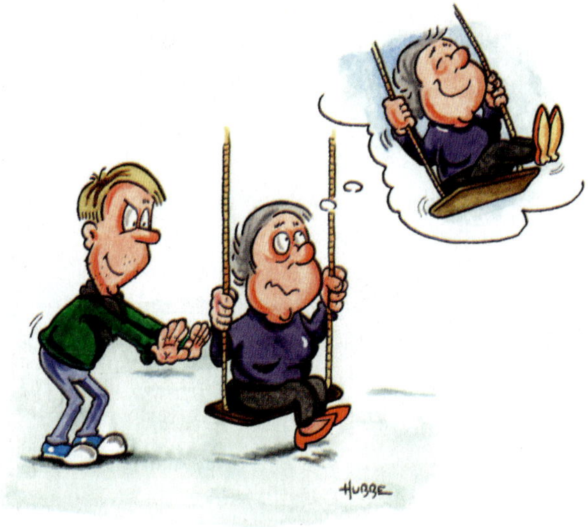

Durch **Bewegungserfahrungen** lernt die Person, mit den Gegebenheiten und Objekten seiner Umwelt umzugehen, ihre Unterschiedlichkeit zu entdecken. Erst die Veränderung der Bedingungen führt zum Erkennen verschiedener materieller Ursachen. Durch praktischen Umgang erfahren die Teilnehmer, dass sie einen Gymnastikball prellen können, aber dass ein Medizinball am Boden liegen bleibt. Durch einen aktiven Umgang erfahren sie die unterschiedlichen Bewegungs- und Spielmöglichkeiten eines Luftballons, einer Holzkugel, eines Wasserballs oder eines Basketballs. Bei materialer Erfahrung ergeben sich sensorisch und kognitiv wichtige Erkenntnisse. Alle Sinne (z. B. Sehen, Hören, Tasten, Riechen) wirken zusammen, um Erfahrungen zu vermitteln und um die Erweiterung der Handlungskompetenz zu ermöglichen.

Die Bedeutung dieser handlungsgebundenen materialen Erfahrungen liegt vor allem darin, dass sie die **Grundlage für die kognitive Entwicklung** des Kindes darstellen. Jede Erkenntnisgewinnung baut sich aus den einfachsten Handlungen des Kindes auf (vgl. auch die Theorie der Entwicklung des Denkens von Jean Piaget, geeignete Zusammenfassung in Zimmer, 1993, S. 38–50). Die Entwicklung der sensomotorischen Intelligenz basiert auf Handlungen und Wahrnehmungen der Dinge im Umgang mit ihnen, später erst auf Vorstellung und Denken. Über die praktische Bewältigung von Situationen gelangt das Kind zu deren theoretischer Beherrschung.

Handlungen werden so verinnerlicht, dass

- der Effekt von Handlungen vorweggenommen werden kann und
- zielgerichtetes, geplantes Verhalten möglich ist.

Als **äußere Bedingungen für den Erwerb materialer Erfahrungen** lässt sich aus den bisherigen Darlegungen festhalten:

- Es soll eine stimulierende und anregende Umgebung geschaffen werden, die zur Entdeckung, zum Experimentieren mit Bewegungseinfällen und Erproben verschiedener Wege sowie zur aktiven Auseinandersetzung herausfordert.
- Gegenstände und Spielobjekte müssen interessant sein, zur Aktivität provozieren, aber nicht überfordern; andererseits sollte ein gewisses Maß an Überraschung und Ungewissheit über den Erfolg der Handlung die Spannung erhalten.
- Vorschnelle Belehrungen, Demonstrationen oder Hilfen für einen zweckmäßigen Umgang oder bei einem Bewegungsproblem schränken die genannten Lernprozesse ein oder unterbinden diese.

→ AUFGABEN

1. Nehmen Sie verschiedenartige Bälle zur Hand: Gymnastikball, Medizinball, Igelball, Wasserball, Holzkugel, Luftballon usw. Probieren Sie Übungsmöglichkeiten aus.
   Einstiegsfragen: Welche Eigenschaften haben diese Bälle? Welche Bewegungs- und Spielmöglichkeiten ergeben sich dadurch? Woher wissen Sie das, auch ohne es direkt ausprobieren zu müssen?
2. Verdeutlichen Sie Materialerfahrung am Beispiel des Rollbrettfahrens oder anderer Geräte, die Sie im Unterricht kennengelernt haben.
3. Betrachten Sie den Zusammenhang von Körper- und Materialerfahrung. Überlegen Sie Beispiele, an denen die Wechselwirkungen deutlich werden.
4. Entwickeln Sie eine Beispieleinheit mit dem Schwerpunkt Materialerfahrung und probieren Sie diese mit Ihrer Klasse aus.

Praxisbeispiele 10: Schleuderrohr

Das Schleuderrohr bzw. Heulrohr ist ein Übungsgerät, das von seinen Verwendungsmöglichkeiten und Eigenschaften vermutlich nicht so bekannt ist. Der Umgang damit führt zu verschiedenen Erkenntnissen über dieses Gerät. Man erfährt, dass es sich um ein ca. 1 m langes Plastikrohr mit einem Durchmesser von ca. 3 cm handelt. Beide Enden sind offen. Wenn es geschwungen wird, wird ein Ton erzeugt. Die Geschwindigkeit des Schwingens verändert den Ton. Man kann Gegenstände in das Rohr stecken, das Rohr verknoten oder mehrere miteinander verbinden. So werden vielfältige Erfahrungen möglich.

1. **„Schwingen“:** Die Teilnehmer schwingen das Heulrohr auf unterschiedliche Art: langsam, schnell, aus dem Handgelenk drehen, aus der Schulter, über den Kopf, abwechselnd mit der rechten und linken Hand.
2. **„Durchsteigen“:** Die Teilnehmer halten das Heulrohr wie einen Gymnastikstab und steigen hindurch, ohne die Hände loszulassen. Dabei bewegen sich alle durch den Raum.
3. **„Telefonieren“:** Jeder Spieler hält das eine Ende des Rohres an seinen Mund, das andere Ende an das Ohr seines Mitspielers und erzählt etwas – leise reden, denn das Rohr hat Verstärkereffekt.
   Variation: als „Stille Post“ in der Kleingruppe im Sitzkreis.

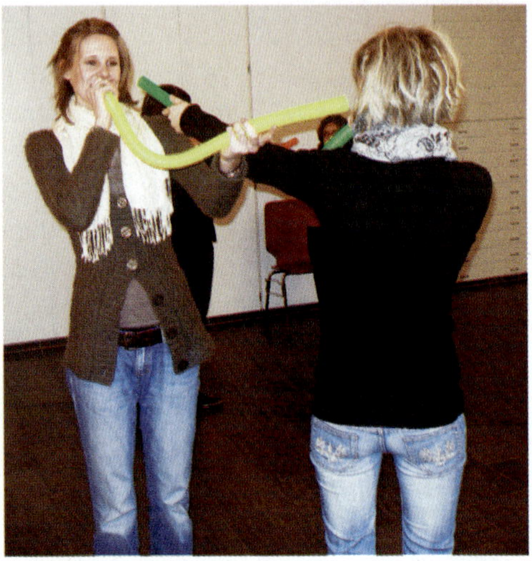

Telefonieren

4. **„Zunehmendes/abnehmendes Geräusch“:** Die Gruppe stellt sich im Kreis auf, ein Teilnehmer fängt mit dem Schwingen des Rohres an, der nächste setzt nach kurzer Zeit ein usw. Wenn alle schwingen, geht es in umgekehrter Reihenfolge zurück. Gelingt diese Übung auch mit geschlossenen Augen?
5. **„Hindernislauf“:** Die Teilnehmer halten zu zweit einen Plastikschlauch in Kniehöhe und gehen durch die Halle – die Entgegenkommenden springen jeweils über diese „Hindernisse“.
6. **„Blindenführung“:** Ein Spieler mit geschlossenen Augen wird von seinem Partner mithilfe des Schleuderrohres durch den Raum geführt.
7. **„Körpermassage“:** Mithilfe des Rohres können die Teilnehmer zu zweit (jeder hält ein Ende) den Rücken des Partners massieren, indem sie es hin und her bewegen.
8. **„Ring“:** Den Schlauch mithilfe eines Verbindungsstückes zu einem Ring schließen (Verbindungsstücke: dazu ca. 15 cm lange Stücke von dem Rohr abschneiden und längs einschneiden). Den „Ring“ werfen und fangen.
   Variationen: einzeln, zu zweit oder in der Gruppe; zielwerfen auf den gestreckten Arm des Partners; der Ring kann mit Murmeln gefüllt werden.

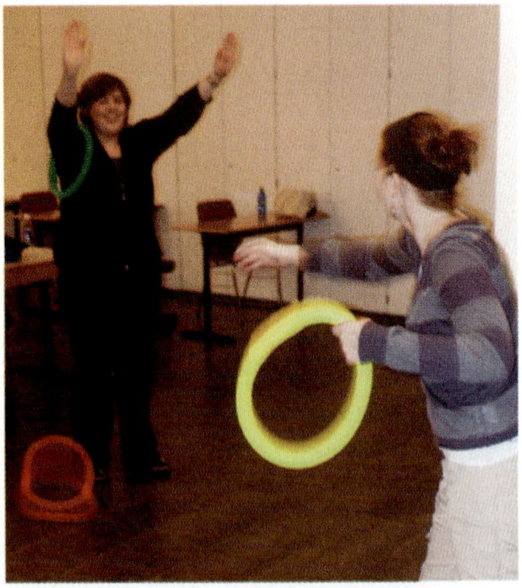

Ring

9. **„Reaktionstest":** Ein Spieler lässt durch den senkrecht gehaltenen Schlauch eine Kugel auf den Boden rollen. Sein Mitspieler, der seitlich daneben auf dem Boden sitzt, versucht, die Kugel, sobald sie das Rohr auf dem Boden verlässt, mit der flachen Hand abzuschlagen.

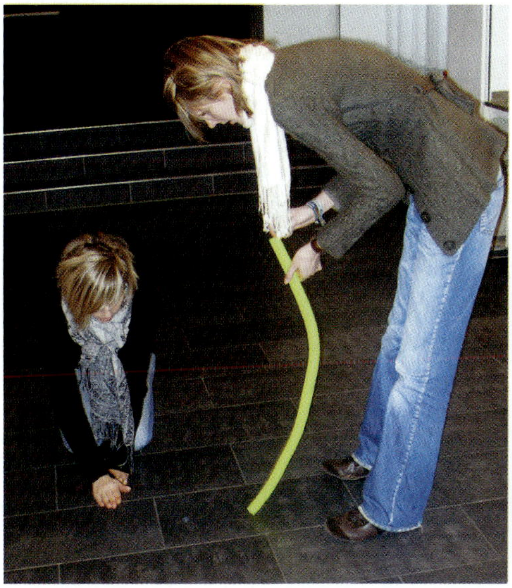

Reaktionstest

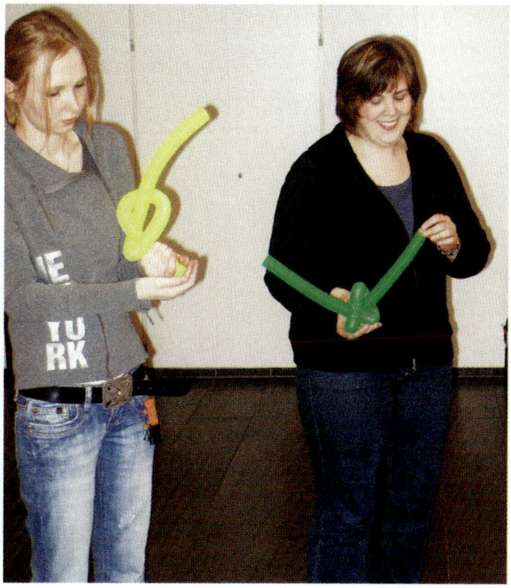

Kugel verfolgen

10. **„Kugel verfolgen":** Die Spieler verknoten das Rohr und versuchen, eine Kugel mit den Augen zu verfolgen, die den Knoten durchlaufen soll.
11. **„Gordischer Knoten":** Alle stellen sich im Kreis auf und halten jeweils ein Heulrohr mit dem rechten und linken Nachbarn. Die Teilnehmer „verknoten" sich, indem sie über Heulrohre steigen, darunter kriechen oder sich drehen. Ein Gruppenmitglied, das diese Bewegungsabläufe nicht gesehen hat, versucht, die Gruppe wieder zu „entknoten". Bei großen Gruppen Teilgruppen bilden.

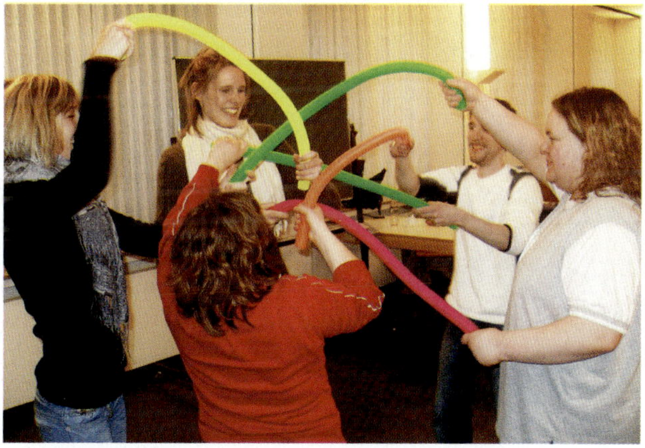

Gordischer Knoten

12. **„Murmelbahn":** Aus allen Rohren wird mit den Verbindungsstücken eine lange Bahn gebildet. Im Kreis halten alle gemeinsam diese Bahn und lassen eine oder mehrere Kugeln durch diese Bahn rollen. Dasselbe mit geschlossenen Augen.

Variation: Die Spieler legen eine solche Kugelbahn über den Körper eines Mitspielers und lassen Kugeln herabrollen.

13. **„Kooperationsaufgabe":** Die Gesamtgruppe erhält die Aufgabe, eine Kugelbahn so zu bauen, dass die Kugel ohne Unterbrechung die Bahn herunterrollt.

Praxisbeispiele 11: Alltagsmaterialien

Neben den Sport- und Psychomotorikgeräten bieten auch die sogenannten Alltagsmaterialien (die eigentlich nicht zur Bewegungserziehung hergestellt wurden, sondern anderen alltäglichen Zwecken dienen) viele Spiel- und Bewegungsmöglichkeiten sowie Gelegenheiten zum Experimentieren, Variieren, Kombinieren und Gestalten. Auch ergeben sich hierbei zahlreiche Anlässe zur Materialerfahrung, natürlich in Wechselwirkung mit Körper- und Sozialerfahrungen.

Mögliche Alltagsmaterialien, die im Bewegungsunterricht und in der Förderung eingesetzt werden können, sind beispielsweise: Zeitung, Pappteller, Papprollen, Bierdeckel, Bleiband, Tesakrepp, Wäscheklammern, Pappkartons, Filmdosen, Zollstöcke, Schaumstoffteile, Korken.

Es ist sinnvoll, die methodische Vorgehensweise nach folgenden Grundsätzen auszurichten: anfangs offene Aufgabenstellungen bieten, dann Ideen Einzelner aufgreifen und zum Nachahmen anregen. Zunächst individuelle, dann soziale Erfahrungen ermöglichen. Anfangs isolierter Materialeinsatz, dann können zusätzliche Materialien hinzugenommen werden.

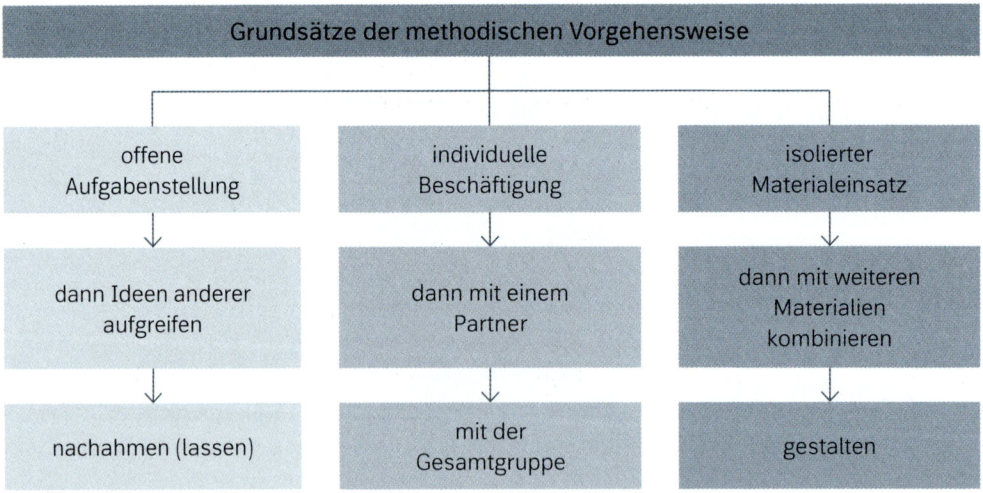

Methodisches Vorgehen mit Alltagsmaterialien

Alltagsmaterialien sind vielfältig einsetzbar, da ihre Funktionsweise für Bewegungen und Spiele nicht vorgegeben ist. Deshalb lassen sich auch viele Inhalts- und Zielbereiche damit verfolgen: tragen und balancieren – werfen und fangen, zielwerfen – Körperwahrnehmung: fühlen, ertasten und spüren – sehen und hören – Fangspiele, Gruppenspiele – Reaktion – Fantasie – Pantomime, Rollenspiele – Handgeschicklichkeit, Feinmotorik – Raumorientierung – Entspannung u. a.

Zu ausgewählten Materialien, die leicht zu beschaffen sind, werden im Folgenden jeweils exemplarisch einige Spiel- und Übungsformen angegeben.

Zeitung

1. **„Zeitungslauf“:** Die Gruppenmitglieder versuchen, mit dem Zeitungsblatt zu laufen, ohne es mit der Hand festzuhalten.
2. **„Fangspiele“:** Ein Fänger ohne Zeitung versucht, die anderen (mit Zeitung) abzuschlagen. Der Abgetroffene muss die Zeitung übergeben und die Rolle des Fängers übernehmen.
   Variationen: Der Fänger bleibt bestehen, der Abgeschlagene muss sich auf die Zeitung setzen, er kann aber von den anderen z. B. erlöst werden, wenn ihm ein anderer Spieler die eine Hälfte der Zeitung gibt oder wenn er selbst eine Hälfte der Zeitung abgibt.
3. **„Transport“:** Die Teilnehmer versuchen, bestimmte leichte Materialien (z. B. Luftballons) mit der Zeitung zu transportieren.
4. **„Fußgymnastik“:** Die Teilnehmer greifen die Zeitung barfuß im Sitzen mit den Füßen und machen einige Übungen, z. B. falten, drehen, zerreißen.
5. **„Wurfspiele“:** Die Spieler knüllen die Zeitung zusammen und machen Wurfspiele.
6. **„Balancieren“:** Aus der Zeitung wird eine Art Stab gerollt und das Ende festgeklebt. Damit können die Teilnehmer balancieren oder das folgende Gruppenspiel durchführen.
7. **„Platz erhaschen“:** Alle setzen sich im Kreis auf einen Stuhl. In der Mitte steht ein Papierkorb mit dem Zeitungsstab. Ein Spieler ohne Stuhl versucht nun, mit dem Zeitungsstab einen sitzenden Spieler abzuschlagen und den Stab schnell wieder in den Papierkorb zu legen oder zu werfen. Der „Abgeschlagene“ muss versuchen, den Stab zu ergreifen und den „Schläger“ damit abzuschlagen, bevor dieser den freien Sitzplatz eingenommen hat.
8. **„Zeitungstanz“:** Die Teilnehmer bewegen sich zu zweit nach Musik auf einem Zeitungsblatt; jeweils auf Musikstopp wird die Zeitung halbiert. Aufgabe ist es, dabei nicht den Boden zu berühren.
9. **„Pantomime“:** Die Gruppenmitglieder suchen sich in Kleingruppen interessante Zeitungsmeldungen (Überschriften) heraus, die sie vor der Gesamtgruppe pantomimisch darstellen; die Gesamtgruppe versucht, die Zeitungsmeldung in etwa zu erraten.
10. **„Zielwerfen“:** Die Teilnehmer hängen Zeitungen an einer Wäscheleine auf und versuchen mit Tennisbällen diese zu treffen bzw. Löcher hineinzuwerfen.

11. **„Eng zusammen“:** Wie viele Personen passen auf eine bestimmte Anzahl von Zeitungen? Nach und nach kann dabei eine Zeitung weg genommen werden.
12. **„Entspannung“:** Die Teilnehmer werden mit Zeitungen bedeckt, dazu läuft eine Entspannungsmusik.

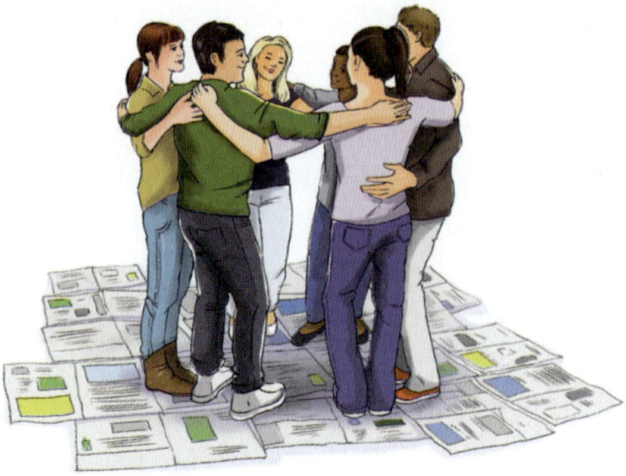

Eng zusammen

Bierdeckel

1. **„Bewegung eingeschränkt“:** Ein Mitspieler bedeckt seinen Partner mit fünf (die Anzahl kann variiert werden) Bierdeckeln, sodass seine Fortbewegung eingeschränkt ist. Die Bierdeckel müssen über eine festgelegte Strecke transportiert werden.
2. **„Doppelklebeband“:** Die Bierdeckel sollen als eine Art „Doppelklebeband“ dienen. Ein Mitspieler klebt beide Hände seines Partners mit jeweils einem Bierdeckel an zwei verschiedenen Körperstellen fest. Eine Fortbewegung soll noch möglich, aber eingeschränkt sein.
   Variation: Die Teilnehmer „verkleben“ sich zu zweit oder mit mehreren als Kleingruppe und bewegen sich gemeinsam fort. Können sie sich so „verkleben“, dass keine Fortbewegung mehr möglich ist? Ein Teilnehmer „verklebt“ eine Gruppe von fünf bis sechs Mitspielern, z. B. als „Riesentier“.
3. **„Körperstellen wahrnehmen“:** Ein Partner legt sich auf den Boden und schließt die Augen. Der andere legt einige Bierdeckel auf den Körper ab. Die gespürten Stellen soll der Liegende zeigen oder benennen.
4. **„Waage“:** Der eine Mitspieler setzt sich auf den Boden und „spielt eine Waage“, indem er seine beiden Hände zur Seite ausstreckt, er schließt die Augen. Der andere legt Bierdeckel (jeweils Fünfer-Packen) auf die Hände ab. Dieser soll erspüren, auf welcher Seite mehr Bierdeckel liegen, bzw. die Anzahl sagen.
5. **„Wurfbude“:** Die Teilnehmer versuchen mit einer bestimmten Anzahl von

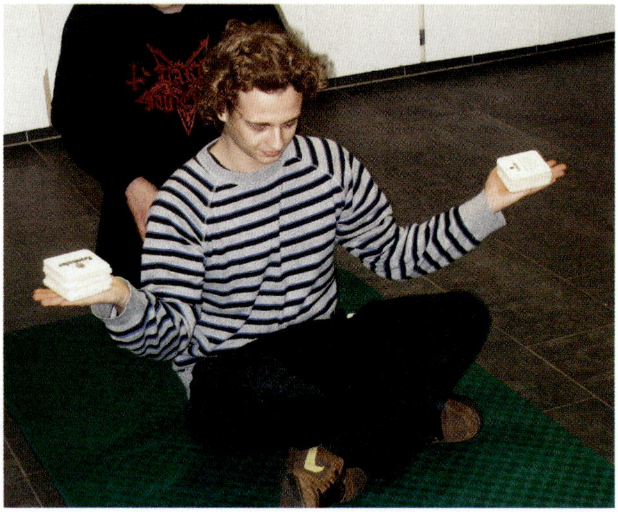

Waage

Bierdeckeln möglichst häufig in eine Kiste oder auf eine Matte zu treffen. Oder sie versuchen, möglichst weit zu werfen (Achtung, Verletzungsgefahr: Aufstellung so wählen, dass die Teilnehmer sich nicht gegenseitig treffen können).

6. **„Turmbau“:** Die Teilnehmer sitzen im Kreis. Die Spieler legen abwechselnd nacheinander jeweils einen Bierdeckel auf den vorhandenen Stapel ab. Das wird so lange gespielt, bis der Turm umfällt.
   Variationen: Kleingruppen versuchen, in einer bestimmten Zeit einen möglichst hohen Turm zu bauen. Nach Ablauf der Zeit wird die Höhe verglichen. Oder der Turm soll so stabil gebaut werden, dass er einen vorher bestimmten Gegenstand tragen kann.
7. **„Bierdeckelentspannung“:** Der eine Partner wird von seinem Mitspieler in entspannter Position und bei entspannender Musik mit Bierdeckeln belegt.

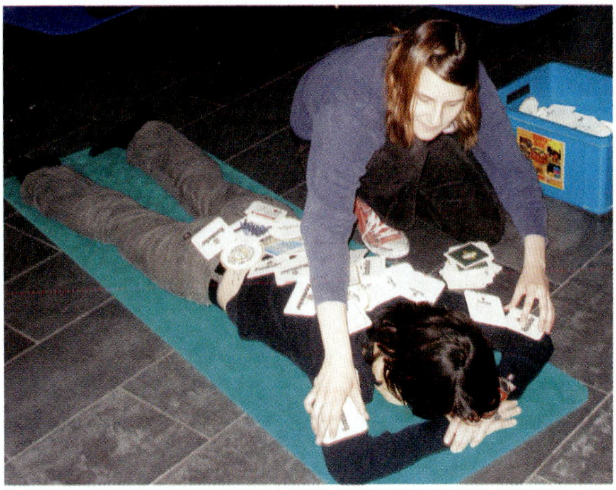
Bierdeckelentspannung

Pappteller

Auch ein Alltagsgegenstand wie der Pappteller bietet eine Vielzahl an Lern- und Bewegungsmöglichkeiten. Nicht nur Kinder, auch ältere Menschen können mit diesem preisgünstigen Gegenstand experimentieren, variieren, gestalten und kombinieren.

1. Einzelübungen

- Der Pappteller kann als eine Art „Frisbee“ geworfen werden. Die Teilnehmer können dabei versuchen, bestimmte Ziele zu treffen, z. B. in Kästen oder auf dem Boden liegende Matten.
- Die Teller können in verschiedener Weise und auf verschiedenen Körperteilen balanciert werden. Als „Kellner“ können auch andere Materialien getragen werden.
- Die Bewegungsmöglichkeiten des einzelnen Teilnehmers können eingeschränkt werden, wenn der Teller zwischen den Knien eingeklemmt wird.
- Wäscheklammern können an die Teller geheftet werden.
- Mit zwei Tellern unter den Füßen können die Teilnehmer auf dem Boden wie auf einer „Eisfläche“ gleiten.
- Mit den Tellern kann eine Wegstrecke gelegt werden und die Teilnehmer balancieren über „Steine im Bach“ oder laufen um die ausgelegten Pappteller.
- Eine interessante Möglichkeit ist es, den Teller selbst zu gestalten, zu bemalen, zu bekleben oder ein Gesicht aufzuzeichnen. So kann später jeder Teilnehmer „seinen“ Teller mit nach Hause nehmen.

2. Partner- und Gruppenübungen

- Die Partner können sich gegenseitig die Teller auflegen, um sie zu balancieren.
- Mit den Tellern können sich die beiden Mitspieler (oder auch noch weitere Teilnehmer) „verkleben", sodass die Fortbewegung eingeschränkt ist (Teller als „Doppelklebeband").
- Teller können mit verbundenen Augen erspürt werden, die der Partner auf den Körper aufgelegt hat. Der ganze Körper kann zu entspannender Musik mit den Tellern zugedeckt werden.

3. Pappteller und Tischtennisball

- Interessante Spiel- und Übungsvariationen ergeben sich beispielsweise mit dem Tischtennisball: Der Ball kann mithilfe des Tellers hochgespielt werden, man kann ihn auf dem Teller rollen lassen oder sich den Ball zu zweit zuspielen.
- Als eine einfache Variante des Tischtennisspiels können sich die Teilnehmer den Ball mithilfe der Pappteller über einen Tisch zuspielen (auch in der Gruppe als „Rundlauf" möglich).

→ AUFGABEN

1. Überlegen Sie Übungs- und Spielformen mit Papptellern in Kombination mit anderen Materialien (etwa Papprollen oder Wäscheklammern).
2. Bauen Sie mit den Papptellern eine Rollbahn, sodass der Ball fortlaufend nach unten von Teller zu Teller rollt.
3. Stellen Sie weitere Alltagsmaterialien der Gruppe vor. Werten Sie die Verwendungsmöglichkeiten aus.
4. Stellen Sie zu den genannten Inhalts- und Zielbereichen Übungsbeispiele mit ausgewählten Alltagsmaterialien zusammen. Nennen Sie z. B. Übungsbeispiele zum Bereich „Körperwahrnehmung, Körperschema", die Sie mit den Alltagsmaterialien Wäscheklammern, Bierdeckel und Bleiband durchführen können.
5. In Gruppen sollen mit Zeitungen verschiedene Aufgabenstellungen bearbeitet werden: Stellen Sie einen aufkommenden Sturm, ein Gewitter, ein Musikorchester oder eine Modenschau dar. Kleben Sie ein Schwungtuch oder stellen Sie Faltübungen vor.

TIPP

Filmtipp: Hans Jürgen Beins: Das große kecke Zeitungsblatt. Bewegen, Spielen und Lernen mit Alltagsmaterialien, Video/DVD, 34 Min., verlag modernes lernen, Dortmund.

6.3 Sozialerfahrung

Bedeutung der Gruppe

Da das Ermöglichen von Sozialerfahrungen eine bedeutungsvolle Rolle in der Psychomotorik spielt, findet in der Regel eine psychomotorische Förderung in der Gruppe statt. In besonderen Fällen gibt es auch eine Einzelförderung, wenn z. B. eine gezielte therapeutische Maßnahme im Rahmen der Krankengymnastik oder Ergotherapie erforderlich ist. Oder das Kind ist aufgrund seines Alters oder wegen seiner besonderen Problematik noch nicht in der Lage, sich in eine Gruppe einzuordnen.

Die Gruppe gibt Gelegenheiten zu einer Vielzahl von Prozessen und Interaktionen zwischen allen Beteiligten. Die Gruppenteilnehmer können soziale Verhaltensweisen erproben und deren Wirkungen erfahren. In der Auseinandersetzung mit Gleichaltrigen entsteht und verändert sich das Selbstbild. So ermöglicht die Psychomotorikgruppe neue **Möglichkeiten der Fremd- und Selbstwahrnehmung.**

Die Entwicklung des Kindes hängt u. a. davon ab, ob es von der Gruppe aufgenommen oder ausgegrenzt wird. Jedes Kind hat seine eigene Geschichte und seine eigenen Erfahrungen. Kinder können sich untereinander anregen, unterstützen oder sich gegenseitig bestätigen.

Kinder verhalten sich in einer Gruppe ungezwungener und spontaner, sie fühlen sich weniger kontrolliert, als wenn sie nur mit einem Erwachsenen in einer Spiel- oder Übungssituation sind. Kinder können sich in der Gruppe zurückziehen, sich Aktivitäten entziehen, nur zuschauen und andere beobachten. Besonders in der Anfangsphase kann es wichtig sein, dass Kinder erst nur zuschauen, sich ein Bild vom Stundenangebot und von den anderen Teilnehmern machen.

Auch fällt der Zugang des Erwachsenen zum Kind in der Gruppe leichter und kann sich unauffälliger vollziehen. Das Kind kann sich der Zuwendung durch den Erwachsenen entziehen. Die Gruppe verlangt aber auf der anderen Seite die Bereitschaft zum Verzicht auf die ungeteilte Zuwendung des Erwachsenen. Es besteht weniger die Gefahr der übermäßigen Konzentration eines Kindes auf den Erwachsenen.

Dafür ist das Bemühen um das einzelne Kind und das Eingehen auf seine Probleme in einer Gruppe nicht in dem Maße möglich wie in einer Einzelförderung. Eine Gruppe verlangt vom Kind eine höhere Frustrationstoleranz.

Der Gruppe wird auch eine höhere Transferwirkung für den Alltag zugeschrieben. Viele Kinder haben insbesondere in sozialen Situationen Schwierigkeiten. So stellt die Gruppe ein **natürliches Umfeld** dar, denn auch im Alltag ist das Kind zum größten Teil mit anderen Kindern zusammen, muss Regeln des Zusammenlebens beachten und sich mit anderen auseinandersetzen.

Gruppenzusammensetzung

Leiter von Psychomotorikgruppen haben die Aufgabe, sich Gedanken zur Gruppenzusammensetzung zu machen. Heilerziehungspfleger im Wohnheim oder in einer Werkstatt haben es meist mit festen Gruppen zu tun und haben in dieser Hinsicht wenig Gestaltungsspielraum, da die Gruppen feststehen. Heilpädagoginnen, die mit einer Gruppe von Kindern arbeiten wollen, haben hier eine verantwortungsvolle Aufgabe.

Die Gruppenzusammensetzung sollte von positiv wirksamer **Heterogenität** geprägt sein, um die Teilnehmer die Vielfalt der Verhaltensmöglichkeiten erleben zu lassen. Astrid Krus spricht in diesem Zusammenhang von einer gewünschten Entwicklungs- und Erfahrungshomogenität der Teilnehmerinnen bei gleichzeitiger Heterogenität in der handelnden Auseinandersetzung (vgl. Krus, 2004, S. 145).

Bei einer homogenen Gruppe, z. B. wenn die Gruppe nur aus hyperaktiven, aggressiven oder nur aus ruhigen, gehemmten Kindern besteht, ist die Gefahr groß, dass Kinder sich selbst in ihrem Verhalten laufend verstärken, dass sie untereinander negative Verhaltensmodelle imitieren. Ein hyperaktives Kind könnte hingegen eine Belebung in einer eher ruhigen Gruppe sein.

> „Sind in einer Gruppe Kinder mit unterschiedlichen Verhaltensproblemen und Entwicklungsbesonderheiten vertreten, ist es am ehesten möglich, dass sie voneinander lernen. So können sich positive Verhaltensweisen übertragen, die Gefahr einer gegenseitigen Störung durch ähnliches Verhalten der Gruppenmitglieder ist weniger gegeben."
>
> *(Quelle: Zimmer, 2006, S. 161)*

Allerdings sollten die Kinder in ihrem Entwicklungsniveau zueinander passen, also auch in den Altersstufen nicht allzu weit auseinander liegen.

Die Anzahl der Kinder, die in einer Gruppe aufgenommen werden, hängt ab von den räumlichen Bedingungen, vom Alter der Kinder, aber auch besonders von den individuellen Problemen der Kinder und der Anzahl der Betreuer.

Wird die Gruppe von einem Pädagogen betreut, liegt die **optimale Gruppengröße** bei vier bis sechs Kindern. Diese Gruppengröße wird auch von vielen Psychomotorikvereinen so realisiert. Bei einer kleineren Gruppe wären die vielfältigen sozialen Kontakte in dem beschriebenen Maße nicht möglich. Sind zwei Betreuer vorhanden, kann die Gruppe auf acht bis zehn Kinder erweitert werden (vgl. Zimmer, 2006, S. 163).

Soziale Lernprozesse

Soziale Lernprozesse zählen zu den wesentlichen Erfahrungsbereichen der Erziehung, Betreuung und Begleitung von Menschen. Auch für die Bewegungserziehung werden solche Zielsetzungen immer wieder formuliert. Aber sie gehören gleichzeitig zu den am wenigsten planbaren und steuerbaren Aufgaben. Erziehungsziele wie Hilfsbereitschaft, Kooperation, Toleranz und Einfühlungsvermögen sind schlecht zu messen und zu überprüfen.

„Gerade Lauf- und Fangspiele bringen häufig nicht nur eine Zurschaustellung mangelnder Ausdauerleistung mit sich, darüber hinaus geraten leistungsschwache Kinder hier häufig in soziale Außenseiterpositionen. Von den stärkeren Mitspielern werden sie in einem Fangspiel gar nicht beachtet, weil es nicht als besondere Leistung gilt, einen von ihnen einzuholen, oder aber sie werden sofort abgeschlagen und infolge des häufigen Übernehmens der Fängerrolle stellt sich eine Überbelastung dar.
Der ungeschickte, ängstliche Spieler im Völkerball weiß schon zu Spielbeginn, dass er wieder eines der ersten Opfer sein wird.“

(Quelle: Zimmer/Cicurs, 1995, S. 112)

Es gibt aber in der pädagogischen Arbeit viele Anlässe und Situationen, die gerade diese Fähigkeiten fördern (können). Soziales Lernen kann dabei durch Imitation und Beobachtung, Erfahrung und Einsicht, Reflexion und Erklärung geschehen.

Positive und negative Auswirkungen von Bewegungsspielen

Folgende **Grundqualifikationen** können durch Bewegung und Spiel erworben werden (vgl. Zimmer, 1993, S. 33):

- soziale Sensibilität/Einfühlungsvermögen,
- Regelverständnis, -einhaltung,
- Kontakt- und Kooperationsfähigkeit,
- Frustrationstoleranz,
- Toleranz und Rücksichtnahme.

Damit sind die positiven Auswirkungen herausgestellt, die durch Bewegung und Spiel erreicht werden können. Ob dies aber immer der Fall ist und die gewünschten Ziele erreicht werden, muss allerdings auch hinterfragt werden. Durch Bewegungsspiele werden zwar immer soziale Lernprozesse in Gang gesetzt, diese müssen jedoch nicht immer auch zu **Rücksichtnahme und Toleranz** und damit zu einer Verbesserung der sozialen Kompetenzen führen.

„Sie sollten nie stillschweigend davon ausgehen, dass sich quasi automatisch positive soziale Prozesse einstellen, wenn Sie ein Spiel planen. Oder dass das Spielen immer von Spannungen befreit und die Atmosphäre fröhlich ist. Vielleicht treffen in der Gruppenstunde zwei Teilnehmerinnen aufeinander, die sich eigentlich nicht leiden können – und jetzt sollen sie freundschaftlich miteinander spielen. Oder vielleicht ist in der Gruppe jemand, der gerne das große Wort führt, einer anderen damit auf die Nerven geht, ohne dass diese sich traut, etwas

zu sagen. Die positiven Wirkungen, die den Spielen zugeschrieben werden, können sich ergeben, müssen aber nicht."
(Quelle: Eisenburger, 2011, S. 64)

Manche Bewegungsspiele provozieren geradezu das Entstehen von **Konkurrenzverhalten und Rivalität** und sie verhindern die Integration Schwächerer.

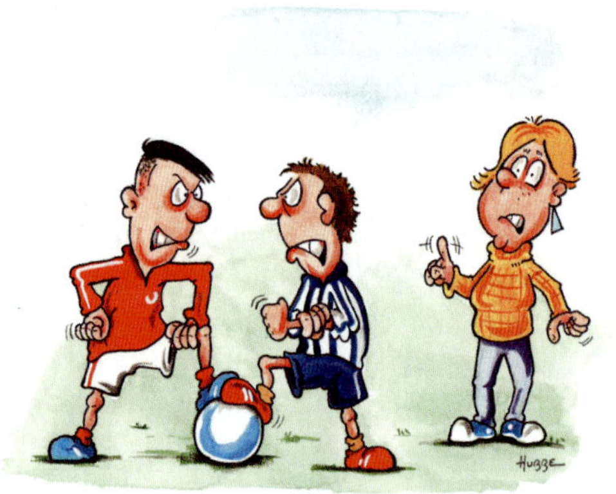

FUßBALL IST UNSER LEBEN

Solche Auswirkungen können dann auftreten, wenn Bewegungsspiele hohen Wettkampfcharakter haben und zu direkten Leistungsvergleichen führen. Diese Spiele enthalten Konkurrenzsituationen (Wettläufe, Spiele mit Ausscheiden, Reaktionsspiele). Hier können die Mitspieler eindeutig erkennen, wer der Schnellste oder Geschickteste ist, wer bei einem Wettlauf als Erster ankommt oder bei einem Spiel mit Ausscheiden als Letzter und damit als Sieger übrig bleibt.

Zwar ist es nicht möglich und auch nicht erforderlich, auf alle Spiele, bei denen Sieger oder Verlierer ermittelt werden, zu verzichten. Die Erzieherin/Gruppenleiterin muss jedoch beachten, dass häufiges Verlieren das Selbstwertgefühl erheblich schwächen und Leistungszuversicht mindern kann. Oft reagieren besonders Kinder bei Misserfolg mit Rückzug oder kompensieren Leistungsschwächen mit Störverhalten.

Soziale Lernprozesse laufen zwar oft unbewusst und versteckt ab. Der Umgang der Kinder untereinander, ihr Verständnis füreinander und die gegenseitige Toleranz und Hilfeleistung können jedoch gefördert werden. Wichtig sind eine entsprechende Auswahl der Spielinhalte, die Absprache und Gestaltung von Regeln und ein reflektiertes Erzieherverhalten.

Vermeidung negativer Auswirkungen im Sozialverhalten durch

Auswahl der Spiele/Spielinhalte	Verhalten der Erzieher
• behutsamer Umgang mit Wettspielen • ständiges, schnelles oder langes Ausscheiden vermeiden • Kooperationsspiele anbieten • freies Wählen von Erholungspausen • Spiele mit verschiedenartigen Anforderungen • Überforderungen vermeiden • Eigenaktivität ermöglichen	• Beobachtung der Konfliktlösungen • selbst positives Lernmodell bieten • Sieger/Verlierer nicht besonders herausstellen • Vermeiden direkter Leistungsvergleiche einzelner Mitspieler • Art der Gruppenbildung • nicht einseitig, vorschnell Partei ergreifen • Eingreifen bei regelmäßiger Benachteiligung einzelner Kinder

Möglichkeiten zur Förderung des sozialen Lernens

Auf die eigenen Umgangsformen, die selbst praktizierten Formen der Konfliktlösung und die eigenen Einstellungen sei hier besonders hingewiesen. Ansprüche an die Teilnehmer sind daher immer zunächst **Ansprüche an die eigene Person**:

- Wer helfen möchte, mit Wut, Traurigkeit, Ärger oder Angst umzugehen, wird dies am ehesten können, wenn er sich selbst den eigenen Gefühlen stellt, sich mit ihnen intensiv auseinandersetzt.
- Wer helfen möchte, das Selbstwertgefühl aufzubauen, wird es am besten schaffen, wenn er selbst ohne Angst auf schwierige Situationen zugeht, seine Anstrengungen im Hinblick auf seine Zielerreichungen nicht nachlassen.
- Wer die Kritikfähigkeit unterstützen möchte, wird dies sicherlich am besten erreichen, indem er selbst Kritik sucht, sich selbstkritisch betrachtet und Fremdkritik akzeptiert.
- Wer den sozialen Umgang untereinander stärken möchte, wird dies am besten erreichen, wenn er seine eigenen sozialen Fähigkeiten einer kritischen Betrachtung unterzieht und seine eigene Sozialkompetenz Stück für Stück ausbaut.

„Zusammengefasst und auf den Punkt gebracht heißt dies: Für Kinder formulierte Ziele und Ansprüche sind zunächst immer für sich selbst formulierte Ziele und Ansprüche. Erreichte Ziele für sich selbst sind die Grundlage für die Ziele bei und mit Kindern und anderen Menschen.
Solange Ziele und Ansprüche, die für andere formuliert sind, nicht eine besondere Bedeutung für die eigene Person bekommen, solange bleiben sie häufig nur theoriebesetzte Absichtserklärungen, die sich zwar gut anhören oder beachtenswert in Konzeptionen lesen lassen, aber dennoch ohne Wirkung bleiben."

(Quelle: Krenz, 1999, S. 18)

Mannschafts- und Gruppenbildung

Zur Sozialerfahrung gehört auch die Mannschaftsbildung und Gruppeneinteilung, denn soziales Lernen findet bereits vor dem eigentlichen Spiel statt. Es müssen Spielgruppen eingeteilt, Mannschaften gebildet, Partner gesucht werden. Dabei werden häufig noch Methoden angewendet, die Schwächere in ihrem Selbstwertgefühl sehr verunsichern. Dies geschieht aus organisatorischen Gründen, aus Tradition oder aus fehlendem Einfühlungsvermögen.

„Die schlechteste, unsozialste und unpädagogischste Methode ist das ‚Wählen'. Bei keiner anderen Art der Gruppeneinteilung werden leistungsschwache Kinder so bloßgestellt, ihr geringer Wert so deutlich und bei jeder Wahl aufs Neue bescheinigt. Diese Form sollte nicht nur für den Sportförderunterricht, sondern für jede Form von Schul- und Vereinssport verboten werden. Sie scheint jedoch immer noch verbreitet zu sein, denn auch heute berichten Schulabgänger von ihren negativen Erfahrungen beim Wählen bzw. Nichtgewähltwerden."

(Quelle: Zimmer/Cicurs, 1995, S. 113)

Andere Verfahren und Wege sind da sicherlich geeigneter, etwa Fang- oder Bewegungsspiele, in denen sich Partner oder Gruppen eher zufällig finden müssen, einfaches Abzählen, die zufällige Zuordnung der Mitspieler zu verschiedenfarbigen Luftballons oder Teppichfliesen. Eine andere Möglichkeit besteht darin, dass sich die Teilnehmer selbst in Gruppen zusammenstellen, oder der Leiter die Gruppe einfach in der Mitte aufteilt.

→ AUFGABEN

1. Welche Wirkungen im Sozialverhalten durch Bewegung und Spiel haben Sie selbst kennengelernt? Wovon waren die entsprechenden Wirkungen abhängig?
2. Erläutern Sie die Vor- und Nachteile der Gruppe gegenüber einer Einzelförderung – jeweils aus der Sicht der beteiligten Kinder und aus der Sicht des Übungsleiters.
3. Was können Sie als Leiter einer Übungsgruppe tun, um negative Auswirkungen von Gruppenprozessen (Ablehnung, Ausgrenzung) zu vermeiden?
4. Wie bewerten Sie die Aussagen zur Mannschaftsbildung? Welche andere Möglichkeiten der Gruppeneinteilung kennen Sie? Wie bewerten Sie diese? Stellen Sie Vor- und Nachteile jeweils gegenüber.
5. Entwickeln Sie eine Beispieleinheit mit dem Schwerpunkt Sozialerfahrung und probieren Sie diese mit Ihrer Klasse aus.

Praxisbeispiele 12: Kooperations- und Vertrauensspiele

Besondere Bedeutung für soziale Lernprozesse haben die sogenannten „New Games“, Kooperationsspiele und Vertrauensübungen.

1. **„Fliegender Fisch“:** Ein Teilnehmer wird durch eine Gasse auf den Armen liegend weitergereicht und dabei etwas hochgeworfen.
2. **„Blinder Spurt“:** Die Gruppe bildet einen Halbkreis. In diesen Halbkreis läuft ein Teilnehmer aus einiger Entfernung mit geschlossenen Augen hinein; die Gruppenmitglieder klatschen zur Orientierung.
3. **„Blinde Schlange“:** Die Gruppe stellt sich hintereinander auf, Hände auf den Rücken des Vordermannes. Der erste Teilnehmer hat die Augen geöffnet, die anderen haben die Augen geschlossen bzw. verbunden. Der Erste hat die Aufgabe, die Gruppe durch die Halle zu führen. Dazu können noch kleine Hindernisse (z. B. Matten) aufgebaut werden. Nach einer bestimmten Zeit wechselt die „Führung“.
4. **„Hände hoch“:** Die Spielteilnehmer bilden eine Gasse mit einem Abstand von ca. einem Meter. Alle strecken ihre Arme waagerecht nach vorne. Ein Freiwilliger läuft durch diese Gasse, wobei die Mitspieler-Paare jeweils kurz vor dem Läufer die Arme in die Luft heben. Zu Beginn sollte der Läufer langsam beginnen, das Lauftempo kann später gesteigert werden.

5. **„Hilfe“:** Ein Spieler hat die Aufgabe, die anderen Gruppenmitglieder mit dem Ball abzutreffen. Derjenige, der einen bestimmten Gegenstand (z. B. ein Stofftier oder einen Gummiring) in der Hand hält, darf nicht abgeworfen werden. Es kann vereinbart werden, dass derjenige, der „gejagt“ wird, um Hilfe rufen kann. Alle müssen also schauen, ob sie helfen können. Bis dies gelingt, muss in der Regel eine Zeit lang gespielt werden.
6. **„Mutprobe“:** Die Teilnehmer laufen mit geschlossenen Augen über eine (schräg gestellte) Bank (Sicherheits- oder Hilfestellung). Oder sie springen von einem kleinen oder großen Kasten auf eine (Weichboden-)Matte.
7. **„Wie viele passen drauf?“:** Die Teilnehmer probieren aus, wie viele Personen z. B. auf einen kleinen Kasten, auf ein Kastenoberteil, auf mehrere Zeitungen, auf eine Matte passen (einige sichern außen ab).
8. **„Flussüberquerung“:** Die Teilnehmer haben in Kleingruppen jeweils ein Rollbrett, einen kleinen Kasten und mehrere kleine Seile (oder auch andere vorgegebene Materialien). Die Aufgabe besteht darin, nur mithilfe der Materialien eine bestimmte Strecke (z. B. einen „Fluss“) zu überqueren. Keiner darf dabei den Boden berühren.
   Variation: Jede Gruppe hat einige Teppichfliesen. Damit müssen sie die Strecke (z. B. „den reißenden Fluss“) gemeinsam überwinden. Teppichfliesen, auf denen sich kein Fuß befindet, werden von der „Strömung“ weggespült (von der Spielleiterin weggenommen).

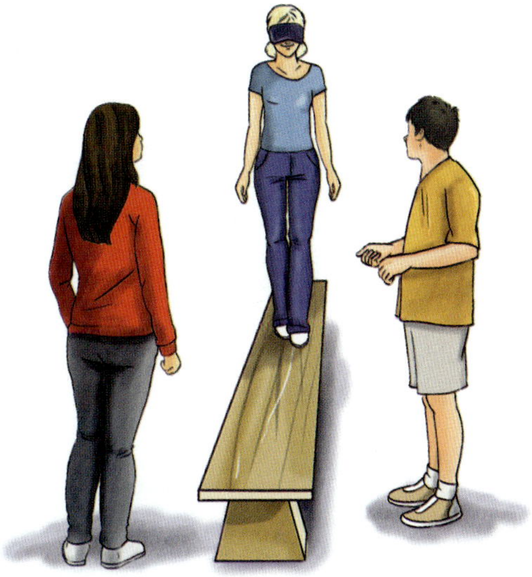

Mutprobe

9. **„Gemeinsame Rettung“:** Alle verteilen sich beliebig in der Halle und stehen auf einer Teppichfliese (oder wenn vorhanden auf einem Stuhl). Eine Teppichfliese bzw. ein Stuhl bleibt frei. Erst dann wird die gedachte Ausgangslage geschildert (alle stellen sich vor, sie seien Schiffbrüchige). Aufgabe der gesamten Gruppe ist es, gemeinsam das rettende Ufer (eine festgelegte Stelle im Raum) zu erreichen. Es kann auch eine bestimmte Zeit vorgegeben werden.
10. **„Blindenführung“:** Die Teilnehmer klettern, krabbeln, balancieren mit geschlossenen Augen über eine Gerätelandschaft aus Kästen, Matten, Bänken usw., ohne diese vorher gesehen zu haben.
    Variationen: Die „blinden“ Teilnehmer, die jeweils einen sehenden Partner zur Absicherung haben, erhalten verbale Informationen oder jegliche sprachliche Verständigung ist ausgeschlossen. Der „Blinde“ erhält Hilfestellung durch Handfassung oder er bewegt sich frei und der sehende Partner greift nur bei Bedarf oder auf Wunsch ein.

11. **„Dunkel-Parcours“:** Die Teilnehmer sollen Gerätestationen mit verbundenen Augen erkunden. Dabei dient ein Seil, an dem sich die Teilnehmer entlangtasten können, als Orientierungshilfe. Ein sehender Mitspieler begleitet den „Blinden“.
Variation: Die Gerätestationen können zuerst betrachtet oder auch zuerst sehend ausprobiert werden.

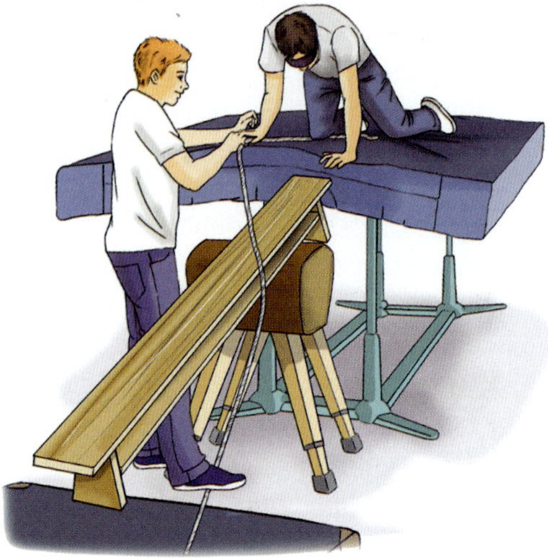
Dunkel-Parcours

12. **„Alle durchs Kletternetz“:** Zwischen zwei Pfosten (draußen zwischen zwei Bäumen) werden Seile oder Absperrband gespannt, sodass ein Netz mit etlichen Lücken entsteht. Die gesamte Gruppe befindet sich auf der einen Seite des Netzes. Aufgabe der Gruppe ist es, einzeln durch das Netz zur anderen Seite zu gelangen. Einschränkung: Jedes Loch darf nur ein Mal benutzt werden und die Seile dürfen nicht berührt werden. Falls das Seil berührt wird, muss der Teilnehmer zur Ausgangsseite zurück (je nach Zielgruppe großzügig handhaben). Falls mehr Gruppenmitglieder als Lücken vorhanden sind, können bestimmte Löcher festgelegt und markiert werden, die zwei Mal durchklettert werden können.

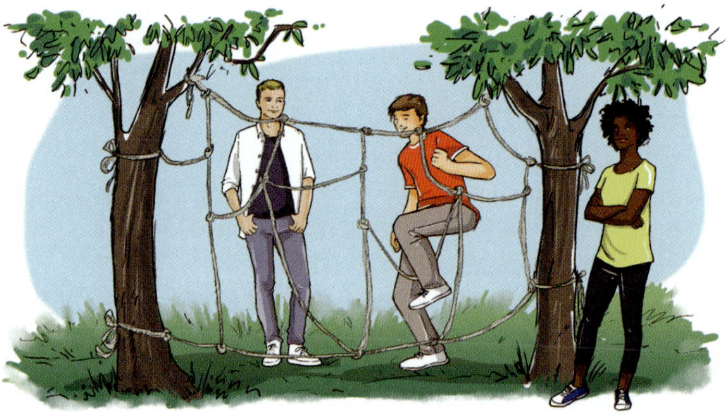
Alle durchs Kletternetz

13. **„Tuch umdrehen“:** Die (Teil-)Gruppe steht auf einem Schwungtuch. Die Teilnehmer haben die Aufgabe, das Tuch umzudrehen, ohne das Tuch zu verlassen.
Variation: Je nach Gruppengröße kann die Herausforderung sein, eine Gymnastik-, Turn- oder Weichbodenmatte umzudrehen, ohne diese zu verlassen.
14. **„Vertrauensfall“:** Die Zielübung ist, dass sich jemand von einem Kasten, von der Fensterbank oder auch draußen von einer Mauer in eine Gasse auf die Arme der Mitspieler fallen lässt. Die Mitspieler sollen sich nicht an den Händen festhalten,

sondern im „Reißverschlussverfahren" die Arme halten (Hände zeigen nach oben, etwa rechter Winkel zwischen Ober- und Unterarm). Der Fallende versichert sich vorher, dass die Gruppe bereit ist.

Notwendige Vorübungen zur Körperspannung:

- Aufstellung zu zweit gegenüber, ein Dritter in der Mitte macht sich möglichst steif (Muskelspannung aufbauen) und lässt sich vorsichtig von einer Seite zur anderen fallen; die beiden Partner halten ihn und schubsen ihn sanft hin und her. Diese Übung kann auch mit geschlossenen Augen probiert werden.
- Oben beschriebene Übung in der Kleingruppe (gleichgeschlechtlich) durchführen, wobei eine Person in der Mitte im Kreis leicht hin- und hergeschubst wird.
- Die Teilnehmer bilden Paare. Ein Partner legt sich in Rückenlage mit intensiver Körperspannung auf den Boden; der andere versucht, ihn an den Schultern fassend auf die Füße zu stellen.
- Ein Mitspieler legt sich in Rückenlage auf drei Kästen, die mit Abstand so hintereinander gestellt werden, dass Schulter und Füße auf dem Kastenende aufliegen. Der Kasten in der Mitte, auf dem noch das Gesäß aufliegt, wird langsam weggezogen. Der Körper soll in Spannung verbleiben und nicht einsacken.
- Eine Person legt sich mit starker Körperspannung auf den Boden und wird von anderen Gruppenmitgliedern (an jeder Körperseite ca. drei bis vier Personen) hochgehoben, die Person kann dann auch eine gewisse Strecke getragen werden.

15. **Übungen mit der Weichbodenmatte:**
    - **„Mattenwurf":** Aufgabe ist es, die Weichbodenmatte als Gruppe hochzuwerfen und gemeinsam mit dem Rücken aufzufangen; dabei drehen sich die Teilnehmer mit dem Gesäß zur Kreismitte.
    - Ein Teilnehmer erklettert eine hochgestellte Weichbodenmatte, die von Mitspielern gehalten wird (Mattenabsicherung).
    - **„In die Höhe":** Ein Freiwilliger legt sich auf die Weichbodenmatte und wird mit dieser hochgehoben und dann wieder fallen gelassen.
    - **„Sandwich":** Zwei Weichbodenmatten werden aufeinander gelegt (mit den weicheren Seiten in der Mitte gegeneinander). Zwischen den Matten können sich Teilnehmer hinlegen, lassen den Kopf dabei aber herausschauen. Auf der oberen Matte können andere Gruppenmitglieder herumlaufen.

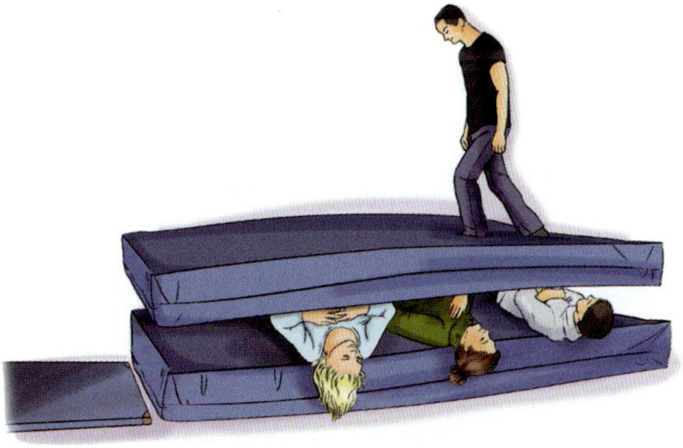

Sandwich

- **„Lauf gegen die Matte“:** Ein Spieler läuft mit geschlossenen Augen gegen eine aufrecht gehaltene Weichbodenmatte, die beim „Aufprall“ umfällt. Variation: Er versucht, genau bis zur Matte zu laufen, und stoppt dort ab.
- **„Mattentransport“:** Jede Mannschaft hat die Aufgabe, je eine Weichbodenmatte möglichst schnell über eine gewisse Distanz zu transportieren. Dabei soll ein bestimmter Gegenstand (oder auch ein Teilnehmer) auf der Matte transportiert werden. Es können verschiedenartige Hindernisse aufgebaut werden.
- **„Überquerung mit Matten“:** Die Gruppe hat die Aufgabe, mithilfe von zwei Matten (Turnmatten oder Weichbodenmatten) eine Distanz (über einen gedachten Fluss) zurückzulegen, ohne dass die Teilnehmer den Boden berühren.

Praxisbeispiele 13: Dreier-Übungen

In diesen Kooperationsspielen sind die Teilnehmer gefordert, sich gut aufeinander einzustellen. Voraussetzung für ein gutes Gelingen dieser Übungen ist, dass jeder aufmerksam ist und die Handlungen des anderen verfolgt, um seine eigenen Reaktionen darauf abzustimmen.

Wenn bestimmte motorische Fähigkeiten vorhanden sind, können diese Übungen mit älteren Kindern und Jugendlichen auch als sogenannter Dreier-Circuit absolviert werden. Es werden dazu bestimmte Übungsstationen festgelegt, die alle Dreiergruppen in einer bestimmten Reihenfolge absolvieren müssen. Die Anzahl der Wiederholungen in einer bestimmten Zeit werden gezählt und notiert und können miteinander verglichen werden.

Dabei zählt aber nicht die Leistung des Einzelnen, sondern nur das Ergebnis der Gruppe.

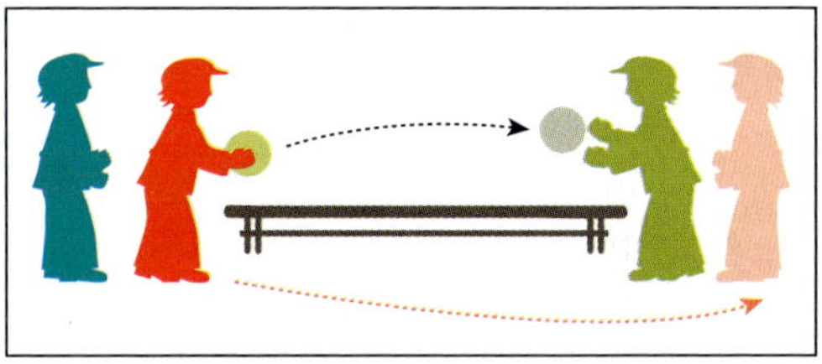
Rollball

1. **„Rollball“:** Zwei Teilnehmer stehen hintereinander, der Dritte steht in einem bestimmten Abstand gegenüber. Der erste Spieler der Zweiergruppe wirft dem dritten Mitspieler den Ball zu und läuft zu diesem Teilnehmer und stellt sich hinter ihm. Dieser Ablauf wiederholt sich dann fortlaufend.
   Variationen: Der Ball wird nicht zugeworfen, sondern mit dem Fuß zugespielt. Oder der Ball wird über eine Bank gerollt, die zwischen den Teilnehmern steht.

2. **„Zielwurf“:** Ein Mitspieler hält einen Gymnastikreifen vor sich senkrecht in der Luft und bewegt sich langsam vorwärts. Die beiden anderen Mitspieler werfen sich einen Ball durch den Reifen fortlaufend so oft wie möglich zu.
   Variation: Der Ablauf findet ohne Vorwärtsbewegung, aber mit Positionswechsel statt. Nach dem Wurf wechselt der Werfer zum Reifen; der Teilnehmer, der den Reifen gehalten hat, wird zum Fänger; der Fänger zum Werfer usw.
3. **„Personentransport“:** Zwei der Mitspieler sollen eine dritte Person (zuerst die kleinste) über eine festgelegte Strecke tragen. Am Ende der Strecke findet ein Rollenwechsel statt. Die Teilnehmer können selbst ausprobieren, wie es gehen kann.
   Variationen: Die Art des Tragens kann vorgegeben werden. Oder der Mitspieler wird nicht getragen, sondern z. B. auf einer umgedrehten Teppichfliese sitzend gezogen.
4. **„Übergabe“:** Die Dreiergruppe versucht sich im Dreieck stehend einen Reifen gleichzeitig zuzurollen.
   Variationen: Die Teilnehmer stehen während der Übung im Reifen oder auf einer Teppichfliese oder auch auf einem Wackelbrett. Die Teilnehmer können sich im Dreieck verschieden große Bälle zuwerfen oder einen Luftballon zuschlagen.

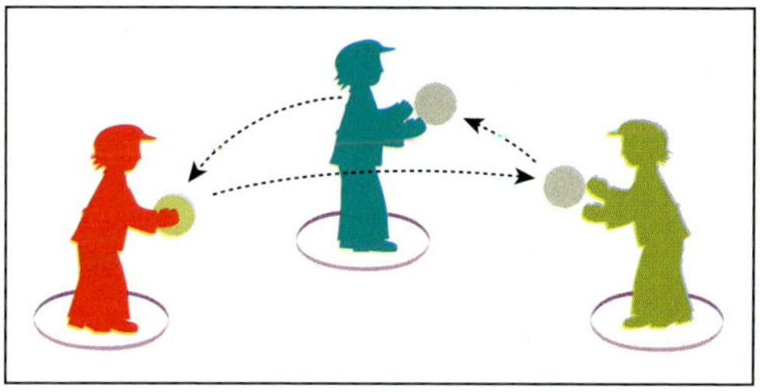

Übergabe

5. **„Springen und Kriechen“:** Es werden von zwei Teilnehmern zwei Seile parallel gehalten. Der Dritte springt über die Seile (oder auch nur über ein Seil) und kriecht dann unter den Seilen hindurch. Die Durchführung kann auch mit Rollenwechseln absolviert werden.
6. **„Seilspringen“:** Zwei Teilnehmer schlagen ein Seil, der Dritte versucht durchzulaufen. Oder in der Mitte soll zusätzlich ein Sprung über das Seil absolviert werden. Der Ablauf kann auch mit Rollenwechseln durchgeführt werden.
7. **„Balltransport“:** Ein Teilnehmer der Dreiergruppe trägt einen Tennisball (oder eine Holzkugel) auf einer Papprolle (oder einem Balltragestab) und überwindet dabei eine Hindernisbahn (Kasten, Bank) oder einen kurzen Slalom-Parcours. Am Ende der Strecke wird der Ball mit der Papprolle, ohne ihn mit den Händen festzuhalten, an den nächsten Mitspieler übergeben.

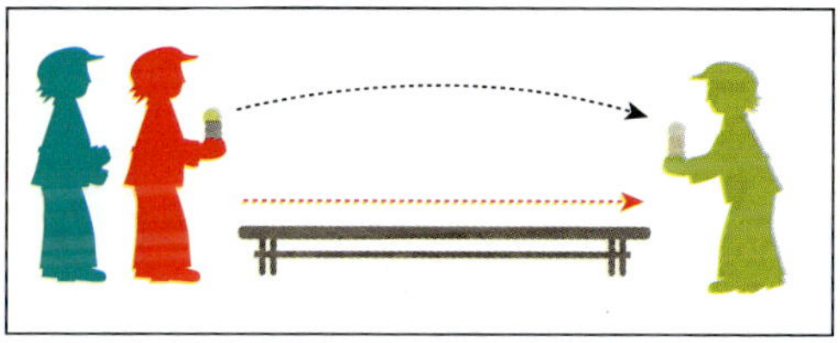

Balltransport

8. **„Stab ergreifen“:** Die drei Mitspieler stehen im Kreis und stellen jeweils ihren Gymnastikstab senkrecht auf den Boden. Auf Kommando lassen alle gleichzeitig ihren Stab los und fangen den nächsten Stab (nach vorheriger Absprache: den zu ihrer rechten oder den zu ihrer linken) auf.

9. **„Prellball“:** Mehrere Reifen liegen in Kreisform nebeneinander. Die Mitspieler stehen in gleichmäßigem Abstand von außen neben den Reifen. Sie haben die Aufgabe, auf Kommando gleichzeitig einen Ball in den Reifen zu prellen und dabei um den Kreis zu laufen.
10. **„Reifenwurf“:** Drei Reifen werden in Dreiecksform auf den Boden gelegt. Die drei Mitspieler stellen sich zwischen den Reifen auf und werfen ihren Mitspielern den Ball so zu, dass er vorher im Reifen aufspringt.

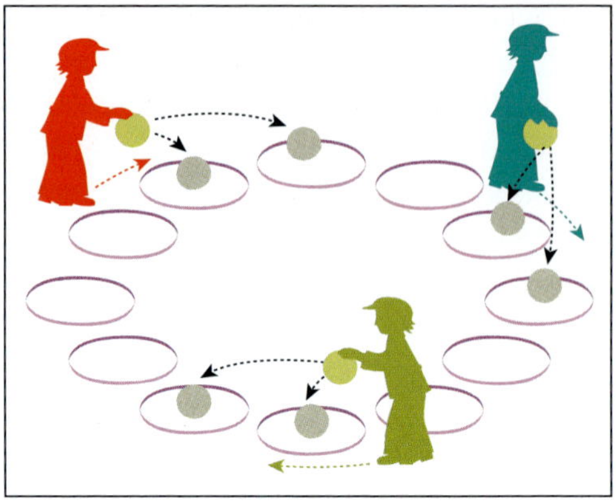

Prellball

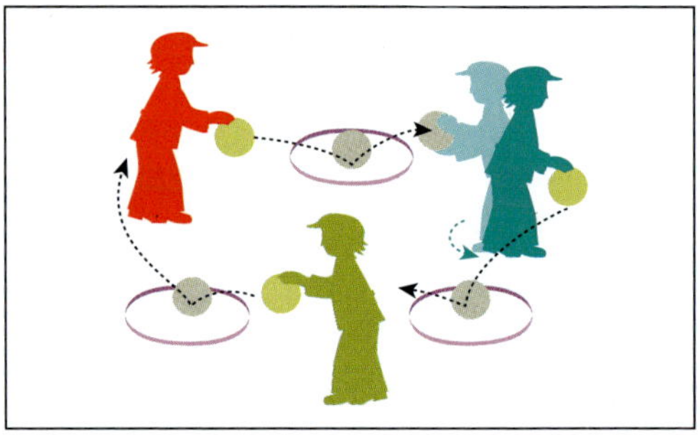

Reifenwurf

→ AUFGABEN

1. Entwickeln Sie in Dreiergruppen weitere Übungsbeispiele. Erstellen Sie dazu jeweils eine Übungskarte mit einem Namen für die Übung, einer genauen Beschreibung und einer möglichen Zählweise. Probieren Sie alle Übungen aus.
2. Erstellen Sie für einen Stationslauf einen „Laufzettel“, auf dem die einzelnen Gruppen ihre Ergebnisse notieren können.

Praxisbeispiele 14: Darstellungsspiele

Darstellungsspiele erfordern meist eine recht geringe körperliche Belastung, sie bieten die Möglichkeit kreativer Ausdrucksweisen und fördern Sozialkontakte. Es besteht allerdings auch die Gefahr, dass Hemmungen das Vormachen erschweren.

1. **„Bewegungsbilder“:** Es werden Gruppen gebildet, die die Aufgabe haben, zu bestimmten Orten (die sie sich selbst ausdenken oder vorgegeben bekommen) Bewegungshandlungen pantomimisch darzustellen. Nach einer Zeit des Ausprobierens spielt jede Gruppe ihr „Bild“ vor, die anderen Mitspieler sollen den dargestellten Ort erraten. Mögliche Orte können sein: Bahnhof, Fußballstadion, Flughafen, Schlachthof, Großmarkt, Operationssaal, Zoohandlung, Zirkusmanege.
2. **„Wir reichen was weiter“:** Es werden Gruppen gebildet. Jede Gruppe stellt die Weitergabe eines bestimmten ausgedachten oder vorgegebenen Gegenstandes dar. Die anderen Mitspieler versuchen den Gegenstand zu erraten. Gegenstände

können beispielsweise sein: ein Eimer Wasser mit kleinen Löchern; ein großer Schneeball, der schmilzt; ein Teller voll heißer Suppe; ein zappelndes Kaninchen; ein Sack Zement oder Kartoffeln; ein schlafender Säugling.

3. **„Eingefrorenes Bild":** Jede Kleingruppe denkt sich zu einem bestimmten Thema ein gestelltes Bild aus. Nach einer Probierphase wird das gestellte Bild den anderen präsentiert, die versuchen, die dargestellte Situation zu erraten. Solche Standbilder können z. B. sein: Wohnungsrenovierung, Stau, auf dem Markt, im Zoo, Autounfall, Überfall, am Strand, Schlachthof, Versteigerung, Kartoffelernte.
4. **„Serienpantomime":** Einige Mitspieler verlassen den Raum. Die anderen Teilnehmer einigen sich auf eine Tätigkeit, die dem ersten hereingerufenen Spieler pantomimisch vorgespielt wird. Der nächste Mitspieler wird hereingerufen, sein Vorgänger spielt ihm die von ihm vermutete Tätigkeit vor. Der Letzte sagt dann, was er bei der Tätigkeit erkannt hat. Mögliche Tätigkeiten: Autowaschen, morgendliche Pflege im Bad, Reifenflicken am Fahrrad.
5. **„Gegenstände verfremden":** Die Teilnehmer stellen sich im Kreis auf und legen beispielsweise einen Stab in die Mitte. Mit dem Stab kann jeder pantomimisch eine bestimmte Tätigkeit darstellen, die die anderen erraten sollen. Eine Hilfe kann sein, bestimmte Kategorien vorzugeben, z. B. Haushaltsgeräte (Zahnbürste, Besen, Staubsauger), Musikinstrumente (Geige, Flöte), Werkzeuge (Hammer, Spaten), Sportgeräte (Säbel, Speer).
6. **„Redewendungen":** Die Teilnehmer bilden Paare. Jedes Paar bekommt eine Redewendung mitgeteilt (mündlich oder auf einem Zettel), die anderen Paare sollen dies nicht mitbekommen. Jedes Paar stellt nun diese Redewendung vor den anderen dar; diese müssen versuchen, die Redewendung zu erraten. Mögliche Redewendungen: Jemandem den Buckel runterrutschen, jemandem schöne Augen machen, jemanden übers Ohr hauen, über den Tisch ziehen, um die Ecke bringen, auf den Arm nehmen, jemandem Honig um den Mund schmieren, jemanden das Fell über die Ohren ziehen, jemanden in die Pfanne hauen, in die Ecke treiben, jemanden festnageln.
7. **„Tierpantomime in Dreiergruppen":** Ein Teilnehmer in der Mitte des Kreises zeigt auf einen Mitspieler und nennt ein Tier. Dieser muss mit seinem rechten und linken Nachbarn jeweils das genannte Tier in einer vorgegebenen Weise darstellen. Wer dabei eine falsche Bewegung macht, wechselt in die Mitte.
   Es kann z. B. dargestellt werden:
   - Elefant: Der mittlere Spieler bildet mit seinen Armen den Rüssel, die beiden Nachbarn deuten mit ihren Armen die großen Ohren an.
   - Nashorn: Der mittlere Spieler deutet mit gestrecktem Arm das Horn an, die anderen beiden scharren jeweils mit einem Fuß.
   - Ente: Der mittlere Spieler bildet mit seinen beiden Händen einen Schnabel, die beiden Nachbarn wackeln mit der Hüfte hin und her.
   - Affe: Der mittlere Spieler deutet das Essen einer Banane an, die anderen Mitspieler kratzen sich mit den Händen an den Achseln.

   Variationen: Auch Haushaltsgeräte können dargestellt werden:
   - Toaster: Die beiden äußeren Spieler halten beide Arme waagerecht zueinander gestreckt, wobei sie den mittleren Spieler zwischen sich nehmen; sie deuten

damit den Toaster an. Der mittlere Spieler stellt dabei das Toastbrot dar und hüpft einmal kurz hoch.

- Mixer: Der mittlere Spieler streckt beide Arme schräg nach oben und zeigt dabei mit den Fingern auf die Köpfe der benachbarten Mitspieler; diese drehen sich um die eigene Achse.

8. **„Koffer packen":** Abwandlung des Spiels „Ich packe meinen Koffer und nehme ... mit". Nacheinander sagen die Spielteilnehmer diesen Satz und ergänzen jeweils einen Gegenstand, den sie in den Koffer packen. Sie müssen zudem vorher die Dinge in der richtigen Reihenfolge aufzählen, die die vorherigen Teilnehmer eingepackt haben.
In dieser Variation werden die Gegenstände nicht genannt, sondern pantomimisch dargestellt oder auch durch Geräusche verdeutlicht.

→ AUFGABEN

1. Bei den Kooperationsaufgaben steht nicht die möglichst schnelle Lösung im Vordergrund, sondern der Prozess der Lösungsfindung und der Ausführung. Dieser Prozess wird anschließend reflektiert: Wie sind die Gruppen vorgegangen? Waren alle am Lösungsprozess beteiligt? Wie waren die Absprachen?
2. Analysieren Sie ausgewählte Übungen besonders auf ihre Übertragbarkeit hin: Mit welchen Gruppen kann man die Übungen durchführen, mit welchen Gruppen eher nicht? Welche Voraussetzungen sind für die Übungen notwendig, welche sind hinderlich? Welche Fähigkeiten sind besonders bei der Übungsleiterin gefragt?

7 Selbstkonzept

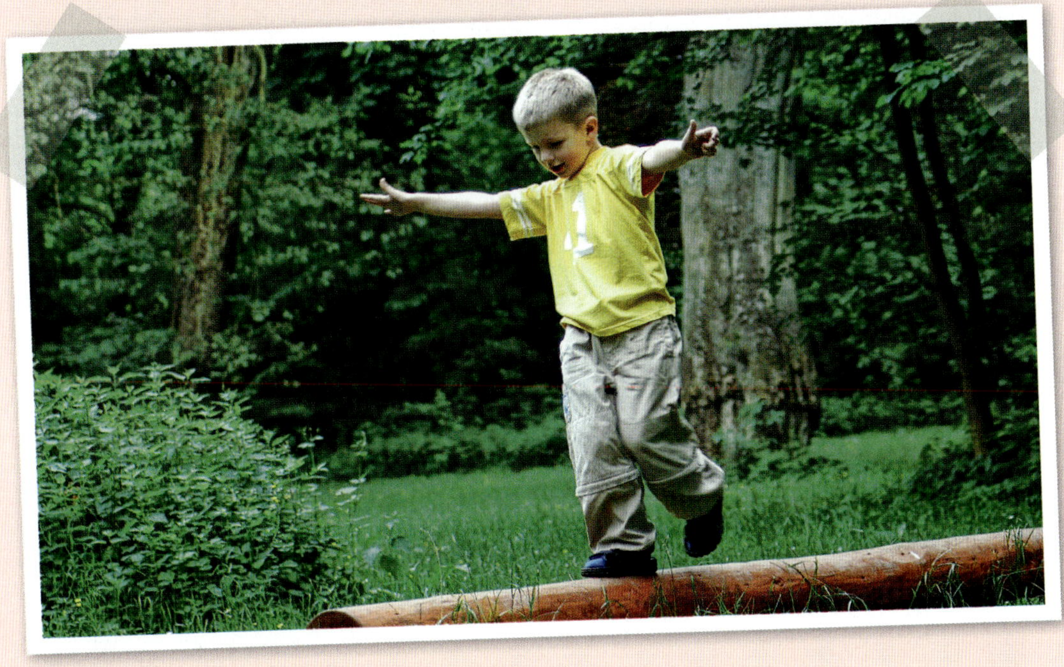

Angestrebte Kompetenzen

Fachkompetenz (Wissen und Fertigkeiten):

- Den Stellenwert von Körper- und Bewegungserfahrungen bei der Entstehung und Entwicklung des Selbstkonzepts beschreiben können.
- Einstellungen und Verhaltensweisen von Personen mit einem eher positiven bzw. eher negativem Selbstkonzept vergleichen können.
- Maßnahmen und Handlungsweisen herausarbeiten können, wie Mitarbeiter durch eine psychomotorische Förderung unter Einbeziehung des Lebenskontextes ein stabiles Selbstkonzept positiv beeinflussen können

Personale Kompetenz (Sozialkompetenz und Selbstständigkeit):

- Sich mit eigenen Verhaltensweisen und Einstellungen auseinandersetzen können, die Einfluss auf das Selbstkonzept der Zu-Betreuenden haben können.
- Aus den Reflexionen Handlungsstrategien entwickeln können, um geeignete Bedingungen für Bewegungsanlässe und Spielthemen schaffen zu können.

Traue ich mich, die Bank hochzuklettern und vom Kasten herunterzuspringen – oder schaffe ich es nicht und bleibe lieber unten? Ob der Bewohner Vertrauen in seine Fähigkeiten hat oder wenig zuversichtlich ist, ob sich ein Kind für stark oder schwach hält, bei Schwierigkeiten schnell aufgibt oder sich herausgefordert fühlt, hängt vom dem Bild ab, das die Person von sich selbst hat. In diesem Selbstbild spiegeln sich bisherige Erfahrungen wider, aber auch die Erwartungen, die von der Umwelt an die Person herangetragen werden.

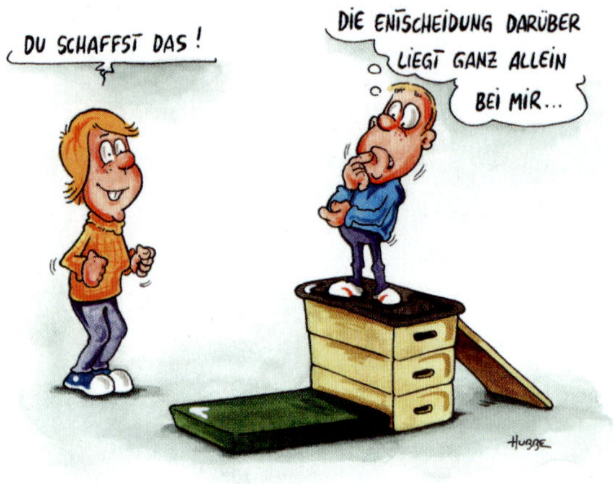

7.1 Entstehung des Selbstkonzepts

Das Selbstkonzept einer Person zeigt sich in ihrer Fähigkeit, sich angemessen mit den Anforderungen ihres Lebens auseinanderzusetzen. Dietrich Eggert und Christina Reichenbach stellen einige grundsätzliche Thesen zum Selbstkonzept auf (vgl. Eggert/Reichenbach, 2004b, S. 9):

- Jeder Mensch macht fortlaufend Erfahrungen mit sich und über die eigene Person.
- Aus den verarbeiteten Erfahrungen und Informationen über die eigene Person konstruiert sich das Individuum sein Selbstkonzept.
- Dabei sind nur Erfahrungen und Informationen relevant, die für die Person eine emotionale Bedeutsamkeit haben.
- Selbstkonzepte konstruieren sich aus der Interaktion mit der Umwelt.
- Das Selbstkonzept ist ein sehr komplexes, dennoch aber durchaus geordnetes (hierarchisch strukturiertes) Gebilde; verschiedene Informationen sprechen den Menschen auf unterschiedlichen Ebenen an.
- Die Entstehung des eigenen Selbstkonzepts ist einem Menschen normalerweise nicht bewusst; es wird unabsichtlich konstruiert.
- Zwischen Selbstkonzept und Handlung besteht eine wechselseitige Beziehung: Das Selbstkonzept beeinflusst das Handeln und umgekehrt erfährt das Individuum in Handlungssituationen etwas über sich selbst.
- Das Selbstkonzept ist grundsätzlich veränderbar, zeigt aber dennoch eine gewisse grundlegende Konstanz.
- Das Selbstkonzept besteht aus mehreren Teilbereichen, die jedoch nicht isoliert nebeneinander stehen, sondern miteinander verknüpft sind. Das Selbstkonzept ist somit ein lebendiges System.

In ihrem „Handbuch der Psychomotorik" bezeichnet Renate Zimmer „Selbstkonzept" und „Identität" als Schlüsselbegriffe psychomotorischer Förderung (vgl. 2006, S. 51). Als Selbstkonzept wird die Gesamtheit der Annahmen bezeichnet, die ein Mensch von seiner Person hat, also wie eine Person sich selbst wahrnimmt, einschätzt und bewertet.

Dietrich Eggert, Christina Reichenbach und Sandra Bode entwickelten aus verschiedenen theoretischen Ansätzen ein Modell, welches zentrale Begriffe des Selbstkonzeptes definiert und für die praktische und diagnostische Arbeit handhabbar macht (vgl. 2010, S. 28 ff.). Etwas vereinfacht besteht es aus folgenden Elementen:

- **Selbsteinschätzung:** Einschätzung der eigenen Fähigkeiten bestehend aus Selbstvertrauen (gedankliche Vorwegnahme), einer aktuellen Einschätzung (Selbstwertgefühl) und einer generalisierten Einschätzung (Selbstwertschätzung). Gespeist wird die Selbsteinschätzung z. B. aus (Miss-)Erfolgserwartungen, Kausalattributionen (Zuschreibungen von Ursachen) oder Belohnungsstrukturen der Umwelt;
- **Körperkonzept:** Entwicklung der Vorstellung vom eigenen Körper bestehend aus Komponenten wie Körperschema, Körperkenntnis und Körpergefühl (s. Kapitel 6);
- **Selbstbild und Selbstbewertung:** Das Selbstbild als objektive Bewertung und die Selbstbewertung als emotionale Bewertung der eigenen Handlung zeigen, was ein Mensch über seine Kompetenzen weiß und wie er sie beschreibt.

Dabei sind drei Komponenten für die praktische Arbeit interessant (vgl. Krupitschka, 1990, S. 14 ff.):

- Das **Idealselbst** zeigt, wie ein Mensch sein möchte.
- Das **Realselbst** gibt Auskunft auf die Frage, wie ein Mensch sich realistisch wahrnimmt.
- Das **soziale Selbst** zeigt, wie ein Mensch sich in einer sozialen Gruppe sieht.

BEISPIEL

Die Person: Frau, 24 Jahre, leichte geistige Behinderung, leicht übergewichtig, braune lange Haare, unauffällige Kleidung, Freund, Schwester mit Abitur, Werkstatt für Menschen mit Behinderung, eigene Wohnung, viele Freundinnen und Freunde.

Realselbst: zu dumm, zu dick, Kleidung okay; macht sich Gedanke, wie sie „eine richtige Arbeitsstelle" bekommen kann; stolz, dass sie einen Freund hat; die eigene Wohnung sowie ihre Freundinnen und Freunde sind ihr wichtig.

Idealselbst: möchte so klug sein wie ihre Schwester; möchte schlank sein und gut aussehen; will eine „richtige Ausbildung" machen; Beziehung zum Freund soll für immer halten; möchte akzeptiert werden.

Soziales Selbst: wird überall bevormundet, aber von ihrer Familie geliebt; Gruppenleiter akzeptieren sie; alleine unsicher und voller Selbstzweifel, in der Gruppe stark.

Das Selbstkonzept gilt als hierarchisch aufgebaut. Das heißt, von gut überprüfbaren einfachen Annahmen wie „Ich kann gut im Zahlenraum bis 100 rechnen" (Ebene 1) bauen sich nach und nach höhere und generalisierte Annahmen wie „Ich bin gut in Mathe" (Ebene 2), „Ich bin ein guter Schüler" (Ebene 3) und „Ich bin klug" (Ebene 4) auf (vgl. Eggert/Reichenbach/Bode, 2010, S. 28).

Da das Selbstkonzept weder direkt zu beobachten noch durch einfache Maßnahmen leicht zu verändern ist, gleichzeitig aber als Basis für ein zufriedenes und glückliches Leben gelten kann, setzt die psychomotorische Entwicklungsbegleitung eine intensive Beschäftigung mit dieser Thematik bei der Fachkraft voraus.

Körper- und Bewegungserfahrungen haben im Zusammenhang mit der Entwicklung des Selbstkonzepts eine wesentliche Bedeutung. Um ein Bild von sich zu erhalten, greift das Kind auf **unterschiedliche Informationsquellen** zurück (vgl. Zimmer, 2006, S. 61–75):

- **Informationen über die Sinnessysteme**
  Das Kind lernt seinen Körper, seine Stimme, seine Körpergrenzen und seine Lage/Lageveränderungen im Raum kennen. Das Kind erfährt, erlebt, empfindet, es nimmt seinen Körper über die Sinne wahr, es sieht, hört, spürt, bewegt sich und wird bewegt, wird passiv berührt oder ertastet aktiv im Spiel.
- **Erfahrungen der Wirksamkeit der eigenen Handlungen**
  Es entwickelt sich die subjektive Überzeugung, selbst etwas bewirken und verändern zu können (Selbstwirksamkeit), z. B. Gegenstände fallen lassen, rollen lassen, etwas ausschneiden und aufkleben, hochklettern, balancieren, Ball werfen und fangen. Das Ergebnis wird mit der eigenen Anstrengung verbunden, die Erfahrungen geben Rückmeldung über die eigenen Fähigkeiten und das eigene Können. „Ich habe etwas geschafft, ich kann es" – dieses Gefühl stellt die Basis für das Selbstvertrauen bei Leistungsanforderungen dar. Die Selbstwirksamkeit ist daher ein wesentlicher Bestandteil des Selbstkonzepts. Wenn aber eine Person immer wieder die Erfahrung macht, dass sie keine Veränderungen bewirken kann, dass die Handlungen nicht die gewünschten Effekte erzielen, dass sie Situationen und Ereignisse nicht kontrollieren kann, entsteht ein Gefühl der Hilflosigkeit.
- **Sich vergleichen und sich messen mit anderen**
  Das Kind sieht, ob es schneller oder langsamer ist als andere, ob es in seiner Geschicklichkeit mit anderen mithalten kann. Die Bewertung der eigenen Handlungen und Leistungen wird also im Vergleich zu anderen vorgenommen.
- **Zuordnung von Eigenschaften durch andere**
  Das Kind sieht sich in der Bewertung und Einschätzung durch Spielkameraden, Eltern oder Erzieher. Das Kind übernimmt fremde Wertmaßstäbe und richtet die eigene Bewertung danach aus („sich selbst erfüllende Prophezeiung"). Diese fremden Bewertungen (durch entsprechende Verhaltensweisen oder Sprache) haben damit deutliche Auswirkungen auf den sozialen Status und die Position in der Gruppe.

7.2 Auswirkungen des Selbstkonzepts

Die Auswirkungen des Selbstkonzepts können Konsequenzen in unterschiedlicher Ausprägung haben für die

- Zufriedenheit,
- Anstrengungsbereitschaft,
- Umgangsweise mit Problemen,
- Auseinandersetzung mit neuen Situationen und Herausforderungen,
- Erklärung für Erfolg oder Misserfolg.

So sind bei einem eher **positiven Selbstkonzept** folgende Einstellungen und Verhaltensweisen zu beobachten:

- Die Erfolgserwartung ist eher hoch.
- Bei Misserfolgen ist das Kind nicht so schnell zu entmutigen.
- Es zeigt geringere Ängstlichkeit und größere Energie bei neuen Aufgaben.
- Erfolge werden als Resultat der eigenen Anstrengung und als Bestätigung der eigenen Leistungsfähigkeit bewertet.
- Misserfolge werden eher dem „Zufall" zugerechnet oder als „Pech" bezeichnet.

Bei einem eher **negativen Selbstkonzept** können wir beobachten:

- Die Erfolgserwartung ist eher geringer.
- Auf Kritik und Misserfolg reagieren diese Personen unangemessen empfindlich.
- Sie erleben neue Herausforderungen eher als bedrohlich, fühlen sich ihnen nicht gewachsen, geben leichter auf.

„Gelernte Hilflosigkeit entsteht dann, wenn Personen auf nichtkontrollierbare Situationen oder Ereignisse treffen, wenn sie keine Möglichkeit haben, das Ereignis oder die Situation zu beeinflussen. Wiederholen sich diese Erfahrungen, dann besteht die Gefahr der Generalisierung, d. h., die Person wird auch tatsächlich kontrollierbare Ereignisse als gleichermaßen unkontrollierbar wahrnehmen. Sie baut eine generalisierte Erwartung der Nicht-Kontrollierbarkeit von Ereignissen durch eigenes Verhalten auf, sie lernt Hilflosigkeit."

(Quelle: Zimmer, 2006, S. 68)

Erfolge schreiben Personen mit eher negativem Selbstkonzept sich nicht selbst zu, sondern eher dem Glück oder Zufall – Misserfolge werden dagegen als Beweis für das eigene Unvermögen bewertet. Diese Einstellungen führen oft auch zu unangemessenen Verallgemeinerungen und die Betroffenen ziehen sich infolgedessen bei anderen Aktivitäten zurück.

7.3 Förderung eines positiven Selbstkonzepts

Ein sich früh ausbildendes negatives Selbstkonzept ist verhältnismäßig resistent gegenüber positiven Einflüssen und wirkt nicht nur auf die Erfolgserwartung, sondern auch auf Stimmungen und Gefühle negativ. Dennoch bietet eine psychomotorische Förderung unter Einbeziehung des Lebenskontextes die Chance, ein stabiles Selbstkonzept wirkungsvoll positiv zu beeinflussen und so eine positivere Erlebnisbasis zu schaffen.

Es ist davon auszugehen, dass das Selbstkonzept den meisten Menschen nicht oder nicht ausreichend bewusst ist. Emotional bedeutsame Ereignisse üben großen Einfluss auf die Konstruktion des Selbstkonzeptes aus, deshalb sollte man positive Erlebnisse schaffen, welche die Person wiederholt erleben kann. Man kann versuchen, den negativen Erfahrungen durch positive Interpretationen der Vorgänge eine andere, bessere Deutung zu geben.

Vor allem sollte das **Bedürfnis nach Selbstwirksamkeit und Kontrollüberzeugung** verstärkt werden. Wie bereits erläutert, gehören diese Erfahrungen zu den wichtigsten Grundlagen des Selbstkonzepts. Sie beinhalten die subjektive Überzeugung, selbst etwas bewirken und verändern zu können.

„Selbstwirksamkeitsüberzeugungen können für den Erfolg entscheidender sein als die objektiven Leistungsvoraussetzungen. Wer darauf vertraut, eine Aufgabe selbstständig bewältigen zu können, wird sich eher ein gewisses Schwierigkeitsniveau zutrauen. Selbstwirksamkeitsüberzeugungen haben daher auch einen stark motivierenden Effekt: Situationen, die kontrollierbar erscheinen, werden erneut aufgesucht, die eigene Kompetenzerwartung steigert das eigene Selbstwertgefühl. Ist dagegen die Erwartung eigener Handlungskompetenz nur gering ausgeprägt, ist mit Handlungsblockierung, Vermeidungsverhalten, negativen Selbsteinschätzungen zu rechnen.“

(Quelle: Zimmer, 2002, S. 73)

Die heilpädagogische Aufgabe besteht also darin, die Person darin zu unterstützen, dass sie sich selbstbewusst, leistungszuversichtlich und unabhängiger von der Bewertung durch die soziale Umwelt fühlt. Veränderungen des Selbstkonzepts treten nur dann ein, wenn der Erfolg einer Tätigkeit als selbst bewirkt erlebt wird und nicht als zufallsbedingt oder als von äußeren Einflüssen gesteuert wahrgenommen wird. Daher ist es wesentliche Vorbedingung, für die Entwicklung eines positiven Selbstwertgefühls Situationen bereitzustellen, in denen die Person selbst aktiv werden kann.

Viele Maßnahmen ergeben sich aus der Kenntnis der Entstehungsbedingungen des Selbstkonzepts:

- Die Pädagogin hilft den Teilnehmern, eigene Vorzüge und Stärken zu erkennen, sie macht ihnen diese bewusst und gibt Rückmeldung darüber. Dadurch werden Könnenserfahrungen ermöglicht.
- Der Übungsleiter ermöglicht Gelegenheiten, durch eigene Handlungen Veränderungen vorzunehmen.
- Eigenaktivität und Selbsttätigkeit werden gefördert. So können Erlebnisse vermittelt werden, bei denen die Person sich selbst als Verursacherin ihrer Handlungen erfährt und eine erfolgreiche Übung auf die eigene Anstrengung zurückgeführt werden kann.
- Vorschnelle Hilfestellungen werden vermieden. Dadurch wird das Gefühl gestärkt, dass die Person eine Aufgabe selbst bewältigen kann.
- Die Teilnehmer werden unabhängig von ihrer Leistung wertgeschätzt und akzeptiert.
- Vergleiche mit anderen werden zugunsten individueller Bezugsnormen möglichst vermieden.

„Wichtig für den Abbau gelernter Hilflosigkeit ist, dass das Kind verschiedene Möglichkeiten der Situationsbewältigung hat und dass es zwischen verschiedenen konkreten Handlungsalternativen abwägen kann.
So können vorschnelle Hilfeleistungen durch den Erwachsenen dem Kind den Eindruck vermitteln, als traue er ihm nichts zu. Ein Kind, das man an die Hand nimmt und über den Balancierbalken führt, hat keine Chance, die Erfahrung von selbstständiger Bewältigung der Situation zu machen. Es lernt nicht, sich selbst zu helfen, sondern wird in seiner Einstellung (‚Ich schaffe es nicht') bestärkt. Hilfreicher wäre, mit dem Kind Balanciergelegenheiten aufzusuchen, die es allein bewältigen kann (Verringerung der Höhe – z. B. Bretter, die auf dem Boden liegen – oder breitere Balancierflächen), dabei allenfalls neben dem Kind herzugehen (‚Ein Geländer, nach dem du greifen kannst, wenn du es brauchst!'). Eine solche Aufgabe selbst gelöst zu haben, wirkt sich auch für die Einschätzung der eigenen Leistungsfähigkeit positiver aus."

(Quelle: Zimmer, 2006, S. 70)

Auch geht es darum, das soziale Umfeld für positive Bewertungen der Person zu sensibilisieren. Dietrich Eggert und Christina Reichenbach weisen in diesem Zusammenhang auf die systemische Sichtweise der Förderdiagnostik und der Psychomotorik hin. Dazu gehöre die schrittweise Einbeziehung von Eltern, Lehrern, Gleichaltrigen und anderen bedeutsamen Personen, soweit dies möglich ist (Vernetzung).

> „Selbstkonzepte positiver und negativer Art entstehen nämlich nicht im ‚luftleeren' Raum, sondern in der ständigen emotionalen Auseinandersetzung zwischen Individuum und Umwelt im Lebenskontext."
>
> *(Quelle: Eggert/Reichenbach, 2004b, S. 11)*

→ AUFGABEN

1. Durch Bewegungserfahrungen wird das Selbstwertgefühl eines Menschen stark mit geprägt. Beschreiben Sie dazu konkrete Beispiele, die positiv oder negativ wirken können.
2. Diskutieren Sie die Thesen zum Selbstkonzept. Stellen Sie dabei Verbindungen zu Sport- und Bewegungserfahrungen her.
3. Stellen Sie die Entstehung des Selbstkonzepts durch Körper- und Bewegungserfahrungen in einem Schaubild dar.
4. Reflektieren Sie auch eigene Einstellungen und Verhaltensweisen, die Einfluss haben können auf das Selbstkonzept der zu Betreuenden.
5. Hinweise auf das praktische Vorgehen bei der Diagnose und Förderung ermöglicht das von Dietrich Eggert, Sandra Bode und Christina Reichenbach (2010) vorgelegte Selbstkonzeptinventar (SKI). Stellen Sie dieses Inventar mithilfe der Fachliteratur oder einer Internetrecherche vor.

Praxisbeispiele 15: Bewegungsräume und Spielthemen

Eine charakteristische Vorgehensweise in der Psychomotorik ist das offene (Mit-) Gestaltenlassen von Bewegungs- und Spielthemen. Die erzieherische Fachkraft schafft Voraussetzungen für Bewegungsanlässe und Spielthemen und bereitet die Umgebung vor. Die Teilnehmer beeinflussen entscheidend den Ablauf der Bewegungshandlungen, sie spielen „ihre" Themen. Damit können ihre Fantasie angeregt, das motorische Planen gefördert und das selbstständige Umsetzen von Handlungsstrategien entwickelt werden. Es können Situationen bereitgestellt und arrangiert werden, in denen die Person selbst aktiv werden kann. Dadurch werden Erfolgserlebnisse ermöglicht, die insbesondere Verbesserungen für das Selbstkonzept nach sich ziehen können. Denn solche Veränderungen treten vor allem dann ein, wenn der Erfolg einer Tätigkeit als selbst bewirkt erlebt und nicht als zufallsbedingt oder von äußeren Einflüssen gesteuert wahrgenommen wird.

Kinder üben Vertrautes, erforschen gerne unbekannte Situationen und Räume und entwickeln darauf aufbauend neue Fähigkeiten. Die Realität wird nachgespielt, verändert und neu geformt. Im Spiel sind überraschende, ungewöhnliche Lösungen von Anforderungen und Aufgabenstellungen erlaubt, oftmals sogar erwünscht. Spiel bedeutet für die Kinder Lustgewinn, Bedürfnisbefriedigung, Abwechslung und Entspannung (Näheres zum Spiel findet sich in Kapitel 4.2).

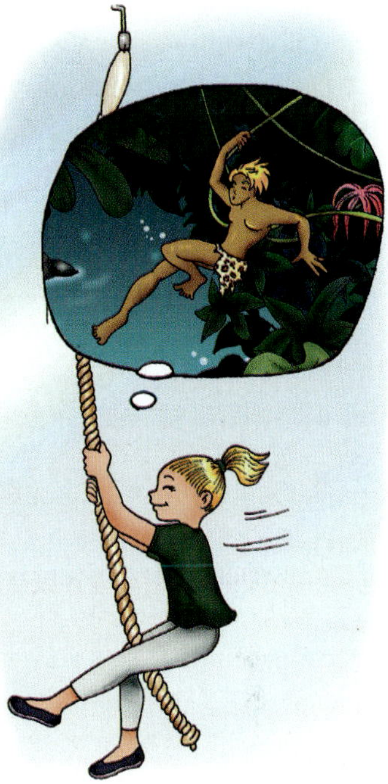

Tarzan (und Jane)

Bewegungsräume (vgl. Köckenberger, 2007, S. 29 ff.) sind vorstrukturierte Räume, in denen attraktives Material angeboten oder aufgebaut ist. Die Teilnehmer erobern selbstverantwortlich, zwanglos, in ihrem individuellen Tempo den Bewegungsraum. Sie spielen selbstständig nach eigenen Wünschen. Der Gruppenleiter bereitet diese entwicklungsfördernden Räume vor und betreut sie als begleitender Beobachter oder oft auch als Mitspieler.

Bewegungsräume bieten somit Freiraum für eigene Ideen und Spielbedürfnisse, Raum für Bewegungsanlässe, die aufgrund von Bewegungsarmut dringend erforderlich sind. **Sie schaffen Raum für Ressourcen**, da nicht die Schwächen bewertet, sondern die Fähigkeiten gezeigt und gestärkt werden sollen. Dem Übungsleiter bieten sie Raum, die teilnehmenden Personen im freien Spiel zu beobachten. Der Übungsleiter greift ein: mit Spielideen, mit Situationswechsel, mit offenen Bewegungsaufgaben, mit einzelnen Hilfestellungen oder manchmal auch lenkend.

Die Bewegungsräume leben von den attraktiven Materialien, die bestimmte Bewegungsformen, Spielstrukturen oder Themen nahelegen. Die Auswahl richtet sich nach dem Entwicklungsstand, den Bedürfnissen der Kinder und den spezifischen Eigenschaften des Materials.

Prinzipiell ist zwischen offenem Materialangebot und vorstrukturiertem Materialaufbau zu unterscheiden. Das Angebot des Materials kann schon zu Beginn der Stunde eine bestimmte Richtung des weiteren Stundenverlaufs vorgeben. So kann das Material etwa im Raum oder in einer Ecke des Raumes verteilt liegen. Mit dem Material können auch einzelne Aufbauten bereits geschaffen und Spiel- und Bewegungsmöglichkeiten angedeutet sein. Das gesamte Material kann bereits aufgebaut sein oder die Kinder wählen selbstständig aus dem Geräteraum ihre Materialien aus (weitere Hinweise zu den verschiedenen Vorgehensweisen, s. Praxisbeispiele 7: Großgeräte).

Mögliche Bewegungs- und Spielthemen können sein:

- Für einen „Klettergarten“ können vielfältige Balancier- und Schaukelgelegenheiten entwickelt und aufgebaut werden.
- Es können Spring- und Hüpfstationen aus Kästen, Matten und Bänken gebaut werden. Mit Tüchern oder Decken werden daraus geheimnisvolle Höhlen. Daraus kann sich z. B. ein „Tanz der Gespenster“ ergeben.
- Weichbodenmatten und andere Matten können als „Sumpfgebiete“ ausgelegt werden.
- Kletter- und Schwinggelegenheiten vermitteln Abenteuercharakter im „Dschungel“, Taue zum Hangeln erinnern an „Tarzan“.
- Aus Kästen, Tischen, Stühlen, Matten, Tüchern oder Bänken kann ein Labyrinth gebaut werden.
- Bälle können durch Kugelbahnen rollen. Es gibt Zielräume zum Umkegeln, Umwerfen oder Zielwerfen.
- Eine Brücke über einen breiten Fluss oder eine breite Schlucht kann überquert werden.
- Die Teilnehmer versuchen, einen steilen Abhang hinunter- oder hinaufzugelangen.
- Die Teilnehmer versuchen, einen Gipfel zu erklimmen und über einen schmalen Grat zu balancieren.
- Die Teilnehmer versuchen, durch einen Tunnel zu kriechen oder sich durch eine enge Höhle zu winden.
- Die Teilnehmer machen eine Bergtour, eine Weltreise oder eine Expedition zu fremden Planeten.
- Die Teilnehmer spielen Zirkus: Akrobatik, Jonglieren, Clownerie.
- Die Gruppe begibt sich in ein Abenteuer zu ungewöhnlichen Lebewesen oder auf eine Schatzsuche.

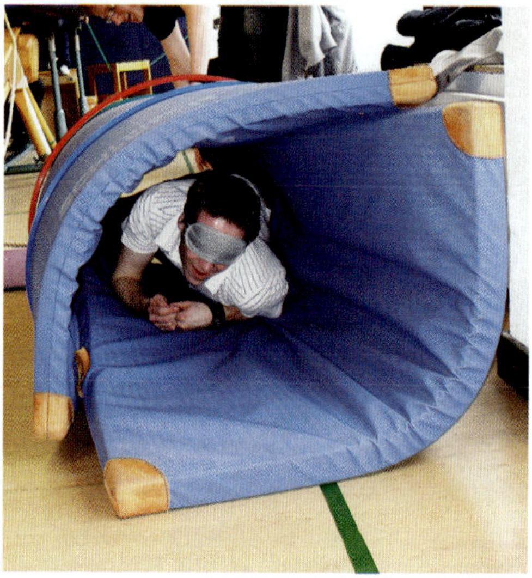

Tunnel

→ AUFGABEN

1. Entwickeln Sie zu den genannten Themen unter Berücksichtigung der Erkenntnisse zum Selbstkonzept konkrete Handlungsstrategien für Bewegungsaufgaben und Spielsituationen.
2. Überlegen Sie sich in Kleingruppen weitere Bewegungsthemen und Geschichten und stellen Sie diese der Gesamtgruppe vor.

8 Aspekte der motorischen Entwicklung

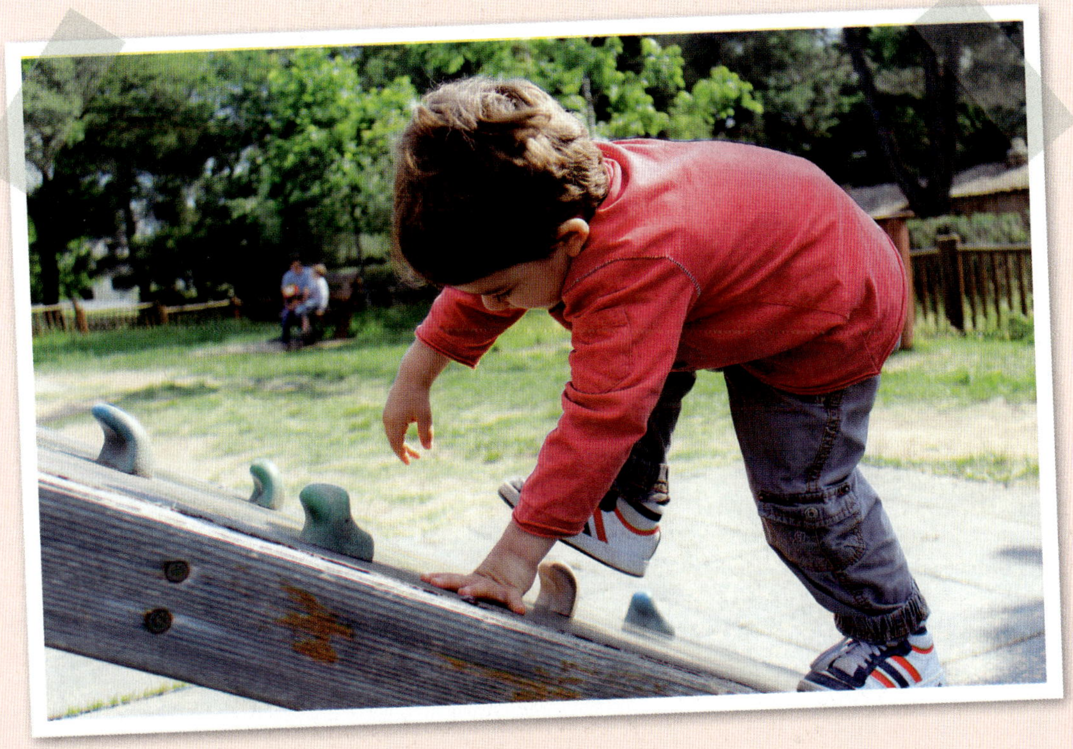

Angestrebte Kompetenzen

Fachkompetenz (Wissen und Fertigkeiten):

- Gesetzmäßigkeiten und wesentliche Schritte der motorischen Entwicklung in den ersten Lebensjahren darlegen können.
- Notwendige motorische Fähigkeiten und Fertigkeiten für koordiniertes Krabbeln und sicheres Stehen und Gehen herausarbeiten und zuordnen können.
- Mögliche Beeinträchtigungen der motorischen Entwicklung an Beispielen verdeutlichen können.

Personale Kompetenz (Sozialkompetenz und Selbstständigkeit):

- In Gesprächen fachgerecht zu Phasen und Entwicklungsprinzipien der motorischen Entwicklung und zu möglichen Störungen Stellung nehmen können.
- Den Zusammenhang von motorischen, psychischen und kognitiven Faktoren beispielhaft an wesentlichen Schritten der Bewegungsentwicklung herausstellen können.
- Übungsmaterialien, die selbst hergestellt werden können, in den Anwendungsmöglichkeiten zur Förderung der motorischen Entwicklung überprüfen können.

Erst die Kenntnis über Funktion und Entwicklung physiologischer Bewegungsabläufe ermöglicht das Feststellen von Entwicklungsstörungen und das Erkennen pathologischer Bewegungsabläufe von Kindern mit Behinderungen. Wichtige Schritte dieser Entwicklung vom Säuglings- bis zum Vorschulalter und einige mögliche Abweichungen sollen hier ausschnittweise dargestellt werden.

Die Motorik ermöglicht dem Menschen die Auseinandersetzung mit der Umwelt. Für das Kind bedeutet die ständige Verbesserung der motorischen Fähigkeiten das Erlangen zunehmender Unabhängigkeit.

> „Dass dieses komplizierte System durch Störungen vielfältigster Art falsch ablaufen kann, ist in der Vielzahl der Regulationssysteme begründet. Ihr koordiniertes Zusammenspiel im Mikrokosmos eines sich entwickelnden Kindes mit seiner Psyche, mit der Fähigkeit, auf Reize aus der Umwelt zu reagieren, mit den Möglichkeiten seiner sensorischen, sensiblen Systeme und seinem Intellekt, auf solche Reize in nicht immer vorgegebenen Bahnen zu reagieren, d. h., einen gewissen Reaktionsfreiraum zu haben, bewirkt letztlich das, was wir ‚Entwicklung' nennen."
> *(Quelle: Flehmig, 1990, S. 9–10)*

Die motorische Entwicklung vom Neugeborenen an ist abhängig von der Reifung des Zentralnervensystems. Der Ablauf dieser Entwicklung wird einerseits beeinflusst durch genetisch festgelegte Entwicklungsmuster und andererseits durch stimulierende Umweltreize. Hier findet eine ständige Wechselwirkung und Beeinflussung statt. Jede Phase der motorischen Entwicklung hat dabei Übungscharakter für die nächstfolgende, was z. B. Kraft, Muskeltonus oder Gleichgewicht angeht.

8.1 Phasen und Entwicklungsprinzipien

Die ersten Lebensjahre eines Kindes bis zum Schuleintritt lassen sich grob in **vier Phasen** aufteilen:

1. Das Neugeborenenalter (ca. erster bis dritter Monat) ist durch ungerichtete, mehr vom ganzen Körper ausgeführte Massenbewegungen gekennzeichnet, d. h., es fehlen noch die willkürlichen Einzelbewegungen. Die Reflexe und tonischen Reaktionen sind noch gut ausgebildet, z. B. Greifreflex, Schreitreaktion, Halsstellreaktion u. a.
2. Die Motorik im Säuglingsalter (ca. vierter bis zwölfter Monat) ist auch noch von Reflexen und Reaktionen abhängig. Diese verschwinden aber allmählich und mit der fortschreitenden Entwicklung der Hirnfunktionen entwickelt der junge Säugling ein zunehmend differenziertes Zusammenspiel einzelner Bewegungen. Es entwickeln sich das Greifen, das Aufrichten und erste selbstständige Fortbewegung.

3. Das Kleinkindalter (ca. zweites bis viertes Lebensjahr) kann als Phase der Aneignung vielfältiger Bewegungsformen angesehen werden. Das Kind lernt und entwickelt elementare Bewegungsfertigkeiten wie Krabbeln und Kriechen, Stehen und Gehen, Laufen und Hopsen, Klettern und Springen, Werfen und Fangen, Heben und Tragen, einfaches Balancieren.
4. Im Vorschulalter (ca. vier bis sechs Jahre) werden diese Bewegungsfertigkeiten in vielfältiger Weise geübt, verfeinert und das Kind kann sich erste Bewegungskombinationen aneignen, z. B. Laufen und Springen, Fangen und Werfen.

Die motorische Entwicklung in der frühen Kindheit lässt sich mit den **Prinzipien der Differenzierung und der Integration** beschreiben:

„In den ersten Lebensmonaten vollzieht sich die motorische Entwicklung mit großer Schnelligkeit: Die Bewegungen werden differenzierter, aus den unkoordinierten Massenbewegungen des Säuglings werden immer gezieltere Einzelbewegungen. Während ein Kleinkind z. B. noch beide Hände und die Kraft seines ganzen Körpers einsetzt, um einen Ball zu werfen, grenzt es im Laufe der Zeit das Werfen immer mehr ein auf beidarmiges Werfen und später auf das gezielte Werfen mit einem Arm/einer Hand.
Die Differenzierung kennzeichnet also eine fortschreitende Verfeinerung, Erweiterung und Strukturierung von Funktionen und Verhaltensweisen.
Mit diesem Prozess einher geht eine scheinbar entgegengesetzte Tendenz, die der Zentralisation bzw. der Integration, d. h., dass gleichzeitig mit der Zunahme von Einzelleistungen eine Koordinierung und übergeordnete Steuerung dieser Funktionen im zentralen Nervensystem einsetzt. Das Gehirn bildet hier eine Art Schaltstelle, in der die Einzelleistungen miteinander verbunden und aufeinander abgestimmt werden."

(Quelle: Zimmer, 1993, S. 71)

Die Entwicklung des Bewegungsverhaltens vollzieht sich weiterhin nach bestimmten **Gesetzmäßigkeiten bzw. Entwicklungsprinzipien:**

- Die Aufrichtungsphase beginnt zunächst im Nacken, setzt sich im Schulter-Arm-Bereich und dann im Bereich des Rumpfes und der Beine durch. Die ersten kontrollierten Bewegungen lassen sich also zunächst am Kopf, dann an den Armen und zuletzt an den Beinen beobachten (cephalo-caudale Entwicklungsrichtung = vom Kopf zum Steiß). Somit nimmt auch die Aufrichtung gegen die Schwerkraft vom Liegen bis zum Stehen zu.
- In engem Zusammenhang damit steht die proximo-distale Entwicklungsrichtung (von körpernah zu körperfern). Die Kontrolle der Muskeln, die näher an der Hauptachse des Körpers liegen, gelingt eher als die Kontrolle der entfernteren Muskeln. Die Entwicklung verläuft von den zentralen zu den peripheren Körperteilen, grobmotorische Ganzkörperbewegungen gehen den feinmotorischen Bewegungen der Extremitäten voraus.

- Symmetrische und asymmetrische Haltungs- und Bewegungsphasen wechseln einander ab. Zum Beispiel können beim Strampeln beide Arme oder Beine gleichzeitig oder abwechselnd hin und her bewegt werden. Ein Sprung kann mit beiden Beinen gleichzeitig oder mit einem Bein ausgeführt werden.
- Verschiedene Entwicklungsstufen bestehen gleichzeitig nebeneinander. Die höchstentwickelten Fähigkeiten benötigen die längste Zeit.
- In der gesamten Entwicklung stehen von Anfang an die motorischen Fähigkeiten in enger Wechselwirkung mit weiteren Bereichen der Persönlichkeit wie Wahrnehmung, Sozialverhalten, Orientierung, Sprache, Denken oder Emotionalität.

8.2 Schritte zur selbstständigen Fortbewegung

Im Verlauf der selbstständigen Bewegungsentwicklung gibt es wichtige Entwicklungsschritte, die vom Kind bewältigt werden müssen und die bedeutsame „Meilensteine" in der Motorik des Kleinkindes darstellen. Emmi Pikler (1997) lenkte dabei auch das Augenmerk auf die Übergangspositionen wie beispielsweise den seitlichen Ellbogenstütz oder den abgestützten Seitsitz. Wichtig ist, dass die Kinder die Gelegenheiten haben, die einzelnen Schritte möglichst eigenständig zu erarbeiten und zu üben.

Von der Rückenlage bis zum Sich-auf-den-Bauch-Drehen. Sich Wälzen und Rollen	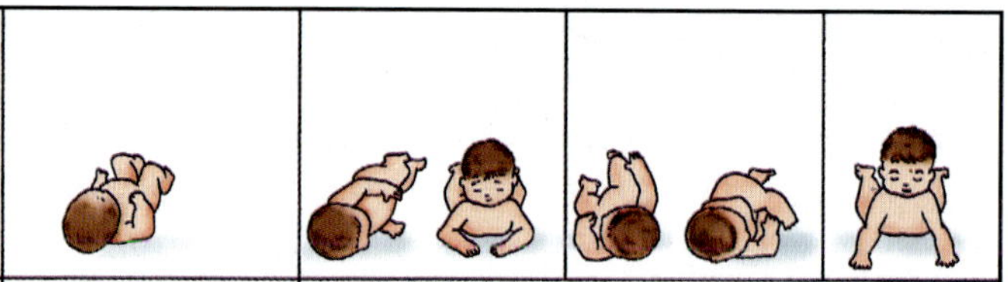
Entwicklungsverlauf des Kriechens auf dem Bauch bis zum Krabbeln auf Händen und Knien	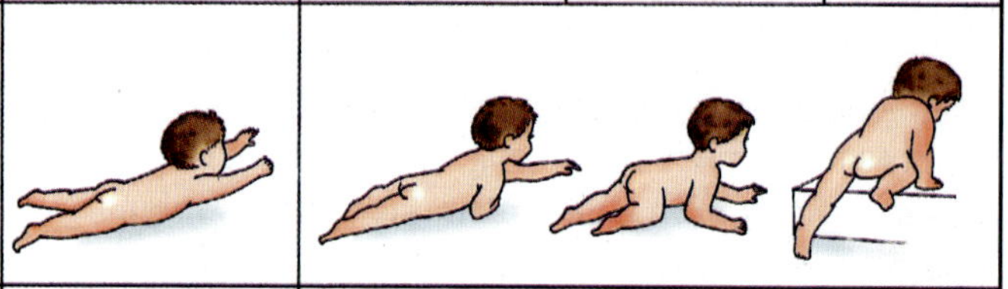
Entwicklungsverlauf des Sich-Aufsetzens	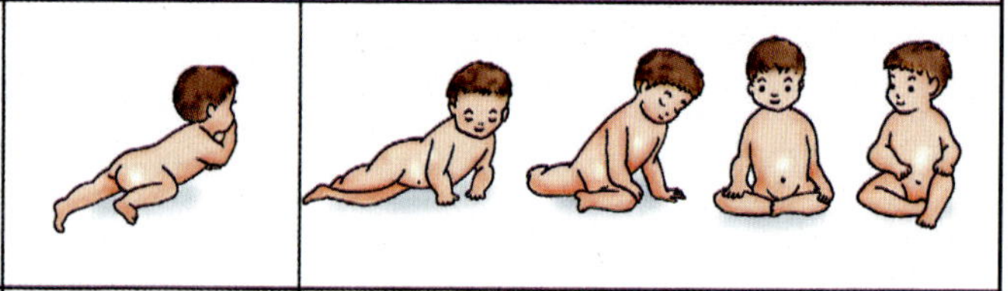
Entwicklungsverlauf des Aufstehens	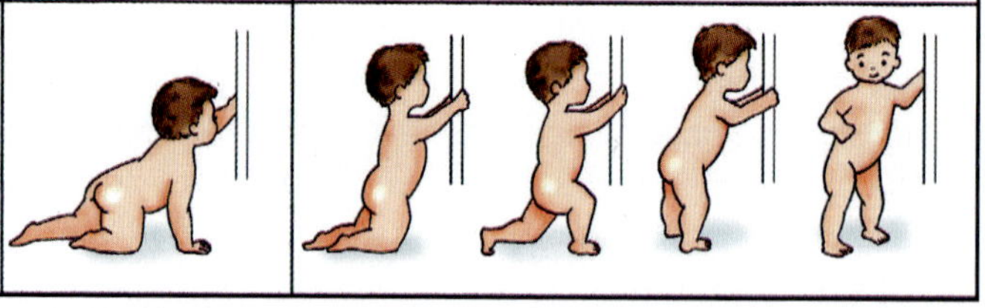

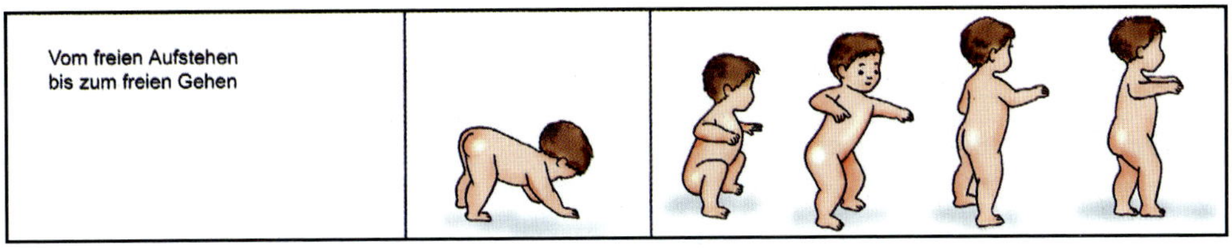

Schritte zur selbstständigen Fortbewegung (vgl. Pikler, 1997, S. 35)

Die Vielzahl der einzelnen Entwicklungsschritte jeweils noch genauer zu betrachten, würde den Rahmen dieses Buches sprengen. Deshalb wollen wir uns auf zwei Aspekte beschränken, die als wichtige „Meilensteine“ der Motorik des Kleinkindes anzusehen sind und die auch in der Frühförderung und in der psychomotorischen Bewegungsförderung von besonderer Bedeutung sein können: das Robben und Krabbeln sowie das Stehen und Gehen.

8.3 Robben und Krabbeln

Robben

Bei altersgemäßem Verlauf entwickelt sich ca. zwischen dem siebten und neunten Lebensmonat das Vorwärtsrobben auf dem Bauch. Das Kind kann sich in den Vierfüßlerstand stellen, kann aber noch nicht zum Krabbeln kommen. Das Robben ist eine Vorstufe und in der physiologischen Entwicklung bei einigen Kindern nur kurze Zeit sichtbar. Durch den stärker ansteigenden Extensorentonus (Streckermuskulatur) gelingt die Aufrichtung im Schultergürtel bis zum Unterarmstütz, der Kopf kann gegen die Schwerkraft aufrecht gehalten werden. So beginnt das Kind bald, sich auf dem Bauch rutschend vorwärts zu bewegen.

Die Beine haben zu Beginn keine unterstützende Funktion, sondern bleiben gestreckt. Zuerst kann sich das Kind in Bauchlage rückwärts schieben, dann kommt die Phase des symmetrischen Vorziehens, gefolgt von alternierendem Robben mit gekreuzter Koordination (vgl. Peters, 1988, S. 26). Häufig ist vorher das Bewegen in Kreisrichtung nach rechts und links zu beobachten und das Rückwärtsstoßen entsteht in der normalen Entwicklung oft vor der Vorwärtsbewegung, weil die motorische Entwicklung der Arme der der Beine zeitlich ein wenig vorausgeht. Die Gewichtsverlagerungen nehmen beim Robben noch eine breite Basis in Anspruch. Im Hinblick auf das Gleichgewichthalten in höheren Positionen ist das Robben aber eine wichtige Übungsphase.

Emmi Pikler beschreibt die verschiedenen Möglichkeiten des Bauchkriechens:

„Der auf dem Bauch kriechende Säugling kann sich auf ebener oder unebener Fläche fortbewegen, unter etwas hindurch, in etwas hinein, aus etwas heraus, auf etwas hinauf und von etwas herunter (Polster, flache Kiste, Abhang etc.)."
(Quelle: Pikler, 1997, S. 199)

Durch das Robben kann das Kind so schon relativ früh seinen Umkreis erweitern; diese Umfelderkundung ist auch für die geistig-seelische Entwicklung des Kindes bedeutsam.

Krabbeln

Etwa im achten Monat kommt das Kind in die Krabbelposition. Zu Beginn des Krabbelns muss sich das Kind um dauernde Verlagerung des Körpergleichgewichts bemühen, später funktioniert dies automatisch. Die Arme sind jetzt im Gegensatz zum Robben in den Ellenbogen gestreckt. Stützreaktionen sind gefordert von den Schultern, Ellenbogen und den Handgelenken. Die Hüft- und Kniegelenke werden durch Stützreaktionen in gebeugter Stellung gehalten bzw. zu einer Vorwärtsbewegung weiter angebeugt, die Fußgelenke bleiben gestreckt. Gut krabbelnde Kinder bewegen sich im Kreuzgang und setzen immer die diagonal stehenden Extremitäten gleichzeitig nach vorne.

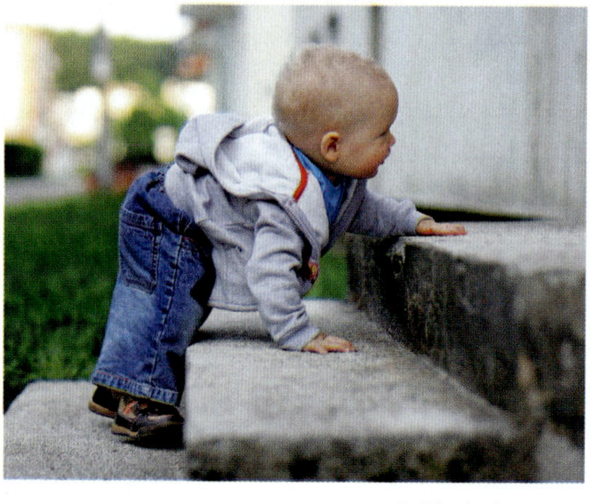

Auf Entdeckungstour

Schnelles und gut koordiniertes Krabbeln entwickelt sich in den weiteren Lebensmonaten. Dazu werden vom Kind koordinierte Bewegungen von Kopf, Rumpf und Extremitäten gefordert. Gleichzeitig ist hierbei die Fortbewegung ein wichtiger Faktor; das Kind versucht, alles zu ergreifen und zu begreifen. Es kann sich dadurch sehr schnell fortbewegen, was ihm sichtlich Spaß macht. Dadurch ist das Kind natürlich auch gefährdet und bedarf besonderer Aufsicht. Es kann beispielsweise der Mutter folgen oder diese muss ihm folgen, was eine neue Dimension der Interaktion darstellt.

Für koordiniertes Krabbeln sind also verschiedene **(senso-)motorische Funktionen** Voraussetzung: freie Kopfbewegung in alle Richtungen, gute Stützfunktion der Arme und Beine, Rumpfbewegungen in alle Richtungen (Kombinationen von Streckung, Beugung, seitliche Beugung, Drehung), Gleichgewichtsreaktionen im Vierfüßlerstand, Überkreuzbewegung, Wahrnehmung (Körperschema, Raumorientierung).

Möglichkeiten des Krabbelns auf Knien und Händen:

> „Das Kind kann auf ebenem oder unebenem Boden krabbeln, in einen hohlen Gegenstand hinein- oder herauskrabbeln, unter Gegenstände krabbeln, auf einen Gegenstand, eine Schräge oder Treppe hinauf- bzw. herunterkrabbeln. Das Kind kann mit Kopf oder Füßen voraus zur nächstunteren Stufe krabbeln."
>
> *(Quelle: Pikler, 1997, S. 209–210)*

Bei Entwicklungsverzögerungen oder Bewegungsstörungen ist das Krabbeln erschwert oder nicht möglich. Bestehen in diesem Alter in Bauchlage eine mäßige bis schlechte Kopfkontrolle und entweder mangelhafte oder zu starke Streckung, ist das Krabbeln eindeutig erschwert (vgl. Flehmig, 1990, S. 210).

Aus den Ausführungen ergeben sich gute **Gründe für die Notwendigkeit des Krabbelns** bei einem Kind mit körperlicher oder Mehrfachbehinderung (vgl. Peters, 1988, S. 105):

- Schulung der Kopfhaltung (Aufrechthalten des Kopfes gegen die Schwerkraft),
- Schulung der Stützfunktion an Armen und Beinen, die Ellenbogengelenke sind dabei in Extension, die Kniegelenke in Flexion,
- Schulung der Gleichgewichtsreaktionen im Vierfüßlerstand,
- Schulung der Rumpfbeweglichkeit, denn der Rumpf wird im Verhältnis zu den Extremitäten koordiniert mitbewegt und nicht nur passiv von den Extremitäten getragen,
- Schulung der Wahrnehmung, beispielsweise des Körperschemas durch rhythmische Koordination der Extremitätenbewegungen, durch die Be- und Entlastung der Extremitäten,
- Schulung der Handöffnung und des Tastens,
- Erweiterung des Umkreises mit vermehrten Kontaktmöglichkeiten und Schulung der Raumorientierung und des Richtungssinns.

8.4 Stehen und Gehen

Stehen

In der physiologischen Entwicklung ist das Stehen etwa ab dem achten Monat möglich, allerdings nur mit Festhalten. Das Kind belastet bereits mit Gewichtsübernahme und bewegt sich wippend, setzt sich aber hin, wenn es loslässt oder losgelassen wird. Ab dem neunten Monat zieht es sich an Gegenständen hoch und steht auch schon recht stabil. Zu Beginn sind die Hüft- und Kniegelenke oft noch in leichter Beugehaltung. Das Kind macht die ersten Schritte zur Seite mit festgehaltener Hand oder an Möbeln entlang.

Der **Haltungs- bzw. Muskeltonus** hat sich durch die Stabilität gut reguliert. Das Kind kann damit Bewegungen ausführen und die Haltung bewahren. Die Gelenke sind beweglich und für die aufrechte Position vorbereitet. **Stellreaktionen des Kopfes und des Körpers** im Raum sind sehr ausgeprägt vorhanden. Auf den Verlust des Gleichgewichts stellt sich somit das Kind im Raum durch Gegenbewegungen ein. Gleichgewichtsreaktionen im Vierfüßlerstand und in der Sitzposition haben sich gut entwickelt. Das Kind kann in diesen Positionen durch Gegenbewegungen das Gleichgewicht bewahren oder wiederherstellen und kann sich nach vorn und zur Seite abstützen, aber noch nicht nach hinten (vgl. Flehmig, 1990, S. 223).

Im zwölften Monat etwa kann das Kind frei stehen. Es macht manchmal unsichere Schritte, manche Kinder laufen schon, wenn auch noch recht breitbasig (die Füße sind weit voneinander entfernt). Im 15. Monat kann das Kind aufstehen und aus dieser Haltung in eine andere übergehen. Es kann sein Gewicht verlagern und sich der Veränderung im Raum gut anpassen. Dazu sind verschiedenartige Kopf-, Rumpf- und Extremitätenbewegungen je nach Richtung der Gewichtsverlagerung notwendig. Besonders auch die Fußbewegungen sind wichtig. Hierzu gehört entweder eine Beweglichkeit in alle Richtungen, oder es müssen isometrische Muskelanspannungen entstehen.

In der physiologischen Entwicklung hat das Kind im Stehen folgende Bewegungsmöglichkeiten:

„Der Kopf ist frei beweglich. Die Bewegungen des Rumpfes sind nach allen Richtungen frei. Die oberen Gliedmaßen sind in allen Richtungen frei beweglich. Die unteren Gliedmaßen: Die Beweglichkeit seiner Fußgelenke ermöglicht ihm, sich im Stehen über den Füßen auszubalancieren. Das Kind steht im Allgemeinen mit beiden Füßen auf dem Boden, wobei es, solange es sich im Stehen festhält, die Beugung und Streckung in Knie- und Hüftgelenken ausgiebig übt: Es wippt. Sobald das Kind, sich festhaltend oder freihändig, auf einem Fuß stehen kann, ist das andere Bein in allen Richtungen frei beweglich."

(Quelle: Pikler, 1997, S. 229–230)

In einer pathologischen Entwicklung zeigt das Kind wenig oder keine Mithilfe beim Hochziehen und kein Belasten mit Gewichtsübernahme beim Hinstellen. Spitzfußstellung oder zu schlaffe Sprunggelenke verhindern dies. Auch können noch sehr starkes Zehenkrallen, ein noch ausgeprägter Fußgreifreflex festgestellt werden. Die Stell- und Gleichgewichtsreaktionen sind schlecht entwickelt. Der Kopf wird nicht stabil im Raum gehalten und fällt nach vorn, zurück oder zur Seite. Es ist kein gutes Gleichgewicht im Sitzen vorhanden und es findet keine gute Steuerung und Gegensteuerung bei Verlust des Gleichgewichts statt (vgl. Flehmig, 1990, S. 212 f.).

Laufen

Lernt ein Kleinkind laufen, sind zu Beginn die Ellbogengelenke bei nach oben gerichteten Unterarmen gebeugt. Die Oberarme sind dabei in waagerechter Stellung vom

Rumpf abgespreizt. Wechselseitige Armbewegungen sind beim Gehen erst dann möglich, wenn die Arme herunterhängen und die Gleichgewichtsreaktionen des Rumpfes zunehmen. Ab dem 15. Monat können die meisten Kinder laufen, allerdings mit noch nicht ganz ausgeprägtem Gleichgewichtsgefühl, manchmal auch mit breit aufgesetzten Füßen und noch unsicher.

Im 18. Monat kann das Kind beim Laufen einen Gegenstand in jeder Hand tragen oder hinter sich herziehen. Es kann in die Hocke gehen mit guten Bewegungszwischenstufen und einen Gegenstand von der Erde aufheben. Es kann rückwärts laufen und einen Ball mit dem Fuß spielen. Es steigt, noch festgehalten, die Treppe hinauf. Beim Laufen kann es schon gut abbremsen.

In einer pathologischen Entwicklung ist Laufen oft nicht möglich oder erschwert, da das Kind noch nicht in aufrechter Position das Gleichgewicht halten kann. Sicheres Laufen ist erst möglich, wenn das Kind sein Gleichgewicht im Stand halten kann. Manche Kinder halten sich zwar aufrecht, aber ihr Tonus ist nicht gut genug gesteuert. Sie laufen zwar, aber sie müssen sich dabei beispielsweise an einem Geländer oder an der Wand festhalten.

Der Grundtonus kann entweder hyperton, hypoton oder wechselnd sein, beeinflusst damit die Stabilität in der aufrechten Position und bewirkt veränderte Gelenkbeweglichkeit. Haltung und Haltungsbewahrung sind damit beeinträchtigt.

Die Stellreaktionen sind dabei meist mangelhaft, die Kopfkontrolle ist wegen mangelhafter Stabilität nicht gut genug. Bei Verlust des Gleichgewichts kommt der Kopf nicht ausreichend mit, dadurch verliert das Kind noch schneller das Gleichgewicht. Manchmal kann es sich bei Verlust des Gleichgewichts nicht fest abstützen und fällt dann hin. Mangelhaftes Gleichgewicht erhöht die Ängstlichkeit des Kindes erheblich und macht es im gesamten Verhalten unsicherer und zögerlicher. Damit wird es auch in der weiteren motorischen Entwicklung zu Beeinträchtigungen und in der Folge zu Auswirkungen auf die sozial-emotionale und kognitive Entwicklung kommen. Deshalb ist es äußerst wichtig, möglichst frühzeitig entsprechende Frühfördermaßnahmen einzuleiten.

→ AUFGABEN

1. Stellen Sie aus vorhandenen Tabellen oder Entwicklungsskalen (s. Kapitel 9.2) wesentliche motorische Entwicklungsschritte der ersten Lebensjahre dar. Schwerpunkte können sein: Entwicklung der grobmotorischen Körperbewegungen, der Handgeschicklichkeit, des Körperschemas, der Lateralität und Dominanz.
2. Beobachten Sie ein Kleinkind in Ihrer Umgebung (Familie, Freundeskreis) und versuchen Sie, ausgewählte Aspekte der beschriebenen Bewegungsentwicklung zu erkennen und die Merkmale zu beschreiben.
3. Versuchen Sie, den Bewegungsablauf beim Krabbeln über den Boden möglichst exakt zu beschreiben, und arbeiten Sie heraus, welche motorischen Funktionen/Fähigkeiten Voraussetzung für koordiniertes Krabbeln sind.

4. Der Zusammenhang von motorischen, psychischen und kognitiven Faktoren lässt sich an verschiedenen Entwicklungsschritten gut verdeutlichen. So stellt etwa das Sitzen die erste aufrechte Position dar und bietet damit ein ganz anderes Blickfeld, wodurch das Gehirn ganz neue Reize vermittelt bekommt; die Hände sind frei und erhalten neue Möglichkeiten des Greifens. Ähnlich vielfältige neue Erfahrungsmöglichkeiten zur Erforschung der Umwelt sind dann mit dem Krabbeln, dem Stehen und Gehen gegeben. Stellen Sie solche Zusammenhänge heraus.
5. Stellen Sie beispielhaft Merkmale zusammen, an denen Sie Verzögerungen oder Beeinträchtigungen der motorischen Entwicklung erkennen und verdeutlichen können.
6. Lassen Sie die Gleichgewichtsreaktionen im Stand bei sich selbst gezielt sichtbar bzw. spürbar werden: Durch Gewichtsverlagerung des Körpers nach hinten wird eine Tonuserhöhung der gesamten Muskulatur der Körpervorderseite hervorgerufen. Man muss, wenn man das Gleichgewicht nicht verlieren will, das nach hinten gebrachte Körpergewicht durch die Beugung des Kopfes und Rumpfes und durch die Streckung der Arme nach vorne ausgleichen. Zehen und Vorfüße werden von der Unterlage abgehoben, während die Fersen auf der Unterlage bleiben. Die Gewichtsverlagerung nach vorne bewirkt eine Tonuserhöhung der gesamten Muskulatur der hinteren Körperseite.
7. Die Hand hat eine Bedeutung als Kommunikationsmittel, „Werkzeug“ und Sinnesorgan. Nennen Sie zu diesen Funktionen praktische Beispiele.
8. Wesentliche Bedeutung in der Entwicklung des Kindes haben das Körperschema und der Körperbegriff. Dieser Aspekt kann gut beim spielerischen Tun oder Malen beobachtet werden. Man zeigt dem Kind bestimmte Körperteile und lässt von dem Kind solche zeigen und benennen. Das Kind kann dazu angeregt werden, „Männchen“ zu malen. Wählen Sie Kinderzeichnungen aus und stellen Sie diese vor, während Sie über den Entwicklungsstand des entsprechenden Kindes berichten (s. auch Kapitel 6.1 und 9.2).

Praxisbeispiele 16: Übungsmaterialien selbst herstellen

Nachfolgend werden einige Übungsmaterialien beschrieben, die selbst hergestellt und im Rahmen einer psychomotorischen Förderung eingesetzt werden können. Damit können auf vielfältige Weise Wahrnehmungs- und Bewegungserfahrungen in verschiedenen Altersstufen ermöglicht werden.

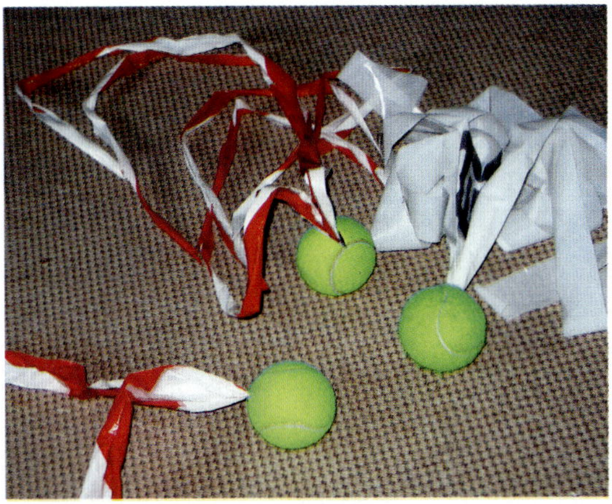

Flatterball

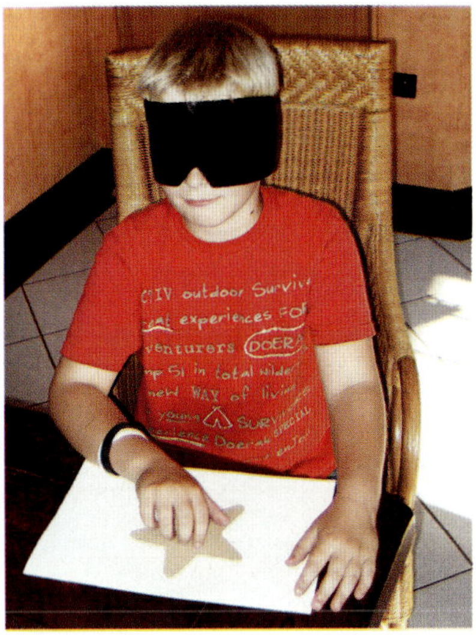

Tastplatten

1. **„Flatterball“:** In aufgeschnittenen Tennisbällen wird Flatterband eingeknotet. Diese Bälle lassen sich z. B. werfen, fangen, zielwerfen.
2. **„Tastplatten“:** Buchstaben, Zahlen oder andere Formen werden aus Schmirgelpapier auf Pappe oder auf Holzplatten aufgeklebt. Die Kinder können die Formen ertasten, erkennen und benennen.
3. **„Fang den Korken“:** Ein Korken wird an einer Papiertüte festgebunden. Variationen: andere Gegenstände, z. B. Knöpfe, werden an einem leeren Joghurtbecher festgeknotet und mit Schwung in den Behälter befördert.

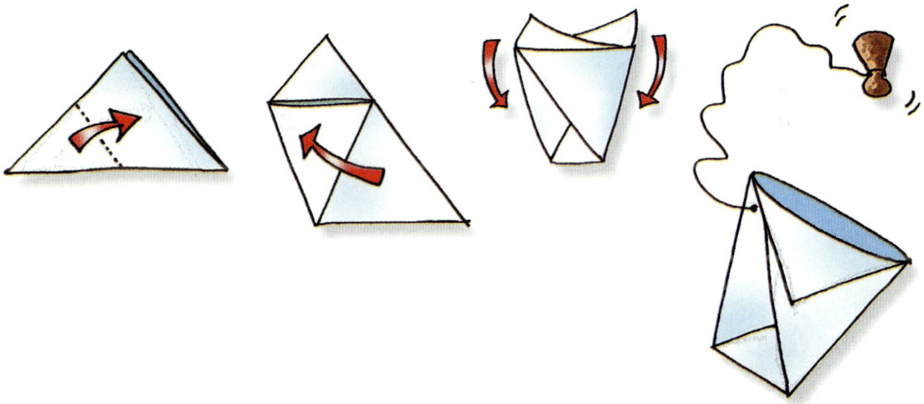

Fang den Korken

4. **„Frisbeescheibe“:** Aus Stoff wird in der Größe einer Frisbeescheibe ein Kreis geschnitten, der Rand wird mit Bleiband eingenäht. Die Frisbee zu zweit oder in der Gruppe werfen, fangen, zielwerfen.
5. **„Wackelballons“:** Ein kleiner mit Wasser gefüllter Luftballon wird in einen normalen Luftballon eingeknotet. Die Kinder können die Wackelballons z. B. werfen und fangen.

6. **„Knet-Bälle“:** Der obere Teil eines Luftballons wird abgeschnitten, der Luftballon wird mit Sand gefüllt. Ein zweiter Luftballon, von dem ebenfalls der obere Teil abgeschnitten ist, wird umgekehrt über den mit Sand gefüllten Ballon gestülpt. Die Luftballons mit Sand o. Ä. gefüllt kneten, werfen und fangen, jonglieren.
7. **„Schepperkränze“:** Kronkorken werden auf Draht aufgezogen und die Enden an einem Holzstab befestigt. Die Kinder können damit beispielsweise einen Rhythmus schlagen.

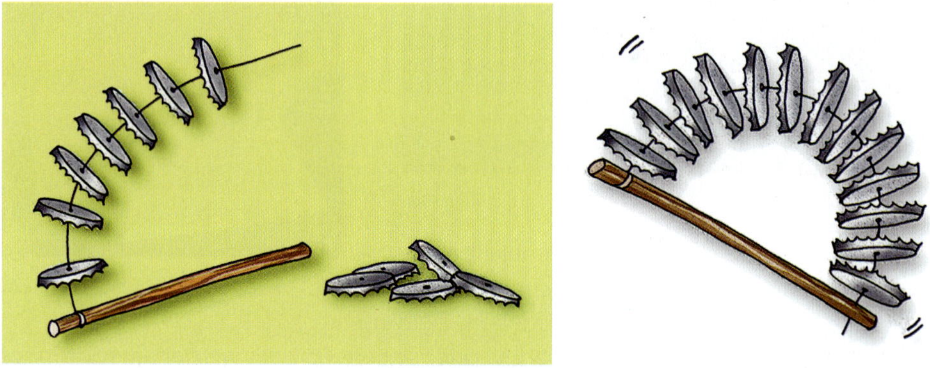

Schepperkränze

8. **„Rasseln“:** Becher werden mit verschiedenen Materialien gefüllt und mit je einem Deckel oder einem zweiten umgedrehten Becher geschlossen. Man kann die Rasseln schütteln oder einen Rhythmus schlagen.
9. **„Regenrohr“:** In eine Papprolle werden Nägel eingeschlagen (a) oder Maschendraht eingerollt (b); das Rohr wird mit Erbsen oder ähnlichen Materialien gefüllt und geschlossen. Nun können die Kinder das Rohr drehen, das Geräusch wahrnehmen.

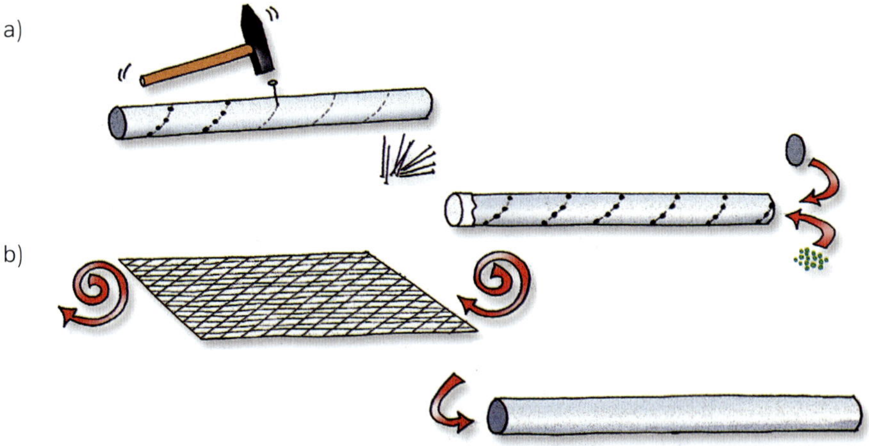

Regenrohr

10. **„Körpermännchen“:** Aus Pappkarton werden „Männchen“ aus 14 Teilen ausgeschnitten (Kopf, Oberkörper, je zwei Hände, Unterarme, Oberarme, Füße, Unter- und Oberschenkel); sie werden mit Briefklammern festgeheftet. Die Figur kann auch aus Holz hergestellt werden. Die Kinder können das Männchen zusammensetzen.
    Variation: Bewegungen vormachen und nachmachen lassen.
11. **„Geräuschdosen“:** In alte Filmdosen werden Materialien gefüllt. Das Material durch Schütteln erkennen oder zwei gleiche Füllungen zuordnen.
12. **„Aufdeckbilder“:** Blätter mit zunehmend großen Löchern werden übereinander gelegt und am Seitenrand verklebt. Von Bildern oder Fotos, die unter diese Mappe gelegt werden, sieht die Person zuerst nur einen kleinen Ausschnitt. Durch Umblättern der Blätter vergrößert sich zunehmend der Bildausschnitt, den die Person sehen kann. Aufgabe kann z. B. sein, die Gesamtbilder anhand der Ausschnitte zu erkennen.

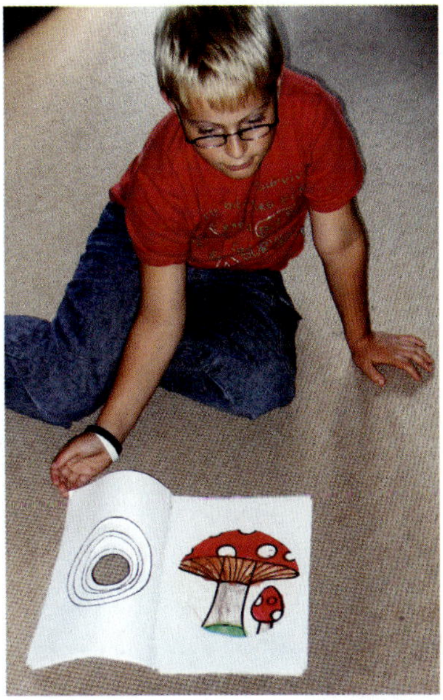

Aufdeckbilder

→ AUFGABE

Stellen Sie ausgewählte Übungsmaterialien im Unterricht her. Entwickeln Sie danach in Kleingruppen Spiel- und Übungsformen und stellen diese der Gesamtgruppe vor. Überprüfen Sie die Anwendungsmöglichkeiten auf ihren Beitrag zur Förderung der motorischen Entwicklung hin.

9 Diagnostik

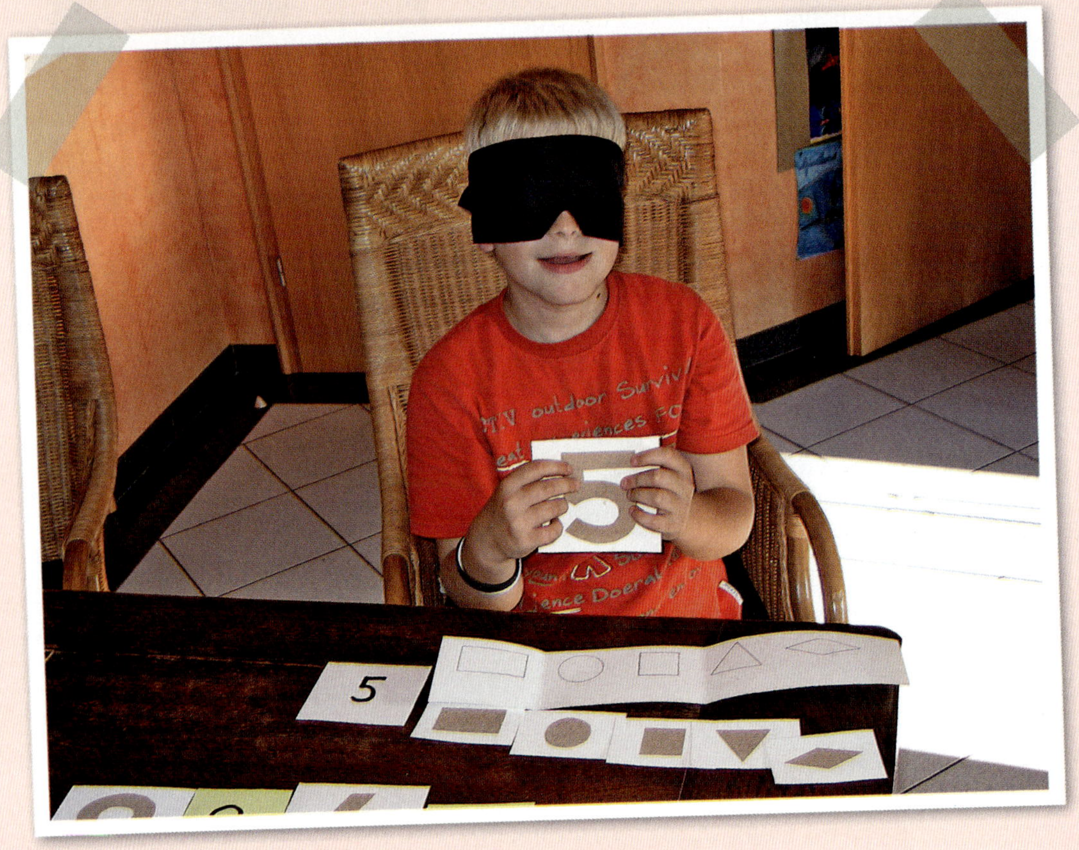

Angestrebte Kompetenzen

Fachkompetenz (Wissen und Fertigkeiten):

- Aspekte menschlicher Wahrnehmung und Elemente professioneller Beobachtung als Grundlage für Diagnostik und Hilfeplanung kennen und kritisch reflektieren können.
- Grundsätzliche Methoden der Motodiagnostik kennen und unterscheiden können.
- Ausgewählte Verfahren der Motodiagnostik kennen, anwenden und bewerten können.

Personale Kompetenz (Sozialkompetenz und Selbstständigkeit):

- Diagnostik als Aufgabe in der heilerziehungspflegerischen und heilpädagogischen Praxis erkennen und personenzentriert nutzen können.
- Sich kritisch mit ethischen Problemstellungen der Diagnostik auseinandersetzen können und daraus haltungsbasierte Rückschlüsse für das eigene psychomotorische Handeln ziehen können.

9.1 Aufgabenbereiche der Motodiagnostik

Psychomotorische Entwicklungsförderung kann nur dann sinnvoll geschehen, wenn das jeweilige Fähigkeits- und Fertigkeitsniveau, das individuelle Leistungsvermögen und der individuelle Entwicklungsstand der zu Betreuenden als Ausgangspunkt für die (heil-)pädagogischen Überlegungen berücksichtigt werden. Um diesem Anspruch gerecht zu werden, ist es notwendig, über diagnostische Verfahren entsprechende Informationen zu erheben. Dies gilt insbesondere für die Arbeit in der Heilpädagogik und dort, wo therapeutische Zielsetzungen im Vordergrund stehen. Für diagnostische Überlegungen und Maßnahmen sind genügend Raum und Zeit zu ermöglichen.

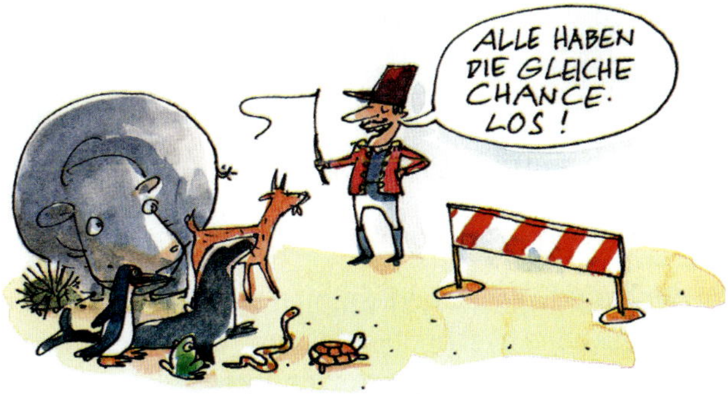

Gemäß der ganzheitlichen Sichtweise einer psychomotorischen Förderung ist zudem zu beachten, nicht nur Informationen über das Bewegungsverhalten zu erhalten, sondern ebenso über das soziale Verhalten, die Bedürfnis- und Interessenlage und über emotionale Befindlichkeiten. Auch kann es sich als sinnvoll oder im Sinne einer systemischen Vorgehensweise als notwendig herausstellen, dass über die Lebensgeschichte und die aktuelle Lebenssituation, z. B. in der Familie oder in der Wohnstätte, Informationen eingeholt werden.

Je nach zeitlichem Einsatz des Verfahrens kann die Bedeutung der Motodiagnostik darin liegen,

- die Einleitung einer psychomotorischen Förderung/Betreuung zu begründen, etwa gegenüber Kostenträgern zu legitimieren,
- den Maßnahmeprozess zu begleiten, um Inhalte, Ziele, Aufgaben abzustimmen, neu festzusetzen, zu verändern,
- die Bedeutung oder Effektivität der Entwicklungsförderung abschließend zu beurteilen, zu bewerten.

Die Beschäftigung mit diagnostischen Fragen kann einerseits über die Vermittlung von Kenntnissen und entsprechenden fachlichen Informationen erfolgen, andererseits auch über das Erfahren praktischer Handlungskompetenz durch exemplarisches Ausprobieren ausgewählter Verfahren mit anschließender Reflexion.

Damit soll eine Feinfühligkeit und damit Wertschätzung entfaltet werden für:

- die Entwicklung von Bewegung,
- die Beobachtung von Bewegung,
- die Beschreibung von Bewegung,
- die hypothesengeleitete Erklärung von Bewegung (vgl. Reichenbach, 2016, S. 183).

In den letzten Jahren haben sich Veränderungen der Diagnostikmodelle und -ziele ergeben (**Paradigmenwechsel**, vgl. Reichenbach, 2016, S. 17 ff.). Ziel der Diagnostik ist nicht mehr die Aussonderung von Menschen aufgrund von Eigenschaften oder eines Merkmals, sondern die Eingliederung in bestehende und reguläre Strukturen und Begebenheiten, z. B. gemeinsame Erziehung im Kindergarten oder gemeinsamer Unterricht in der Schule (Wechsel von der Segregation zur Integration/Inklusion). Es wird nicht mehr die Annahme vertreten, dass ein gemessenes Merkmal konstant und zeitstabil ist, da ja ein „Defekt" besteht, sondern diagnostische Methoden sollen Veränderungen innerhalb eines Entwicklungsverlaufes aufzeigen können. Auch wird in neueren Verfahren Wert auf individuelle Beschreibung und Einschätzung von Entwicklung, deren Verlauf und Veränderbarkeit gelegt. Der Fokus richtet sich weniger auf die „Störungen" als auf die Stärken und Kompetenzen der zu Diagnostizierenden. Somit verändert sich das Begriffsverständnis von einer „Befunderhebung" zur ursprünglichen altgriechischen Wortbedeutung, bei der man die Zusammensetzung aus „dià" und „gnòsis" als mit „durch und durch Erkennen" übersetzen könnte.

Verfahren der Motodiagnostik

In der Motodiagostik bedient man sich motometrischer (messender), motoskopischer (das Gesehene beschreibender bzw. kategorisierender) und vereinzelt auch motografischer (z. B. Filmaufnahmen) Verfahren.

In der **Motometrie** geht es um die quantitative Messung der Bewegung. Um Bewegungsleistungen präzise erfassen zu können, sind möglichst objektive und zuverlässige Leistungs- und Fertigkeitstest entwickelt worden, in denen Bewegungsabläufe und -ausführungen genau erfasst und verglichen werden. Durch den Vergleich der individuellen Leistung eines Kindes mit den erreichten bzw. maximal erreichbaren Werten anderer Kinder einer entsprechenden Altersstufe soll eine fundierte und statistisch abgesicherte Einordnung der motorischen Kompetenzen vorgenommen werden.

Bei allen motometrischen Verfahren handelt es sich prinzipiell um Tests im engeren Sinne. Dies bedeutet, dass die Tests in wissenschaftlichen Verfahren im Hinblick auf die folgenden Testgütekriterien evaluiert wurden:

- Objektivität (Ist das Merkmal unabhängig vom Einfluss des Untersuchers und der Untersuchungssituation?),
- Reliabilität (Wird das Merkmal zuverlässig und zeitstabil gemessen?),
- Validität (Wird das gewünschte Merkmal wirklich überprüft?).

Somit ist nicht jedes Verfahren, das sich „Test" nennt, auch automatisch ein „Test im engeren Sinne".

Motometrische Verfahren ergeben immer Rohwerte, die sich in Standardwerte (d. h. altersgemäße Vergleichswerte) und Prozentränge (relative Stellung bezüglich eines bestimmten Merkmals in einer Vergleichs- oder Bezugsgruppe) umrechnen lassen. Sie geben daher letztlich nur Auskunft darüber, wie ein Mensch bezüglich eines bestimmten motorischen Merkmals in seiner Altersgruppe einzuordnen ist.

In der **Motoskopie** geht es um die Beschreibung der auf dem Wege der Beobachtung gewonnenen Merkmale. Vor allem werden qualitative Merkmale des Bewegungsverhaltens festgehalten und Verhaltensweisen in Beobachtungs- oder Einschätzskalen erfasst. Solche Beobachtungsverfahren sind meist recht einfach zu handhaben und ermöglichen es, komplexe Bewegungs- und Spielabläufe knapp zu erfassen, unterliegen aber einer ganzen Reihe von möglichen subjektiven Verzerrungen. Motoskopische Verfahren legen besonders viel Wert auf die Validität der Aufgaben.

In der **Motografie** werden Bewegungen in irgendeiner Form aufgezeichnet und anschließend einer eingehenden Analyse unterzogen. Diese Art von Verfahren spielt eigentlich nur in der Forschung eine Rolle, da die Technik (z. B. computergesteuerte Videotechnik) sehr aufwendig ist.

Ursachenvielfalt

Während des diagnostischen Prozesses muss man sich darüber im Klaren sein, dass die Ursachen einer Bewegungsbeeinträchtigung nicht immer eindeutig festzustellen und oft mehrere Ursachen für bestimmte Auffälligkeiten verantwortlich sind. Je älter die Kinder werden, desto mehr beeinflussen und überlagern sich verschiedene Ursachen und Entwicklungsbedingungen. Diese Wirkungszusammenhänge können sowohl eine Verstärkung als auch eine Abschwächung der ursprünglichen Problematik zur Folge haben.

Für die Beurteilung des Einzelfalls sind deshalb vielfältige Beobachtungen und Informationen aus verschiedenen Bereichen erforderlich:

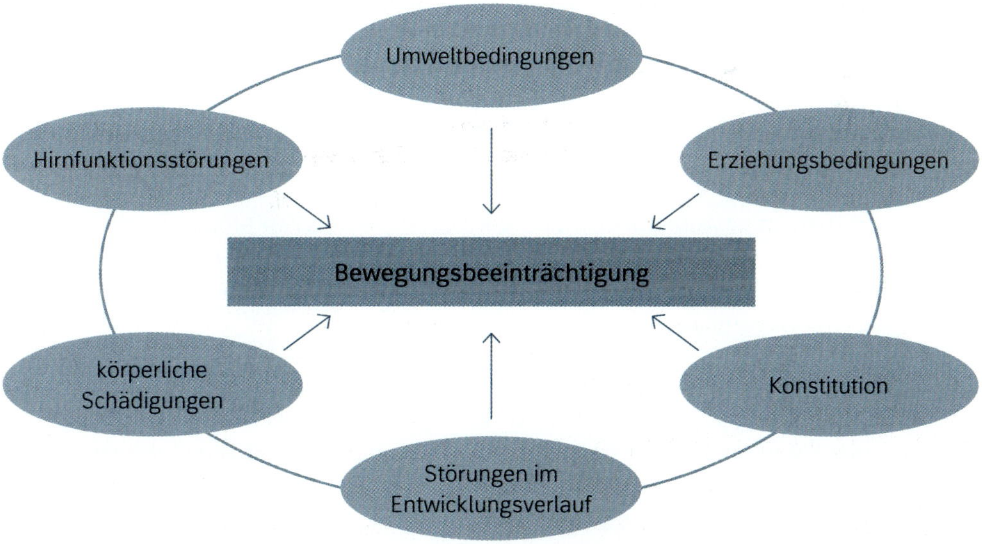

Mögliche Ursachenbereiche einer Bewegungsbeeinträchtigung

Folgende Ursachenfelder können für Bewegungsbeeinträchtigungen in verschiedener Stärke und Ausprägung verantwortlich sein und müssen deshalb mit in die Beurteilung und Überprüfung einbezogen werden:

- **umweltbedingt:** mangelnde Möglichkeiten für altersentsprechende Spiel- und Bewegungsaktivitäten, einseitige Spielgelegenheiten, Reizüberflutung durch ungeordnete Umwelteinflüsse, wenig kindgerechte Lebensbedingungen;
- **erziehungsbedingt:** mangelnde Ermutigung, Überforderung, Bewegungsverbote, übertriebene Fürsorge, Vernachlässigung, Ehrgeiz, Leistungsdruck, Verletzung der Grundbedürfnisse des Kindes nach Geborgenheit, Angenommensein;
- **konstitutionsbedingt:** mangelnde Begabung, bestimmte körperliche Eigenschaften, Merkmale, veranlagungsbedingte Temperamentunterschiede;
- **entwicklungsbedingt:** Verzögerungen in der Entwicklung, Störungen des Entwicklungsverlaufs durch äußere Einflüsse, z. B. beunruhigende familiäre Problematik oder innere Reifungsvorgänge, z. B. besondere Wachstumsphasen;
- **körperlich bedingt:** Schädigungen von Wahrnehmungs- und/oder Bewegungsorganen durch Geburt, Unfälle, Krankheit o. Ä., Unverträglichkeiten bestimmter Nahrungsmittel und Allergien;
- **hirnorganisch bedingt:** geringfügige Hirnfunktionsstörung, früher häufiger als minimale cerebrale Dysfunktion (MCD) bezeichnet, z. B. durch eine komplizierte Geburt, Infektionen mit begleitender Hirnhautentzündung, Unfälle, mangelnde sensorische Integration (Wahrnehmungsverarbeitung), Hirnschädigungen bei verschiedenen Behinderungen.

Früherkennung

Abweichungen von der physiologischen Entwicklung bedeuten nicht, dass es unausweichlich im weiteren Leben des Kindes zu einer gravierenden Störung oder Behinderung kommen muss. Mit Äußerungen in einer solchen Richtung müssen alle Beteiligten sicher äußerst zurückhaltend umgehen. Andererseits ist es auch nicht angebracht, untätig abzuwarten und zu hoffen, dass sich Probleme von selbst lösen. Pädagogische Fachkräfte können und sollen dabei mithelfen, wirkliche Behandlungsbedürftigkeit rechtzeitig zu erkennen, damit sich motorische Störungen nicht verfestigen.

Im Wesentlichen ist es Aufgabe des Kinderarztes, die Früherkennung, z. B. im Rahmen der Vorsorgeuntersuchungen, durchzuführen. Aber auch (heil-)erzieherische Fachkräfte haben die Aufgabe, immer wieder gezielt die ihnen anvertrauten Personen zu beobachten, ihre Eindrücke zu bewerten und auch mitzuteilen.

> „Dabei kommt es in erster Linie nicht so sehr auf das Erkennen eines Einzelsymptoms als auf die Kenntnis der Bedeutung der Wertigkeit und der Rangfolge der auffälligen Symptome in ihrer Gesamtheit an. Nur diese Kenntnis ermöglicht die Abgrenzung behandlungsbedürftiger Auffälligkeiten gegenüber den zahlreichen oft auffällig wirkenden Normvarianten der individuell gestreuten frühkindlichen Entwicklung. Diese Kenntnis repräsentiert das eigentliche Erfahrungsgut des qualifizierten Untersuchers."
>
> *(Quelle: Flehmig, 1990, S. 43–44)*

Im Rahmen dieses Buches führt es zu weit, einen umfassenden Überblick über die bestehenden frühdiagnostischen Verfahren zu geben. Es sollen aber einige wesentliche Anzeichen möglicher Störungen zusammengefasst werden, die teilweise schon an anderer Stelle angedeutet wurden.

Abweichungen der motorischen Entwicklung im Säuglingsalter sind z. B. an folgenden Kriterien zu erkennen (vgl. Flehmig, 1990, S. 44–48):

- **Haltungs- bzw. Muskeltonusveränderungen:** Bei Bewegungsabläufen ist häufig eine unangepasste Muskelspannung zu beobachten. Das Kind befindet sich z. B. in Rückenlage in einer verstärkten Beugung oder es überwiegt die Streckung.
- **Mangelhafte bzw. fehlende Gleichgewichtsreaktionen:** Die bei passiver und aktiver Lageveränderung (Bauch- oder Rückenlage, Sitzen, Vierfüßlerstand, Stehen) zum Balancehalten ablaufenden muskulären Gegenbewegungen sind nicht altersgemäß zu beobachten.
- **Persistierende tonische Haltemuster:** Hierbei handelt es sich um Reaktionen, die in den ersten Lebensmonaten auszulösen sind und die, wenn sie bestehen bleiben, die weitere Bewegungskoordination verhindern (s. auch Kapitel 13).
- **Asymmetrien der Haltung:** Ungleichmäßigkeit in Haltung und Bewegung sind überdeutlich und werden nach jeder Lageveränderung wieder eingenommen.
- **Entwicklungsverzögerungen in allen Fähigkeiten oder in Teilleistungen:** Ein Kind, das keine Laute von sich gibt, das keine Reaktionen (Arme hinstrecken, hinkrabbeln) auf vorgehaltene Gegenstände zeigt und nicht lächelt, wenn es dazu angeregt wird, kann als entwicklungsverzögert gelten.
- **Verdacht auf Störungen der Wahrnehmung oder der Wahrnehmungsverarbeitung (sensorische Integration):** Das Kind zeigt keine sichere Reaktion auf Geräusche, da keine Lokalisation möglich ist; es sind überstarke Reaktionen auf Geräusche oder überempfindliche Reaktionen auf Berührung oder Verlagerung im Raum zu beobachten.

Förderdiagnostik

In den letzten Jahren hat sich eine veränderte Einstellung zu den Zielsetzungen der Diagnostik entwickelt. Durch standardisierte Aufgabenstellungen und detailliert festgelegte Untersuchungsbedingungen hoffte man, eine größtmögliche Objektivität der Ergebnisse zu erlangen. Es zeigte sich aber, dass die Aussagefähigkeit solcher Verfahren doch recht gering sein kann. Diese Unzufriedenheit führte in den letzten Jahren zu einer veränderten Auffassung von Diagnostik. Die Kritik richtete sich vor allem auf das beziehungslose Nebeneinander von Diagnose und Förderung und auf die Verwendung der Ergebnisse im Sinne einer Selektion, d. h. einer „Auslese der Besten“.

Nur selten ließen sich aus der Diagnose Hinweise für anschließende Fördermaßnahmen ableiten. Eine Auswahl etwa von Inhalten oder Methoden war meist weder aus der Diagnose ableitbar noch begründbar. So beschränkte sich die Funktion der Diagnostik oft nur auf die Legitimation von Aussonderungen eines Kindes, z. B. in die Förderschule. Diagnostik in diesem Sinne hatte allein die Aufgabe der Ermittlung von Störungen, Schwächen und Defekten.

„Die Förderdiagnostik kann als Gegenpol zu einer solchen ‚Selektionsdiagnostik' verstanden werden; sie vergleicht weniger die individuelle Leistung des Kindes mit dem Mittelwert einer Vergleichsgruppe (‚Normorientierung'), sondern orientiert sich eher an der individuellen Entwicklung eines Kindes und versucht, hier vorgefundene Entwicklungsstrukturen zu beschreiben.
Diagnostik als Entscheidungshilfe für Fördermaßnahmen darf somit nicht als Defizitauslese verstanden werden. Neben den Auffälligkeiten und Störungen gilt es genauso, Fähigkeiten und besondere Stärken des Kindes zu erkennen und für die Förderung nutzbar zu machen. Die individuellen Möglichkeiten des Kindes und seine besonderen Fähigkeiten sollten ebenso hervorgehoben werden wie Retardierungen und Beeinträchtigungen bestimmter Entwicklungsbereiche, um darauf Förderschwerpunkte aufbauen zu können."

(Quelle: Zimmer, 2006, S. 96)

Neben der Individualisierung ist die stärkere Betonung qualitativer und eher subjektiver Methoden in der Diagnostik ein wesentliches Merkmal der Förderdiagnostik. Dazu gehören z. B. Beobachtung und Verhaltensbeschreibung sowie Situationsanalysen.

Auswirkungen auf das diagnostische Vorgehen hat vor allem auch die systemisch-konstruktivistische Sichtweise. Diese fordert, dass die Lebensumstände der Personen mit einbezogen werden müssen, auch die Beobachtungen im gewohnten Umfeld, in Alltagssituationen, im familiären Umfeld und in Einrichtungen.

Die **vielfältigen Vernetzungen** und **wechselseitigen Beeinflussungen** müssen auf der Ebene der Bewegung erkannt werden. Bewegungs- und Verhaltensweisen der Interaktionsteilnehmer werden aufeinander bezogen. Man betrachtet nicht so sehr die subjektive Absicht, sondern fragt vielmehr nach ihrem kommunikativen Gehalt, nach ihrer Wirkung auf die Verhaltensweisen der anderen.

Charakteristisch für diese **prozessorientierte Diagnostik** ist die Wechselwirkung zwischen Diagnostik und Intervention im Spiel- oder Übungsgeschehen. Dazu werden im gemeinsamen Bewegungsdialog lösungsorientierte Hypothesen über die sozialen Interaktions- und Kommunikationsprozesse und über die vorhandenen Stärken, Kompetenzen und Ressourcen gebildet.

Die Selbstbeobachtung des Diagnostikers ist hierbei ein wichtiger Aspekt. Dabei muss sich der Beobachter selbst seiner Subjektivität bewusst sein. So können Konstruktionen der eigenen Systeme des Beobachters, wie eigene Abwehrmechanismen, Etikettierungen, Übertragungsreaktionen und Problembelastungen usw., einen Beziehungsaufbau zum Kind beeinflussen.

Bewegungsbeobachtung und mögliche Fehler

Bewegungsbeobachtung stellt in pädagogischen und therapeutischen Arbeitsfeldern eine grundlegende Anforderung dar. Kompetenzen in diesem Bereich benötigen alle Mitarbeiter, die dort arbeiten. Die Bewegungsbeobachtung nimmt somit in der Motodiagnostik eine zentrale Stellung ein. Sie kann uns vielfältige Informationen über das Bewegungsverhalten und damit über die Persönlichkeit eines Menschen geben.

Wir können allerdings nicht allumfassend aufnehmen, sondern sind gezwungen, Verhaltensaspekte auszuwählen, oft auch unbewusst. Wir können immer nur ausschnitthaft, als **selektiv** wahrnehmen. Auch müssen wir uns darüber bewusst sein, dass Wahrnehmung und Beurteilung **subjektiv** sind, d. h., der Auswahl- und Verarbeitungsprozess ist von unseren eigenen Einstellungen, Werthaltungen und Vorerfahrungen geprägt. Zudem besteht die Gefahr des vorschnellen Interpretierens.

Beobachtungsfehler, die die Wahrnehmung und Beurteilung verfälschen können, sind beispielsweise:
- Der Beobachter neigt dazu, in Skalen hauptsächlich den Mittelbereich anzukreuzen (Fehler der „zentralen Tendenz"). Oder die differenzierte Beobachtung wird erschwert durch die Tendenz, zu gut (Milde-Effekt) oder zu schlecht (Strenge-Effekt) zu sehen bzw. zu urteilen.
- Beobachtete Aspekte werden vom Beobachter in ihm vertraute und bekannte Kategorien eingeordnet (Vorurteilsbildung, Stereotypisierung). Der Beobachter hat eine „eigene Persönlichkeitstheorie", er meint, dass bestimmte Merkmale zusammengehören und stets zusammen auftreten (Logik-Fehler).
- Von einer sehr positiven oder negativen Eigenschaft oder Verhaltensweise, die besonders hervorsticht, wird auf andere, weniger augenfällige Verhaltensbereiche in gleicher Weise geschlossen (Halo-Effekt).
- Erstbeobachtungen können einen größeren Einfluss auf die Bildung eines Gesamteindrucks haben als später gemachte (Primacy-Effekt). Der erste Eindruck kann dazu führen, dass im Folgenden der Blick auf wesentliche Verhaltensweisen verstellt wird.
- Der Beobachter nimmt entweder besonders das wahr, was den anderen von ihm selbst unterscheidet (Kontrast-Effekt), oder aber genau das, was beim anderen ähnlich zu sein scheint (Ähnlichkeitsfehler). Oft beobachtet er auch verstärkt die Eigenschaften, die er in seiner eigenen Biografie als Mangel oder Schwäche erlebt hat (Projektion).

Um aussagekräftige Daten zu erhalten, müssen wir uns bemühen, möglichst bewusst und gezielt unter einer festgelegten Fragestellung zu beobachten. Wir müssen unser Augenmerk auf wesentliche Informationen lenken. Je präziser wir das festlegen, was wir beobachten wollen, desto genauer können unsere Ergebnisse sein.

Grundlegend kann man zunächst zwischen Gelegenheitsbeobachtungen und systematischen Beobachtungen unterscheiden. **Systematische Beobachtungen**, die man im engeren Sinne als professionelle Beobachtungen bezeichnen könnte, können sowohl „standardisiert" (mit generell festgelegten Kriterien) oder „individuell gezielt" (mit Kriterien, welche einer individuellen Fragestellung angepasst sind) durchgeführt werden. Bei der sogenannten „Detaillierten Beobachtung" wird alles dokumentiert, was wahrnehmbar ist, und im Anschluss sortiert und ausgewertet.

Beobachtungen können entweder zeitlich direkt oder indirekt (z. B. durch Videoaufzeichnungen) erfolgen. Des Weiteren wesentlich ist zudem die ethische Entscheidung, ob Beobachtungen offen (d. h. mit Wissen des zu Beobachtenden) oder verdeckt (also ohne dessen Wissen) durchgeführt werden. Zudem muss die Entscheidung getroffen werden, ob die Beobachtung (aktiv/passiv) teilnehmend oder nicht teilnehmend durchgeführt werden soll. Letztlich ist zu erwägen, ob das Beobachtungssetting im Alltag (Feldbedingung) oder in einer Kunstsituation (Laborbedingung) stattfinden soll. Jede dieser Durchführungsmethoden beinhaltet Vor- und Nachteile.

TIPP

Zum Weiterdenken: Oft hört man das Argument, dass nur eine verdeckte Beobachtung dazu führt, dass man objektive Ergebnisse erhält, da der zu Beobachtende sich nur so nicht auf die Situation einstellt. Doch würden wir selbst gerne beobachtet, ohne es zu wissen? Wie wäre es z. B., wenn die Praxisanleiterin die Auszubildende heimlich beobachten und die Ergebnisse an die Lehrkräfte weiterleiten würde? Es stellt sich die Frage, ob nicht jede verdeckte Beobachtung letztlich einen Vertrauensbruch darstellt.

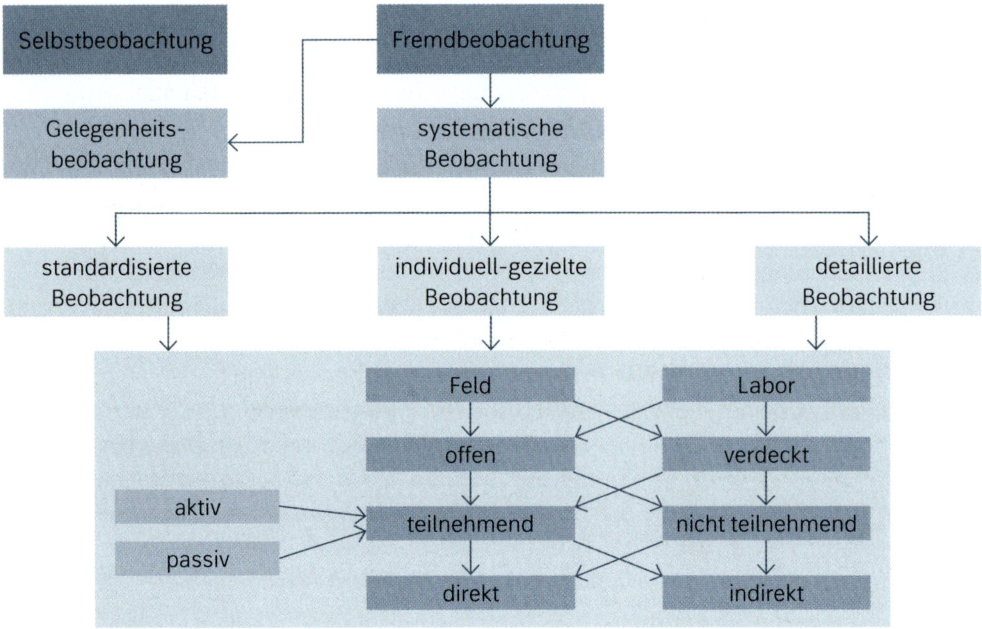

Modell einer professionellen Beobachtung

→ AUFGABEN

1. Diskutieren Sie Vor- und Nachteile sowie Nutzen und Risiken der dargestellten Beobachtungsmethoden.
2. Führen Sie eine Diskussionsrunde über die ethische Vertretbarkeit verdeckter Beobachtung.

9.2 Übersicht über ausgewählte Verfahren

Nachfolgend sollen einige Verfahren kurz vorgestellt werden, die für die Praxis relevant sein können. Sie können von (heil-)pädagogischen Fachkräften bei Vorliegen der notwendigen Bedingungen (z. B. Raum, Zeit, Materialien) eingesetzt werden. Mit der Kenntnis der Verfahren können auch entsprechende Ergebnisse in Entwicklungsberichten besser verstanden und eingeordnet werden.

Beobachtungsbogen/strukturierte Beobachtung

MotorikPlus

Mit MotorikPlus hat Renate Zimmer (2021) ein systematisches Verfahren zur Beobachtung psychomotorischer Kompetenzen von Kindern im Alter vom ersten bis zum sechsten Lebensjahr vorgelegt. Im Vordergrund der Beobachtung stehen die motorischen und sensorischen Kompetenzen eines Kindes, zusätzlich werden auch – und dafür steht das „Plus" – die sozialen, emotionalen und kognitiven Kompetenzen einbezogen. Das Verfahren soll dazu beitragen, einen möglichst umfassenden Überblick über den Entwicklungsstand eines Kindes mit seinen individuellen Fähigkeiten, Interessen und Stärken zu gewinnen, und auch dabei helfen, Entwicklungsbeeinträchtigungen zu erkennen.

MotorikPlus wurde für den pädagogischen Alltag in Kindertageseinrichtungen konzipiert. Die Beobachtung soll nicht einmalig und punktuell (z. B. im Sinne eines Tests), sondern begleitend im pädagogischen Alltag erfolgen. Zur Beobachtung und Dokumentation stehen zwei Versionen zur Verfügung:

- U3-Protokollbogen für Kinder im Alter von 1;0 bis 3;5 Jahren,
- Ü3-Protokollbogen für Kinder im Alter von 3;0 bis 6;11 Jahren.

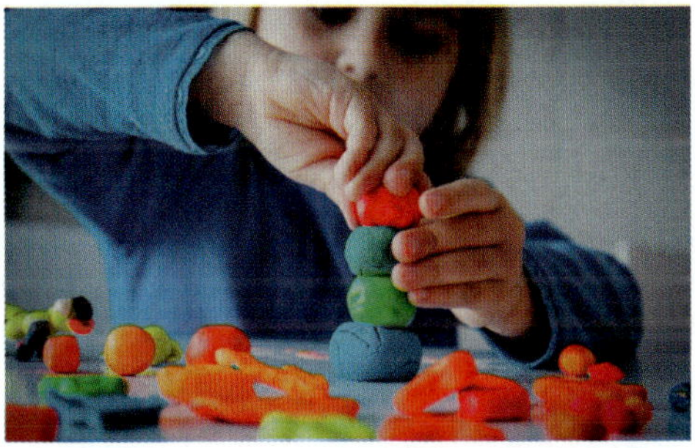

Beobachtungssituation: Kneten

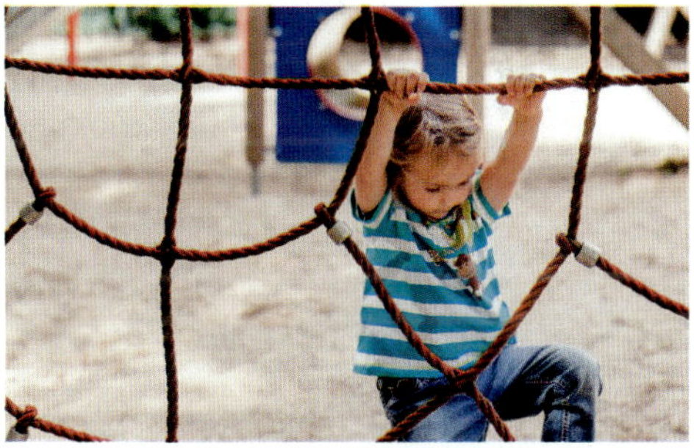

Beobachtungssituation: Klettern

Die in den Protokollbögen beschriebenen Beobachtungsaufgaben beinhalten alltägliche Situationen der pädagogischen Arbeit, aber auch gezielte Aufgabenstellungen, die in spielerische Situationen eingekleidet werden. Dazu gibt es konkrete Aussagen zu den motorischen Kompetenzen des Kindes in den Bereichen Koordination, Kraft/Ausdauer und Feinmotorik, zu den sensorischen Kompetenzen in den Bereichen Gleichgewicht (vestibuläre Wahrnehmung), taktil-kinästhetische Wahrnehmung, visuelle und auditive Wahrnehmung sowie Aussagen zu den sogenannten Plus-Kompetenzen, welche die emotionalen, sozialen und kognitiven Fähigkeiten umfassen. Zur Eintragung der Beobachtungsergebnisse dient eine Skala von „4“ (trifft voll und ganz zu) bis „1“ (trifft noch nicht zu).

Mit der Dokumentation können die Beobachtungen sowohl qualitativ als auch quantitativ ausgewertet werden. Bei der qualitativ orientierten Auswertung steht die individuelle Entwicklung der Kompetenzbereiche des Kindes im Vordergrund, dazu können Erläuterungen und Beispielsituationen auf dem Protokollbogen festgehalten werden.

Im Rahmen der quantitativen Auswertung kann ermittelt werden, wo sich das Kind befindet – entweder im Vergleich zu vorangegangenen Beobachtungszeiträumen oder im Vergleich zu Kindern seiner Altersgruppe. Dazu können aus den Eintragungen im Protokollbogen Summen für die einzelnen Bereiche gebildet werden. Mithilfe von Normtabellen für die verschiedenen Alterstufen (ab zwei Jahren vorliegend) wird ein differenzierter Vergleich mit den folgenden Interpretationen möglich (vgl. Zimmer, 2021, S. 48):

- überdurchschnittlich bis sehr gut entwickelte Kompetenz,
- durchschnittlich entwickelte Kompetenz,
- unterdurchschnittlich entwickelte Kompetenz (zusätzliche Unterstützung erwägen).

Zimmer betont, dass die Einordnung der Leistungen in eine vergleichbare Altersgruppe nicht im Vordergrund steht, sondern eher als zusätzliche Möglichkeit der Auswertung der Beobachtungsergebnisse angesehen werden sollte. Wichtiger als der Vergleich untereinander sei der individuelle Entwicklungsprozess des einzelnen Kindes in den jeweiligen Kompetenzbereichen (vgl. Zimmer, 2021, S. 10).

„Diagnostik mit Pfiffigunde“

Um Verhaltens- und Bewegungsmerkmale genauer beobachten und erfassen zu können, sind offene Spiel- und Bewegungssituationen oft nicht ausreichend. Strukturierte Beobachtungsverfahren helfen hier, da sie bestimmte Vorgaben enthalten und damit eine gezieltere Diagnostik ermöglichen. In diesem Verfahren zur Beobachtung der Wahrnehmung und Motorik von Kindern zwischen fünf und acht Jahren, das erstmals 1992 veröffentlicht wurde, sind die Beobachtungssituationen in das Märchen „Abenteuer mit Pfiffigunde“ eingebunden (vgl. Cárdenas, 2009). In 31 Situationen können Informationen über den erreichten Stand von Fein- und Grobmotorik, Perzeption, Lateralität, Körperschema und Gedächtnis gesammelt werden.

> „Im Verfahren ‚Diagnostik mit Pfiffigunde‘ stehen die Aufgaben in einem sinnhaften Zusammenhang, der die kindliche Fantasie anspricht. Die Kinder sind Akteure in einem Märchenspiel mit Drachen, Hexen und Feen. Sie haben Mitstreiter, mit denen sie gemeinsam die Abenteuer bestehen. Dadurch ist der Widerstand gegen ein Mit-Spielen gering.
> Das Beobachtungsverfahren ‚Diagnostik mit Pfiffigunde‘ soll eine Ergänzung sein zu standardisierten Testverfahren und neurologischen Untersuchungsverfahren, deren Nachteile im motivationalen Bereich liegen, da die Testsituation unnatürlich ist und keine Eigenmotivierung schafft.“
>
> *(Quelle: Cárdenas, 2009, S. 18)*

BEISPIELE

Mögliche Beobachtungssituationen sind:
- Ausziehen und Ritterrüstungen anlegen,
- Geldstücke auflesen,
- Papier zerknüllen,
- Kraft des Zauberstabs aufnehmen,
- über den Baumstamm balancieren,
- vom Berg in den Schlusssprung springen,
- sich im Zehengang dem Riesen nähern,
- mit verbundenen Augen auf den Ritter warten,
- auf die blinde Hexe zukrabbeln.

Auf einem Beobachtungsbogen kann die Bewertung eingetragen werden:
0: unauffällig, im Bereich der Norm,
1: zweifelhaft, sollte sorgfältig beobachtet werden, Förderung sinnvoll,
2: auffällig, weitere diagnostische Abklärung empfohlen, gezielte Förderung notwendig.

Die Ergebnisse vom Beobachtungsbogen können auf den Profilbogen übertragen werden, womit die Möglichkeit besteht, „die einzelnen Bewertungen zu verschiedenen Bereichen zusammengeführt zu betrachten und dadurch einen Überblick über das Profil der Schwächen im Wahrnehmungs- und Bewegungsverhalten zu gewinnen" (Quelle: Cárdenas, 2009, S. 113).

„Abenteuer der kleinen Hexe"

Die „Abenteuer der kleinen Hexe", erstmals 2000 veröffentlicht, als 6. Auflage in überarbeiteter Form 2013 erschienen, ist ein strukturiertes Beobachtungsverfahren für vier- bis achtjährige Kinder (vgl. Schönrade/Pütz, 2013). Es sieht sich als Methode einer an den Stärken des Kindes orientierten Förderdiagnostik. Die Autoren Silke Schönrade und Günter Pütz formulieren als Merkmale die Prozessorientiertheit, die Berücksichtigung der Individualität des Kindes, die Sichtweise auf die Stärken und Schwächen, die Einbettung in das reale Umfeld und das enge Wechselverhältnis von Diagnose und Intervention.

Das Beobachtungsverfahren basiert auf einem Märchen, das so aufgebaut ist, dass die Kinder spielerisch an Bewegungssituationen herangeführt werden. In drei Geschichten mit je acht Aufgaben sind die Beobachtungssituationen so konstruiert, dass die Kinder altersgemäß, spielerisch und motivierend angesprochen werden.

Ein Beobachtungsbogen unterstützt das strukturierte Beobachten. Das ursprüngliche Punktesystem (je 2-1-0 Punkte) wurde in der veränderten Auflage zugunsten einer Erweiterung der Beobachtungskriterien aufgegeben. Diese finden sich in der Beschreibung der jeweiligen Beobachtungssituationen und in den Beobachtungsbögen. Dadurch soll der Blickwinkel des Beobachters in Richtung qualitatives Beobachten geöffnet werden. So ist es möglich, einen Überblick über den Entwicklungsstand des Kindes zu erhalten und Aussagen über Stärken zu treffen. Auf dieser Grundlage können weitere Überlegungen für die psychomotorische Vorgehensweise angestellt werden. Beobachtungsmerkmale sind z. B. (vgl. Schönrade/Pütz, 2013, S. 69):

- vestibuläre Wahrnehmung,
- kinästhetische Wahrnehmung,
- taktile Wahrnehmung,
- Körperschema,
- Körperkoordination,
- Auge-Hand-Koordination,
- visuelles Gedächtnis,
- Lateralität (Seitigkeit),
- Bilateralintegration (koordinierte Zusammenspiel beider Körperhälften).

Es werden beispielsweise folgende Aufgaben gestellt:
- In der ersten Geschichte befinden sich die Kinder im „Land der Oberhexen". Aufgaben sind etwa, einen Zauberstab mit den Augen zu verfolgen, im Dunkeln einem Geräusch zu folgen, einen Testflug auf dem Rollbrett zu absolvieren, eine Brücke zu überwinden.
- In der zweiten Geschichte „Von Abenteuern hinter dem Zauberberg" sollen die Kinder etwa einen Weg einzeichnen, rückwärts über einen Pfad gehen, Körperstellen zeigen und benennen.
- In der dritten Geschichte geht es um „Hexenkraft und Zaubertrank". Aufgaben sind beispielsweise Goldtaler sortieren, Bild von sich zeichnen, Steinformen ertasten und wiedererkennen, Tiere nachahmen, sich durch den Zauberreifen winden.

Die Geschichten des Beobachtungsverfahrens bilden den Hintergrund, um die jeweiligen Beobachtungsaufgaben durchzuführen. Veränderungen sind nach Darstellung der Verfasser möglich, manchmal sogar erforderlich. Je nach Alter der Kinder, Gruppenstruktur und aktuellen Themen kann eine inhaltliche Anpassung an die Gegebenheiten von Vorteil sein, dadurch soll zusätzlich ein positiver Effekt erreicht werden. So kann das Beobachtungsverfahren beispielsweise in die Thematik eines Kindergartens zum Thema „Hexen, Feen, Zauberwald" einbezogen werden.

Bei der inhaltlichen Veränderung sollten folgende Aspekte berücksichtigt werden (vgl. Schönrade/Pütz, 2013, S. 68 f.):
- Die Märchenlogik sollte beibehalten werden.
- Die Auswahl der entsprechenden Beobachtungsmerkmale sollte nicht verändert werden.
- Die Anzahl von acht Aufgaben sollte nicht überschritten werden.
- Die Aufgaben müssen so aufgebaut sein, dass auch das ausgewählte Beobachtungsmerkmal beobachtet werden kann.
- Ein Wechsel der Aufgabeninhalte von aktiven, passiven und solchen mit einem Anteil an Konzentration sollte beachtet werden.

Für die Altersgruppe der 7- bis 11-jährigen Kinder haben Schönrade/Pütz das Verfahren „Abenteuer im Piratenland" ergänzt (vgl. Schönrade/Pütz, 2006).

Klinischer Beobachtungsbogen

Bei dem Verfahren von Gudrun Kesper und Cornelia Hottinger (2015) handelt es sich um strukturierte Beobachtungssituationen im Rahmen einer klinisch orientierten Beobachtung zur Feststellung von sensorischen Integrationsstörungen (s. Kapitel 10.2). Dem Kind (ab drei bis vier Jahre) werden in der Regel an zwei Terminen zu je 60 Minuten 23 Aufgaben gestellt, die beobachtet und ausgewertet werden. Eine zusammenfassende Zuordnung kann für vier Bereiche vorgenommen werden: für den taktil-kinästhetischen Bereich, für den vestibulären Bereich, für die Körperorientierung und für die Bewegungsplanung/Ausführung.

BEISPIELE

Mögliche Beobachtungsaufgaben sind:
- Bild ergänzen nach Vorlage, verbunden mit Schreibbewegungen (Grafomotorik),
- Hautreaktion (taktile Sensibilität),
- Punkte lokalisieren und diskriminieren (taktile Wahrnehmung),
- Ertasten von Formen (Tastwahrnehmung),
- isolierte Fingerbewegungen (Kinästhesie),
- Armstellungen nachahmen und Körperteile benennen (Körperschema),
- Reihenfolge erkennen und nachlegen (Bewegungsplanung),
- Übungen auf dem Rollbrett (Stellungsintegration)
- Gehen mit geschlossenen Augen (Raumwahrnehmung, kinästhetische Wahrnehmung, Gleichgewicht),
- Einbeinstand (Gleichgewicht)
- einbeiniges und zweibeiniges Hüpfen (Lateralisation).

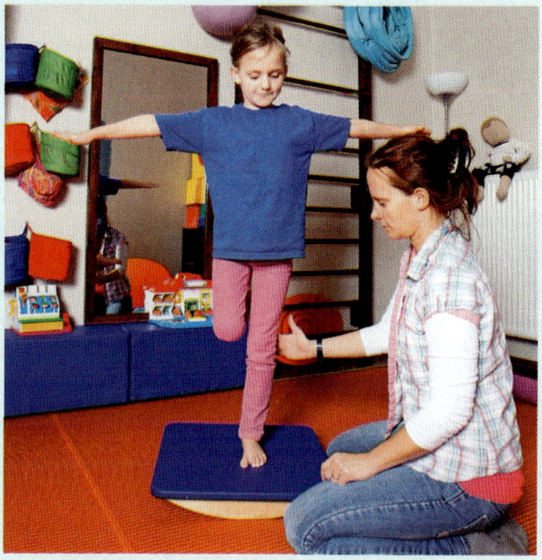

Einbeinstand

Trampolinkoordinationstest für Kinder (TKT)

Auch der Trampolinkoordinationstest für Kinder kann zur systematisch standardisierten Beobachtung genutzt werden (vgl. Kiphard, 1982, S. 53–61). Die für die meisten Kinder anfangs völlig neuartige Bewegungssituation ruft zu ihrer Bewältigung spontane sensomotorische Anpassungsprozesse hervor, die bei Kindern ohne Beeinträchtigungen relativ schnell gelingen.

In der Beobachtungssituation des Trampolinspringens werden gesamtkörperliche Steuerungsmängel oft besonders deutlich. „Dieser Vergrößerungs- und Vergröberungseffekt wird durch die zusätzlich zur Eigenmuskelkraft einwirkende Federkraft des Sprungtuches erreicht“ (Quelle: Kiphard, 2001, S. 70). So können wie durch eine „Lupe“ auch leichtere Formen einer Koordinationsstörung nachgewiesen werden.

Kiphard hat auf der Grundlage dieser Erkenntnis den Trampolinkoordinationstest entwickelt. Seine Beurteilungsskala enthält 33 Bewegungsmerkmale in neun Kategorien. Folgende Merkmale können beim Trampolinspringen beobachtet, festgehalten und ausgewertet werden: Stampfen – Abstoppen – Hinfallen – Hüftbeugen – Zickzackhaltung – Kopfhalteschwäche – Sprungverspannung – Sprungsteifheit – Sprungschlaffheit – zu hohes Springen – zu niedriges Springen – hastiges Springen – verlangsamtes Springen – Sprungverzögerung – Seitabweichungen – Gewichtsverlagerung rechts/links – rechter/linker Fuß eher abgehoben – rechtes/linkes Knie höher – Armpassivität rechts/links – Armbeugehaltung rechts/links – Handgelenkbeugehaltung rechts/links – Spitzfußstellung rechts/links – ausfahrende Grobimpulse – ausfahrende Feinimpulse – Drehbewegungen – Körperzittern.

Auch ohne Beachtung der genauen Testausführung können die Merkmale in der freien Beobachtung wichtige Anhaltspunkte geben.

„Diagnostisches Inventar motorischer Basiskompetenzen"

Wie oben beschrieben, vollzog sich ein Paradigmenwechsel in der Diagnostik von der Klassifikation (z. B. durch Tests) hin zu einer individuellen Beobachtung mit der Hauptintention, daraus Schwerpunkte der Förderung zu gewinnen. Unter diesem Blickwinkel der Individualisierung sollten auch mehr die Stärken der Teilnehmer gesehen werden und individuelle Förderpläne erstellt werden können.

Mit dem „Diagnostischen Inventar motorischer Basiskompetenzen", DMB (Eggert u. a., erstmals 1993 veröffentlicht, 2008 in der 4. überarbeiteten Auflage erschienen) wurde ein solches Modell entwickelt. Ziel der Diagnostik ist nicht die quantitative Messung und der Vergleich mit fiktiven oder realen Vergleichsgruppen, sondern die Bewertung der individuellen Veränderungen unter dem Einfluss einer individuell angepassten Intervention. Der Schwerpunkt liegt auf der Beobachtung und nicht auf der quantitativen Auswertung. Das Verfahren besteht aus zwei Teilen:

1. den 20 motodiagnostischen Kernaufgaben zu motorischen Basiskompetenzen (mit zahlreichen Variationen und Beobachtungshinweisen) und
2. 25 zusätzlichen motodiagnostischen Situationen.

Folgende Basiskompetenzen werden erfasst:

- Gleichgewicht,
- Kraft/Ausdauer,
- Schnelligkeit,
- Gelenkigkeit, Kraft.

Zusätzlich kann in Beobachtungssituationen die visuelle Wahrnehmung und die Auge-Hand-Koordination mit beobachtet werden (vgl. Eggert u. a., 2008, S. 41).

BEISPIELE

Kernaufgaben (vgl. Eggert u. a., 2008, S. 134 ff.):
- Schlusssprung vorwärts,
- Dreiecklauf,
- über Gymnastikstab steigen,

- auf einem Bein stehen,
- Balancieren auf der Langbank,
- Ball hinter den Kopf heben,
- Weg nachzeichnen,
- Bohnensäckchen werfen,
- geometrische Figuren umfahren,
- ausschneiden.

Zusätzliche motodiagnostische Situationen (vgl. Eggert u. a., 2008, S. 181 ff.):
- Flächen ausmalen,
- Tennisball prellen und fangen,
- Zielwürfe,
- Fortbewegungsarten,
- in Begrenzungen und über Hindernisse laufen,
- an einer Schräge hochziehen.

Die Inventarien wurden von Dietrich Eggert und seinen Mitarbeitern auf weitere Untersuchungsfelder ausgeweitet, z. B. mit dem „Selbstkonzept des Kindes“ (SKI, 2003), mit dem Diagnostischen Inventar taktil-kinästhetischer Alltagshandlungen (DITKA, 2000), dem Diagnostischen Inventar auditiver Alltagshandlungen (DIAS, 2005) oder der Diagnostik im Schuleingangsbereich (DiSb, 2007).

Die Diagnostik im Schuleingangsbereich (vgl. Reichenbach/Lücking, 2009) bietet durch die Bereitstellung von Modellen und förderdiagnostischen Sequenzen zu den Entwicklungsbereichen Bewegung, Intelligenz und kognitive Fähigkeiten, zum sozial-emotionalen Entwicklungsbereich, der Sprache und Kommunikation sowie der Wahrnehmung eine breite Palette von praxisnahen Beobachtungs- und Fördersituationen für die heilpädagogische und heilerziehungspflegerische Arbeit im Arbeitsfeld der Elementar- und Primarpädagogik.

Eine gelungene Zusammenfassung von DMB, DIAS, RZI und SKI findet sich bei Eggert und Reichenbach (2021).

TIPP

Einschätzungen über förderliche und hemmende Faktoren bei Menschen mit Behinderung ergeben sich in der Praxis oft aus Gelegenheitsbeobachtungen. Anhand diagnostischer Inventare lassen sich gut Beobachtungssituationen für die förderdiagnostische Arbeit mit behinderten Menschen erstellen, mit denen sich dann die aus den Gelegenheitsbeobachtungen entstandenen Hypothesen überprüfen lassen.

Elternfragebogen

Im Rahmen der Diagnostik können Gespräche mit oder Befragungen von Eltern eine bedeutsame Rolle einnehmen. Durch die Eltern können wir Informationen über den Entwicklungsverlauf des Kindes und Einblicke in seine familiäre Situation erhalten. So kann seine aktuelle Situation besser verstanden werden.

Der Elternfragebogen von Gudrun Kesper und Cornelia Hottinger (vgl. 2015, S. 66–69) beinhaltet insgesamt 64 Fragestellungen zur Entwicklung und zum Verhalten des Kindes. Im ersten Elterngespräch erhalten die Eltern diesen Fragebogen, den sie zu Hause lesen und beantworten sollen. Die Beobachtungen bzw. Antworten können nach fünf Bereichen geordnet und ausgewertet werden:

- taktile Wahrnehmung,
- kinästhetische Wahrnehmung,
- vestibuläre Wahrnehmung,
- Körperorientierung,
- Praxie (Handlungsplanung).

Dieser Fragebogen unterstützt im Rahmen der Elternarbeit die oben dargestellte klinische Beobachtung zur Überprüfung einer sensorischen Integrationsstörung.

Entwicklungsskalen

Das Sensomotorische Entwicklungsgitter wurde von Ernst J. Kiphard im Jahre 1975 für Kinder bis zum vierten Lebensjahr erarbeitet. Mittlerweile liegt das Buch in der 13. Auflage (2014) vor und hat sich als einfach zu handhabendes Grobdiagnostikum bestätigt. Es handelt sich aber nicht um einen Test, sondern um eine Orientierungs- und Arbeitshilfe bei der Beurteilung des sensorischen und motorischen Entwicklungsstandes. Es können in verschiedenen Bereichen positive und negative Bewegungs- und Wahrnehmungsleistungen beurteilt und eventuelle Entwicklungsprobleme erkannt werden. Damit ist es möglich, frühzeitig individuelle Förderangebote zu machen (vgl. Kiphard, 2014, S. 7).

Helga Sinnhuber, langjährige heilpädagogische Mitarbeiterin von Kiphard am Westfälischen Institut für Kinderpsychiatrie und Heilpädagogik in Hamm, hat auf den Grundlagen von Kiphard eine ähnliche Anleitung zur „Sensomotorischen Förderdiagnostik“ für das Alter von vier bis siebeneinhalb Jahren vorgelegt (vgl. Sinnhuber, 2014).

Besonderes Merkmal dieser beiden Skalen ist, dass es sich nicht um Durchschnittswerte handelt, sondern dass die Alterswerte für Spätentwickler gelten, d. h., 90 % der Kinder erfüllen die genannten Aufgaben. Wenn ein Kind in einem der Funktionsbereiche diese Mindestanforderungen nicht erfüllt, so signalisiert das den ernst zu nehmenden Verdacht auf einen Entwicklungsrückstand.

Die Angaben jenseits des vierten Lebensjahres haben für die Entwicklungsdiagnostik nicht mehr den Aussagewert wie diejenigen der ersten vier Jahre. Sie dienen vielmehr als Anhaltspunkt und Anregung zur weiteren Entwicklungsförderung.

In den Entwicklungsgittern werden die Angaben für einem Abstand von einem Monat (bis vier Jahre) bzw. von zwei Monaten (vier bis siebeneinhalb Jahre) für folgende Bereiche angegeben: optische Wahrnehmung, Handgeschick, Körperkontrolle, Sprache, akustische Wahrnehmung, Sozialkontakt.

	Nr. Tab	…	B. Handgeschick	C. Körperkontrolle	
4J	48		Schneidet mit Schere	Frei treppab, Fußwechsel	
	47		Knöpft auf und zu	Schlusssprung von Couch	
	46		Linie zwischen 2 Punkten	5 fortlauf. Schlusssprünge	
	45		Knetet Kugel und Schlange	1 Hüpfer auf einem Bein	
	44		Schraubt, dreht Schlüssel	Je Bein 2 Sek. balancieren	
	43		Wäscht und trocknet Hände	Geht mit Armschwung	
3J 6M	42		Hält Stift mit Fingern	Frei treppauf, Fußwechsel	
	41		Zeichnet Kreis ab	Springt 20 cm weit, 5 cm hoch	
	40		Baut Turm aus 8 Würfeln	Geht 3-m-Streifen entlang	
	39		Wickelt Bonbon aus	Trägt Wasserglas 3 m weit	
	38		Öffnet Zündholzschachtel	Kickt Ballon aus der Luft	
	37		Zieht Kleidung an	Fährt Dreirad, Gocart	
3J	36		Malt Rundformen	Beidbeinsprung von Treppe	
	35		Gießt von Becher zu Becher	Anlaufsprung über Strich	
	34		Faltet Papier	Rennt 15 m ohne Hinfallen	
	33		Holt Bonbon mit Rechen	Fußschlussstand, Augen zu	
	32		Reiht Perlen auf Draht	Frei treppab, nachgesetzt	
	31		Steckt Kette ins Rohr	Geht 3 m auf Zehenballen	
2J 6M	30		Baut Turm aus 4 Würfeln	Beidbeinsprung am Boden	
	29		Isst allein mit Löffel	Geht balancesicher	
	28		Wirft Ball überkopf zu	Ersteigt 3 Leitersprossen	
	27		Kippt Perle aus Flasche	Treppab mit Geländer	
	26		Steckt Stock ins Rohr	Frei treppauf, nachgesetzt	
	25		Blättert Buchseiten um	Spielt in Kauerstellung	
2J	24		Zieht Kleidung aus	Fußballstoß ohne Umfallen	
	23		Kritzelt auf Papier	Ersteigt Stuhl, fasst Lehne	
	22		Steckt Rosine in Flasche	Treppauf mit Geländer	
	21		Öffnet Reißverschluss	Geht rückwärts	
	20		Baut Turm aus 2 Würfeln	Rennt 5 m ohne Hinfallen	
	19		Steckt Scheiben auf Stab	Hebt gehockt Dinge auf	
1J 6M	18		Packt Eingewickeltes aus	Treppenkrabbeln auf Bauch	
	17		Trinkt allein aus Tasse	Steht ohne Hilfe auf	
	16		Wirft Dinge weg	Hebt im Bücken Dinge auf	
	15		Zeigt mit Zeigefinger	Steht allein, geht allein	
	14		Räumt Dinge aus und ein	Schiebt Kinderwagen	
	13		Schlägt Dinge aneinander	Geht mit Halt an Möbeln	
1J	12		Daumen-Zeigefinger-Griff	Kniet aufrecht	Krabbelt allein
	11		Schüttelt Gegenstand	Sitzt gut im Stuhl	Setzt sich allein auf
	10		Befühlt, untersucht Dinge	Steht an Möbeln	Zieht sich zum Stand
	9		Gibt Ding von Hand zu Hand	Sitzt länger allein	Robbt auf Bauch
	8		Nimmt 2 Dinge vom Tisch	Vierfüßlerstand	Rollt in Bauchlage
	7		Greift und lässt los	Beine tragen Körper	Tänzelt auf Schoß
6M	6		Steckt Dinge in den Mund	Hebt Kopf in Rückenlage	Zieht sich zum Sitz
	5		Langt in Richtung Objekt	Handstütz in Bauchlage	Rollt auf Rücken
	4		Spielt mit den Händchen	Im Sitz Rücken gerade	Schwimmbew. in Bauchl.
	3		Zupft an seiner Kleidung	Unterarmstütz in Bauchlage	Aktiv beim Baden
	2		Armbeuge- u. Streckbewegung	Kopfkontrolle auf Arm	Gleichseit. Strampeln
	1		Schließt Hand um Objekt	Kopfheben in Bauchlage	Fußstöße gegen Druck

Ausschnitt aus dem Sensomotorischen Entwicklungsgitter (Quelle: Kiphard, 2014, S. 15–17)

In der erweiterten Fassung macht Helga Sinnhuber für die beiden ausgewählten Bereiche folgende Angaben:

Handgeschick		
Jahre	**Monate**	**Aufgabe**
7;6	90	Kann Schleife binden
	88	Fährt Labyrinth nach
	86	Ball 1 m hochwerfen und fangen
7;0	84	Baut mit Bauklötzen nach Vorlage
	82	Schreibt seinen Namen
	80	Malt 10 Buchstaben ab
6;6	78	Prellt 3x fortlaufend einen Ball
	76	Zeichnet Menschen (8 Teile)
	74	Bindet einen Knoten
6;0	72	Koordiniert den Gebrauch beider Hände
	70	Zeichnet Haus, Baum, Sonne
	68	Zieht sich alleine an
5;6	66	Schlagballweitwurf 4m
	64	Fängt zugeprellten Ball
	62	Wickelt Faden auf Spule
5;0	60	Fädelt Nadel ein
	58	Schneidet mit Schere an einer Linie entlang
	56	Gießt sich Getränke ein
4;6	54	Zeichnet Kreuz ab
	52	Streicht Brot allein
	50	Malt Kopffüßler

(Quelle: Sinnhuber, 2014, S. 59)

Körperkontrolle		
Jahre	**Monate**	**Aufgabe**
7;6	90	Nimmt 2 Stufen auf einmal
	88	Je 10 Einbeinhüpfer vorwärts
	86	Fährt Fahrrad ohne Stützräder
7;0	84	Steigt frei auf einen Stuhl (Höhe 45 cm)
	82	Hüpft einbeinig über 10 cm Höhe
	80	Standhochsprung über 30 cm Höhe und 20 cm Breite
6;6	78	5 m weit auf Fersen gehen,
	76	Seiltänzergang rückwärts, 1m
	74	Zehenballenstand, 10 Sek.
6;0	72	Je 5 Einbeinhüpfer vorwärts
	70	Einbeinstand, 10 Sek.
	68	10 Schlusssprünge vorwärts
5;6	66	Fährt Fahrrad mit Stützrädern
	64	Standsprung über 20 cm Höhe und 20 cm Breite
	62	Seiltänzergang vorwärts, 1 m
5;0	60	Aufstehen aus der Rückenlage ohne Hand aufstützen
	58	2 Hüpfer auf einem Bein
	56	Je Bein 5 Sek. balancieren
4;6	54	Standweitsprung, 50 cm
	52	5 Seitsprünge über eine Linie
	50	30 m Schnelllauf in 15 Sek.

(Quelle: Sinnhuber, 2014, S. 103)

Motorische Testverfahren

Verhaltens- und Bewegungsbeobachtungen können recht aufschluss- und umfangreich sein. Wie erwähnt, ist damit aber immer ein hoher Anteil an Subjektivität verbunden. Deshalb werden motorische Testverfahren angeboten, die ein hohes Maß an Objektivität und Zuverlässigkeit der Erfassung motorischer Merkmale für sich beanspruchen. Aber der dadurch ermittelte Wert ist mit Vorsicht zu genießen. Er stellt nur eine Art Richtwert dar, da er auf den Ergebnissen einiger weniger Testsituationen zu einem festgelegten Zeitpunkt basiert. Auch Kiphard, der solche Testverfahren entwickelte, bemerkte die Grenzen dieser motometrischen Verfahren:

> „Außerdem müssen wir uns klar darüber sein, dass es sich hier um eine defizitäre Diagnostik handelt. Sie birgt die Gefahr, dass ein Kind als unzulänglich und funktional minderwertig etikettiert wird. Das führt häufig zur Stigmatisierung. Diese Kinder sind auf der Verliererseite. Sie fühlen sich als nicht vollwertig und damit als ‚reparaturbedürftig'. Von daher ist es nötig, wie oben schon angedeutet, die Stärken förderbedürftiger Kinder zu erkennen und entsprechend zu fördern."
>
> *(Quelle: Kiphard, 2004, S. 36)*

Körperkoordinationstest für Kinder (KTK)

Der Körperkoordinationstest für Kinder (KTK) wurde 1974 von Ernst J. Kiphard und Friedhelm Schilling entwickelt, 2007 wurde eine überarbeitete Auflage des Manuals von Schilling herausgegeben. Der Test dient der Feststellung des allgemeinen motorischen Entwicklungsstandes. Er kann für Kinder im Alter von fünf bis 14 Jahren verwendet werden und enthält vier Testaufgaben, deren Ausführung genau vorgeschrieben ist. Diese geringe Anzahl der Aufgaben ist für den Praktiker sicherlich ein wichtiges positives Kriterium.

Die Aufgaben umfassen:

- rückwärts Balancieren über einen schmalen Balken,
- monopedales Überhüpfen von mehreren aufeinander gelegten Schaumstoffplatten,
- seitliches Hin- und Herspringen über eine Holzleiste mit beiden Beinen,
- seitliches Umsetzen eines Brettchens und anschließend des Körpers.

Für die Bewältigung der Aufgaben werden Punkte vergeben. Diese Rohwerte werden mit den Durchschnittswerten entsprechender Altersgruppen verglichen. Diese Auswertung ergibt dann einen Motorik-Quotienten (MQ).

Als Normen werden in dem Test MQ-Werte verwendet, die mit einer Streuung von 15 MQ-Werten um dem Mittelwert von 100 verteilt sind (ähnlich wie beim Intelligenz-Quotienten). Damit kann eine Klassifikation der motorischen Leistung folgendermaßen erfolgen (vgl. Schilling, 2007, S. 77):

hoch	gut	normal	auffällig	gestört
MQ von 131–145	MQ von 116–130	MQ von 86–115	MQ von 71–85	MQ von 56–70

Der KTK zielt darauf ab, eine entscheidende motorische Grundfunktion, nämlich das Vermögen der Gesamtkoordination bzw. der Gesamtkörperbeherrschung, anhand der vier Aufgaben quantitativ zu erfassen. So können Störungen in der Körperbeherrschung aufgedeckt werden, die in der Alltagsmotorik nicht oder wenig zu beobachten sind.

Der Gesamt-MQ-Wert wird als sehr zuverlässig bezeichnet und eignet sich gut für die Individualdiagnostik. Allerdings dürfen die Ergebnisse des Testverfahrens nie isoliert interpretiert werden, da viele andere Faktoren und Einflüsse berücksichtigt werden müssen (s. auch die Aussagen zur Förderdiagnostik in Kapitel 9.1).

Motoriktest für vier- bis sechsjährige Kinder (MOT 4–6)
Der Motoriktest für vier- bis sechsjährige Kinder (MOT 4–6) wurde 1984 von Renate Zimmer und Meinhart Volkamer entwickelt; in einer 3. Auflage von Zimmer liegt er seit 2016 in einer überarbeiteten Form vor. Die Neufassung enthält neue Vergleichswerte und aktualisierte Normierungstabellen unter Berücksichtigung der heutigen Lebenswelt der Kinder. In dem Protokollbogen ist zudem mehr Raum für die individuelle Beobachtung der Kinder vorgesehen, womit der Akzent bei der Durchführung auch auf die qualitativen Kriterien in der Testsituation gelegt wird. Der Test beinhaltet 18 Bewegungsaufgaben (davon eine Aufwärmaufgabe), deren Ausführung genau vorgegeben ist. Aufgaben sind z. B. Balancieren, seitliches Überspringen, Stab auffangen, Zielwurf, durch einen Reifen winden, Tennisring auffangen, Hampelmannsprung, Rollen, Drehsprung u. Ä. Der Test ist zur Diagnose der motorischen Fähigkeiten und des motorischen Entwicklungsstandes vier- bis sechsjähriger Kinder erstellt, bei entwicklungsretardierten und bewegungsbeeinträchtigten Kindern kann das Alter höher sein. Der Test beinhaltet vor allem Spiel- und Bewegungsaufgaben, die den Interessen jüngerer Kinder entsprechen, er ist somit auf deren Bedürfnisse nach variationsreichen Bewegungsmöglichkeiten abgestimmt.

Der Test besteht aus Aufgaben, die z. T. quantitativ, z. T. aber auch qualitativ ausgewertet werden. Für jede Aufgabe können bis zu zwei Punkte vergeben werden. Die Summe der in den einzelnen Aufgaben erzielten Werte ergibt den Gesamtrohwert. Mithilfe einer Tabelle können Normwerte ermittelt werden, dadurch ist die Einordnung der individuellen Leistung des Kindes in seine Altersgruppe möglich. Testnormen liegen für durchschnittlich entwickelte vier- bis sechsjährige Kinder in Halbjahresstufen vor. Aus den entsprechenden Normtabellen kann dann der Motorik-Quotient für das Alter des Kindes abgelesen werden. Eine Klassifikation der motorischen Leistung ist damit (ähnlich wie beim KTK) möglich: sehr gut – überdurchschnittlich – durchschnittlich – unterdurchschnittlich – auffällig (vgl. Zimmer, 2016, 40).

Die Testdurchführung sollte – wenn möglich – außerhalb der Gruppenübungsstunde stattfinden. Es können auch zwei Kinder gemeinsam an dem Motoriktest teilnehmen. Die 18 Aufgaben des Tests können unterschiedlichen Dimensionen der Motorik zugeordnet werden:

- gesamtkörperliche Gewandtheit und Koordinationsfähigkeit,
- feinmotorische Geschicklichkeit,
- Gleichgewichtsvermögen,
- Reaktionsfähigkeit,
- Sprungkraft,
- Bewegungsgeschwindigkeit,
- Bewegungssteuerung.

Die Zuordnung der Aufgaben zu den motorischen Dimensionen ermöglicht Hypothesenbildungen über Stärken und Schwächen des Kindes, die direkt zu Fördermaßnahmen führen können.

> „Der MOT 4–6 stellt also ein wissenschaftlich begründetes und valides Testverfahren dar, das darüber hinaus auch förderdiagnostisch Anwendung finden kann, ohne die Kinder einer belastenden Situation aussetzen zu müssen. Damit wird er auch den aktuellen Ansprüchen einer kindgerechten Diagnostik gerecht."
> *(Quelle: Zimmer, 2016, S. 7)*

„Mann-Zeichen-Test" (MZT)

Der „Mann-Zeichen-Test" (MZT) wird seit der Erstbearbeitung von Hermann Ziler (1950), Heilpädagoge und Sonderschulrektor, als entwicklungsdiagnostisches Verfahren in der kinderpsychologischen Praxis eingesetzt und auch bei Fragen der Schulreife als ergänzendes Untersuchungsverfahren verwendet. In einer Neufassung haben Hannelore Brosat und Nadja Tötemeyer das Testverfahren den heutigen gesellschaftlichen Lebensumständen angepasst und sehen den MZT als förderdiagnostisches Verfahren im Rahmen von pädagogisch-psychologischen Untersuchungen zur Gewinnung von Erkenntnissen über die allgemeine Entwicklung von Kindern im Alter von vier bis 14 Jahren.

Neben der Aktualisierung von Bewertungskriterien haben Brosat und Tötemeyer auch den Testauftrag verändert und das Wort „Mann" durch „Mensch" ersetzt,

> „um durch eine neutrale Formulierung den Kindern eine freie Entscheidung hinsichtlich der geschlechtlichen Darstellung zu ermöglichen. Der Testauftrag lautete somit: ‚Male einen Menschen, so gut du kannst.'"
> *(Quelle: Brosat/Tötemeyer, 2010, S. 8)*

Zur Testdurchführung benötigt man also nur einen Bleistift und ein Blatt Papier.

Die Autorinnen nehmen an, dass ein Kind mit seiner Zeichnung zeigt, wie es den Menschen bzw. sich selbst sieht und wie die Entwicklung der Körperwahrnehmung und der Feinmotorik ausgeprägt ist. Hier liegen dann auch Ansatzpunkte für Fördermöglichkeiten.

> „Durch aktive Körpererfahrung, durch Bewegung und Körpererleben kann die Wahrnehmungsorganisation gefördert und zum Aufbau des Körperbildes beigetragen werden. Vielfältige Wahrnehmungserfahrungen und psychomotorische Angebote sollten bei der Förderung im Vordergrund stehen."
> *(Quelle: Brosat/Tötemeyer, 2010, S. 9)*

In der Auswertung werden die einzeln dargestellten Details der Menschzeichnung anhand von 52 Bewertungskriterien erfasst, mit 1 Punkt (vorhanden) oder 0 Punkten (nicht vorhanden) bewertet und zu einer Gesamtpunktzahl addiert. In den Bewertungskriterien sind größere Körperteile wie Kopf, Rumpf, Arme, Beine oder Füße und auch detailliertere Angaben wie Auge, Pupille, Hals, Ellbogen, Finger, Knie oder Körperbekleidungen enthalten. Anhand der Gesamtpunktzahl kann dann ein „Mann-Zeichen-Alter" (MZA) berechnet werden. Dieses kann dem Lebensalter des Kindes gegenübergestellt werden, um eine erste Einschätzung des Entwicklungsstandes zu erhalten. Ein solcher „Mann-Zeichen-Quotient" (MZQ) kann ähnlich wie der Intelligenz-Quotient ermittelt werden. Wenn also beispielsweise der MZQ mit unter 75 deutlich unter dem Durchschnitt (100) liegt, sollten weitere gesonderte Beobachtungen stattfinden und Fördermaßnahmen in Erwägung gezogen werden.

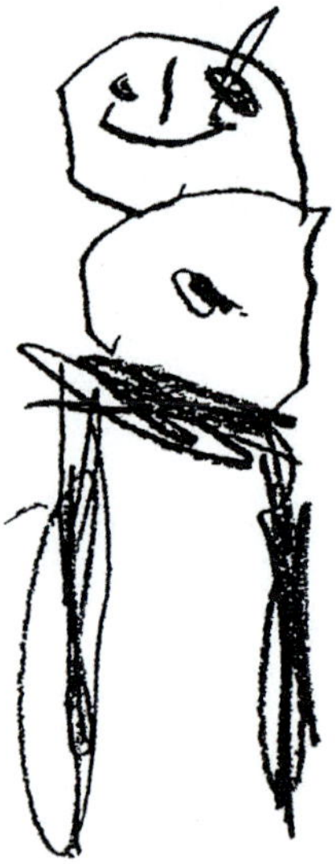

♂
LA: 5,83
MZA: 4,5
MZQ: 77

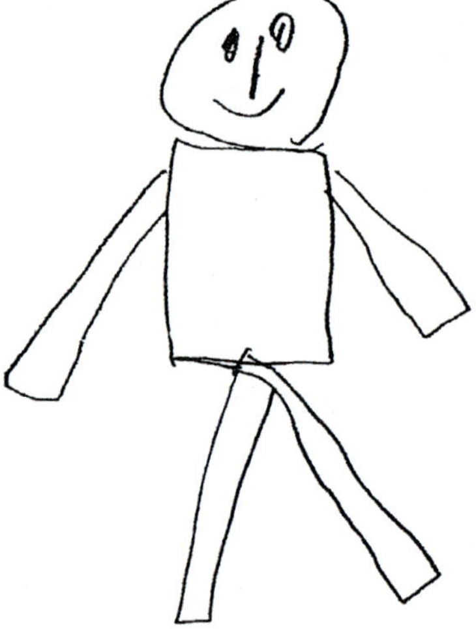

♂
LA: 6,42
MZA: 5,5
MZQ: 86

LA = Lebensalter
MZA = Mann-Zeichen-Alter
MZQ = Mann-Zeichen-Quotient

Die Autorinnen weisen darauf hin, dass ein Kind durch diesen Test nicht isoliert betrachtet und beurteilt werden darf, da zur Beurteilung zum einen auch die Gesamtsituation des Kindes und zum anderen Beobachtungen der Testsituation in die Einschätzung einfließen und weitere Verfahren herangezogen werden sollten (vgl. Brosat/Tötemeyer, 2010, S. 31).

Movement Assessment Battery for Children (M-ABC-2)

Der M-ABC-2 (Movement Assessment Battery for Children) von 2005 ist eine Weiterentwicklung des M-ABC von 1992, dessen Ursprünge bis in die 1960er-Jahre zurückreichen (vgl. Petermann, 2015).

Beim M-ABC-2 handelt es sich um ein motometrisches Verfahren und damit um eine quantitative Diagnostik, welche bezüglich der Testgütekriterien (Objektivität, Reliabilität, Validität) erfolgreich normiert wurde. Ziel dieses Verfahrens ist die Erfassung des motorischen Entwicklungsstandes von Kindern zwischen drei und 17 Jahren.

Um der breiten Zielgruppe gerecht zu werden, bietet der M-ABC-2 drei Untertests für die Altersgruppen 3–6;11, 7–10;11 und 11–16;11 an. Überprüft werden die motorischen Bereiche „manuelle Geschicklichkeit", „Ballfertigkeit" sowie „statisches und dynamisches Gleichgewicht" in insgesamt acht Subtests pro Altersgruppe. Im Hinblick auf die motorischen Dimensionen „Ausdauer", „Kraft", „Schnelligkeit" und „Koordination" konzentriert sich der M-ABC-2 auf die „koordinativen Fähigkeiten", die von den Verfassern als besonders wichtig erachtet werden. Zu jedem der motorischen Bereiche können zusätzlich qualitative Einzelaussagen getroffen werden. Zudem ist ein Gesamtwert zu ermitteln, der als Prozentrang ausgewiesen und in die Kategorien „unauffällig", „kritisch" und „therapiebedürftig" aufgeteilt wird.

Die Besonderheit beim M-ABC-2 besteht darin, dass im Protokollbogen neben den Normtabellen für jeden Subtest sowie für den Gesamttest auch die Dokumentation einer qualitativen Beobachtung vorgesehen ist, zum einen in Form einer Checkliste, zum anderen als offene Formulierung. Der Testbogen schließt mit der Möglichkeit einer zusammenfassenden Verhaltensbeobachtung.

→ AUFGABEN

1. In welcher Form hatten Sie bisher in (heil-)erzieherischer Praxis mit diagnostischen Verfahren zu tun? Schildern Sie Ihre Erfahrung.
2. Eine aktuelle Analyse von elf bewegungstherapeutischen Verfahren legt Christina Reichenbach (2016, S. 39 ff.) vor. Dabei stellt sie die Verfahren anhand verschiedener Merkmale gegenüber: Zielsetzung, Zielgruppe, Vorgehensweisen, Aufgaben, zu messende Bewegungsdimensionen. Beschäftigen Sie sich in Kleingruppen mit einem ausgewählten Verfahren intensiver und stellen Sie es exemplarisch im Unterricht vor.
3. Greifen Sie Aufgabenstellungen aus den genannten Beobachtungsbögen oder Messverfahren heraus und versuchen Sie zu beurteilen, welche Fähigkeiten genau damit gemessen werden. Vergleichen Sie mit den Angaben der jeweiligen Autoren.
4. Nehmen Sie Kontakt mit einer Frühförderstelle oder mit einem Kinderarzt auf und informieren Sie sich über die Untersuchungsverfahren zur motorischen Entwicklung bei Säuglingen und Kleinkindern.
5. Nehmen Sie Kontakt mit Mitarbeitern des Gesundheitsamtes auf und informieren Sie sich über Verfahren und Ergebnisse von Schuleingangsuntersuchungen. Welche Aspekte der Motorik beinhaltet die Schulreife?

6. Wie schätzen Sie für Ihren zukünftigen Arbeitsbereich die Relevanz und Aussagekraft messender und beobachtender Verfahren ein?
7. Entwickeln Sie mithilfe des DiSb förderdiagnostische Beobachtungssituationen zu ausgewählten diagnostischen Fragestellungen.
8. Diskutieren Sie in Kleingruppen, inwieweit verdeckte Beobachtungen ethisch vertretbar sind.
9. Welche Problemstellungen der Diagnostik werden in der Karikatur auf Seite 175 angesprochen?

Praxisbeispiele 17: Trampolin

In den meisten Sport- und Gymnastikhallen ist das kleine Absprungtrampolin vorhanden, seltener das große Trampolin. Da es sich um recht außergewöhnliche Übungsgeräte handelt, sollen einige Bemerkungen den praktischen Übungsbeispielen vorangestellt werden.

Didaktisch-methodische Vorbemerkungen

Im Sinne der Psychomotorik steht nicht das Trainieren von Leistungssprüngen und schwierigen Sprungkombinationen im Vordergrund. Das Trampolinspringen wird nicht als rein sportliche Fertigkeit betrachtet, die möglichst effektiv erlernt werden soll, vielmehr geht es um ganz einfache Bewegungsformen, leichte Lauf-, Sprung- und Landemöglichkeiten, vielseitige Spiel- und Übungsformen sowie den variationsreichen Einsatz verschiedenster Materialien.

Geeignete Einsatzfelder für das große Trampolin bieten sich im Rahmen des regulären Bewegungs- und Sportunterrichts an (Förder-)Schulen durch die entsprechenden Sportfachkräfte, in der krankengymnastischen Behandlung, im Rahmen der Freizeitbeschäftigung oder einer Sport-Arbeitsgemeinschaft oder auch als Fördermöglichkeit der Basalen Stimulation bei Personen mit schweren Behinderungen. Es ist sinnvoll, dass Erzieherinnen, Heilerziehungspflegerinnen oder Heilpädagogen an den genannten Maßnahmen teilnehmen – beobachtend oder auch helfend und unterstützend. Ob sie auch als eigenständige Leitung aktiv werden können, ist vom Umfang der Vorerfahrungen und der Kenntnisse mit diesem Gerät abhängig (Vertrautheit mit diesem Gerät muss nachgewiesen werden). Die genannten möglichen und sinnvollen Einsatzfelder begründen auf jeden Fall die unterrichtliche Beschäftigung mit diesem Gerät.

Charakteristisches Merkmal dieses recht großen und schweren Übungsgerätes ist das Federtuch. Dadurch ergeben sich vielfältige Bewegungsmöglichkeiten, die in dieser Form an anderen Sportgeräten nicht möglich sind. Die kurzfristige Überwindung der Schwerkraft löst schnell ein lustbetontes Bewegungserlebnis aus. Der hohe Aufforderungscharakter und die starke Anziehungskraft ergeben sich durch die Leichtigkeit des

Springens, durch die Wurfkraft des Sprungtuches, durch das Gefühl des Fliegens, Schwebens und der „Schwerelosigkeit".

Andererseits hat das Trampolin aber eine begrenzte, kleine Bewegungsfläche und die ungewohnte, wackelige Beschaffenheit des federnden Untergrunds kann schnell zu einem Verlust der Bewegungs- und Körperkontrolle führen. Jede noch so kleine Körperbewegung kann den Teilnehmer aus dem Gleichgewicht bringen. So werden zwar Erfolg, aber auch Misserfolg der Bewegungshandlung unmittelbar durch das Gerät für alle sichtbar „mitgeteilt".

Die Ausführungen belegen, dass die Wirkungen und Einflüsse recht unterschiedlich sein können. Mit dem Trampolin sind oft hohe Bewegungsfreude und rasche Erfolgserlebnisse verbunden. Vielfältiges Ausprobieren und Erproben verschiedenster Bewegungsmuster sind möglich; immer wieder können neue Herausforderungen gestellt werden.

Teilnehmer können aber auch Angst zeigen, sich übervorsichtig bewegen, wenig Teilnahmebereitschaft zeigen, Gleichgewichtsprobleme treten verstärkt zutage. Es besteht zudem die Gefahr der Überstimulierung bei Überempfindlichkeit gegen Schaukel- und Drehbewegungen. Es können nicht viele Personen gleichzeitig üben, sodass für einige auch längere, vielleicht zu lange Ruhezeiten oder unangenehme Wartezeiten entstehen. Bei unangepassten Sprungkombinationen, zu komplizierten Sprüngen, Selbstüberschätzung des Springers und/oder der Hilfestellung, übertriebenem Ehrgeiz kann es zu Fehlverhalten, Überbelastung und als Folge zu Enttäuschungen oder sogar Verletzungen kommen.

Durch Übungsangebote, die dem Leistungs- und Entwicklungsstand der Gruppenteilnehmer angemessen sind, durch eine realistische Einschätzung auch der eigenen Möglichkeiten und Fähigkeiten, durch intensives Beobachten, durch möglichst kleine Gruppen können die genannten Probleme vermieden werden.

Werden diese Faktoren bei der Gestaltung der Übungsstunde berücksichtigt, können viele Zielsetzungen der Psychomotorik erreicht werden:

- Verbesserung des Gleichgewichts, des Körper- und Bewegungsgefühls und Beeinflussung des Muskeltonus – durch die ständigen Lageveränderungen und notwendigen Ausgleichsreaktionen und durch das ständige Bemühen um sichere Körperkontrolle;
- Verbesserung des Bewegungsantriebs – durch den hohen Aufforderungscharakter des Tuches;
- Auswirkungen auf das Herz-Kreislauf-System – durch die ganzkörperliche Belastung;
- Erhöhung der Konzentration – durch das aufmerksame Verfolgen eigener und fremder Bewegungen;
- Schulung des Körperschemas und der Orientierung im Raum – durch das Sich-Zurechtfinden in den einzelnen Bewegungsphasen;

- Üben sozialer Verhaltensweisen – durch das Einstellen auf den Partner, das Miteinander auf engem Raum, das notwendige Einhalten von Regeln, das Gewöhnen an Wartezeiten und das Einhalten der Reihenfolge.

Es dürfen nur diejenigen mit dem Trampolin arbeiten, die sich selbst mit dem Gerät vertraut gemacht haben und über ausreichende Eigenerfahrung verfügen. Durch eigene Praxis muss bekannt sein, welche Sicherheitsmaßnahmen beachtet werden müssen, wie das Trampolin gefahrlos auf- und abgebaut wird, wie durch Matten abgesichert wird. Die notwendige Hilfe- und Sicherheitsstellung muss ausgeführt werden können. Auch muss man wissen bzw. sich Informationen beim Arzt einholen, bei welchen Beeinträchtigungen oder Behinderungen das Trampolin nicht eingesetzt werden sollte.

Das große Trampolin

1. **„Bewegt werden“:** Ein Teilnehmer liegt oder sitzt auf dem Trampolin (mit geöffneten oder auch geschlossenen Augen), andere Mitglieder der Gruppe drücken das Tuch von außen herunter oder ein Partner läuft über das Tuch (langsam oder schnell).
2. **„Von Seite zu Seite“:** Rollen um die Körperlängsachse, krabbeln auf allen „Vieren“, einzeln oder mehrere hintereinander; Fortbewegung als „Tiere“, z. B. Hase, Frosch, Elefant, Schlange.
3. **„Von Seite zu Seite laufen“:** Schnell oder langsam; allein, zu zweit oder dritt, dabei einer mit geschlossenen Augen oder rückwärts; an einem in Hüfthöhe gehaltenen Seil entlanglaufen; genau zwischen zwei längs gespannten Seilen laufen.

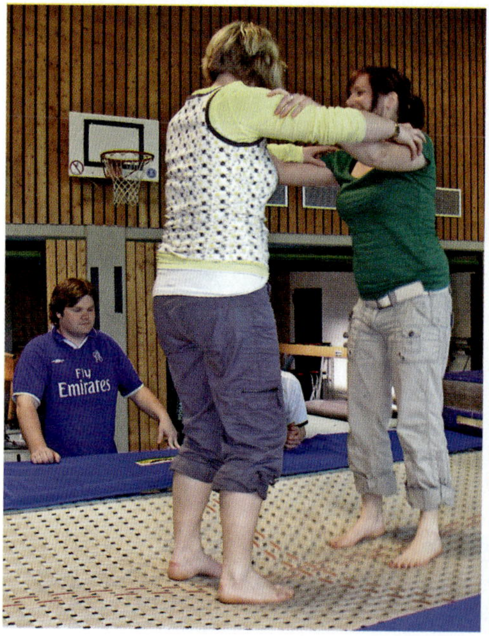

Zu zweit mit Schulterfassung

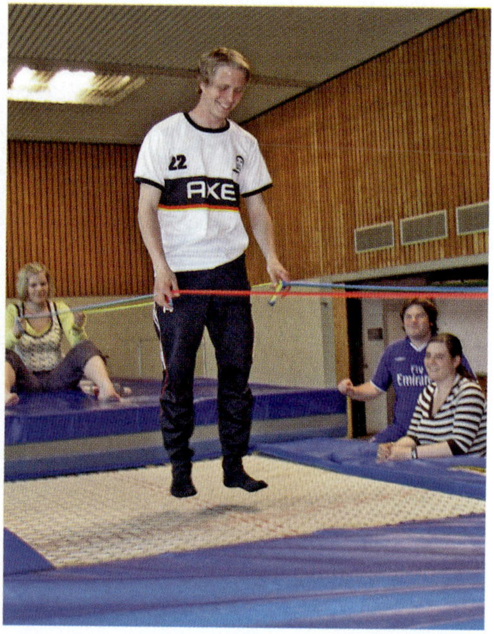

Zwei Seilchen geben Halt und Orientierung

4. **„Von Seite zu Seite springen“:** Auf Teppichfliesen, die in einer Linie oder versetzt gelegt werden; in hintereinander liegenden Reifen; über Seile, die quer über das Tuch gespannt sind; mit Transport von Materialien.
5. **„Standsprünge“:** Strecksprünge in der Mitte des Tuches, Hocke, Grätsche, Drehsprünge um die Körperlängsachse; eine Kleingruppe wippt oder springt leicht mithilfe eines Reifens, den alle außen festhalten; ein Teilnehmer kann sich z. B. auch im Reifen befinden.
6. **„Andere Haltungen“:** „Banksprung“ (Vierfüßlerstand) mit oder ohne anschließende Bauchlage; Sitzsprung (Langsitz) aus dem Stand; aus dem Schwung; Sitzsprung mit Drehung.
7. **„Zusätzliche Anforderungen“:** Seilspringen; Sandsäckchen oder z. B. einen Ball in ein Ziel werfen oder den anderen Teilnehmern zuwerfen; zu zweit (abwechselnd, jeder in einer Hälfte) auf dem Trampolin springen, sich dabei z. B. ein Kissen zuwerfen; zu zweit kann auch gleichzeitig gesprungen werden, indem man sich gegenübersteht und die Hände jeweils dem Partner auf die Schultern legt (auf geringe Sprunghöhe achten).
8. **„Anderer Untergrund“:** Schwungtuch über das Trampolin legen; Matten oder Kastenoberteil auf das Trampolin legen; im Schlauchreifen oder auf dem dicken Pezziball auf dem Trampolin sitzen.
9. **„Gemeinsam als Gruppe“:** Mit Handfassung im Kreis anschaukeln (Augen offen oder geschlossen), Spielidee „Bootsfahrt“ (unterschiedlich heftig anschaukeln), Entspannung (Ruhelage auf dem Rücken).

Das kleine Trampolin

Auch das kleine (schräg gestellte) Absprungtrampolin erfordert vor seinem Einsatz mit Kindern oder Erwachsenen eigene Praxiserfahrung und die Kenntnis besonderer Sicherheitsbestimmungen und Hilfestellungen. Um langsam mit dem Springen zu beginnen, kann zu Anfang vor das Trampolin ein kleiner Kasten gestellt werden, von dem aus gesprungen wird. Der Höhenunterschied wird dadurch reduziert und der Anlauf verkürzt. Ebenso kann eine Langbank vor das Trampolin gestellt werden. Beim Absprung ist wichtig, vom Boden mit einem Bein abzuspringen, mit beiden Beinen auf dem Trampolin zu landen und abzuspringen. Die Landung auf der Weichbodenmatte erfolgt auch mit beiden Beinen gleichzeitig.

Mögliche Sprünge sind:
- einfache Strecksprünge,
- Strecksprünge mit Anhocken, Grätschen, Anbücken,
- Strecksprünge mit einer halben bis ganzen Drehung,
- leichte Rolle vorwärts bis Flugrolle.

Ein großer Kasten wird zwischen Trampolin und Matte gestellt:
- darauf springen,
- darüber springen,
- seitlich darüber flanken,
- „flüchtiger“ Handstand und eine halbe Drehung.

Die Weichbodenmatte zur Landung wird erhöht durch

- mehrere Bänke, die unter die Matte gestellt werden,
- mehrere kleine Kästen,
- mehrere große Kästen.

→ AUFGABEN

1. Nehmen Sie Teilnehmer, die sich freiwillig zur Verfügung stellen, beim Trampolinspringen mit der Videokamera auf und beobachten Sie genau das Bewegungsverhalten.
2. Besuchen Sie eine Übungsstunde auf dem großen Trampolin (Kontakt über eine Einrichtung der Behindertenhilfe oder über einen Sportverein) und stellen Sie den Ablauf der Klasse vor (Teilnehmer, Übungen, beabsichtigte Zielsetzungen und beobachtete Wirkungen).

TIPP

Kreis- und Landessportbünde bieten weiterführende Kurse und Lehrgänge zum Trampolinspringen an. Besondere, auf Behinderungen bezogene Kurse bieten die Behindertensportverbände oder z. B. der Aktionskreis Psychomotorik an.

10 Exemplarische Übungsinhalte

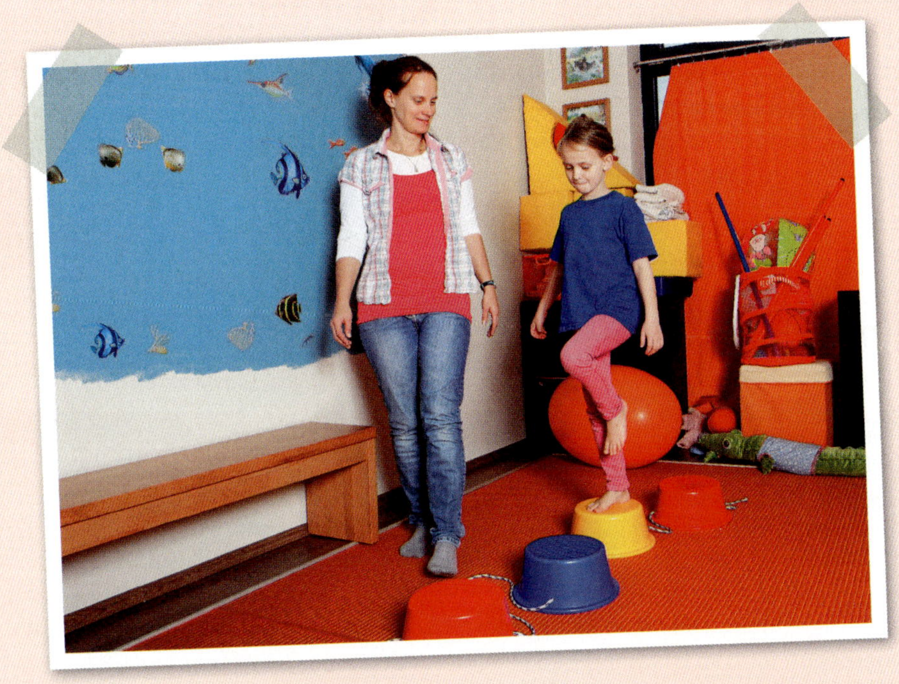

Angestrebte Kompetenzen

Fachkompetenz (Wissen und Fertigkeiten):

- Die motorischen Grundfähigkeiten der Koordination und des Gleichgewichts als wesentliche Übungsinhalte psychomotorischer Förderung an Beispielen veranschaulichen können.
- Den Stellenwert der Wahrnehmungsfähigkeiten für die Bewegungssteuerung und für eine gut koordinierte Bewegung erklären und an konkreten Bewegungsabläufen belegen können.
- Merkmale und Verhaltensreaktionen bei Störungen der Funktionsweise der Körpernahsinne (sensorische Integrationsstörungen) in ihren Ausprägungsformen darstellen können.

Personale Kompetenz (Sozialkompetenz und Selbstständigkeit):

- Übungsanregungen zur Unterstützung der Koordination und des Gleichgewichts vor dem Hintergrund der Ganzheitlichkeit der Psychomotorik beurteilen können.
- Übungen und Spielanlässe zur Förderung verschiedener Wahrnehmungsbereiche mit ausgewählten Materialien entwerfen und auf ihre Wirkungsweise hin vergleichen können.

Drei ausgewählte Übungsinhalte, die im Rahmen psychomotorischer Förderung eine herausragende Bedeutung haben, sollen im Folgenden vorgestellt werden: Koordination, Wahrnehmung und Gleichgewicht. Nach einer Beschreibung dieser Bereiche werden „Störungsmerkmale" und Übungsbeispiele angegeben. Dabei wird deutlich, dass die Inhalte sich wechselseitig beeinflussen und in Abhängigkeit zueinander stehen.

Zudem ist auch in diesem Kontext zu betonen, dass es in der Psychomotorik weniger darum geht, isoliert Übungsangebote für die „Störungsmerkmale" zu entwickeln und anzubieten, sondern vielmehr darum, dabei immer auch die Stärken und Fähigkeiten des Einzelnen im Blick zu haben.

10.1 Koordination

DEFINITION

Koordination

Unter Koordination versteht man das Zusammenwirken von Zentralnervensystem und Skelettmuskulatur innerhalb eines gezielten Bewegungsablaufes. Dazu ist ein harmonisches, geordnetes Zusammenwirken der bei einer Bewegung tätigen Muskeln notwendig.

Häufig wird der Begriff der Bewegungskoordination als „Komplexbegriff" benutzt, als ein Oberbegriff für das Zusammenspiel aller motorischen Grunddimensionen.

> „Bewegungskoordination ist der Prozess des Zusammenwirkens von Bewegungen, eingeordnet in ein zielgerichtetes übergeordnetes Handlungsprogramm. Sie kommt im harmonischen Verhältnis aller motorischen Grunddimensionen in den Bewegungsphasen zum Ausdruck."
>
> *(Quelle: Reichenbach, 2016, S. 135)*

Solche Bewegungsdimensionen sind z. B. Gleichgewicht, Kraft, Schnelligkeit, Muskeltonus, Geschwindigkeit, Genauigkeit, Ausdauer, Feinmotorik, Zielgerichtetheit.

Voraussetzungen für eine gute Koordination

Eine koordinierte Bewegung ist dadurch möglich, dass gegenüberliegende Muskelgruppen, die Beuge- und Streckmuskeln, harmonisch und wechselseitig zusammenarbeiten. Bei größeren Bewegungen ist eine Vielzahl von Muskelgruppen beteiligt. Beim Aufstehen aus der Hocke in den Stand sind z. B. Muskeln von den Zehen bis zum Kopf beteiligt. So erfordern alle komplexeren Bewegungen wie etwa Werfen und Fangen oder Radfahren ein exaktes **Zusammenspiel aller Körperteile**.

Für eine gute Koordination ist jedoch nicht nur das harmonische Zusammenspiel der Muskeln wichtig, sondern es müssen auch exakte Einzelbewegungen ausgeführt werden können. Ein Säugling bewegt sich anfangs noch in sogenannten Massenbewegungen; erst im Laufe der Entwicklung lernt das Kind, einzelne Bewegungen auszuführen und dabei andere auszuschalten **(Fähigkeit der Dissoziation)**. Beim Strecken eines Fingers, während die anderen Finger gebeugt bleiben, oder beim Stehen auf einem Bein ist Dissoziation gefordert. Alle komplexeren Koordinationsleistungen verlangen eine gute Dissoziationsleistung.

Weitere Voraussetzungen für eine gute Koordination sind geeignete konstitutionelle Bedingungen, der Reifezustand des Nervensystems und eine gute Zusammenarbeit der beiden Gehirnhälften. Weiterhin wirkt sich auch die Häufigkeit der Wiederholung einer Bewegung auf die Koordination aus.

Folgende Merkmale werden als **Voraussetzungen für eine gute Koordination** genannt (vgl. Kiphard, 1982, S. 19):

- Bewegungspräzision (Ausgewogenheit des Raummaßes, z. B. geradlinige Zielbewegungen, abgerundete Schwungbewegungen, sichere Körperbalance),
- Bewegungsökonomie (Ausgewogenheit des Kraftmaßes),
- Bewegungsfluss (Ausgewogenheit des Zeitmaßes, z. B. situationsadäquates Tempo),
- Bewegungselastizität (Ausgewogenheit muskulärer Federkraft, z. B. elastisches Abfangen),
- Spannungsregulation (Ausgewogenheit der Muskelspannung, Wechsel von Spannung und Lösung),
- Bewegungsisolation (Ausgewogenheit der Muskelwahl),
- Bewegungsadaption (motorische Anpassungs- und Umstellungsfähigkeit gemäß der jeweiligen Bewegungssituation aufgrund sensorischer Wahrnehmung).

Eine andere Systematik bietet Andreas Kosel (1994). Er beschreibt fünf wesentliche **koordinative Fähigkeiten**:

- Orientierungsfähigkeit: die Fähigkeit, bei gewollten und ungewollten Bewegungen die Orientierung im Raum nicht zu verlieren;
- Reaktionsfähigkeit: die Fähigkeit, auf verschiedene Reize schnell zu reagieren;
- Gleichgewichtsfähigkeit: die Fähigkeit, den Körper im Gleichgewicht zu halten bzw. das Gleichgewicht wieder herzustellen;
- Rhythmusfähigkeit: die Fähigkeit, einen Bewegungsablauf jeweils in dem ihm eigenen Rhythmus auszuführen;
- Differenzierungsfähigkeit: die Fähigkeit, einen Bewegungsablauf sicher, ökonomisch und genau durchzuführen, wobei die Dosierung des Krafteinsatzes eine wichtige Rolle spielt.

Auf zwei eher grundlegende Fähigkeiten als Voraussetzung der Koordination weist Kosel zusätzlich hin, nämlich die Wahrnehmungs- und Konzentrationsfähigkeit.

Bei großräumigen Bewegungen, bei denen der Großteil des Körpers bzw. der Körpermuskulatur beteiligt ist, sprechen wir von **Gesamtkörperkoordination**. Bei kleinräumigen, gezielten Bewegungen einzelner Körperteile, vor allem der Hände, von **feinmotorischer Koordination** oder Auge-Hand-Koordination.

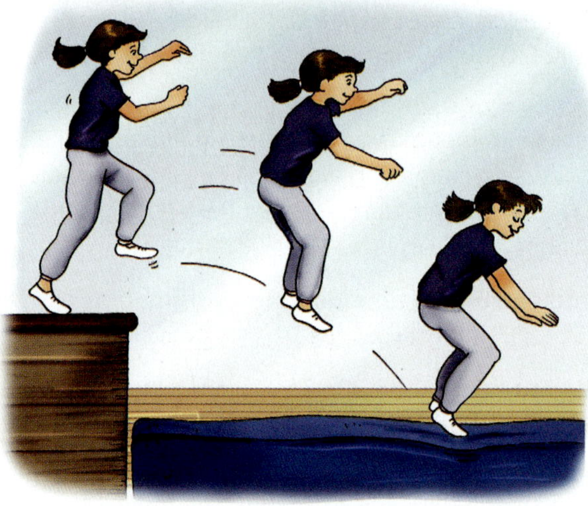

Gesamtkörperkoordination

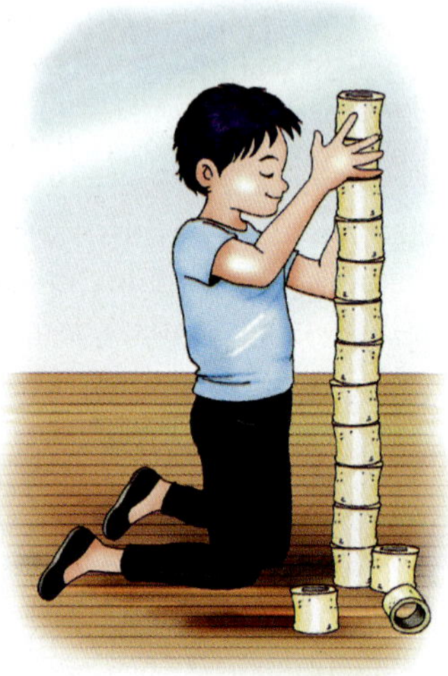

Feinmotorische Koordination

Störungen der Koordination

Koordinationsschwächen sind auf ein unvollkommenes Zusammenwirken im senso-neuro-muskulären Funktionsgefüge zurückzuführen. Sie können sich u. a. äußern

- in einer Unsicherheit bei der Gleichgewichtshaltung,
- in einer unangemessenen Muskelwahl,
- in einer zu niedrigen oder zu hohen Muskelspannung,
- in einer schwachen Reaktionsfähigkeit,
- in einer mangelhaften Rhythmusfähigkeit,
- in Mängeln bei der Ausführung gleichzeitiger Bewegungen.

Die Merkmale stellen dabei nur Teilaspekte eines untrennbaren Bewegungsganzen dar, die hier zum Zwecke einer analysierenden Betrachtung herausgelöst wurden. Dabei sind Überschneidungen unvermeidlich.

Man kann unterscheiden zwischen grob- und feinmotorischer Koordinationsschwäche. Bei der **grobmotorischen Koordinationsschwäche** sind vor allem die weiträumigen, kraftvollen und schwungvollen Großbewegungen qualitativ beeinträchtigt. Die Kinder haben Mühe etwa beim Laufen, Springen, Klettern und Werfen. Ihnen fehlt es an Beweglichkeit. Die Bewegungen verlaufen steif, eckig, mit abrupten Übergängen, plump, schwerfällig, schlaff oder verspannt. Die Personen verfügen nicht über genügend Schnelligkeit und zeigen einen unangepassten Krafteinsatz.

Bei der **feinmotorischen Koordinationsschwäche** ist eine qualitative Beeinträchtigung kleinräumiger Bewegungsleistungen festzustellen. Das betrifft zum einen alle manuellen Geschicklichkeitsübungen, so beispielsweise die Schriftführung. Zum anderen gehören hierher alle kleinräumigen Zielübungen und Gleichgewichtsübungen. Diese Feinbewegungen und isolierten Präzisionsbewegungen sind mangelhaft gesteuert. Sie sind fahrig, mit viel zu großen Korrekturimpulsen. Oder aber sie sind übersteuert, verspannt bis verkrampft infolge ungenügender Entspannung.

Dem ungeübten Beobachter fallen feinmotorische Koordinationsstörungen oft nicht sofort auf. Diese Kinder sind oft grobmotorisch ausreichend gewandt, in der Turnhalle sind sie flink und wendig. Sie haben lediglich Schwierigkeiten, wenn es auf die Feinsteuerung der Bewegung ankommt. Sie zeigen beispielsweise beim Einbeinstand Gleichgewichtunsicherheiten oder stützen sich beim An- und Ausziehen immer irgendwo ab oder müssen sich festhalten.

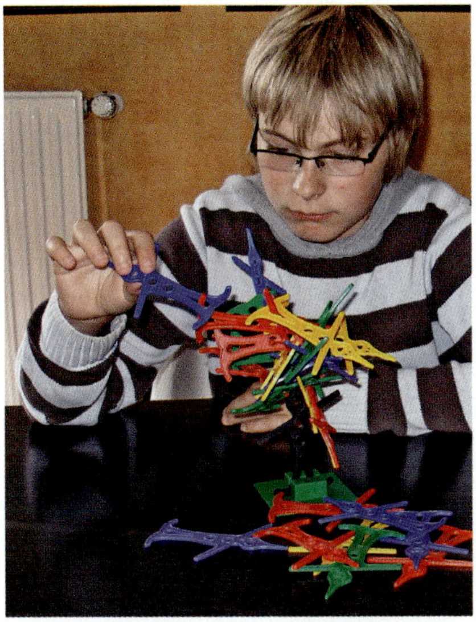

„Stapelmännchen" erfordert Handgeschicklichkeit und Konzentration

Auch ist die **Handgeschicklichkeit** oft nicht altersgemäß entwickelt. Dazu hat Kiphard (vgl. 1994, S. 191) ein geeignetes Schema mit entsprechenden Merkmalen vorgelegt. So zeigen sich beispielsweise Störungen der Handgeschicklichkeit in folgenden Dimensionen: ungenügende Hand- und Fingerkraft z. B. beim Zusammendrücken, mangelnde Handgelenkbeweglichkeit z. B. beim Schrauben und Kurbeln, mangelnde Zielgenauigkeit z. B. beim Greifen oder Einfädeln, zu große oder zu geringe Kraft beispielsweise beim Schreiben oder Malen, ungenügendes Tastempfinden etwa beim blinden Zuknöpfen.

→ AUFGABEN

1. Übung als Einstieg: Beobachten Sie Schülerinnen, die sich verschiedene Bälle zuwerfen: Gymnastikball, Medizinball, Schaumstoffball o. Ä.; erst einen Ball, dann auch zwei Bälle gleichzeitig; erst auf dem sicheren Boden, dann auf einem Wackelbrett oder einem Therapiekreisel stehend. Weitere Schüler fahren mit dem Pedalo oder springen vor der Gruppe mit dem Seil. Diskutieren Sie ausgehend von den Beobachtungen folgende Fragen: Zeichnen sich die Bewegungen durch eine gute, weniger gute Koordination aus? An welchen Beobachtungsmerkmalen können Sie dies feststellen? Vergleichen Sie mit den genannten Merkmalen im Text.

2. Greifen Sie exemplarisch weitere Bewegungsabläufe heraus und veranschaulichen Sie: Wodurch zeichnet sich z. B. die Bewegung des Rollbrettfahrens aus, wenn eine gute bzw. eine mangelnde Koordination vorhanden ist?
3. Sie spielen mit einem Kind „Mikado“, „Mensch ärgere dich nicht“ oder ein ähnliches Spiel. Welche Dimensionen der Handgeschicklichkeit sind besonders gefordert? Wie kann sich bei diesen Spielen eine feinmotorische Koordinationsstörung zeigen?

Praxisbeispiele 18: Schulung der Koordination

Bei nahezu allen Bewegungen, auch bei vielen der bisher beschriebenen Übungsbeispielen, sind in irgendeiner Form auch koordinative Fähigkeiten gefordert, sicherlich in unterschiedlicher Ausprägung. Hier sollen Übungsformen genannt werden, die in besonderem Maße Koordination erfordern und diese Fähigkeit somit fördern helfen.

Übungsformen zur Gesamtkörperkoordination

- Ballprellen in verschiedenen Formen (z. B. im Stand, im Laufen, um Hindernisse, mit unterschiedlichen Bällen, auf Schnelligkeit, mit einem Gegner usw.);
- Werfen und Fangen (z. B. im Stand, in der Fortbewegung, mit verschiedenen Bällen);
- Zielwerfen oder Zielrollen (Ziele können sein: Basketballkorb, aufgestellte Keulen, Hütchen auf dem Kasten, aufgehängte Reifen, Tore usw.);
- kleine Ballspiele, Lauf- und Fangspiele, Reaktionsspiele mit dem Ball;
- Gleichgewichtsübungen auf stabiler Unterlage: Balancieren, Klettern, Springen;
- Gleichgewichtsübungen auf labiler Unterlage (wackeliger Untergrund);
- Springen mit Seil;
- Springen auf dem Trampolin, auf dem Airtramp;
- Laufen und Hüpfen über Hindernisse; Springen, Überspringen, Zielspringen;
- Schwingen und Schaukeln an Tauen, Ringen, Trapez;
- Klettern und Hangeln am Barren und Reck;
- Fortbewegung mit Geräten (z. B. mit dem Rollbrett oder Pedalo);
- gymnastische Übungen, besonders wenn Arme und Beine gemeinsam bewegt werden müssen.

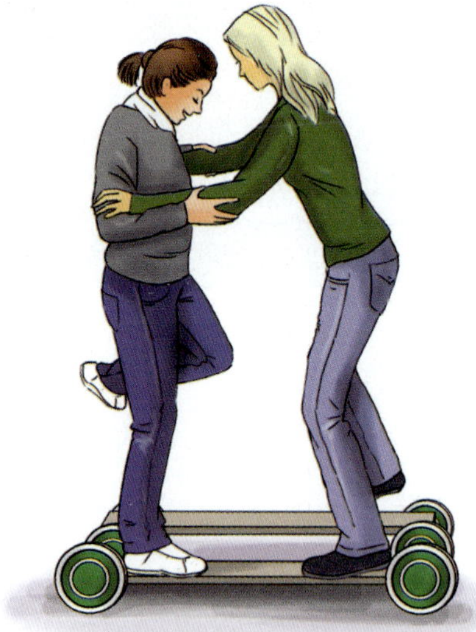

Auf dem Pedalo sind Gleichgewicht und Koordination gefordert

Das isolierte Üben einzelner koordinativer Fähigkeiten ist nicht erstrebenswert und meist auch gar nicht möglich. Dennoch kann je nach Aufgabenstellung eine bestimmte Fähigkeit besonders angesprochen werden.

Übungen zur Förderung der Koordination können mit vielen Materialien und Geräten durchgeführt werden, auch mit einem herkömmlichen **Gymnastikstab**.

1. Einzeln

- Laufen und balancieren;
- über den mit beiden Händen gehaltenen Stab hinübersteigen;
- Stab auf den Boden stellen, sich schnell drehen (klatschen oder mit einem Bein darüber schwingen) und den Stab auffangen.

2. Paarweise

- Den Stab auf den Boden stellen, auf Kommando loslassen, zum Partner rennen und den Stab erreichen, bevor er den Boden berührt;
- einen Luftballon oder Ball mithilfe von zwei gehaltenen Stäben transportieren;
- zwischen den Handflächen einen Stab halten, ohne ihn zu umfassen und sich dabei fortbewegen; dabei auch über andere „Stege“ steigen oder unter anderen „Brücken“ hindurchgehen. Ein Mitspieler kann dabei auch die Augen schließen und wird vom Partner geführt.

3. Gruppenspiele

- Alle stehen im Kreis, jeder hat einen Stab in seiner Hand; auf Kommando wird der Stab in eine Richtung weitergegeben.
- Alle stehen im Kreis, jeder hat einen Stab vor sich auf dem Boden stehen, auf Kommando geht jeder jeweils in einer Richtung einen Platz weiter und greift den entsprechenden Stab, bevor dieser auf den Boden fällt.
- Ein Stab liegt in der Mitte des Kreises, mit den Stab wird pantomimisch ein Gegenstand gezeigt, den alle anderen erraten sollen (Musikinstrument, Garten- oder Haushaltsgerät u. Ä.).
- **„Wackelleiter“:** Die Gruppe stellt sich in zwei Reihen gegenüber auf. Jedes einander gegenüberstehende Paar hält in jeder Hand zwei Stäbe mit gestreckten Armen, sodass eine Art Leiter entsteht; die Stäbe möglichst nah zusammenhalten. Jeweils ein Teilnehmer kann vorsichtig über diese Leiter gehen und sich dabei an den Köpfen festhalten. Am Ende der Leiter mit Hilfe absteigen. (Auf das Gewicht der Teilnehmer achten, damit nicht die Gefahr besteht, dass Stäbe zerbrechen.)
- **„Stabhockey“:** Zwei Mannschaften sitzen sich auf Bänken mit einem Abstand von ca. zwei bis drei Metern gegenüber. Jeder Mitspieler versucht mit dem Stab, den Ball (oder auch das Sandsäckchen) in das gegnerische Tor (kleiner Kasten oder Kastenoberteil) zu schlagen.

Übungsformen zur feinmotorischen Koordination

Feinmotorische Übungen oder Spiele beinhalten kleinräumige, behutsame Bewegungen, die meist vorsichtig, langsam, mit wenig Kraftaufwand ausgeführt werden müssen. Sie beabsichtigen eine Förderung der Feinsteuerung und in der Folge davon auch eine verbesserte Konzentrationsfähigkeit und Selbstkontrolle.

Viele Tisch- und Gesellschaftsspiele können in diesem Zusammenhang genannt werden, z. B.:

- Riesenmikado, Stapelmännchen, Turmbau zu Babel, Jenga;
- Murmelspiele, Bauklötze;
- Drehkreisel, Jonglierteller, Jonglierbälle und -tücher;
- Knete, Holzperlen aufreihen;
- Papier falten, mit der Schere ausschneiden;
- Zeichnen, Malen;
- Fädenspiele;
- Puste-Spiele, z. B. mithilfe eines Strohhalms einen Tischtennisball durch ein Ziel rollen lassen.

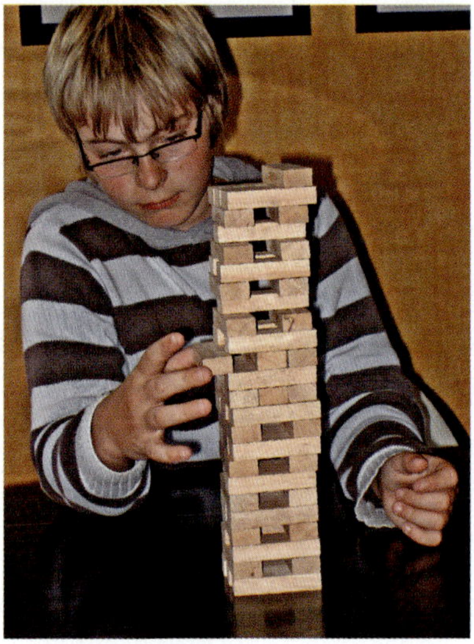

Holzklötzchen herausnehmen und oben wieder auflegen. Bei wem fällt der Turm?

➔ AUFGABEN

1. Sogenannte Behutsamkeitsübungen können folgende Bereiche umfassen: Bauen und Stapeln, Tragen und Balancieren, Schieben und Ziehen, Führen und Folgen, Horchen und Herantasten. Entwickeln Sie in Kleingruppen Übungsbeispiele zu den Bereichen und stellen Sie die Ergebnisse der Gesamtgruppe vor.
2. Entwickeln Sie zu den genannten Übungsformen für die Gesamtkörperkoordination in Arbeitsgruppen zu ausgewählten Bereichen konkrete Vorschläge für eine bestimmte Zielgruppe. Setzen Sie die Übungen und Spiele in der Praxis um und werten Sie diese aus: Welche Merkmale der Koordination sind angesprochen? Beurteilen Sie, ob in der Übungseinheit auch sozial-emotionale Zielsetzungen der Psychomotorik genügend Berücksichtigung finden.

10.2 Wahrnehmung

„Stellen Sie sich vor, Sie schälen und essen eine Orange. Sie nehmen die Orange durch Augen, Nase, Mund, die Haut der Hände und Finger und die Muskeln und Gelenke in Ihren Fingern, Händen und Armen wahr. Wie wissen Sie, dass es nur eine Orange ist und nicht mehrere? Wodurch arbeiten Ihre beiden Hände und zehn Finger koordiniert zusammen? Sämtliche Sinneseindrücke von der Orange und von Ihren Fingern und Händen kommen in Ihrem Gehirn zusammen; und diese Integration ermöglicht Ihrem Gehirn, die Orange als Ganzes zu erfahren, und Ihre Hände und Finger so zu steuern, dass sie koordiniert die Orange schälen können."

(Quelle: Ayres, 2016, S. 8)

Wahrnehmungs- und Verarbeitungsprozesse

Im vorigen Kapitel wurde bereits die Bedeutung der Wahrnehmungsfähigkeit für eine gut koordinierte Bewegung angesprochen. Dazu muss ständig eine Vielzahl verschiedenartiger Informationen aufgenommen, weitergeleitet, ausgewertet, mit früheren Erfahrungen verglichen, sinnvoll geordnet und gespeichert werden. Und in der Folge finden dazu fortlaufend bestimmte Handlungen und mehr oder weniger angepasste Reaktionen statt, die immer wieder neu beurteilt werden.

Die Funktionsweise der **Wahrnehmungsaufnahme** und **Verarbeitung** lässt sich vereinfacht wie folgt darstellen:

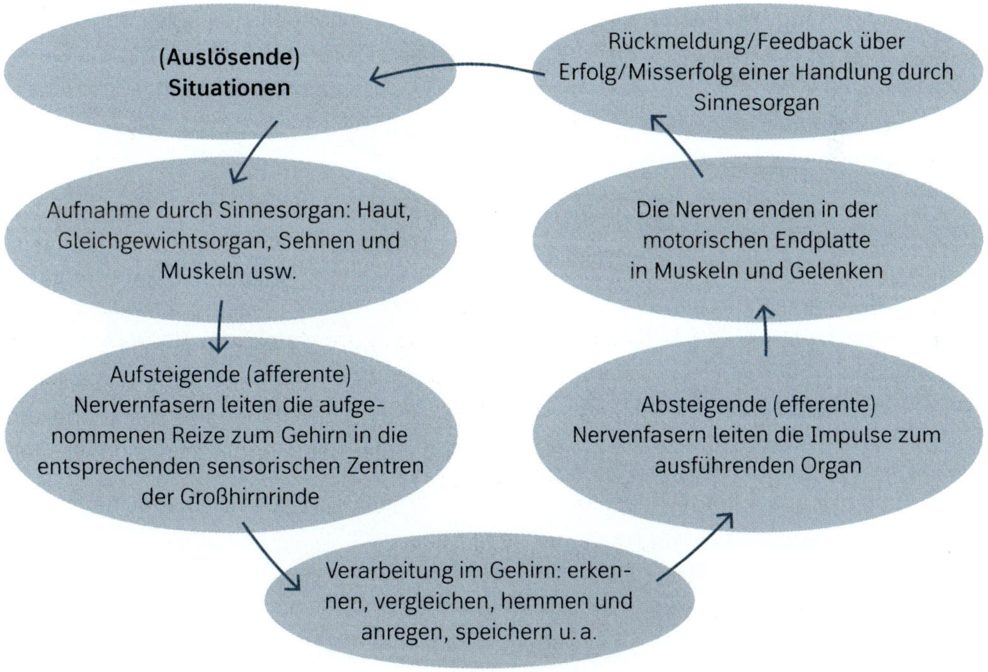

Prozess der Wahrnehmungsverarbeitung als Kreislauf

Unsere Sinne geben uns Informationen über den Zustand unseres Körpers und über die Umwelt um uns herum. Zahllose Informationen der sinnlichen Wahrnehmung erreichen in jedem Augenblick unser Gehirn nicht nur über die Augen und Ohren, sondern auch von jedem anderen Teil unseres Körpers, beispielsweise aus den Muskeln, Sehnen und Gelenken.

Das Gehirn muss all diese unterschiedlichen Empfindungen ordnen. Das Gehirn lokalisiert, sortiert und ordnet die Empfindungen zu einem sinnvollen Ganzen (**sensorische Integration**). Wenn Informationen in einer gut organisierten, d. h. gut integrierten Weise dem Gehirn zufließen, kann es diese Empfindungen nutzen, um daraus adäquate Verhaltensweisen zu entwickeln. So werden vielfältige Lernprozesse vollzogen. Wenn der Fluss der Empfindungen unorganisiert erfolgt, besteht die Gefahr, dass auch die Verhaltensweisen ungeordnet ablaufen.

Diese Wahrnehmungs- und Verarbeitungsprozesse haben Auswirkungen auf die Art und Weise der Bewegungsplanung, auf die qualitative Ausführung von Bewegungshandlungen und beeinflussen so die zielgerichtete Bewegungssteuerung. Damit besitzt diese Thematik eine besondere Relevanz für die Psychomotorik.

Wenn ein Kind z. B. einen Luftballon in der Luft halten soll, müssen seine Körperbewegungen und seine Haltung darauf abgestimmt sein; entsprechende Informationen, frühere Erfahrungen müssen gespeichert und blitzschnell abrufbar sein. Die Größe, Richtung und Schwere des Ballons müssen gesehen und erkannt werden. Die Stellung der Gelenke zueinander, die Spannungszustände der beteiligten Muskelgruppen müssen beurteilt, fortlaufend verändert und angepasst werden. Das Kind muss ständig sein Gleichgewicht den jeweiligen Bewegungen anpassen und den Luftballon zielgenau treffen können. Die Kraftdosierung muss dem Flugverhalten des Ballons angepasst werden. Würde das Kind demgegenüber einen Medizinball werfen und fangen wollen, müssten die Bewegungsabläufe ganz anders ausgeführt werden, damit sie gelingen könnten.

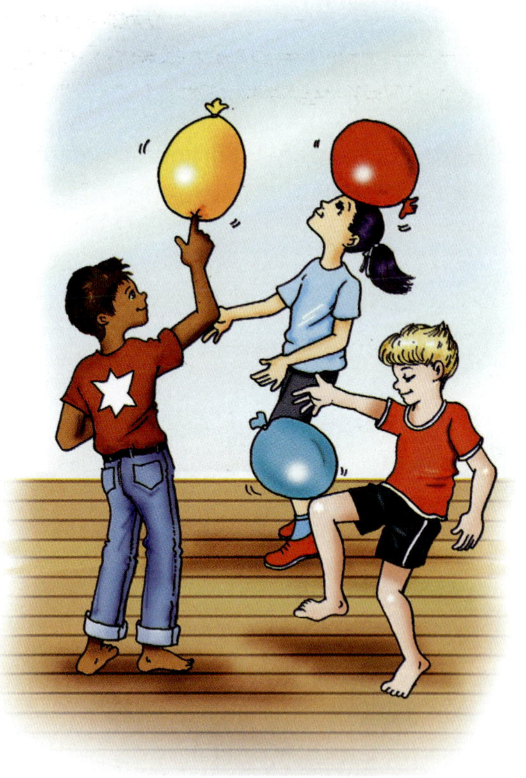

Ballons so lange wie möglich in der Luft halten

Auch mit verbundenen Augen kann man z. B. über eine Bank laufen, weil man sich die Ausrichtung, Länge, Breite der Bank merken kann und weil ständig Informationen der Muskeln und Gelenke beim Balancieren verarbeitet werden.

Die meisten dieser Prozesse vollziehen sich unbewusst und automatisch, ohne dass wir lange nachdenken oder planen müssen. Dafür bliebe sowieso keine Zeit. Dabei steht uns eine Vielzahl von Wahrnehmungssystemen zur Verfügung.

Wahrnehmung	Sinnestätigkeit und Sinnesorgan	Beispiele gewonnener Informationen
visuelle	Sehen durch das Auge	Helligkeit/Farben
akustische	Hören durch das Ohr	Töne/Geräusche/Sprache
taktile	Tasten/Berühren durch Haut/ Hand/Mund	Größe/Form/Oberflächen/Temperatur
kinästhetische	Bewegungsempfindung/Tiefen-sensibilität durch Muskeln, Sehnen, Gelenke	Stellung der Körperteile zueinander/ Muskelspannung/Kraft/Gewicht von Objekten
vestibuläre	Gleichgewichtsregulation durch Vestibularapparat im Innenohr	Lage und Orientierung im Raum/ Beschleunigung/Gleichgewichts-empfinden
olfaktorische	Riechen durch die Nase	Nahrungskontrolle/Hygiene
gustatorische	Schmecken durch Zunge/ Gaumen	Nahrungskontrolle

Übersicht über die Wahrnehmungssysteme (vgl. Zimmer, 1995, S. 56 f.)

Wahrnehmungsstörungen – Störungsmerkmale der Körpernahsinne

Die meisten Menschen, die von Wahrnehmungsstörungen hören, denken zuerst an schlechtes Hör- oder Sehvermögen. Diese durch Defekte an den Wahrnehmungsorganen bedingten Probleme sollen uns an dieser Stelle nicht weiter interessieren. Hier sollen **„sensorische Integrationsstörungen"** beschrieben werden, die mit den Körpernahsinnen, und zwar der taktilen, vestibulären und kinästhetischen Wahrnehmung, zusammenhängen, da diese für die Bewegungssteuerung von besonderer Relevanz sind.

Sensorische Integration wurde als Prozess des Ordnens und Verarbeitens sinnlicher Eindrücke beschrieben, sodass das Gehirn sinnvolle Wahrnehmungen, Gefühlsreaktionen und Gedanken erzeugen und eine geeignete Reaktion stattfinden kann.

Sensorische Integration ist keine Sache des „Entweder-oder". Man hat nicht eine vollständig gute sensorische Integration oder aber gar keine. Niemand von uns ordnet seine Empfindungen perfekt. Wenn das Gehirn die sinnliche Wahrnehmung schlecht verarbeitet, führt dieser Umstand zu den verschiedensten Schwierigkeiten im Verhalten des betreffenden Menschen. Er muss sich einerseits mehr anstrengen und hat häufiger Probleme als andere und andererseits trotz aller Bemühungen weniger Erfolgserlebnisse.

> „Manche Säuglinge mit sensorisch-integrativen Problemen erlernen das Drehen, Krabbeln, freie Sitzen und Aufstehen verzögert. Später können sie Schwierigkeiten beim Binden der Schnürsenkel oder beim Fahrradfahren ohne Stützräder haben. Andere Kinder mit schlechter sensorischer Integration erreichen ihre motorischen Meilensteine dem Alter entsprechend und fallen erst später auf. Es kann sein, dass sie sich nicht so leicht und geschmeidig bewegen wie Gleichaltrige oder dass sie ungeschickt laufen. Sie können tollpatschig sein und häufig fallen oder stolpern. Nicht jede Ungeschicklichkeit wird jedoch durch eine sensorische Integrationsstörung verursacht. Manche Menschen bewegen sich unkoordiniert, weil bestimmte motorische Nerven oder Muskeln nicht gut funktionieren. Bei einem Kind mit einer sensorischen Verarbeitungsstörung funktionieren die Nerven und Muskeln gut. Vielmehr hat das Gehirn Schwierigkeiten, alle Informationen zu verknüpfen und zu koordinieren."
>
> *(Quelle: Ayres, 2016, S. 12)*

Die drei Bereiche der Körpernahsinne sollen im Folgenden genauer hinsichtlich der Störungsmerkmale betrachtet werden (vgl. Kesper/Hottinger, 2015; Ayres, 2016):

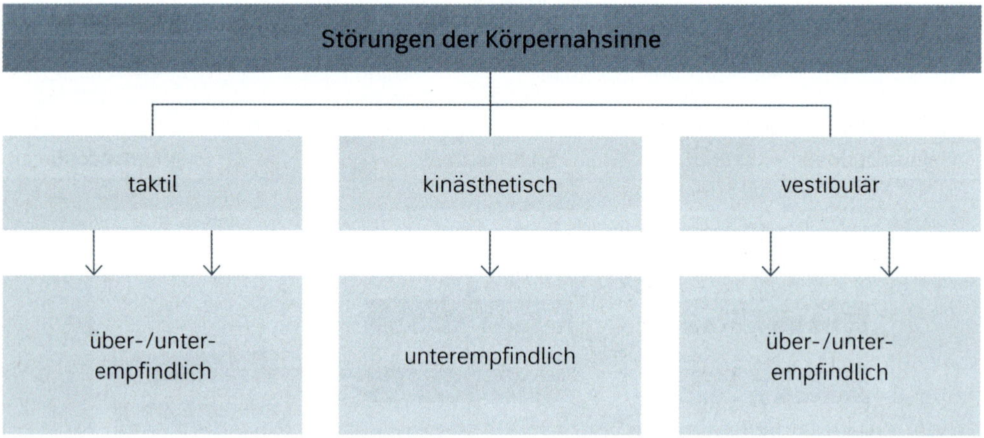

Bereiche sensorischer Integrationsstörungen

Taktile Wahrnehmung

- **Überempfindlichkeit:** Leichte Berührung durch Gegenstände bzw. zärtliche Berührung durch Personen führen zu einem unangenehmen Gefühl bis hin zu Schmerz. Folgende Verhaltensreaktionen können sich zeigen: Abwehrverhalten gegen taktile Kontaktaufnahme, besonders wenn die Berührung von hinten erfolgt; der Austausch von Zärtlichkeiten mit den Eltern wird vom Kind bezüglich der Art der tolerierten Berührungen und der Dauer bestimmt, daher Missverständnis bei Beziehung Bezugsperson und Kind möglich; Ablehnung von Kleidung oder bestimmten Materialien möglich (z. B. weich, fellig, feucht, klebrig; Fingerfarben); Vermeidung des unangenehmen Gefühls führt zu eingeschränktem Tast- und Bewegungsverhalten und damit zu Einschränkungen wichtiger weiterer Lern- und Körpererfahrungen. Säuglinge können z. B. die Hände länger gefaustet haben, kommen deshalb später zum Stützen.

- **Unterempfindlichkeit:** Nur sehr intensive und deutliche Reize werden wahrgenommen.
  Folgende Verhaltensreaktionen können sich zeigen: Differenziertes Erkennen ist erschwert, Kind lässt z. B. Gegenstände fallen, weil es sie nicht genügend spürt; wenig Differenzierungsvermögen bei Berührungen; Schwierigkeiten, Berührungen zu lokalisieren; reduzierte Schmerzwahrnehmung, Gefahr von Verletzungen.

Kinästhetische Wahrnehmung

Unterempfindlichkeit: Körperbewegung, -stellung und Muskelkraft werden nicht präzise wahrgenommen.
Folgende Verhaltensreaktionen lassen sich beobachten: Der Drang, den Körper zu spüren, kann zu hyperaktivem Verhalten führen; Schwierigkeit dosierter Bewegungen (meist zu fest), Gegenstände zerbrechen häufiger; subjektiv als sanft beabsichtigte Berührung, z. B. Schulterklopfen, wird als schmerzhaft empfunden; Störungen des Muskeltonus; ungeschickte Bewegungen, häufiges Anstoßen und Hinfallen; Schwierigkeiten der Feinmotorik und auch beim Sprechenlernen; geringe motorische Planung, Nachahmen von Bewegungen erschwert; nicht altersgemäß entwickeltes Körperschema; schmerz- und druckunempfindlicher.

Vestibuläre Wahrnehmung

- **Überempfindlichkeit:** Kopf- und Körperbewegungen werden verstärkt und als unangenehm wahrgenommen.
  Folgende Verhaltensreaktionen sind z. B. zu beobachten: Verunsicherung führt zur Vermeidung von Kopf- und Körperbewegungen; diese Kinder mögen nicht gern bewegt, geschaukelt werden, bewegen sich selbst auch nicht sehr viel; neigen zur Selbstunterforderung oder Vermeidung; Höhenangst, vermeiden Höhenunterschiede, bleiben lieber am Boden; langsam und vorsichtig bei ungewohnten Bewegungen; das Kind reagiert heftig, wenn es zufällig angestoßen wird; schneller Schwindel oder Übelkeit bei Karussell- oder Autofahren.

- **Unterempfindlichkeit:** Gleichgewichtsreize werden zentral nicht in voller Stärke registriert und verarbeitet.
  Folgende Verhaltensweisen sind zu beobachten: Hyperaktivität durch Senkung der Reizschwelle, das Kind braucht ständige vestibuläre Stimulation; Fehlen entsprechender Tonus- und Gleichgewichtsreaktionen sowie Schutzreaktionen, häufiges Fallen, Anstoßen ohne Vermeidungsverhalten; diese Kinder sind ständig in Bewegung; Selbststimulation durch Bewegung; sie können ausgiebig schaukeln oder sich im Karussell drehen, ohne dass ihnen schlecht wird; Einbeinstand erschwert; schlechte Koordination der Körperseiten.

Aber, Achtung: Nicht jedes Ablehnen bestimmter Materialien oder bestimmter Bewegungsabläufe ist gleich als Wahrnehmungsstörung zu bezeichnen. Jeder von uns hat Vorlieben oder auch Abneigungen für bestimmte Sinneseindrücke, mag bestimmte

Reizsituationen gern, andere Bedingungen dafür gar nicht. Erst wenn mehrere der oben genannten Verhaltensreaktionen zu beobachten sind und dadurch wichtige Lernerfahrungen erschwert oder behindert werden, ist dies als Hinweis auf eine Entwicklungsstörung zu betrachten. Insgesamt ist jede extreme Suche oder Vermeidung bestimmter Wahrnehmungsreize als Anhaltspunkt einer möglichen Entwicklungsstörung zu werten.

→ AUFGABEN

1. Versuchen Sie, an weiteren Beispielen von Bewegungshandlungen den Ablauf der Wahrnehmungsprozesse und der Verarbeitung der Informationen zu verdeutlichen. Belegen Sie an diesen Beispielen den hohen Stellenwert der Wahrnehmungsfähigkeiten für die Bewegungssteuerung.
2. Um sich Wahrnehmungsbeeinträchtigungen besser vorstellen zu können, bieten sich folgende Übungen zur Eigenerfahrung als Einstieg in die Thematik an:

- Eine Schülerin zeichnet auf einem DIN-A4-Blatt einen Stern, ein Quadrat oder ein Dreieck. Sie versucht dann, diese Figuren nachzuzeichnen, schaut dabei aber nicht auf das Blatt, sondern in einen schräg vorgehaltenen Spiegel. Damit alle anderen die Bewältigung der Aufgabe verfolgen können, kann zum Zeichnen auch eine Folie auf einem Tageslichtprojektor und zum Nachzeichnen ein andersfarbiger Stift benutzt werden.
- Eine Person aus Ihrer Klasse versucht, sich eine Schürze umzubinden und dabei den Knoten auf dem Rücken zu machen. Das wird ihr vermutlich noch recht gut gelingen. Anschließend soll diese Übung mit Handschuhen ausgeführt werden. Was können Sie nun beobachten?
- Übersteigen Sie auf dem Boden aufgebaute, kleine Hindernisse, indem Sie mit einem Auge durch ein Prismenglas (im Spielzeughandel erhältlich) schauen und das andere Auge schließen. Die Hindernisse sollen vorher nicht gezeigt werden, d.h., die betreffenden Personen verlassen vorher den Raum.
- Setzen Sie Brillen auf, die bis auf einen kleinen Ausschnitt zugeklebt oder schwarz angemalt sind, und werfen Sie sich im Kreis einen Ball zu.

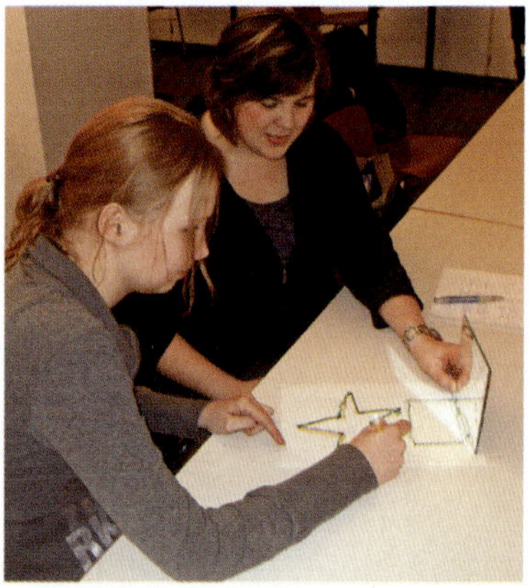

Stern nachzeichnen

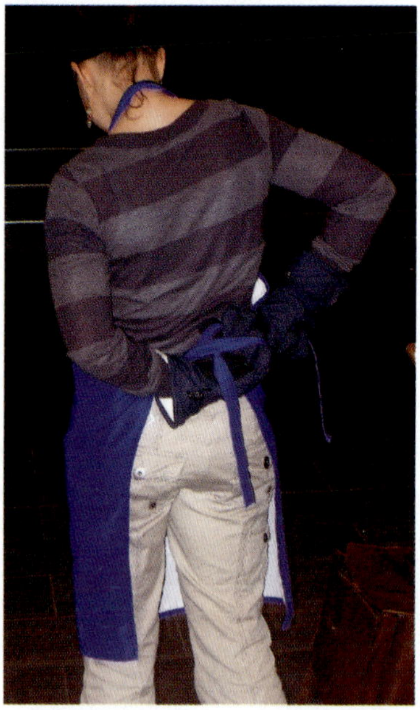

Schürze binden mit Handschuhen

In der Auswertung kann es etwa um folgende Fragestellungen gehen: Wie haben Sie sich gefühlt? Wo lagen genau die Probleme in der Wahrnehmung? Welche Auswirkungen hatten die Veränderungen auf das Bewegungsverhalten?

TIPP

Filmtipp: Renate Zimmer: Mit allen Sinnen lernen – Wahrnehmungsförderung durch Bewegung, (DVD, ca. 25 Min.), Herder Verlag, 2006.

Praxisbeispiele 19: Lernprogramm zur Wahrnehmungsförderung

Das „Lernprogramm zur Wahrnehmungsförderung" (vgl. Mertens, 2013) enthält zehn Förderschwerpunkte für Kinder im Alter von drei bis acht Jahren, welche in insgesamt 35 Teileinheiten untergliedert sind. Bei Menschen mit Behinderung können die Übungen nach Auffassung der Autorin auch bis ins Erwachsenenalter eingesetzt werden.

Die zehn Wahrnehmungsbereiche sind nach der Entwicklung des Kindes hierarchisch geordnet und orientieren sich an dem natürlichen Verlauf der kindlichen Entwicklung, speziell der Wahrnehmungsentwicklung. Diese öffnet und wendet sich spiralförmig, von den Erlebnissen in und mit dem eigenen Körper ausgehend, über Raum- und Zeiterlebnisse nach außen hin zum Partner und zur Gruppe (vgl. Mertens, 2013, S. 14 ff.):

- Geruchs- und Geschmackswahrnehmung,
- Wahrnehmung der eigenen Körperfunktionen,
- Wahrnehmung des Körperschemas,
- auditive Wahrnehmung,
- Zeitwahrnehmung,
- visuelle Wahrnehmung,
- Farbwahrnehmung,
- Wahrnehmung der koordinierten Bewegungen,
- Sozialwahrnehmung,
- Wahrnehmung der veränderten Situation.

In der jeweiligen Unterrichtsplanung soll man sich auf einen Wahrnehmungsbereich konzentrieren. Die Autorin sieht selbst die Problematik, dass eine solche Konzentration in der Praxis schwer zu realisieren ist, die Bedeutung des Prinzips „Erfassen durch alle Sinne" solle immer im Hintergrund stehen. Didaktisch müssten die Wahrnehmungsbereiche Schritt für Schritt angeboten werden. So würden die Kinder leichter lernen, der Inhalt wäre ihnen verständlicher und sie würden besser die Zusammenhänge erkennen.

Die Reihenfolge der Übungseinheiten ist mit geringen Austauschmöglichkeiten aus entwicklungspsychologischen Überlegungen festgelegt. Die einzelnen Übungen in der jeweiligen Stunde sind als Anregung zu verstehen, können in der beschriebenen Form übernommen, aber auch abgewandelt werden. Die Teileinheiten haben eine Dauer von ca. 30 Minuten.

In der Übungspraxis soll den Teilnehmern immer wieder Gelegenheit gegeben werden, die angebotenen Materialien selbstständig zu erkunden und neue Bewegungen ihrer Fantasie entsprechend zu gestalten. Die Methode des Vormachens und Nachmachens ist zu vermeiden, da das Kind selbst den Lösungsweg finden soll. Feste Bewegungen und Lösungen sollen nicht antrainiert werden, deshalb wurde auf das Variieren von Bewegungsmustern geachtet. Bewegungsabläufe sollen nicht nur in einer bestimmten Situation, sondern in vielfältigen Ausführungen geübt werden (vgl. Mertens, 2013, S. 23 ff.).

→ AUFGABE

Studierende können aus dem Lernprogramm zur Wahrnehmungsförderung exemplarisch eine oder mehrere Übungseinheiten vorstellen, mit der Klasse ausprobieren und auswerten.

Praxisbeispiele 20: Übungen zur Wahrnehmungsförderung

Eine sinnvolle Hilfe für Personen mit Wahrnehmungsstörungen im Sinne einer eher therapeutischen Behandlung bietet die **Sensorische Integrationsbehandlung** (s. Kapitel 5.4). Durch eine solche Förderung sollen Sinnesanregungen geschaffen werden und zwar besonders für das Gleichgewichtssystem, für die Tiefensensibilität und für den Tastsinn. Dadurch sollen beim Kind spontane Anpassungsreaktionen an die Reize ausgelöst werden, die zu einer Integration der erlebten Empfindungen führen.

Die Reaktionen der Person auf die Reizeinwirkungen stellen eine gute Richtschnur zur Beurteilung dar, in welchem Ausmaß das Gehirn in der Lage ist, Reizeindrücke vollständig aufzunehmen. Der Übungsleiter muss dazu sehr aufmerksam beobachten, um den Effekt der Reizsetzung zu sehen und zu beurteilen.

Zwei Standardgeräte, die bei der sensorischen Integrationsbehandlung angewendet werden, sollen hier kurz erwähnt werden, da diese auch in der Psychomotorik eine besondere Bedeutung haben: das Rollbrett und die Schaukel.

Das **Rollbrett** hat eine hohe Attraktivität und führt in der Regel bei Kindern zu vielfältigen Bewegungsaktionen. Häufig liegen die Kinder in Bauchlage auf dem Rollbrett und fahren damit am Fußboden entlang oder auch eine schräge Ebene herunter. Dabei müssen sie die beiden Körperenden entgegen der Schwerkraft anheben und eine gestreckte Körperhaltung einnehmen. Auch das schnelle Fahren mit einem Rollbrett stellt eine gewisse Herausforderung dar und bereitet den meisten Personen viel Vergnügen.

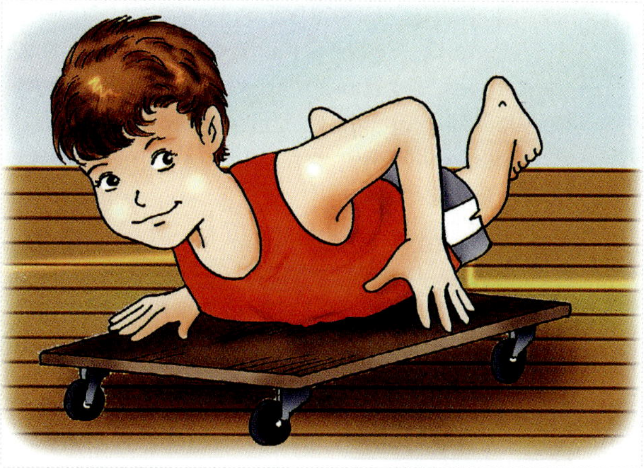
In Bauchlage auf dem Rollbrett

In der Bauchlage auf dem Rollbrett werden viele der Haltungs- und Bewegungsreaktionen ausgebildet, die beispielsweise später zum Stehen oder Gehen führen. Diese Haltung ist deshalb ein wichtiger Schritt zur Entwicklung sensorischer Integration. Bestimmte Schwerkraftrezeptoren werden in Bauchlage stimuliert. Diese „Flugzeugposition" (den Körper in Bauchlage mit seinen Körperenden vom Fußboden hochhalten) kann auch zum Überprüfen der Wirksamkeit des Gleichgewichtssystems eingesetzt werden (vgl. Ayres, 2016, S. 270).

Die gepolsterte **Schwebeschaukel** kann das Kind im Liegen benutzen, wobei es seine Arme und Beine herunterhängen lässt. Es kann sich auch auf die Schaukel setzen, kann dabei an den Seilen ziehen und damit die Schwebeschaukel hin- und herbewegen oder aber der Therapeut setzt die Schaukel in Bewegung.

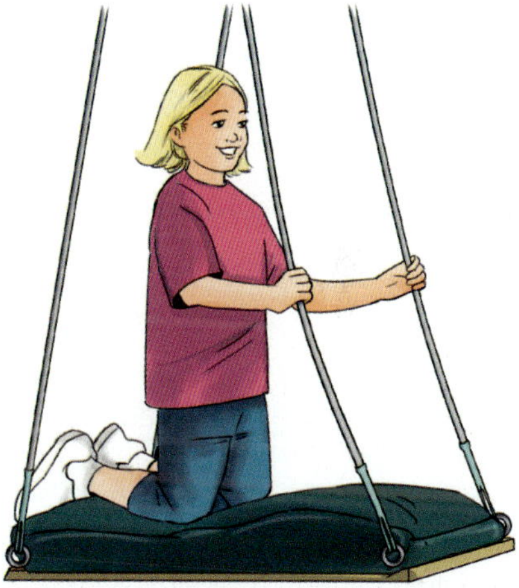
Auf der Schwebeschaukel sind Übungen im Liegen, Sitzen und Knien möglich

Wenn sich das Kind am Polster anklammert, bekommt es von dem Polsterüberzug zahlreiche Berührungsreize über die Haut, ferner propriozeptive Stimulation von den Muskeln, die angespannt werden müssen, damit sich das Kind festhalten kann. Weitere Stimulationen entstehen in den betreffenden Gelenken und eine starke Gleichgewichtserregung wird durch die Schaukelbewegung ausgelöst. Der Therapeut kann sich gemeinsam mit dem Kind auf die Schaukel setzen und dabei die Schwebeschaukel bewegen. Er hält das Kind an den Hüften fest, damit es nicht herabfallen kann. Der Therapeut muss sehr gut beobachten und genau erfühlen, wie gut das Kind sein Gleichgewicht halten kann. Wenn sich die Gleichgewichtsreaktionen verbessern, lockert er langsam den Griff an der Hüfte des Kindes und überlässt es ihm allmählich, sich selbst zu kontrollieren. Das Kind muss seine Unabhängigkeit schrittweise lernen, und dafür braucht es die richtige Unterstützung zur rechten Zeit.

→ AUFGABEN

1. Fahren Sie in der Halle mit dem Rollbrett: Welche der beschriebenen Empfindungen, Reaktionen spüren Sie an sich selbst?
2. Wer die Möglichkeit hat, Kinder beim Rollbrettfahren zu beobachten, trägt die Reaktionen und Verhaltensweisen der Gesamtgruppe vor.
3. Berichten Sie, welche Schaukelgelegenheiten Sie in der Einrichtung für die Kinder oder für Menschen mit Behinderung zur Verfügung haben bzw. welche Sie noch bauen könnten.
4. Nehmen Sie Kontakt mit einer Praxis für Ergotherapie auf, in der im Sinne der sensorischen Integrationstherapie gearbeitet wird, und stellen Sie die Arbeitsweise vor. Halten Sie Gemeinsamkeiten und Unterschiede zur Psychomotorik fest.

Über diese Behandlungsform hinaus bietet eine psychomotorische Übungsgruppe vielfältige Gelegenheiten und Chancen, Anregungen zur Wahrnehmungsverarbeitung mit einzubeziehen. Nachfolgende Sinnesbereiche können mit den angegebenen Übungen bewusst und zielgerichtet oder auch „begleitend" im Rahmen von Bewegungsaktionen angesprochen werden.

Kinästhetische Wahrnehmung

Die kinästhetische Wahrnehmungsförderung gibt Informationen aus Muskeln, Sehnen, Gelenken über Spannungsgrad/Muskeltonus und Körperstellungen. Eine Förderung ist durch Bewegungs-, Wahrnehmungsübungen mit Druck und Zug auf Muskel, Sehnen, Gelenke und durch Übungen mit verringerter oder ganz ohne optische Kontrolle möglich.

Es bieten sich folgende Bewegungsformen an:

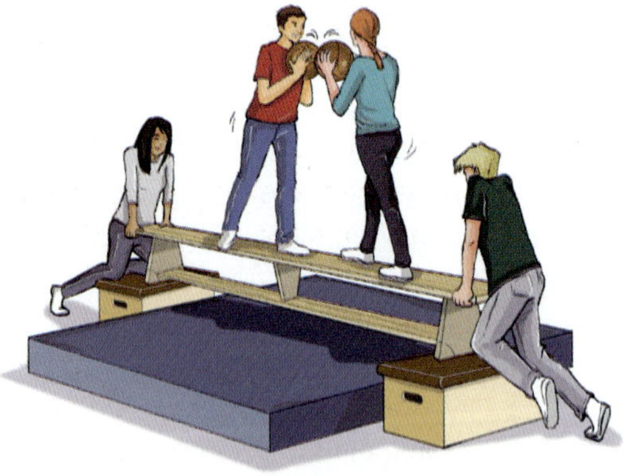

Sich gegenseitig von der Bank wegdrücken

- Springen: z. B. auf der Weichbodenmatte, auf Turnmatten, Matratzen, auf dem Trampolin;
- Ziehen: z. B. in Bauchlage die schräge Bank hoch, auf dem Rollbrett ziehen oder schieben, auf einer Decke mit Handfassung über den Boden ziehen lassen;
- Hängen: z. B. an der Sprossenwand, am Tau, an Ringen, am Trapez;
- Körper spüren: z. B. durch Druck, Massage mit der Hand, mit dem Igelball, mit Sandsäckchen; zwischen Weichbodenmatten legen; in Matten einrollen;
- Tragen, Schieben: von schweren Gegenständen, z. B. Medizinbälle, Matten;

- Krabbeln, Robben über Mattenberge, durch einen Tunnel;
- Rutschen auf schrägen Ebenen;
- Bewegungsübungen mit verbundenen Augen, z. B. über eine Bank krabbeln; über Geräte geführt werden;
- Bewegungen nachahmen, Körperpositionen nachstellen.

Visuelle Wahrnehmung

1. **„Veränderung“:** Die Teilnehmer stellen sich in zwei Gruppen gegenüber. Eine Gruppe dreht sich um, die anderen verändern jeweils drei Kleinigkeiten an ihrer Kleidung bzw. an ihrem Aussehen. Diese Veränderungen müssen dann die Mitglieder der anderen Gruppe an ihrem Partner jeweils erkennen und benennen.
   Variation: Ein Spieler verlässt den Raum. Ein oder zwei Teilnehmer der Gruppe verändern die Kleidung oder Position. Der Spieler kommt zurück und soll die Veränderung erkennen.
2. **„Der Dirigent“:** Ein oder mehrere Mitspieler verlassen den Raum. Ein Teilnehmer der Gruppe, die im Kreis sitzt, wird zum „Dirigenten“ bestimmt. Der Dirigent macht in der Gruppe nacheinander bestimmte Bewegungen mit den Armen (pantomimisches Spielen auf Musikinstrumenten) vor, alle anderen folgen nach. Der hereingerufene Spieler muss durch Beobachtung herausfinden, wer in der Gruppe der „Dirigent“ ist.
   Variation: von anderen Berufen ausgehen, z. B. Bäcker oder Maurer, oder frei Bewegungen improvisieren.
3. **„Fotografieren“:** Die Teilnehmer finden sich zu zweit zusammen; einer der Teilnehmer spielt den „Fotoapparat“ und schließt die Augen. Er wird dann von seinem Mitspieler zu bestimmten Punkten in der Halle geführt – möglichst nahe heran. Dort wird eine Aufnahme gemacht, d. h., der „Fotoapparat“ öffnet auf ein vereinbartes Zeichen hin (z. B. am Ohrläppchen ziehen) einen kurzen Moment die Augen. So werden drei bis fünf Bilder erstellt, die der „Fotoapparat“ nachher mit geöffneten Augen wiederfinden soll.
   Variation: Durchführung des Spiels draußen (s. Praxisbeispiele 5).
4. **„Gegenstände merken“:** Eine bestimmte Anzahl von Gegenständen wird vor den Teilnehmern ausgebreitet. Eine festgelegte Zeit können diese angeschaut werden. Danach werden die Materialen zugedeckt. Die Teilnehmer sollen anschließend möglichst viele nennen, aufmalen oder auch aufschreiben.
   Variationen: Die Gegenstände sollen nochmals zusammengestellt werden. Oder es werden bestimmte Gegenstände weggenommen, die dann genannt werden sollen.
5. **„Aufdeckbilder“:** Bilder (DIN-A4-Blätter mit großen Abbildungen) sind zu Anfang mit Puzzleteilen eines weiteren Blattes (Karton) ganz zugedeckt. Durch das Wegnehmen von einzelnen Puzzleteilen wird ein zunehmender Ausschnitt des Bildes sichtbar. Aus dem Teilausschnitt sollen die Teilnehmer das Gesamtbild erkennen. Es kann auch einfach ein Deckblatt seitlich oder nach oben oder unten langsam verschoben werden.

Auditive Wahrnehmung

1. **„Richtungshören“:** Eine Gruppe sitzt im Kreis und alle schließen die Augen. Zwei bis vier Teilnehmer stellen sich an verschiedenen Punkten hinter die Gruppe und machen ein Geräusch (z. B. klatschen oder mit Rhythmusinstrumenten schlagen); diejenigen im Kreis zeigen in die Richtung, aus der das Geräusch kommt.
2. **„Klingelball“:** Die Teilnehmer sitzen im Kreis. Ein Mitspieler setzt sich in die Mitte des Kreises und versucht, mit geschlossenen Augen (bzw. mit Augenbinde) einen Klingelball zu fangen oder zu berühren, den sich die anderen Mitspieler zurollen. Variation: Alle Mitspieler haben die Augen geschlossen und rollen sich den Klingelball zu; wer den Ball hat, sagt jeweils seinen Namen; wer den Ball hat, ruft einen beliebigen Mitspieler auf, derjenige meldet sich, sodass der ballbesitzende Spieler weiß, in welche Richtung er rollen soll.
3. **„Geräusche erkennen“:** Die Gruppe sitzt im Kreis und alle schließen die Augen. Die Leiterin macht mit den verschiedensten Alltagsgegenständen typische Geräusche vor (z. B. Schere, Papier zerreißen, mit einer Bürste putzen, Klettverschluss, Tesakrepp abziehen, mit einem Stift auf Pappe malen, Reißverschluss). Im Anschluss versuchen alle gemeinsam, die Gegenstände zu benennen.
4. **„Sandsäckchen aufnehmen“:** Jeweils ein Spieler wirft seinem Partner, der die Augen geschlossen hat, aus einigen Metern Entfernung ein Sandsäckchen zu; dieser versucht, es mit geschlossenen Augen aufzunehmen.
5. **„Geräuschdosen“:** In leere Filmdosen werden kleine Gegenstände (z. B. Erbsen, Sand, Wasser, Schrauben) gefüllt. Durch Schütteln sollen die Spieler erkennen, was sich in den Dosen befindet.
   Variation: Gibt es jeweils zwei Dosen mit dem gleichen Inhalt, geht es darum, eine Zuordnung vorzunehmen.
6. **„Akustikwald“:** Mehrere Gruppenmitglieder verteilen sich im Raum, sie bilden Hindernisse („Bäume“). Die anderen Mitspieler versuchen, mit geschlossenen Augen von der einen Raumseite zur anderen zu gelangen. Drohen sie vor ein „Hindernis“ zu stoßen, machen diese ein Geräusch (mit verschiedenen Rhythmusinstrumenten), sodass die „Blinden“ um den „Baum“ herumlaufen können.
7. **„Blinder im Kreis“:** Alle stellen sich im Kreis auf und bilden dadurch einen begrenzten Raum. Zwei Freiwillige bewegen sich „blind“ (mit Augenbinde oder geschlossenen Augen) im Kreis; drohen sie an ein Kreismitglied zu stoßen, machen diese einen leisen Summton; drohen die beiden „Blinden“ im Kreis zusammenzustoßen, rufen alle „Klingeling“.
   Variation als Fangspiel: Der eine Mitspieler versucht, den anderen zu fangen. Der Jäger kann dreimal dazu ein vereinbartes Geräusch des anderen anfordern (z. B. Klatschen); d. h., klatscht der Jäger einmal, dann muss der Mitspieler ebenfalls klatschen.
8. **„Blindenrollball“:** Aufgabe der beiden Mannschaften, die sich jeweils an einer Hallenseite befinden, ist es, einen Glockenball so unter einer Schnur (ca. 30 bis 40 cm hoch) hindurch zu rollen, dass der Ball die gegnerische Hallenseite zwischen zwei kleinen Kästen berührt (Größe des Tores veränderbar). Die „blinden“ Spieler

sitzen zur Orientierung auf versetzt liegenden Turnmatten, auf denen sie sich kriechend fortbewegen können.[1]

Taktile Wahrnehmung

Für diesen Bereich lassen sich viele der erforderlichen Tastmaterialien mit geringem Aufwand auch selbst herstellen. Zum Ertasten und Erkennen von Oberflächen und Gegenständen einige Anregungen:

1. **„Schatztruhe“:** Eine Kiste (alternativ eine einfache Schüssel) wird mit Erbsen, Bohnen oder Linsen gefüllt. Gegenstände, z. B. Glaskugeln, sollen mit geschlossenen Augen dort herausgefunden werden.
2. **„Gefüllte Luftballons“:** In leicht aufgeblasene Luftballons werden kleine Gegenstände (z. B. Füllerpatrone, Sand, Mais, Knöpfe) gesteckt, die dann ertastet werden sollen.
3. **„Beklebte Bierdeckel“:** Bierdeckel werden mit verschiedenen Oberflächen beklebt (z. B. Folie, Sandpapier, Stoff usw.), diese sollen dann erkannt werden. Sind jeweils zwei Bierdeckel gleich, sollen sie einander zugeordnet werden.

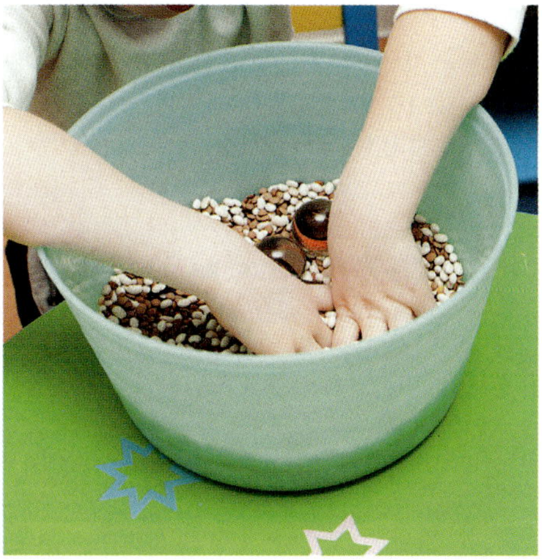

Schüssel als Schatztruhe

4. **„Gefüllte Dosen“:** Dosen oder Schraubgläser, in die verschiedene Gegenstände gesteckt wurden, werden mit Strümpfen überzogen. Die Teilnehmer greifen durch die Strumpföffnung in die Gläser oder Dosen hinein und versuchen durch Ertasten die Gegenstände zu erkennen.

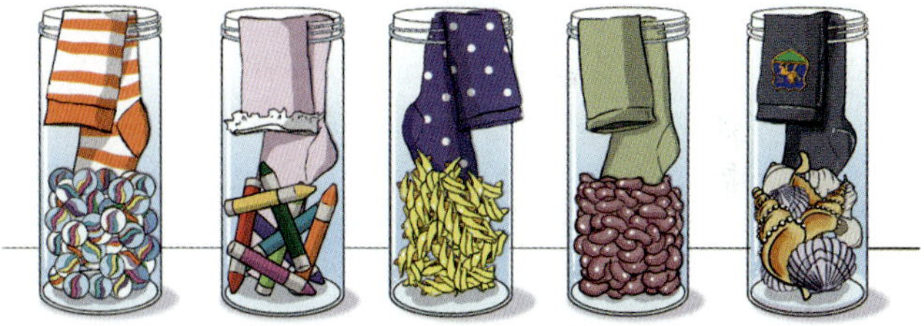

Die verschieden gefüllten Gläser werden mit Strümpfen überzogen, damit ihr Inhalt nicht zu sehen ist.

5. **„Tast-Schuhkarton“:** In einen Schuhkarton werden zwei Löcher für das Durchstecken der Hände ausgeschnitten. Darin sollen dann Gegenstände ertastet werden.
6. **„Sandpapierformen“:** Einfache Formen bzw. Zahlen oder Buchstaben werden aus Sandpapier ausgeschnitten und auf Papier aufgeklebt. Die Formen sollen ertastet, erkannt oder zugeordnet werden.

1 Dieses Spiel wird unter weiteren genau festgelegten Regeln im Behindertensport als Torball für blinde und sehbehinderte Menschen angeboten.

7. **„Tastsäckchen“:** Säckchen werden mit Erbsen, Kastanien, Kirschsteinen, Bohnen u. Ä. gefüllt. Der Inhalt soll ertastet und erraten werden.
8. **„Knotenlösen“:** Aus einem Seilchen sollen mit verbundenen Augen (ein oder mehrere) Knoten gelöst werden.

→ AUFGABEN

1. Einzelne Kleingruppen erhalten den Auftrag, zu festgelegten oder selbst gewählten Bereichen einen Wahrnehmungsparcours zu entwickeln und aufzubauen. Vergleichen Sie die Wirkungsweise der ausgeführten Übungen.
2. Eine Gruppe erhält den Auftrag, eine „Taststraße“ für die Füße in der Halle (bzw. draußen) aufzubauen.
3. Fertigen Sie im Unterricht (oder in Heimarbeit) ausgewählte Wahrnehmungsmaterialien selbst an. Weitere Anregungen finden Sie bei den Praxisbeispielen 16.
4. Bei der Realisierung der „Blindenspiele“ kann die Gruppe geteilt werden, wobei jeweils einige Teilnehmer die „blinden“ Spieler beobachten. Bei der Auswertung fließen so eigene Erfahrungen und die Beobachtungen von „Außenstehenden“ mit ein.

10.3 Gleichgewicht

DEFINITION

Gleichgewicht

Unter Gleichgewicht versteht man die Fähigkeit,
- den gesamten Körper im Gleichgewichtszustand zu halten (statisches Gleichgewicht) oder
- während und nach einer Bewegungshandlung diesen Zustand beizubehalten bzw. wiederherzustellen (dynamisches Gleichgewicht).

Die Gleichgewichtsfähigkeit ermöglicht es, den Körper in Ruhe oder während einer Bewegung so weit zu kontrollieren, dass eine stabile Körperposition hergestellt werden kann. Durch eine Lageveränderung des Körperschwerpunktes im Verhältnis zur Stützfläche wird das Körpergleichgewicht beeinflusst. Eine gute Gleichgewichtsfähigkeit liegt dann vor, wenn trotz rascher Bewegungen oder bei Aktionen auf unebenem Untergrund ein stabiles Gleichgewicht gehalten oder hergestellt werden kann.

Das Gleichgewichtssystem

Das Gleichgewicht geht auf komplexe physiologische Prozesse zurück. So spielen drei Wahrnehmungssysteme eine wichtige Rolle:

1. Die erste Information kommt aus den Sinneszellen im Körper, aus den Muskeln, Sehnen und Gelenken (**kinästhetische Wahrnehmung**). Diese informieren ständig

über Bewegungen des Körpers und seiner Teile und über Anspannungen der Muskulatur. So kann man z. B., auch ohne hinzusehen, über eine Bank balancieren und weiß, welche Bewegungen der linke oder rechte Fuß, welche Bewegungen die Arme machen.

2. Über unsere **optische Wahrnehmung** erhalten wir eine Rückmeldung über unsere Lage im Raum.
3. Die dritte Information stammt aus dem Vestibularapparat, der sich im Innenohr befindet (**vestibuläre Wahrnehmung**). Der Vestibularapparat zeigt an, in welcher Stellung wir uns zur Erdoberfläche befinden. Bezugspunkt ist die Schwerkraft, die immer gleichbleibend auf den Körper einwirkt und ständig Gleichgewichtsinformationen an die vestibulären Zentren liefert. Weiter gibt es kleine halbkreisförmige Röhren, sogenannte Bogengänge. Diese Bogengänge sind mit Flüssigkeit gefüllt. Es gibt drei verschieden angeordnete Bogengänge, die für verschiedene Richtungsveränderungen zuständig sind. Die Sinneswahrnehmung ändert sich jedes Mal, wenn der Kopf die Geschwindigkeit oder Richtung seiner Bewegung ändert.

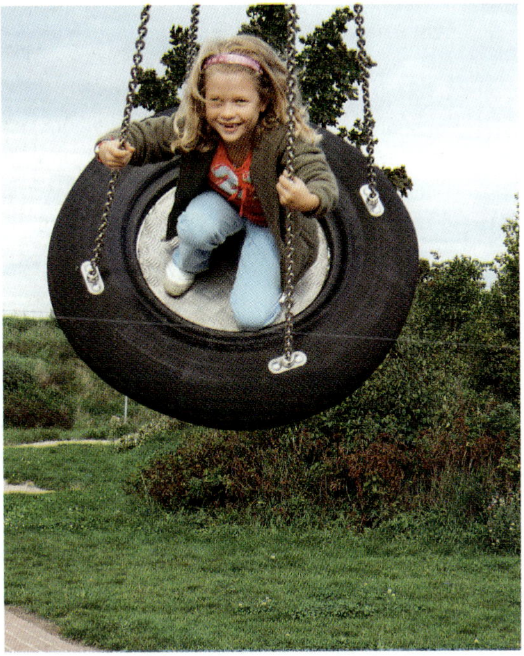

Schaukeln bedeutet eine intensive Stimulation der vestibulären Wahrnehmung

Das Gleichgewichtssystem hat die Aufgabe, die Lage unseres Kopfes und Körpers im Raum festzustellen, damit wir Informationen, die von unseren Augen stammen, richtig deuten können. Wir müssen z. B. wissen, ob sich ein Gegenstand, unser Kopf oder gar unser ganzer Körper bewegt oder schief steht. Wir müssen ein stabiles Gesichtsfeld aufrechterhalten, damit Gegenstände, die wir anblicken, nicht plötzlich verwischen.

Eine wichtige Funktion des Gleichgewichtssystems ist weiterhin, Haltungs- und Gleichgewichtsreaktionen auszulösen. Es handelt sich dabei um automatische Muskelkontraktionen, die unseren Körper auf zwei Beinen im Gleichgewicht halten. Wichtig dazu sind: Veränderungen des Muskeltonus, automatische Körperausrichtungen (des Kopfes, der Extremitäten) als Ausgleichsbewegungen zur Stabilisierung unserer Haltung, schützendes Ausstrecken der Arme (Abstützreaktionen) und Kokontraktionen. Damit der Kopf stabil gehalten und gleichmäßig bewegt werden kann, müssen die Muskeln im Halsbereich in der Lage sein, sich zur gleichen Zeit zu kontrahieren. Sämtliche Muskeln des Körpers müssen in der Lage zu solchen Kokontraktionen sein, um das Gleichgewicht aufrechterhalten zu können und zu verhindern, dass man durch leichten Zug oder Druck aus dem Gleichgewicht gebracht werden kann.

BEISPIEL

Die Stimulierung der Sinnesorgane führt etwa beim Radfahren zu entsprechenden Anpassungsreaktionen. Um sich selbst und das Fahrrad im Gleichgewicht zu halten, muss die Person sowohl den Zug der Schwerkraft als auch die Bewegungen seines eigenen Körpers empfinden und in adäquater Weise reagieren. Wenn der Körper sich außerhalb des Schwerpunkts bewegt und zu fallen droht, muss blitzschnell eine Anpassungsreaktion erzeugt werden, z. B. eine Verlagerung des Körpergewichts durch eine Gegenbewegung. Kommt diese Anpassungsreaktion nicht zustande oder wird diese zu spät oder zu langsam ausgeführt, stürzt die Person mit dem Fahrrad. Ein Kind, das diese Anpassungsreaktionen nicht oder in nicht ausreichendem Maße durchführen kann, wird vermeiden, weiterhin Fahrrad zu fahren.

Störungen des Gleichgewichts

Gleichgewichtsprobleme sind in erster Linie auf Störungen in der vestibulären Wahrnehmung zurückzuführen (s. auch Kapitel 10.2).

„Ein unzuverlässiges Gleichgewicht erschwert den Kindern das Verfolgen von bewegten Gegenständen, wenn es mit einer Richtungsänderung des Körpers verbunden ist. Das Einschätzen von Abständen und rechtzeitiges Anhalten bei Annäherung fällt diesen Kindern besonders schwer. Die täglichen Rempeleien auf dem Schulhof können darauf zurückgeführt werden.
In Verbindung mit dem taktil-kinästhetischen System ermöglicht das vestibuläre System den sicheren Ausgleich von Richtungsänderungen bei gleichzeitigem Transportieren eines Gegenstandes. Eine Treppe ohne Geländer herabzugehen und einen Becher mit einem Getränk ohne Verschütten zu transportieren, kann von Kindern mit vestibulären Problemen daher nicht erwartet werden."

(Quelle: Kesper/Hottinger, 2015, S. 58)

Gleichgewichtsprobleme zeigen sich in verschiedenartigen Besonderheiten des Bewegungsverhaltens. Das Gangbild deutet auf Unsicherheiten hin, es sind außergewöhnlich heftige Ausgleichsbewegungen der Arme, der Beine, des Kopfes oder des gesamten Körpers zu beobachten. Die Bewegung wird besonders langsam oder auch besonders schnell ausgeführt. Die Muskelspannung ist erhöht. Oder aber die Bewegungshandlung wird ganz verweigert.

Menschen mit Gleichgewichtsproblemen können sich z. B. davor fürchten, in die Höhe zu klettern oder über einen Fußboden zu gehen, der steinig oder uneben ist. Sie halten sich ängstlich am Treppengeländer beim Auf- oder Abwärtsgehen der Treppen fest. Sie lieben es nicht, auf Bordsteinkanten zu laufen, über Gegenstände zu klettern oder auf Tieren zu reiten. Den Kopf nach unten halten zu müssen, löst Angst aus. Da dieses Problem Ausdruck einer Überempfindlichkeit gegenüber den Reizinformationen der Schwerkraftrezeptoren ist, spielt die Stellung des Kopfes für diese Personen eine kritische Rolle.

„Den Kopf nach unten zu bewegen stimuliert die Schwerkraftrezeptoren am stärksten und ist daher besonders bedrohlich für denjenigen, der diesen Input nicht modulieren kann. Aus diesem Grund vermeiden Kinder mit Schwerkraftunsicherheit Purzelbäume und balgen sich nicht gern."

(Quelle: Ayres, 2016, S. 113–114)

→ AUFGABEN

1. Veranschaulichen Sie an Beispielen die wesentliche Bedeutung der Fähigkeiten zum Erhalt des Gleichgewichts im Rahmen einer psychomotorischen Förderung.
2. Beschreiben Sie am Beispiel des Balancierens über eine Turnbank genau die drei Nerventeilsysteme, die bei der Gleichgewichtsregulation eine Rolle spielen.
3. Versuchen Sie, sich selbst leicht aus dem Gleichgewicht zu bringen, und beobachten oder erspüren Sie Ihre Reaktionen: Versuchen Sie, im Stand mit offenen oder geschlossenen Augen das Gleichgewicht zu halten, und bringen Sie dabei die Füße ganz nah aneinander. Legen Sie die Arme fest an den Körper an und lassen sich im Stand leicht zur Seite fallen. Versuchen Sie, sich etwas mit den Fersen vom Boden abzuheben. Probieren Sie andere Fußstellungen aus, z. B. mit gekreuzten Füßen oder mit den Füßen in einer Linie, ein Fuß vor dem anderen.
4. Um Gleichgewichtsprobleme selbst zu erfahren, schaffen Sie Bedingungen, die auch Sie in Unsicherheit versetzen können: Stellen Sie sich auf ein Wackelbrett oder einen Therapiekreisel und lassen Sie sich leicht zur Seite oder nach vorn oder hinten anstoßen. Balancieren Sie auf der (umgedrehten) Turnbank vorwärts und rückwärts, auch mit geschlossenen Augen. Gehen Sie über eine Weichbodenmatte, unter der etliche Medizinbälle liegen: vorwärts, rückwärts, zu zweit, mit geschlossenen Augen und während die Matte durch andere hin- und herbewegt wird. Sie können von den Übungen ein Video machen und Ihre Bewegungen, Reaktionen und Ausgleichsmechanismen auswerten.

Praxisbeispiele 21: Gleichgewichtsförderung

„Übungen der Gleichgewichtserhaltung des Körpers sind zugleich auch haltungschulende Übungen. Ohne Anspannung der Stützmuskulatur, ohne ‚Zusammenschluss' des Körpers könnte der Übende sein Gleichgewicht niemals aufrechterhalten. So ist die Balance ein ständiger Kampf gegen die heranziehenden Kräfte der Schwerkraftwirkung einerseits und gegen ständige Drehtendenzen, durch welche die Schwerkraftlinie des Körpers leicht aus dem Lot gebracht werden kann, andererseits. Dabei hilft die kinästhetische Rückkoppelung, den ständigen Fluss der wechselnden Spannungsfeinabstimmung zu regeln. Auch hier, wie überall, macht Übung den Meister."

(Quelle: Kiphard, 2001, S. 166)

Neue und ungewohnte Balancesituationen lösen spezifische Anpassungsvorgänge im menschlichen Organismus aus. Deshalb ist es wichtig, die Kinder durch variationsreiche Übungsangebote zu befähigen, sich mit ihrem Körper auf neue räumliche Situationen einzustellen.

Wichtige Entscheidungs- und Variationshilfen für Gleichgewichtsangebote sind:

- der Untergrund: breit – schmal, stabil – labil, flach – gewölbt usw.;
- die Körperlage: stehen, sitzen, knien, liegen;
- die Bewegungsrichtung: vorwärts, rückwärts;
- die Bewegungshöhe: auf dem Boden, auf niedrigen/hohen Geräten;
- die Bewegungsform: gehen, laufen;
- die Augenkontrolle: geöffnete, geschlossene Augen;
- die Sozialform: allein, zu zweit, in der Gruppe;
- das Objektmaterial: Auswahl der Sport-/Spielgeräte.

Konkrete Übungsbeispiele finden Sie auch in den vorherigen Kapiteln (Großgeräte, Trampolin, Rollbrett u. a.).

Der Sicherheitsaspekt ist vor allem bei Bewegungsanlässen mit labiler Unterstützungsfläche, z. B. Wippe, zu beachten. Angstreduzierend wirken verschiedene Hilfe- und Sicherheitsstellungen und mögliche vorhandene Gebäudehilfen. Dies können beispielsweise Sporthallenwände sein, an denen man sich z. B. beim Pedalo-Fahren festhalten kann.

Kreisel

Kreisel gibt es in verschiedenen Ausführungen, die mit unterschiedlichen Schwierigkeitsgraden in der Benutzung verbunden sind. Der Kreisel hat oben eine Standfläche und ist unten abgerundet. Es gibt auch Konstruktionen mit zwei Kreiseln, auf denen ein Brett aufgeschraubt ist. Durch das Balancieren auf dem Kreisel wird vor allem das statische und dynamische Gleichgewicht angesprochen.

Der Kreisel eignet sich sowohl für Einzel- und Partnerübungen als auch für Gruppenspiele. Beim Erproben kann damit begonnen werden, die gerade Seite auf den Boden zu legen und auf der runden Seite zu balancieren. Zur weiteren Erleichterung kann der Kreisel mit der runden Seite nach unten auch erst auf eine Matte gelegt werden, der Kreisel ist dann weniger „wackelig". Später kann er dann auf den harten Boden gelegt werden. Hilfe- und Sicherheitsstellung sollten je nach Gleichgewichtsvermögen angeboten werden.

- Verschiedene Körperpositionen können auf dem Kreisel eingenommen werden (z. B beidbeinig, einbeinig, sitzend, auf dem Bauch liegend).
- Es können auch verschiedenen Aufgabenstellungen während des Balancierens gegeben werden, z. B in die Hände klatschen, einen Ball werfen und fangen.
- Zwei Teilnehmer stehen oder sitzen sich auf zwei Kreiseln gegenüber. Sie fassen sich an der Hand und versuchen, gemeinsam das Gleichgewicht zu halten oder sich (leicht) aus dem Gleichgewicht zu bringen.
- Zwei oder auch mehrere Kreisel liegen hintereinander. Die Teilnehmer versuchen, von einem Kreisel auf den anderen zu steigen.
- Die Kreisel können auch als „Schläger“ umfunktioniert werden. Mit der geraden Seite können sich die Teilnehmer beispielsweise einen Schaumstoffball zuschlagen.

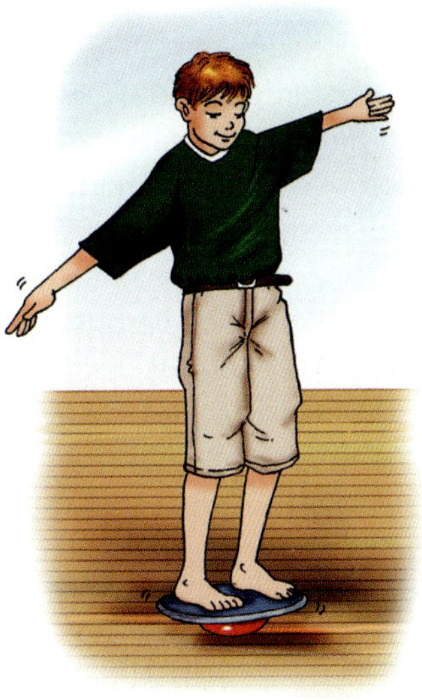

Beidbeinig auf dem Kreisel

→ AUFGABE

Entwickeln Sie mögliche Aufgabenstellungen, wie die Kreisel innerhalb einer Gerätebahn einbezogen werden können.

„Neue Bewegungsbaustelle“

Als Ergänzung zu den Übungsbeispielen mit Großgeräten (s. Kapitel 5) kann das Konzept der Bewegungsbaustelle einen bedeutsamen Beitrag zur Förderung des Gleichgewichts leisten.

Die Bewegungsbaustelle besteht hauptsächlich aus Bauelementen und Alltagsmaterialien. Diese Idee hat hohe Verbreitung durch Klaus Miedzinski gefunden, der 1983 in einer ersten Veröffentlichung das Grundkonzept darstellte. Die „Neue Bewegungsbaustelle“ (Miedzinski/Fischer, 2006) ergänzt und erweitert diese Grundidee vom Bauen und Bewegen und dokumentiert bisherige Erfahrungen und Entwicklungen.

Die Bewegungsbaustelle (für die Sporthalle und vor allem auch für das Außengelände) versteht sich als Alternative und Ergänzung zu den bestehenden Gelegenheiten für großräumige Bewegungen der Kinder, die allerdings oft durch vorgefertigte Stationen gekennzeichnet sind. Die Bewegungssituationen der Bewegungsbaustelle sollen demgegenüber Gelegenheiten bieten, Geräte zu verändern und Gegenstände und Materialien in vielfältiger Weise zu kombinieren. Dieses selbstständige und fantasievolle Umgehen mit Materialien soll den Teilnehmern Kenntnisse und Funktionen der Materialien vermitteln. Die dabei gewonnenen Erfahrungen können die Grundlage für zunehmende Bewegungssicherheit und Selbstvertrauen bilden.

Es werden bewusst Materialien und Bauelemente gewählt, die Bewegungen herausfordern und die Erstellung eigener Bewegungspläne provozieren. Die motorischen Problemlösesituationen haben einen hohen Aufforderungscharakter und sind meist mit hoher Bewegungsmotivation verbunden. Auch nach diesem Konzept ist das Bewegungshandeln immer in soziale Situationen und Spielhandlungen eingebettet. Es müssen gemeinsam Baupläne entworfen, Konstruktionen entwickelt und gemeinsam ausgehandelt werden.

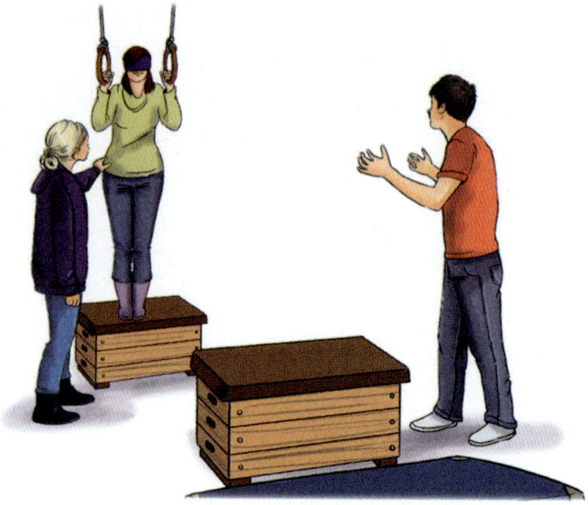

Von Kasten zu Kasten schwingen

Bei der Verwirklichung von Bewegungsabsichten ist gegenseitige Hilfe oft unerlässlich. Aus den Deutungen der jeweiligen Bewegungsanlässe gehen oft Rollenspiele hervor. Damit ist die Bewegungsbaustelle aus psychomotorischer Sicht eine gute Möglichkeit, Bewegungssituationen altersgemäß zu bewältigen und über die handelnde Auseinandersetzung sowohl mit den Bauelementen als auch mit den anderen Teilnehmern Ich-, Sach- und Sozialkompetenzen zu erweitern.

„Damit findet über das Bauen und Bewegen ein ganzheitliches Lernen mit Kopf, Herz, Hand und Fuß statt."

(Quelle: Miedzinski/Fischer, 2006, S. 26)

Es gibt keine fertigen Bewegungssituationen, sondern die Kinder schaffen sich ihre eigenen Bewegungsanlässe mithilfe der Bauelemente selbst. Hier bieten sich beispielsweise folgende einfache Materialien an: Bretter, Kanthölzer, Leitern, Balken, Lkw-Schläuche, Autoreifen, große Papprollen, Walzen, PVC-Rohre, Plastikwannen, Teppichreste, Großwürfel aus Styropor, Drainagerohre, große Tücher, große Holzklötze.

Mit den Geräten können beispielsweise folgende Bewegungsgelegenheiten gebaut werden: Wackelstege, Höhlen und Hütten, Schlauchtramps (selbst hergestellte Trampolins aus Lkw-Schläuchen und Rollladengurten), Schaukeln, Rutschen, Türme, Balancierstege, Treppen, schräge Ebenen, Kugelbahnen.

Die Kinder bauen und konstruieren, steigen auf selbst erbauten Treppen hinauf und hinab und überwinden Hindernisse. Sie können rutschen und gleiten, durch einen Tunnel kriechen, wippen, springen, schaukeln, Türme bauen, klettern und hangeln. Sie müssen dabei die Kraft gezielt einsetzen, sich behutsam und umsichtig bewegen. Ständig wird das Gleichgewicht auf die Probe gestellt. Die Teilnehmer lernen Eigenschaften und Gesetzmäßigkeiten der Materialien kennen. Im praktischen Umgang können sie erfahren, was Größe oder Gewicht bedeuten; sie können erkunden, was lang und kurz, beweglich und unbeweglich, stabil oder wackelig bedeuten.

„In diesem Zusammenhang werden Bewegungen herausgefordert, die direkt auf den Alltag übertragbar sind und sich somit ein deutlicher Bezug zur lebenspraktischen Realität ergibt. Die Materialien werden erfahren in ihrer Räumlichkeit, Schwere, in der unterschiedlichen Verwendbarkeit und situationsgemäßen Nutzung. Heben, Tragen, Stützen, Schieben sind Aktivitäten, durch die sich der Schatz der Erfahrungen über die Eigenschaften der Dinge ständig vergrößert. Diese materialen Erfahrungen können auch als ‚Umgangsqualitäten' bezeichnet werden."

(Quelle: Miedzinski/Fischer, 2006, S. 13)

→ AUFGABEN

1. Skizzieren Sie in Kleingruppen mögliche Gerätestationen zur Gleichgewichtsförderung, die in einer Turnhalle aufgebaut werden können, und stellen Sie die Ergebnisse der Gesamtgruppe vor. Probieren Sie ausgewählte Stationen in der Praxis aus. Beurteilen Sie die Übungsanregungen vor dem Hintergrund der Ganzheitlichkeit der Psychomotorik.
2. Informieren Sie sich über Einrichtungen (Kindergärten, Einrichtungen für Menschen mit Behinderungen), in denen das Konzept der Bewegungsbaustelle umgesetzt worden ist, und stellen Sie Realisierungsmöglichkeiten und Ergebnisse vor.
3. Stellen Sie Gelegenheiten zusammen, die sich draußen in der natürlichen Umwelt befinden und das Gleichgewicht anregen helfen.

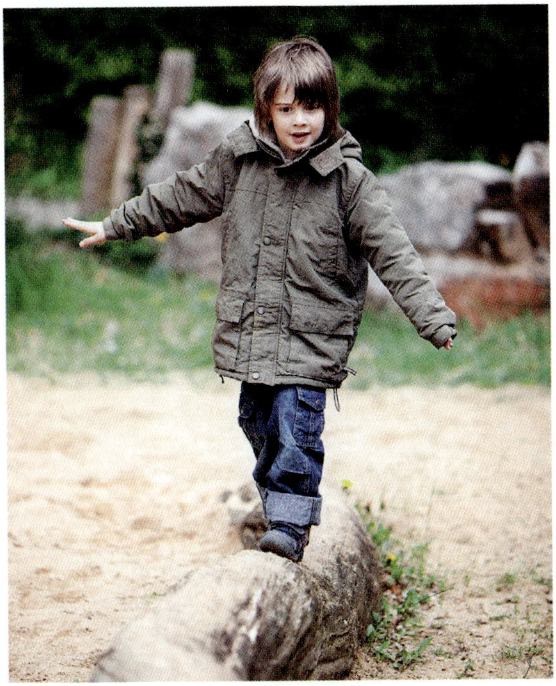

Balancieren auf einem Baumstamm

TIPP

Erfahrungsberichte und Projektideen finden Sie in Miedzinski/Fischer (2006, S. 199 ff.).

11 Arbeitsfelder der Psychomotorik im Kindesalter

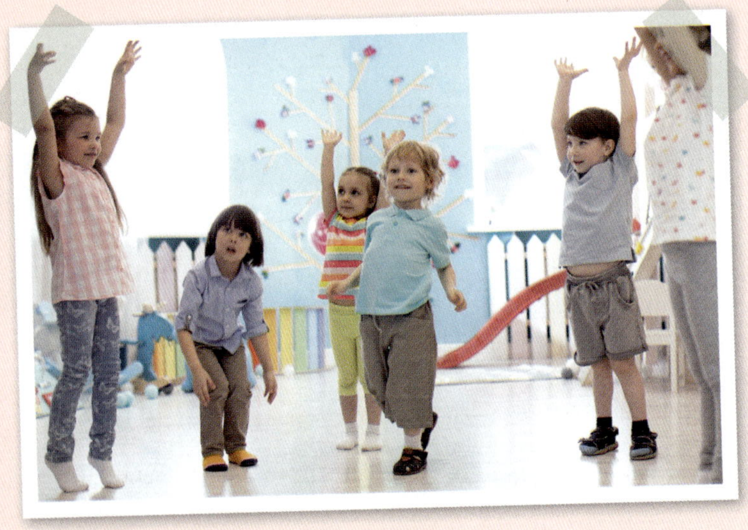

Angestrebte Kompetenzen

Fachkompetenz (Wissen und Fertigkeiten):

- Ziele und Inhalte für bewegungsgebundene Angebote in der Frühförderung und Kita und für Lernprozesse in der Grundschule und Förderschule herausarbeiten können.
- Sich mit dem Leitgedanken der Inklusion auseinandersetzen und Voraussetzungen formulieren können, unter denen gemeinsame Übungsgruppen gelingen können.
- Prinzipien und methodische Maßnahmen in der Gestaltung von psychomotorischen Übungseinheiten bei Kindern mit Hyperaktivität oder Bewegungsängsten zusammenstellen und begründen können.

Personale Kompetenz (Sozialkompetenz und Selbstständigkeit):

- Kindgerechte Spiel- und Bewegungsangebote für Kinder im Vorschulalter (oder Grundschulalter) beispielhaft an einem ausgewählten Übungsschwerpunkt entwickeln und vorstellen können.
- Unter Berücksichtigung der Grundgedanken der Psychomotorik die Übungsanregungen bewerten können.
- Die Aussage von der Bedingungsvielfalt für das Auftreten kindlicher Störungen am Beispiel der Aufmerksamkeits-Defizit-Hyperaktivitäts-Störung erläutern können und daraus die Grenzen der Wirksamkeit psychomotorischer Förderung ableiten können.

Die psychomotorische Förderung hat sich mittlerweile in vielfältigen Handlungsfeldern und Institutionen etabliert. Im Folgenden sollen exemplarisch drei Einsatzfelder der Psychomotorik im Kindesalter vorgestellt werden, in denen Motopäden oder Pädagogen mit psychomotorischer Zusatzausbildung tätig sind oder in denen Heilpädagogen oder Heilerziehungspfleger Grundgedanken und Prinzipien der Psychomotorik umsetzen können. Zudem wird die Bedeutung der Psychomotorik an zwei kindlichen Entwicklungsstörungen erläutert. Dazu sind herausfordernde Verhaltensweisen ausgewählt worden, mit denen Übungsleiterinnen in der Praxis häufig konfrontiert werden: starke Bewegungsunruhe und Bewegungsängste.

Darauf aufbauend werden in den Kapiteln 12 bis 14 besonders relevante Arbeitsbereiche und Zielgruppen der Heilerziehungspflege und der Heilpädagogik im Erwachsenenalter vorgestellt sowie die spezifischen Chancen und Bedingungen der Psychomotorik im Alter erörtert.

11.1 Frühförderung

Frühförderung als interdisziplinäres System von Hilfen umfasst Diagnostik, Früherkennung und Früherfassung, therapeutische Maßnahmen, pädagogische Förderung, Beratung und Anleitung der Eltern. Frühförderung wendet sich an behinderte und von Behinderung bedrohte Kinder von der Geburt an bis zum Übergang in eine andere, dem Kind angemessene Form der Förderung.

Frühförderung strebt an, Auffälligkeiten oder Beeinträchtigungen möglichst früh zu erkennen, das Auftreten von Behinderung zu verhüten, Behinderung und ihre Folgen zu mildern oder zu beheben. Diese besonderen Chancen beruhen auf der Wirksamkeit früher Anregungen und Erfahrungen. Früheste Lernprozesse beeinflussen in hohem Maße das sich noch im physischen Aufbau befindliche kindliche Gehirn, die neuronalen Vernetzungen befinden sich in den ersten Lebensjahren in einem enormen Wachstumsprozess.

Zu diesen Wirksamkeits- und Einflussfaktoren können sicherlich Bewegungs- und Wahrnehmungsprozesse gezählt werden, welche die kindliche Entwicklung fördern und diese in vielfältiger Weise anregen und unterstützen können. Sind bereits Entwicklungsprobleme eingetreten, so erhält Frühförderung auch die Bedeutung der Erhaltung von Funktionsresten, beispielsweise bezogen auf Fähigkeiten in der Motorik. So werden als wesentliche Förderziele der Frühförderung für das Kind neben der Entwicklung lebenspraktischer Fähigkeiten, der Unterstützung des Spielverhaltens, der Kommunikation, der Sprache und der sozialen Entwicklung auch immer die Förderung der Bewegung und der Wahrnehmung formuliert.

Die Ziele der Frühförderung lassen sich deshalb gut mit den Absichten und Prinzipien einer psychomotorischen Förderung in Verbindung bringen. Aus diesem Grunde genießt die Psychomotorik auch eine breite Anerkennung und Beliebtheit in der Frühförderung. Daran zeigt sich die hohe Bedeutung der Bewegung für die Persönlichkeitsentwicklung des Kindes in diesem frühen Alter.

Frühförderung und Psychomotorik haben viel gemeinsam, sie betonen beide die besondere Bedeutung der motorischen Aktivität für die Entwicklung des Kindes. Sie versuchen, Voraussetzungen und Abläufe der kindlichen Entwicklung günstig zu beeinflussen, um zur Ausbildung eines guten Körpergefühls, von Selbstbewusstsein und Selbstvertrauen beizutragen. Sie versuchen, die kindlichen Eigenkräfte anzusprechen und unter Berücksichtigung des Umfeldes und der Alltagsherausforderungen des Kindes zu unterstützen.

> „Da sie Probleme bzw. Störungen der Entwicklung aus unterschiedlicher Perspektive betrachten und bei dem ihnen verfügbaren methodischen Rüstzeug jeweils einen besonderen Zugangsweg wählen, können sie sich gegenseitig gut ergänzen, ja sogar verstärken bzw. potenzieren."
>
> *(Quelle: Neuhäuser, 2011, S. 56)*

Bewegungsgebundene Angebote erweisen sich in der Frühförderung als besonders wirksam, wenn

- sie das Thema und das Interesse des Kindes treffen,
- der Schwierigkeitsgrad dem Entwicklungsstand des Kindes entspricht und für das Kind zu bewältigende Aufgabenstellungen formuliert werden,
- Beziehungs- und nicht Leistungsprozesse im Sinne von Leistungsvergleichen bestimmend sind,
- anregungsreiche Erfahrungsräume den Erforschungsdrang des Kindes ansprechen,
- keine vorschnellen Hilfen durch den Erwachsenen gegeben werden,
- ein Dialoggeschehen ohne negative Zuschreibungen ermöglicht wird,
- Spiele und Bewegungshandlungen zur Rollen- und Perspektivenübernahme motivieren und zu sozialen Aushandlungsprozessen führen,
- Aufgabenstellungen zur aktiven Teilhabe an einem kooperativen Gestaltungsprozess bei der Lösung von attraktiven Bewegungsaufgaben anregen (vgl. Fischer, 2011, S. 8 f.).

Ein psychomotorischer Zugang kann zudem die Arbeit mit dem Kind erleichtern. Es gelingt eher, über den Spaß und die Freude an der eigenen Bewegung Kindern Entwicklungsfortschritte zu ermöglichen als mit symptomorientierten Vorgehensweisen. Dennoch gibt es auch andere Stimmen, welche die Effektivität der Förderung, zumindest im Hinblick auf die Erlangung oder Verbesserung spezifischer motorischer Fertigkeiten, bezweifeln.

Die Entwicklungsstörung oder Behinderung eines Kindes ist zwar der Anlass zur Einleitung der Frühförderung, dennoch darf sich die Förderung nicht nur an das Kind richten. Im Sinne einer familienorientierten Frühförderung ist die Einbeziehung der aktuellen

Lebenswelt des Kindes, insbesondere Interaktionen mit seinen Bezugspersonen, wesentlicher Bestandteil der Frühförderung.

→ AUFGABEN

1. Arbeiten Sie Ziele und mögliche Inhalte für bewegungsgebundene Angebote im Rahmen der Frühförderung heraus. Überlegen Sie, welche Ansätze der Psychomotorik (s. Kapitel 5) sinnvoll in der Frühförderung umgesetzt werden können.
2. Informieren Sie sich bei ausgewählten Frühförderstellen, in welchem Umfang dort psychomotorische Förderung angeboten wird. Stellen Sie die Ergebnisse vor. Wie bewerten Sie diese?

11.2 (Integrativer) Kindergarten

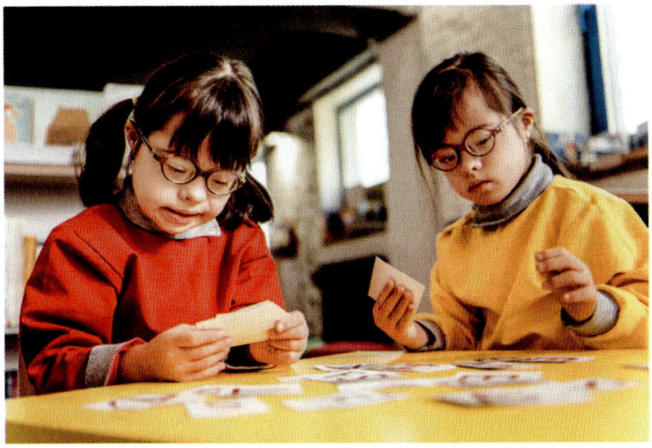
Im Spiel motorische Fähigkeiten entfalten

Wie in der Frühförderung haben auch in der Vorschulpädagogik Bewegung und Spiel eine wesentliche Bedeutung als Medium der Erziehung oder der Entwicklungsförderung. Bewegung wird als integraler Bestandteil der Elementarerziehung begriffen. Bewegungserziehung ist dabei nicht allein auf die Förderung der motorischen Fähigkeiten gerichtet, sie ist vielmehr grundlegender Bestandteil einer frühkindlichen Erziehung, deren Ziel eine gesunde, harmonische Persönlichkeitsentwicklung des Kindes ist. Diese Begründungszusammenhänge sind heute allgemein anerkannt.

Kindgerechte Spiel- und Bewegungsangebote sollen bzw. können

- das Bewegungsbedürfnis befriedigen,
- Gelegenheiten bieten, den Körper kennenzulernen,
- zur Auseinandersetzung mit der Umwelt herausfordern,
- motorische Fähigkeiten erweitern und verbessern,
- gemeinsames Spiel ermöglichen,
- Bewegungsfreude und Neugierde erhalten und die Bereitschaft zur Aktivität fördern,
- Vertrauen in die eigenen motorischen Fähigkeiten geben und eine realistische Selbsteinschätzung ermöglichen.

Besonders den Bemühungen von Renate Zimmer, Erziehungswissenschaftlerin mit dem Schwerpunkt „Frühe Kindheit" und Professorin für Sportwissenschaft, ist es zu verdanken, dass psychomotorische Ideen und Prinzipien in das Konzept und die Praxis des Kindergartens eingegangen sind. Kindergärten versuchen zunehmend, das Medium Bewegung in ihren Alltag zu integrieren. Anzeichen dafür sind Entwicklungen „weg vom Sitzkindergarten" und beispielsweise auch die Ansätze der **Bewegungskindergärten**. Die Umsetzung psychomotorischer Grundideen in die Praxis geschieht in Form von offenen Bewegungsangeboten, aber auch durch angeleitete Bewegungsstunden. Dabei sollen die Kinder mit ihren individuellen Lebenssituationen und ihren aktuellen Bedürfnissen beachtet werden. Dies schließt auch etwaige Entwicklungsrückstände oder Behinderungen mit ein.

Kinder mit Behinderung oder von Behinderung bedrohte Kinder werden heute zunehmend in Regelkindergärten betreut mit dem Ziel, sie in bestehende soziale Zusammenhänge und in die gewohnte Umgebung einzubinden. Durch die Einbettung gezielter Fördermaßnahmen für Kinder mit Entwicklungsverzögerungen oder Behinderung in den Alltag eines Regelkindergartens soll verhindert werden, dass Kinder aufgrund ihrer Behinderung oder Beeinträchtigung in eine Außenseiterposition geraten. Auch bei diesen Maßnahmen und Angeboten bietet sich die Psychomotorik als geeignetes Wirkungsfeld an, in Form von offenen Bewegungsangeboten und gezielten psychomotorischen Fördergruppen.

Die Ziele und Prinzipien, die für die Frühförderung und für den Regelkindergarten formuliert sind, gelten somit ebenso für den heilpädagogischen Kindergarten. Da die Entwicklungsverzögerungen sich bei den Kindern häufig besonders im Bereich der Bewegung, Fortbewegung und/oder Wahrnehmung zeigen, werden psychomotorische Fördermaßnahmen als besonders kindgerecht und motivierend angesehen und gelten zudem als höchst wirkungsvoll.

→ AUFGABEN

1. Erkundigen Sie sich nach Formen und Inhalten von psychomotorischen Förderangeboten in umliegenden Kindergärten und präsentieren Sie Ihre Ergebnisse in der Klasse.
2. Stellen Sie an einem Beispiel aus dem örtlichen Umfeld oder aus der Literatur die Konzeption eines Bewegungskindergartens vor.

11.3 Förderschule/Inklusion

Auch in der Schule wird die Psychomotorik immer mehr berücksichtigt – verstärkt im Primarbereich und in der sonderpädagogischen Förderung. Liest man die Berichte der Schulärzte der Gesundheitsämter zum motorischen Entwicklungsstand anlässlich der Einschulungsuntersuchungen, werden oft gravierende Mängel der motorischen Entwicklung beklagt.

Aufgrund veränderter Lebensbedingungen werden vielen Kindern nur unzureichende Wahrnehmungs- und Bewegungserfahrungen ermöglicht. Diese motorischen Lernvoraussetzungen haben enorme Folgewirkungen in der Schule, beispielsweise in der

Grafomotorik oder in der sozialen und emotionalen Entwicklung. Schule muss sich somit der Aufgabe stellen, das schulische Lernen mit Angeboten zur Wahrnehmung und Bewegung zu erweitern, um den veränderten Lernbedingungen der Kinder gerecht zu werden. Somit erhält die Psychomotorik eine grundlegende Bedeutung in der Unterstützung schulischer Intentionen.

Ausgehend vom individuellen Bedarf des Kindes kann es sich dabei – unter Berücksichtigung der verschiedenen Schulformen – um verschiedenartige Maßnahmen handeln. Psychomotorische Grundideen können z. B. in der bewegten Pausengestaltung oder in Teilbereichen des Sportunterrichts umgesetzt werden. Spezielle Stunden für psychomotorische Förderung können durch festgelegte Anteile in der Stundentafel abgesichert werden. Wahrnehmung und Bewegung können zudem als integratives Lernprinzip in anderen Unterrichtsfächern berücksichtigt werden.

Bewegtes Lernen

Das Konzept des „Bewegten Lernens“ (vgl. Köckenberger, 2004a) trägt psychomotorische Ideen in das Klassenzimmer und versucht dort, Bewegung direkt mit den schulischen Inhalten zu verbinden. Denken ist nach diesem Ansatz nicht gleichzusetzen mit kontrolliertem, ruhigem Lernen im Sitzen. Das Lernen von Lesen, Schreiben und Rechnen wird im dreidimensionalen Raum und mithilfe des gesamten Körpers durchgeführt, alle Sinnes- und Bewegungssysteme sollen beteiligt werden. So werden **kognitive mit motorischen Lernzielen im Unterricht verbunden**, und kognitive Inhalte sollen dadurch direkter und sicherer begriffen und erfahren werden. Die Anwendung eines auf diese Weise erworbenen Wissens soll leichter fallen. Die Vorteile werden darin gesehen, dass **Lernen mit dem ganzen Körper** Abwechslung schafft und besser zum Lernen motiviert, weil die Spiellust angesprochen wird (vgl. Köckenberger, 2004a, S. 455–458).

Bewegtes Lernen kann auf vier verschiedene Arten angewandt werden:

- **Abwechslung von kognitiver Aufgabe und sensomotorischer Belastung:** Das Kind hat eine Aufgabe oder ein Arbeitsblatt fertig. Es darf nun für kurze Zeit z. B. auf einem Trimmpolin[1] springen. Dann nimmt es sich das zweite Arbeitsblatt vor.
- **Gleichzeitige Reizsetzung ohne Verknüpfung:** Das Kind darf sich bewegen, während es bestimmte Aufgaben löst. Das Kind erhält eine Kopfrechen- oder z. B. eine Gedächtnisaufgabe, fährt dazu beispielsweise mit dem Pedalo oder mit dem Rollbrett zur anderen Raumseite und trägt dort das Ergebnis in das Arbeitsblatt ein.
- **Sinnvolle Verknüpfung:** Bei der sinnvollen Verknüpfung benötigt das Kind die Bewegung, um die kognitive Aufgabe zu bewältigen. Das Kind fährt z. B. mit dem Rollbrett zu einer Kiste mit Korken. In dieser Kiste sind Plastikbuchstaben versteckt. Das Kind ertastet den Buchstaben, der in einer Wortkarte fehlt. Das Kind fährt mit dem Rollbrett zurück zum Start und setzt den fehlenden Buchstaben in die Wortkarte ein.

1 Kleines, rundes Trampolin mit waagerechter Sprungfläche

- **Inhaltliche Verknüpfung:** Das Kind erfährt durch die konkrete Handlung in der Bewegungsaufgabe den Sinn und Inhalt der kognitiven Aufgabe. Es ist beispielsweise eine Treppe aufgebaut. Das Kind würfelt, steigt mit lautem Abzählen die entsprechend vielen Treppenstufen hoch und springt auf die Matte hinunter. Oder auf einer Teppichfliesenstraße löst das Kind Additionsaufgaben, indem es entsprechend viele Schritte auf den Teppichfliesen läuft. Oder das Kind rollt mit einem Ball eine Anzahl Kegel um und erlernt dabei das Subtrahieren. Das Kind kann auch mit dem Rollbrett bestimmte Formen oder Buchstaben abfahren.

→ AUFGABEN

1. Entwerfen Sie in einer Kleingruppe weitere Lernaufgaben zum „Bewegten Lernen“ und probieren Sie diese aus (weitere Beispiele finden Sie bei Köckenberger, 2004a, S. 459 ff.).
2. Überlegen Sie, welche besonderen Schwierigkeiten und Probleme mit dieser Form des Lernens verbunden sein können.
3. Informieren Sie sich beim örtlichen Gesundheitsamt über Ergebnisse von Schuleingangsuntersuchungen in Ihrer Region. Stellen Sie diese Ergebnisse der Klasse vor.

Förderschule mit Schwerpunkt körperliche bzw. geistige Entwicklung

Wesentliches Merkmal der Körperbehinderung ist die Beeinträchtigung der Bewegung bzw. der Fortbewegung. Diese kann in ihrem Ausprägungsgrad sehr unterschiedlich sein. Die Einschränkung der Leistungsfähigkeit der Körpermotorik betrifft den Menschen aber stets in seiner Gesamtpersönlichkeit und hat so auch Auswirkungen auf die Wahrnehmung, auf kognitive Prozesse, auf die Gefühlswelt und auf die Interaktion und Kommunikation.

Wie sich ein Mensch mit einer körperlichen Behinderung entwickelt, ist abhängig von den vielfältigen zur Verfügung stehenden Maßnahmen der schulischen, beruflichen und sozialen Rehabilitation und gesellschaftlichen Integration. Durch die Entwicklung und Durchführung pädagogischer und therapeutischer Maßnahmen soll eine optimale Entwicklung der individuellen Persönlichkeit erreicht werden. Hierbei kann die Psychomotorik eine herausragende Rolle spielen.

Psychomotorik lässt sich in vielen Bereichen der Förderschule mühelos integrieren und kann andere Lernmethoden wertvoll ergänzen. Sicherlich ist ein Ziel die Förderung von motorischen Tätigkeiten und Bewegungsabläufen, z. B. die Hemmung des pathologischen Muskeltonus und der unwillkürlichen Bewegungsmuster sowie die Anbahnung von physiologischen und gezielten Bewegungen. Intentionen der Bemühungen sind die Erhaltung und Erweiterung der Bewegungsfähigkeit und der Raumerfahrung, die Akzeptanz und Verwendung von Hilfsmitteln oder die Aneignung der Kulturtechniken. Aber ebenso wichtig sind die Verbesserung des Selbstbewusstseins, der Selbstakzeptanz, die Entwicklung von Neugier und Eigenmotivation, die Förderung von individuellen Ressourcen, auch kompensatorischer Fähigkeiten, die Vermittlung von Bewegungserlebnissen und die Anregung von Fantasie.

Diese Ziele gelten ebenso für Schüler mit einer geistigen Behinderung. Auch sie haben wie alle Kinder ein starkes Bedürfnis, sich zu bewegen, oder sie vermitteln durch ihr Körperverhalten und ihre Körpersprache den Wunsch nach Bewegtwerden.

Die Auswirkungen einer geistigen Behinderung zeigen sich ganz individuell auch im Bereich der Bewegungs- und Wahrnehmungsentwicklung. Durch die unterschiedlichen Ausprägungen von Behinderungen sind Kinder mit geistiger Behinderung auf individuelle Weise mehr oder weniger eingeschränkt in der Möglichkeit, von sich aus Erfahrungen im Bereich des Körperempfindens und -erlebens, der Körperorientierung in Raum und Zeit zu machen. Für diese Aufgabe bietet die Psychomotorik vielfältige Möglichkeiten.

Die Lehrerinnen und Übungsleiter sind bei dieser Aufgabe selbst auf intensive Beobachtung und ihre Wahrnehmungsfähigkeit angewiesen, um zu erkennen, wie ein Kind mit einer geistigen Behinderung seine Umwelt wahrnimmt und begreift und welche Anregungen und Unterstützung es braucht. Die psychomotorischen Unterrichtsinhalte sollten geprägt sein von Einfühlungsvermögen und hoher Aufmerksamkeit. Die individuelle Lernausgangslage jedes Schulkindes und die damit verbundenen behindertenspezifischen Differenzierungsmöglichkeiten müssen hier besondere Berücksichtigung finden.

Die **Umsetzung einer psychomotorischen Förderung** kann u. a. in folgenden Schulfeldern realisiert werden (vgl. Köckenberger, 2004b, S. 360 ff.):

- Therapeutische Psychomotorikgruppen werden für eine Gruppe des Klassenverbandes angeboten. Da die Klassen der Förderschule in Bezug auf ihre motorischen Fähigkeiten oft sehr heterogen sind, ist eine Differenzierung erforderlich. Oder es werden Gruppen zu einem bestimmten Thema angeboten, z. B. Entspannung, sensorische Stimulation, Snoezelen, Basale Stimulation oder auch eine Naturerlebnisgruppe. In körperlich relativ homogenen Psychomotorikgruppen können z. B. Rollstuhltraining, eine Trampolin- oder Airtramp-Gruppe angeboten werden.
- In Bewegungsräumen werden Kindern Kletterlandschaften oder Materialaufbauten angeboten. Die Kinder können sich dort nach eigenen Wünschen bewegen, sich austoben oder sich zur Erholung in die Ecke verkriechen. Die Bewegungsräume können während der psychomotorischen Therapie, aber auch während des Unterrichts als Anreiz für eine Bewegungspause, im Klassenverband mit der Lehrkraft oder nach Bedarf einzeln mit einer Aussichtsperson, zum Ausagieren oder auch Entspannen genutzt werden. Zudem können Bewegungsräume auch als Pausenangebot beansprucht werden.
- Sowohl die Ergotherapie als auch die Physiotherapie können von der psychomotorischen Förderung wesentliche Unterstützung erfahren, z. B. durch Verbesserung des Körperbewusstseins. Der spielerische Einsatz von Materialien sorgt zudem für Spiellust und Bewegungsfreude.
- Gerade im Sportunterricht ist es gut möglich, sich an den Zielen und Inhalten der Psychomotorik zu orientieren. Im psychomotorisch-orientierten Sportunterricht geht es weniger um das Verfolgen von ehrgeizigen Zielen, z. B. bestimmte Balltechniken oder Turnabfolgen einzuüben. Die Schüler werden vielmehr darin unterstützt, spielerisch einen Zugang zu körperbetonten Aktivitäten und Freude an der Bewegung in der Gemeinschaft zu finden.

Hat man es, z. B. im Sportunterricht, mit einer größeren Gruppe zu tun, ist es wichtig, die Stationen entsprechend der heterogenen individuellen Fähigkeiten der Schüler so zusammenzustellen, dass möglichst alle an dem Angebot teilnehmen können **(Differenzierung der Angebote)**. Durch unterschiedliche Schwerpunkte und Schwierigkeitsgrade sollte versucht werden, allen Schülern Herausforderungen und Grenzerfahrungen an den jeweiligen Stationen zu bieten.

Sind regelhafte Spielsituationen möglich, kann oft das „Ursache-Wirkungs-Prinzip" helfen, eine Vielzahl von einfachen Spielformen mit sehr guten Übertragungsmöglichkeiten selber zu entwickeln.

BEISPIELE

- Umwerfspielvarianten (Kegelspielvarianten, Dosenwurfvarianten etc.)
- Zielwurfvarianten (Bocciaspielvarianten, Dartvarianten, Korbballvarianten etc.)
- Stoppspielvarianten

Alexander Häfele (2007) berichtet von **Schwierigkeiten beim Abschätzen von Risiken** bei Schülern der Förderschule mit dem Förderschwerpunkt geistige Entwicklung, was sich bei einem Teil der Schüler in Form eines sehr ängstlichen Herangehens darstellt.

> „Im Hinblick auf die Einschätzung der eigenen Fähigkeiten zeigt sich neben der häufig anzutreffenden Misserfolgsorientierung bei anderen Schülern eine Überschätzung ihrer Fähigkeiten, verbunden mit einem Messen an einem zu hohen Anspruchsniveau."
>
> *(Quelle: Häfele, 2007, S. 15)*

Einige Schüler gehen sehr motiviert an Aufgaben heran, andere sind zunächst abwartend. So muss das Entwickeln von eigenen Strategien zur Bewältigung der Stationen und Hindernisse langsam angebahnt werden. Oft ist eine längere Kennenlernphase erforderlich und viele brauchen mehr Zeit, sich mit den Geräten vertraut zu machen. Bei jüngeren Teilnehmern hat es sich als hilfreich herausgestellt, eine Einführung in den Umgang mit Geräten zu geben, etwa durch einen „Geräteführerschein" (vgl. Häfele, 2007, S. 15 ff.).

→ AUFGABEN

1. Erläutern Sie die Auswirkungen einer Körperbehinderung auf die Wahrnehmungs- und Bewegungsfähigkeit: Welche Folgen gibt es beispielsweise, wenn Kinder auf die liegende Position angewiesen sind, die Hände nicht zusammenführen können, wenn sie nicht oder nur unter erschwerten Bedingungen sitzen können?
2. Welche Auswirkungen kann eine Körperbehinderung auf das soziale Verhalten, die Kommunikation und die Entwicklung des Selbstkonzepts haben?

3. Welche besonderen Bewegungs- oder Sportinteressen haben Sie bei Schülern mit körperlicher oder geistiger Behinderung erfahren? Stellen Sie Beispiele vor, wie eine Verwirklichung dieser Bedürfnisse gelungen ist.

Inklusion

Im Jahre 2006 verabschiedete die UN-Generalversammlung das Übereinkommen über die Rechte von Menschen mit Behinderungen. Für die Bundesrepublik Deutschland ist diese Konvention 2009 in Kraft getreten, verbunden mit einem vielfältigen Perspektivenwechsel in allen Lebensbereichen von Menschen mit Behinderung. Es geht vor allem um die Entwicklung und Umsetzung umfassender Konzepte zur Inklusion. Vorrangiges Ziel ist **gemeinsames Lernen und Leben und die gleichberechtigte Teilhabe aller Menschen**. Unterschiedlichkeit wird als normal betrachtet und diese Vielfalt soll in den Institutionen und Organisationen der Gesellschaft sichtbar werden.

Inklusion tritt ein für das **Recht aller auf Bildung, Arbeit und Teilhabe** – unabhängig von ihren Fähigkeiten und Beeinträchtigungen sowie von ihrer ethischen, kulturellen oder sozialen Herkunft. Kein Mensch darf ausgesondert werden, weil er den Ansprüchen bestimmter Institutionen nicht entspricht. Nicht mehr der Mensch mit Behinderung muss sich anpassen, wie dies bei der Integration vielfach der Fall ist, damit er in Institutionen und Organisationen dabei sein kann. Vielmehr muss sich die Gesellschaft mit ihren Strukturen und Rahmenbedingungen an den individuellen Bedürfnissen aller Menschen ausrichten. Eine inklusive Gesellschaft bezieht Menschen mit Behinderung mit ihren Bedürfnissen von Anfang an ein und grenzt gar nicht erst aus. Individualität und Vielfalt der Menschen werden anerkannt und wertgeschätzt.

Der Bildungsbereich, besonders die Schule nimmt hierbei eine zentrale Stellung ein. Vor allem für die Entwicklung der Förderschulen hat diese Leitidee enorme Auswirkungen, denn in letzter Konsequenz bedeutet Inklusion, die Förderschulen aufzulösen und umfassend gemeinsames Lernen zu ermöglichen.

Die Psychomotorik kann einen sinnvollen Beitrag dazu leisten, die Verschiedenartigkeit (Heterogenität) der Teilnehmer innerhalb der Praxisgruppen verstärkt in den Blick zu nehmen. Denn ihr Anspruch ist es, ganzheitlich die Entwicklung der Teilnehmer über Bewegungs- und Wahrnehmungsprozesse zu begleiten und zu fördern und individuell auf Bedürfnisse, Wünsche, Stärken und Interessen aller Teilnehmer einzugehen. Wichtiges Prinzip der psychomotorischen Arbeit ist die Ressourcenorientierung und Wertschätzung. Inhalte und Methoden werden an der Vielfalt der Menschen ausgerichtet, das „Anderssein" und die Heterogenität werden voll akzeptiert und auch respektiert.

Die Realität in den Fördergruppen entspricht aber häufig nicht in letzter Konsequenz dem Leitgedanken der Inklusion. Es werden vielfach gesondert Kinder mit Unterstützungsbedarf in Gruppen zusammengefasst und betreut. Eine solche Förderung kann damit begründet werden, dass diese Hilfe dazu beitragen kann, die Teilhabe zu ermöglichen oder die Voraussetzungen dafür zu verbessern. Solche „speziellen" Betreuungsgruppen wird es wohl auch in Zukunft weiterhin geben, denn eine gezieltere psychomotorische Förderung von Kindern und Jugendlichen ist sinnvoll und notwendig. Aber Organisationsformen, Gruppenzusammensetzungen und methodisch-didaktische Konzeptionen werden sich in den nächsten Jahren verändern (müssen).

Im Sinne der Leitidee der Inklusion wird es zukünftig verstärkt eine Herausforderung sein, in Praxisgruppen gemeinsame Betreuung und Förderung sicherzustellen: gemeinsam für Kinder mit und ohne Behinderung, bei vorhandenen Sprachbarrieren und mit den unterschiedlichsten Fähigkeiten. Dies wird in einigen Fällen einen erweiterten oder veränderten Blick erfordern und einen Perspektivenwechsel verlangen: eine wertschätzende und entwicklungsfördernde Haltung gegenüber Vielfalt an individuellen Eigenschaften und Kompetenzen. Und es wird dann erforderlich sein, verstärkt inhaltlich und methodisch noch mehr Variationen anzubieten.

> „Das ‚eigene Können‘ in einem situationsbezogenen Kontext über Bewegung, Wahrnehmung und Spiel aufzubauen, ist als zentrales Anliegen der Psychomotorik für eine zukünftig inklusiv ausgerichtete Gesellschaft von entscheidender Bedeutung“.
> *(Quelle: Höhne, 2011, S. 151)*

→ AUFGABEN

1. Stellen Sie die wesentlichen Zielsetzungen und Forderungen der UN-Konvention vor.
2. Holen Sie Informationen darüber ein, wie die Leitidee der Inklusion in Ihrer Umgebung im (Förder-)Schulbereich umgesetzt wird. Stellen Sie die Ergebnisse der Klasse vor.
3. Wie und unter welchen Voraussetzungen könnten die geforderten gemeinsamen Praxisgruppen gelingen? Stellen Sie dazu eine Liste von wünschenswerten Bedingungen zusammen und formulieren Sie mögliche Hemmnisse.

11.4 Aufmerksamkeits-Defizit-Hyperaktivitäts-Störung

Die Aufmerksamkeits-Defizit-Hyperaktivitäts-Störung (ADHS) – umgangssprachlich wird häufiger auch vom Hyperkinetischen Syndrom oder einfach von Hyperaktivität gesprochen – ist eine häufige kindliche Entwicklungsstörung. Übergreifend beschäftigen sich verschiedene Fachgebiete von der Medizin über die Pädagogik bis zur Psychologie mit diesem Thema. Menschen mit einer Aufmerksamkeits-Defizit-Hyperaktivitäts-Störung haben besondere Probleme der Bewegungssteuerung und in der Folge Probleme im sozialen Umfeld. Deshalb ist es auch ein relevantes Thema für die Psychomotorik.

„Wir alle kennen sie: die quirligen Wirbelwinde, die zappeligen Irrwische, die keinen Moment still halten und ihrem unersättlichen Bewegungsdrang förmlich ausgeliefert zu sein scheinen. Eltern und PädagogInnen berichten, dass sie schon alles versucht hätten, um ihr überaktives Kind dazu zu bringen, dass es wenigstens kurzzeitig seine ungezielten Bewegungsproduktionen unterbricht. Aber es habe den Anschein, dass es ‚Hummeln im Hintern' hat oder dass es ‚Ameisen verschluckt' hat; so kribbelig und ungestüm sei es. Ihm fehle einfach die Bremse, es sei dauernd ‚auf Achse', stehe dauernd ‚unter Dampf'. Deshalb seien alle Ermahnungen und sogar Strafen erfolglos geblieben. So resignieren manche Eltern und ErzieherInnen über kurz oder lang und suchen Rat bei MedizinerInnen, PsychologInnen, HeilpädagogInnen und BewegungstherapeutInnen."

(Quelle: Kiphard, 1993, S. 64)

Die nervöse Bewegungsunruhe ist ein pädagogisches Problem von höchster Brisanz, an dem oft Eltern und Erzieher gleichermaßen verzweifeln. Der „Zappelphilipp" – die tragische Figur aus dem Kinderbuch – sitzt bei immer mehr Eltern ganz real am Mittagstisch. Aber gerade mit der Charakterisierung „Hyperaktivität" oder „ADHS" muss man sehr vorsichtig umgehen. Die Bewertung der Bewegungsunruhe hat auch viel mit **subjektiven Empfindungen** zu tun. Der eine kann ein Kind als temperamentvoll, quicklebendig und aktiv betrachten, welches ein anderer als zu unruhig, als hyperaktiv, als verhaltensgestört bezeichnen würde.

In diesen Bewertungen zeigt sich, dass eine Störung auch immer aus den Blickwinkeln des Betrachters entsteht (s. systemisch-konstruktivistische Sichtweise, Kapitel 5).

Erscheinungsformen und Ursachen

Ein Blick in die Fachliteratur bietet eine Vielfalt an Verhaltensweisen, die solche Kinder zeigen. Auch in Berichten von Eltern werden bestimmte Merkmale immer wieder genannt:

- rastlos, dauernd in Bewegung;
- Drang zu großräumigen Bewegungen;
- geringe Feinsteuerung der Bewegungen, besonders bei Körperbalance und Handgeschicklichkeit;
- innere Unruhe, kann schlecht warten, macht alles schnell und hastig;
- leichte Ablenkbarkeit, keine Aufmerksamkeitsspanne, Reizselektionsschwäche;
- ungenaue Wahrnehmung;
- ungenaues Körperbewusstsein, Körpervorstellung;
- starke Impulsivität und Erregbarkeit;
- rasch enttäuscht;
- mangelnde Handlungsplanung;
- keine genügende Übersicht;
- schlechte Eingliederung in der Gruppe, stört oft, spielt den Klassenclown.

Um eine gesicherte Diagnose stellen zu können, finden die Merkmale der international gebräuchlichen Klassifikation psychischer Störungen (ICD-10, vgl. Dilling/Freyberger, 2016, S. 309) Verwendung. Gefordert wird das eindeutige **Vorliegen eines abnormen Ausmaßes von Unaufmerksamkeit und Unruhe**, das situationsübergreifend und andauernd ist, und welches nicht durch andere Störungen verursacht wird. Demnach werden „Hyperkinetische Störungen“ durch folgende Merkmale charakterisiert:

- früher Beginn, meist in den ersten fünf Jahren;
- Mangel an Ausdauer bei Beschäftigungen, die kognitiven Einsatz verlangen;
- Tendenz, von einer Tätigkeit zu einer anderen zu wechseln, ohne etwas zu Ende zu bringen;
- desorganisierte, mangelhaft regulierte und überschießende Aktivität.

Zusätzlichen können noch verschiedene andere Auffälligkeiten vorliegen. Die Kinder sind oft achtlos und neigen zu Unfällen, werden oft bestraft, weil sie eher aus Unachtsamkeit als vorsätzlich Regeln verletzen. Ihre Beziehung zu Erwachsenen ist oft von einer Distanzstörung und einem Mangel an normaler Vorsicht und Zurückhaltung geprägt. Bei anderen Kindern sind sie unbeliebt und können isoliert sein. Spezifische Verzögerungen der motorischen und sprachlichen Entwicklung kommen überproportional oft vor.

Viele weitere Symptome werden zu den Kernsymptomen Unaufmerksamkeit, Überaktivität und Impulsivität aufgelistet. Diese müssen mindestens sechs Monate lang in einem mit dem Entwicklungsstand des Kindes nicht zu vereinbarenden und unangemessenem Ausmaß bestanden haben (vgl. Dilling, Freyberger, 2016, S. 310 ff.).

Es gibt auch Kinder, insbesondere eine große Zahl von Mädchen, die nicht durch hyperaktiv-störendes Verhalten auffallen, aber trotzdem die gleichen Probleme mit Aufmerksamkeit, Impulsivität und Sozialverhalten haben. Deshalb wird häufig auch von AD(H)S geschrieben und gesprochen, also von einer Aufmerksamkeitsstörung mit oder ohne Hyperaktivität.

> „Auch diese Kinder finden keine andauernden Freundschaften, erscheinen ständig unzufrieden, missmutig und verstimmt. Sie zeigen ungenügende Leistung trotz Anstrengung und sind vergesslich und verspätet. Trotz bester Vorsätze versinken sie schnell im Unterricht in ihren Träumen; sie wissen dann nicht mehr, um was es geht, und werden ausgelacht. Und da sie ihre Träume meist auch nicht verständlich machen können, hält sie jeder eher für dumm. Ihre plötzlichen Stimmungsschwankungen oder Wutausbrüche sind für die Gleichaltrigen nicht nachvollziehbar und führen damit häufig zur Ablehnung. In der Schule können sie sich nicht auf das Wesentliche konzentrieren, sie sind mit ihren Gedanken ständig abwesend, machen viele Fehler bei Aufschreiben oder Abschreiben und lassen gedankliche Ordnung oft vermissen.“
>
> *(Quelle: Skrodzki, 2002, S. 191)*

Besondere Bedeutung für die Bewegungsfachleute haben die **Störungen der Bewegungskoordination**. Die meisten hypermotorischen Kinder können ihre Körperbewegungen zwar grob steuern, sie haben aber große Schwierigkeiten bei Aufgaben, die eine **Feinsteuerung** verlangen. Ihre innere Unruhe und Ablenkbarkeit, ihre Fahrigkeit und Zappeligkeit machen es ihnen unmöglich, ihre Bewegungen genügend präzise zu steuern und zu kontrollieren, beispielsweise beim Balancieren über eine schmale Bank.

„Der geschilderte feinmotorische Kontroll- und Koordinationsmangel hat sowohl eine dynamische als auch räumliche und zeitliche Komponente. Es fehlt einmal an der Fähigkeit zur situationsadäquaten Kraftabstufung und Impulsdosierung der Bewegungsaktionen und -reaktionen. Zum anderen verfehlen konzentrationsgestörte Kinder oft ihr Ziel oder schießen weit darüber hinaus.
Aufgrund der ungenauen Wahrnehmung gelingt diesen Kindern die räumliche Zielgenauigkeit nicht in erforderlichem Maße. Sie ecken mit ihrem Körper überall an. Das liegt zum Teil auch an der mangelhaften Körpervorstellung, an dem lückenhaften Körperbild oder Körperschema, das sie von sich haben. Es weist deshalb Lücken und Unvollständigkeiten auf, weil die Kinder, die unter motorischer Unruhe leiden, niemals in der Lage sind, sich zu entspannen und ihren Körper wahrzunehmen."

(Quelle: Kiphard, 1989a, S. 149)

Über die Ursachen gibt es wenig eindeutige und gesicherte Erkenntnisse. Gerade bei dieser Verhaltensauffälligkeit gilt die Aussage von der **Bedingungsvielfalt** für das Auftreten kindlicher Störungen. Das Wichtigste ist eine sorgfältige, ausführliche und genaue Anamnese dieser Kinder und ihrer Familien. Im Sinne der systemischen Sichtweise müssen zusätzlich Befunde und Informationen von Außenstehenden wie Großeltern, Erziehern, Lehrern, Therapeuten zusammengetragen werden, um ein möglichst breites Bild des Verhaltens und der Entwicklung zu erhalten. Unverzichtbar ist weiterhin eine sorgfältige pädiatrische, neurologische und insbesondere motoskopische Untersuchung, da eine Vielzahl dieser Kinder Auffälligkeiten im Bewegungsverhalten und in der Steuerung ihrer motorischen Aktivitäten zeigen.

Im Kapitel über Wahrnehmungsstörungen (s. Kapitel 10.2) sind Verarbeitungsstörungen der vestibulären oder kinästhetischen Wahrnehmung als eine mögliche Ursache für Bewegungsunruhe genannt. In diesem Zusammenhang kann als Ursache die Möglichkeit einer neurochemischen Störung im Transmitter-Haushalt des Gehirns favorisiert werden. Transmitter sind chemische Überträgerstoffe für Nervenimpulse im Gehirn. Diese Funktionsstörung führt wahrscheinlich zu einer Dysbalance von erregenden und hemmenden Zentren im Gehirn, wobei die hemmenden Zentren weniger aktiv sind und dadurch die erregenden Zentren ein Übergewicht bekommen, was sich nach außen im Bild der Hyperaktivität zeigt.

Es gibt auch die These, dass diese Kinder hirnphysiologisch untererregt sind und sich durch die Hyperaktivität selbst anregen und stimulieren, um diesen sensorischen

Mangel auszugleichen. Darüber hinaus kann bei einem Teil der Kinder eine genetisch-familiäre Ursache angenommen werden, die sich auf die Beobachtung stützt, dass Eltern und Verwandte solcher Kinder oft ähnliche Störungen zeigen.

Andere Autoren betonen mehr die Erziehungsbedingungen, sozio-kulturelle oder zivilisatorische Einflüsse, die mit der Entstehung dieser psychomotorischen Störungen in Verbindung zu bringen sind. Hyperaktivität wird dabei als Zivilisationsstörung beschrieben und verdeutlicht wird diese Erscheinung an neuen ökologischen Belastungen, Veränderungen der Familienverhältnisse, Professionalisierung und Perfektionierung der Erziehung, Veränderungen des Wohnens und Spielens, Veränderungen des Raumerlebens, Mediatisierung (zunehmende Verwendung audiovisueller Medien, wie z. B. Fernseher oder Spielkonsolen) der Kinderwelt.

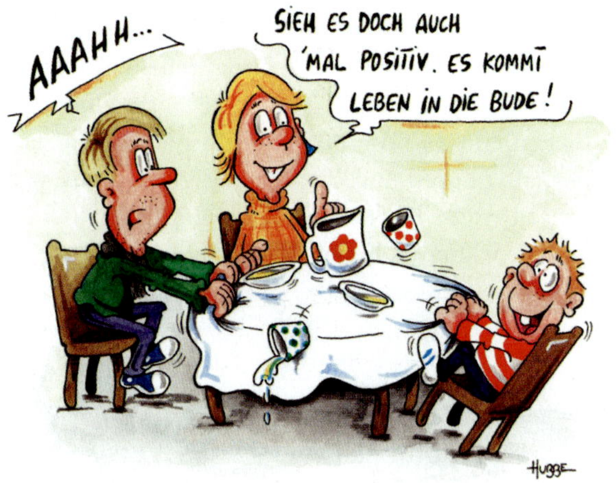

Wichtige Grundeinstellung bei den helfenden Berufen ist es, nicht nur den beschriebenen negativen Verhaltensweisen der Kinder Beachtung zu schenken. Viele pädagogisch oder therapeutisch Tätige neigen nämlich dazu, störungsorientiert zu denken und zu beobachten. Dabei geht oft der Blick fürs Positive verloren. Es ist aber ganz wichtig für die Entwicklung der Betroffenen, dass negative Verhaltensweisen weniger beachtet und positive verstärkt werden. Oft wird zu wenig berücksichtigt, dass diese Kinder besondere Fähigkeiten anderer Art haben.

Zu den häufig zu beobachtenden **positiven Merkmalen** gehören Spontaneität, Kreativität und Innovation, aber auch eine Vielzahl von Eigenschaften, die ungewöhnlich sind. Durch ihre Filterschwäche nehmen diese Kinder viel mehr auf, auch Unwichtiges, sodass ihr Spektrum größer ist. Sie zeigen Begeisterungsfähigkeit, erfrischendes Neugierverhalten und bringen oft originelle Problemlösungen und damit „Leben in die Bude".

„Mit ungewöhnlichen Verhaltensweisen und anders strukturierter Sensibilität sind sie oft so fantasiereich, dass Gleichaltrige neben ihnen alt wirken. Sie lassen sich nicht in ein enges Schema von Gleichförmigkeit pressen, sondern zeigen ein buntes, vielfältiges, manchmal auch sehr skurriles Bild."

(Quelle: Skrodzki, 2002, S. 199)

Fördergrundsätze

Die Therapie einer solchen komplexen Entwicklungsstörung kann sich nicht in einer einzelnen Maßnahme erschöpfen. Es wird immer ein **komplexes, vielschichtiges Konzept** notwendig sein, um den verschiedenen Problembereichen gerecht zu werden. Dazu gehören ein klares Erziehungskonzept, z. B. klare Strukturen und Regeln vorgeben, Grenzen deutlich aussprechen und konsequent handeln, Regelmäßigkeit in Alltagsabläufen einhalten. Eine medikamentöse Behandlung ist zu erwägen bei erheblichen Problemen im psychosozialen Bereich und in der Verhaltenssteuerung. Sie ist aber nicht unumstritten und sollte immer durch pädagogisch-therapeutische Angebote ergänzt werden. Wesentlich sind Elternberatung und -training, zudem entsprechende Bewegungstherapien zur Behandlung spezifischer Teilleistungsstörungen.

Insbesondere die Förderung der Bewegung hat einen hohen Stellenwert für diese Kinder. Dabei wird gelernt, Aktivität und Kraft richtig einzusetzen und zu dosieren sowie Fortschritte in der Planung und Ausführung von Gruppenaktivitäten zu machen. Es kann ihnen dabei beispielsweise geholfen werden, Handlungen zielgerichtet zu Ende zu führen. Wichtig ist es, Möglichkeiten vielfältiger Bewegungserfahrungen zu bieten, besonders grobmotorische, weiträumige Aktivitäten wie rollen, drehen, laufen, klettern, springen. Dadurch kann der starke Bewegungsdrang der Kinder befriedigt werden.

Die pädagogischen Fachkräfte sollten versuchen, ablenkende Reize zu vermindern, z. B. nicht gebrauchte Geräte, Materialien wegzuräumen und eine gut strukturierte Umgebung zu bieten. Das bewusstere Planen und Handeln der Kinder kann gefördert werden, indem die Planungen und Handlungen durch die Übungsleiterin verbalisiert werden oder das Kind selbst zu einem solchen Schritt angehalten wird. Das kann vor, während oder nach der Bewegungshandlung geschehen.

Wiederholungen von Übungen, Spielen, bestimmten Ritualen geben Sicherheit; eine klare Strukturierung der Übungsstunde und ein gleichmäßiger Stundenaufbau helfen bei der Orientierung. Andererseits sollten Bewegungsaktionen variiert und durch unterschiedliche Anforderungen gekennzeichnet sein. Ein Wechsel von offenen und engeren Unterrichtssituationen ist angebracht, die aber für das Kind klar erkennbar sein müssen. Auch der deutliche Wechsel von Belastungs- und Entspannungssituationen ist gerade für diese Zielgruppe wichtig, damit die Kinder intensiv und bewusst ihren Körper spüren können. Nicht zuletzt ist ein ruhiges und geduldiges Verhalten des Übungsleiters notwendig.

Die Übungs- und Spielformen, die sich aus diesen Grundsätzen ableiten lassen, sollten folgende Schwerpunktsetzungen beinhalten:

- vielfältige Fang- und Bewegungsspiele,
- grobmotorische Bewegungsaktivitäten/vestibuläre Stimulation,
- behutsame Bewegungserfahrungen (langsame, vorsichtige Ausführung),
- Ausschalten der visuellen Kontrolle (Übungen mit verbundenen Augen),
- Erlernen und Aushalten der Ruhelage,
- Brems-, Abstopp-Reaktionsübungen zum allmählichen, vorsichtigen Kanalisieren der ungebremsten Bewegungsaktivität,

- Übungen zur Körperwahrnehmung, Körpererfahrung,
- Förderung der Feinmotorik, Handgeschicklichkeit,
- Übungsformen zur Wahrnehmungsverarbeitung (gezieltes Fühlen, Hören, Sehen, Orientieren).

→ AUFGABEN

1. Erarbeiten Sie in Kleingruppen zu den genannten Schwerpunkten der Bewegungsarbeit mit hyperaktiven Kindern geeignete methodische Maßnahmen und konkrete Praxisbeispiele heraus.
2. Wenn Sie Kinder kennen, die als hyperaktiv gelten: Beobachten Sie diese Kinder und halten Sie die positiven Verhaltensweisen und Merkmale fest. Befragen Sie Eltern und Erzieherinnen nach solchen Eigenschaften.
3. Erläutern Sie mögliche Erziehungsbedingungen oder soziokulturelle Einflüsse, die mit der Entstehung von Hyperaktivität in Verbindung stehen können. Stellen Sie heraus, wie sich dadurch die Schwerpunkte psychomotorischer Arbeit verändern können.

11.5 Bewegungsängste

„Angst – auf eine Situation bezogen – kann als ein mit Gefühlserregung verbundener Besorgtheitszustand bezeichnet werden, der durch das Erwarten einer Bedrohung gekennzeichnet ist."

(Quelle: Kiphard, 1989b, S. 121)

Negative Vorerfahrungen wirken sich angstverstärkend aus, indem der Mensch sogar schon vorher Angst vor der Angst haben kann. Dies ist besonders bei anlagebedingter, dispositioneller Ängstlichkeit der Fall. Es handelt sich hierbei um ein situationsabhängiges Persönlichkeitsmerkmal der erhöhten Angstbereitschaft.

Formen der Bewegungsangst

Es lassen sich verschiedene Formen der Bewegungsangst unterscheiden:

- Angst vor Misserfolg (Angst vor Fehlern, Blamage, Ablehnung, Auslachen o. Ä.),
- Angst vor Schmerzen (objekt- und situationsgebundene Verletzungsangst, z. B. beim Ballspielen, am Barren, im Wasser, oft durch negative Vorerfahrungen bedingt),
- Angst vor Orientierungsverlust (z. B. beim schnellen Drehen, nach unten Hängen, Rotationen um die Körperachse, rückwärtige Drehbewegungen, Übungen mit verbundenen Augen, großen Höhen),
- Angst vor dem Unbekannten (z. B. neue, ungewohnte Geräte, unbekannte Bewegungs- oder Spielsituationen).

Hochängstliche Kinder versuchen von vornherein, jede ihnen bedrohlich erscheinende Situation zu vermeiden, indem sie z. B. die Übung verweigern. Es ist einleuchtend, dass eine solche Grundhaltung die sportliche Leistungsfähigkeit erheblich einschränkt. Sie tritt nachweislich häufiger bei Kindern mit Bewegungsbeeinträchtigungen auf. Die Reaktionen der Kinder sind nachvollziehbar. Sie versuchen nämlich, in der bedrückenden Situation Misserfolgen auszuweichen, und schützen so ihr Wohlbefinden und ihr schon „angekratztes“ Selbstwertgefühl.

Während ein mittleres Angstpotenzial, z. B. als „Lampenfieber“ der Mobilisierung aller verfügbaren Kräfte dient, wirken sich hohe Angstpotenziale leistungs- und antriebsblockierend aus. Damit schränken die Ängste die Freude an der Bewegung ein, verhindern Bewegungs- und Spielerfahrungen und dadurch soziale Kontakte zu Gleichaltrigen.

„Dem aufmerksamen Sportpädagogen fallen diese hochgradig ängstlichen Schüler – abgesehen von ihrem Rückzugsverhalten – durch eine Reihe körperlicher und motorischer Ausdrucksphänomene auf. Der Gesichtsausdruck ist ängstlich verkrampft, die Augen sind aufgerissen, die Kinder sehen blass aus, zitterig, der Puls ist beschleunigt, ebenso die Atmung. Ihre Muskeln sind oft bis zur Versteifung starr, der ganze Körper verharrt bewegungslos oder bewegt sich nur ruckhaft, eckig, hölzern und steif. Der leicht rückgeneigte Oberkörper deutet den Konflikt zwischen dem Vorwärtsmüssen und der ängstlichen Zurückhaltung an. Die Schultern werden als Ausdruck der Hilflosigkeit und Ängstlichkeit hochgezogen, die Arme an den Körper gepresst, die Daumen in den Fäusten versteckt.“

(Quelle: Kiphard, 1989b, S. 121–122)

Pädagogisches Verhalten

Um Ängsten entgegenzuwirken oder bereits vorhandene Angstreaktionen abzubauen, sind insbesondere folgende methodische Maßnahmen bei der Gestaltung von Bewegungs- und Spielsituationen zu berücksichtigen:

- Den Teilnehmern sollte genügend Zeit zum Kennenlernen der Umgebung, der Geräte und Materialien und zum Üben eingeräumt werden, damit Bewegungssicherheit entwickelt werden kann. Es sollte kein Zeitdruck entstehen, auch nicht durch andere Teilnehmer.
- Die einseitige Orientierung am Leistungsvergleich und Wettkampfgedanken sollte vermieden werden; auch ist darauf zu achten, dass dieser durch andere Gruppenmitglieder nicht zu sehr in den Vordergrund gerückt wird.
- Es können Bewegungsgelegenheiten und Aufgaben gegeben werden, in denen die Gruppenleistung gefordert ist. Oder es werden Bewegungsaufgaben mit gestaffeltem Schwierigkeitsgrad angeboten, damit nicht alle dieselbe Übung machen müssen. Das Vormachen von Einzelnen vor der Gruppe sollte nicht aufgedrängt werden.
- Auch geringe Leistungsfortschritte sollten beachtet und verstärkt werden.

- Das eigene Verhalten sollte kritisch reflektiert werden (Selbstwahrnehmung): Enthalten beispielsweise die Formulierungen diskriminierende Aussagen oder zeigt die Körpersprache vorwurfsvolle oder gar bedrohliche Formen?

→ AUFGABEN

1. Schildern Sie selbst erlebte Sport- und Spielsituationen, in denen Sie Angst hatten oder sich sehr unsicher gefühlt haben:
   - Welche Auswirkungen hatten diese Erfahrungen?
   - Wie haben Sie reagiert?
   - Wie haben andere Beteiligte gehandelt? Wie endeten die Situationen?
   - Welche Reaktionen hätten Sie sich von den anderen gewünscht?
2. Arbeiten Sie in Kleingruppen mögliche Ursachen für Bewegungsängste heraus, indem Sie die Aufstellung der Ursachenbereiche für Bewegungsbeeinträchtigungen (Kapitel 9.1) zugrunde legen und Ihre Erfahrungen mit einbeziehen. Vergleichen Sie Ihre Ergebnisse.
3. Stellen Sie zu den methodischen Hinweisen konkrete Beispiele für die Arbeit mit ängstlichen Kindern oder Erwachsenen zusammen und begründen Sie diese.
4. Setzen Sie sich im Unterricht mit weiteren kindlichen Entwicklungsstörungen auseinander, beispielsweise Autismus, Dyspraxis, Tonusstörungen, Lese-Rechtschreib-Schwäche. Um Überschneidungen mit anderen Fächern zu vermeiden, soll es hierbei natürlich schwerpunktmäßig um die Möglichkeiten der Bewegungsförderung/Psychomotorik gehen.

Praxisbeispiele 22: Konzentration und Entspannung

Entspannungs- und Ruheübungen bilden einen wichtigen Schwerpunkt in der psychomotorischen Förderung. Gerade für bewegungsunruhige Kinder ist diese Zielsetzung bedeutsam, aber auch besonders schwierig umzusetzen, da sie ja vor allem Schwierigkeiten haben, zur Ruhe und Entspannung zu finden.

Die Teilnehmer sollten vorher genügend Zeit und Gelegenheit gehabt haben, ihren Bewegungsdrang zu befriedigen. Auch die äußeren Bedingungen sollten darauf abgestimmt sein, akustische und visuelle Ablenkungen sollten so weit wie möglich verhindert werden.

Wer an den Ruheübungen teilnimmt (freiwillig), sollte bereit sein, eine Ruheposition einzunehmen und während dieser Phase möglichst nicht zu lachen oder zu sprechen und – nach Möglichkeit – die Augen zu schließen. Es hat sich in der Übungspraxis bewährt, besondere Aufgaben zu stellen, um die Motivation und Bereitschaft zur Ruhe und Entspannung zu erhöhen.

- Entspannungs- und Ruhesituationen werden durch geeignete, entspannende Musik begleitet.
- Entspannungs- oder Stilleübungen können in vorherige Aktivitäten einbezogen werden, z. B. kann sich jeder einen bequemen Ruheplatz auf einer aufgebauten Gerätebahn suchen oder Schwungtuch-Spiele werden mit Entspannung unter dem Tuch beendet.
- Entspannungsgeschichten, Märchen- und Fantasiereisen können erzählt werden. So können die Teilnehmer sich besser vorstellen, was es heißt, z. B. den Arm anzuspannen und loszulassen.
- Auch gezielte verbale Anforderungen sind möglich, z. B. aus dem autogenen Training oder der progressiven Muskelentspannung.
- Gezielte Wahrnehmungsanforderungen können gestellt werden: z. B. liegend genau auf das Austrudeln eines Reifens zu hören (Ohr auf dem Boden) oder eine Minute genau auf Geräusche von draußen zu achten und nachher erzählen zu lassen. Auch das Erspüren von Materialien auf dem Körper erfordert Ruhe und Konzentration.

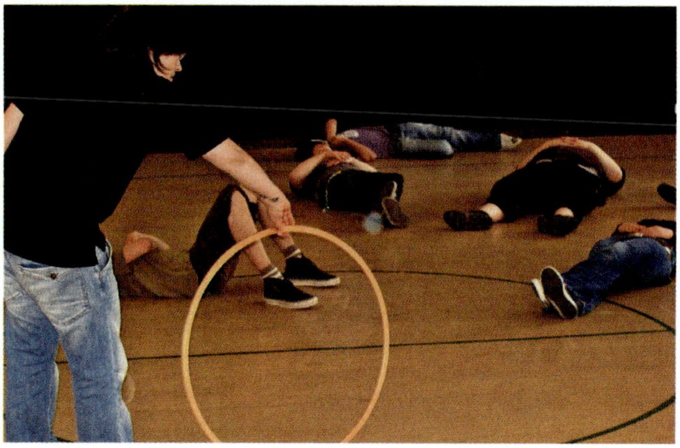

Austrudeln eines Reifens

- Entspannung kann auch durch den Einsatz von Materialien herbeigeführt werden, z. B. einen Igelball über den Körper rollen.

Progressive Muskelrelaxation (nach Jacobson)

Diese Entspannungstechnik wurde in den 1930er-Jahren von dem amerikanischen Arzt Edmund Jacobson entwickelt. Sie beruht auf der Anspannung bestimmter Muskelgruppen und dem Spüren der anschließenden Entspannung. Im Unterschied zum autogenen Training sind hierbei keine mentalen Vorstellungen notwendig. So wird man sensibel für verschiedene körperliche Spannungszustände und soll diese dann durch bewusstes Entspannen lösen lernen. Die Übungen werden in einem möglichst ruhigen, leicht abgedunkelten Raum durchgeführt, können aber im Grunde überall und zu jeder Zeit durchgeführt werden.

Für die Übungen wird eine bequeme Sitzgelegenheit benötigt, es kann aber auch im Liegen geübt werden. Die Körperhaltung sollte möglichst bequem sein. Für die Durchführung der Übungen im Sitzen sollte ein bequemer Stuhl mit Rückenlehne, möglichst aber ohne Armstützen genommen werden. Die Lehne sollte den Rücken angenehm unterstützen und die Füße sollten bequem den Boden erreichen. Die Füße werden hüftbreit auseinander gestellt, die Arme ruhen auf den Oberschenkeln, ganz locker, gelöst und entspannt. Wer lieber im Liegen üben möchte, nimmt eine bequeme

Rückenlage ein. Die Arme liegen gelöst neben dem Körper, ganz locker, gelöst und entspannt, die Handflächen zeigen nach unten, die Füße fallen leicht nach außen.

Die Anspannung der einzelnen Muskelpartien erfolgt ca. fünf bis zehn Sekunden lang, wobei mit leichter Anspannung begonnen und dann immer stärker bis zur maximalen Spannung angespannt werden kann. Die Entspannung kann ca. 20 bis 40 Sekunden dauern, wobei die Lösung der Anspannung nicht allmählich, sondern unmittelbar (abrupt) erfolgt. Der Übungszyklus des Anspannens und Entspannens soll mit jeder Muskelgruppe zweimal wiederholt werden, bevor die Aufmerksamkeit auf die nächste Muskelgruppe gerichtet wird. Wenn beim Anspannen bestimmter Muskeln Beschwerden auftreten, können diese Partien ausgelassen werden. Wichtig ist, beim Üben den Atem nicht anzuhalten, sondern gleichmäßig und ruhig weiterzuatmen.

Für Kinder ist es hilfreich, bei der Formulierung mit bildhaften Vergleichen zu arbeiten, um eine gezielte Anspannung zu erreichen. So könnten sich die Teilnehmer beispielsweise vorstellen,

- mit der Hand einen nassen Schwamm auszudrücken und dann fallen zu lassen,
- mit dem Arm als „Muskelmann“ den Bizeps zu zeigen,
- mit der Hand ein Loch in den Boden zu drücken,
- sich zu ducken und den Kopf einzuziehen, um einen niedrigen Gang entlangzulaufen,
- ein Telefon zwischen Ohren und Schultern einzuklemmen,
- mit dem Gesicht eine Grimasse zu ziehen,
- mit der Stirn zu runzeln und angestrengt über etwas nachzudenken,
- mit dem Bauch, der Brust so tief Luft zu holen, als ob die Knöpfe abspringen,
- dass sich das Bein in ein Gips- oder Holzbein verwandelt,
- dass der ganze Körper steif wie ein Brett wird, sodass er weggetragen werden könnte,
- dass man daliegt wie ein nasser Sandsack oder sich entspannt am Kamin einrollt.

→ AUFGABE

Weitere Textanregungen können aus der Fachliteratur übernommen werden. Auch etliche Krankenkassen bieten Kurse zur Entspannung und entsprechende Broschüren an. Stellen Sie solche Übungshefte vor.

Sanfte Körpermassagen

Die Schüler bilden Paare. Ein Teilnehmer legt sich in entspannter Position in Bauchlage auf den Boden oder auf eine Matte. Er kann während der Übung die Augen schließen. Der andere macht zu der jeweiligen Geschichte die entsprechenden Bewegungen mit der Hand oder den Fingern auf dem Rücken seines Partners.

1. **„Kuchen backen“:** Das Backblech sauber machen (Finger imitieren fließendes Wasser durch Wellenbewegung von oben nach unten). Das Blech sauber rubbeln (mit Fäusten sanft den Rücken rubbeln oder mit fünf Fingern). Wieder etwas Wasser darüber laufen lassen. Das nasse Blech abtrocknen (mit beiden Händen flach

drücken). Etwas Mehl nehmen (mit beiden Händen aufhäufen, verstreichen). Und Zucker (s. o.). Und Eier (erst Fingerspitzen, dann Finger nach außen drücken). Eine Prise Salz (s. o.). Jetzt muss der Teig kräftig geknetet werden (Knetbewegung auf dem Rücken imitieren). Jetzt wird das Backblech mit Butter eingestrichen (mit Fingern über den Rücken gehen). Den Teig mit Nudelholz ausrollen (Unterarm rollt aus). Apfelstücke eindrücken (mit mehreren Fingern leicht drücken). Streusel darauf verteilen (leichte Fingerklopfungen). Den Kuchen im Ofen backen (Hände mit etwas Druck auflegen, etwas liegen lassen). Den fertigen Kuchen in Stücke teilen (mit der Handkante). Zuletzt wieder das Blech abrubbeln.

2. **„Gartenarbeit“:** Die Sonne scheint, Erde lockern, Unkraut herausziehen, wieder Erde lockern, weiter Unkraut herausziehen, graben und Erdklumpen zerbröseln, Rillen für die Samen ziehen, Samen einstreuen, Blumen pflanzen. Erde darüber streuen, Wasser gießen, Sonne scheint.
3. **„Herbstregen“:** Die Sonne scheint, der Boden ist warm, Wolken ziehen auf, werden langsam größer. Es beginnt leicht zu regnen, einzelne Tropfen. Es regnet immer fester, der Regen wird stärker. Jetzt platscht es richtig vom Himmel herab. Donner und Blitz, starker Wind. Der Regen wird weniger, es tröpfelt nur noch, die Wolken verschwinden, die Sonne scheint wieder.

→ AUFGABEN

1. Schreiben Sie zu den beiden letzten Geschichten geeignete Bewegungen auf.
2. Entwickeln Sie weitere Geschichten, die zur Entspannung oder zur Körperwahrnehmung vorgelesen werden könnten.

Fantasiereisen

Recht bekannt sind die Fantasie- und Märchenreisen von Else Müller (vgl. 1999, 2003). In diesen Vorlesegeschichten sind Elemente und Grundformeln des autogenen Trainings zur Ruhe, Schwere und Wärme eingebettet. Ziel ist es, dass die körperliche und seelische Entspannung zu einem tiefen, wohltuenden Erholungszustand und damit zu möglicher Regenerierung führt.

Jede Märchenreise kann mit Ruheformeln eingeleitet werden, damit der Zuhörer seinen Körper bewusster und intensiver wahrnimmt. Die Autorin beschreibt entsprechende Ruhe-, Schwere- und Wärmeübungen und bietet Texte für Entspannungsübungen, Märchen- und Fantasiereisen. Dabei wird die Vorstellung angeboten, man würde entspannt auf einer Wiese oder im Garten liegen, zu einer Insel fahren, einen Waldspaziergang, eine Bergwanderung oder eine Floßfahrt unternehmen.

TIPP

Tina M. Ossege und Doris Hammerschmidt (2016) haben für Menschen mit geistiger Beeinträchtigung 30 entspannende Fantasiegeschichten in leichter Sprache zum Vorlesen und Anhören (Begleit-CD) veröffentlicht.

Sabine Friedrich und Volker Friebel (1989) betonen in ihren Geschichten zur Entspannung (Übungen zur Konzentration und gegen Ängste) die Bedeutung von Merksätzen.

Sie halten diese für ein wichtiges Element beim Entspannungstraining für Kinder. Dabei sollte darauf geachtet werden, dass die Sprüche sich reimen, kurz und knapp sowie positiv formuliert werden.

An die genannten Vorstellungsbilder und Geschichten können sich dann später gezieltere Übungen, etwa aus der progressiven Muskelentspannung anschließen.

→ AUFGABEN

1. Bereiten Sie einzelne Entspannungsgeschichten, Märchenreisen oder gezielte Entspannungstrainings vor und führen Sie diese mit der Klasse durch. Schaffen Sie dafür möglichst geeignete Bedingungen.
2. Tauschen Sie Ihre Erfahrungen mit Entspannungstechniken aus: Wer hat beispielsweise an Kursen zum autogenen Training teilgenommen? Wer hat verschiedene Techniken in der Arbeit mit Kindern oder Menschen mit Behinderung eingesetzt?

Praxisbeispiele 23: Schaumstoffbausteine

Schaumstoffbausteine gibt es im Fachhandel in den Maßen 5 x 20 x 40 cm oder 10 x 20 x 40 cm und in den Farben Rot, Grün, Gelb und Blau. Es können aber auch beliebige Reste von Schaumstoffmatten eingesetzt werden. Die Schaumstoffteile können z. B. als Wurfobjekt, Markierung, Hindernis, als Bau- oder Konstruktionsmaterial benutzt werden. Es können somit Gelegenheiten sowohl zu bewegungsintensiven Abläufen als auch zu eher ruhigen Phasen ermöglicht werden.

1. Einzelübungen

- Werfen und Fangen in verschiedenartigen Variationen; im Stand oder in der Fortbewegung.
- Tragen und Balancieren: als Tablett nehmen, vorwärts und rückwärts laufen, mit Transport von Gegenständen; diese hochwerfen und fangen; auf verschiedenen Körperteilen tragen, das Schaumstoffteil auf dem Bauch oder Rücken tragen, dabei auf Händen und Füßen fortbewegen; das Schaumstoffteil zwischen den Knien einklemmen und damit versuchen zu laufen.

2. Partnerübungen

- Die Partner werfen sich die Bausteine gegenseitig zu.
- Einer hält Bausteine in den seitlich ausgestreckten Händen, der andere versucht, diese abzuwerfen.
- Jeder steht auf einem Baustein und beide Partner versuchen, sich gegenseitig herunterzuschieben.

- Die beiden Partner halten in verschiedenen Körperpositionen mit verschiedenen Körperteilen einen oder mehrere Bausteine zwischen sich; sie versuchen, sich so eingeschränkt damit fortzubewegen.
- Bestimmte Muster, Figuren, Formen, die der Partner gebaut hat, sollen nachgelegt werden. Auch mit geschlossenen Augen kann versucht werden, das Gebaute zu ertasten und nachzulegen.
- Ein Partner nimmt eine Veränderung an dem gelegten Muster vor, während der andere die Augen geschlossen hält und nachher versucht, mit geöffneten Augen die Veränderung herauszufinden.

3. In der (Teil-)Gruppe

- Alle Schaumstoffteile in der Halle auslegen: auf den Teilen laufen (wie auf „Steinen im Wasser"), verschiedene Fortbewegungen; auf ein (Tambourin) Zeichen stehen bleiben, auf ein (Tambourin) Zeichen auf ein z. B. gelbes Teil setzen oder auf ein blaues draufstellen o. Ä.; mit geschlossenen Augen über eine „Straße" gehen.
- Ein Bauwerk erstellen: Ein Schaumstoffteil liegt in der Mitte des Kreises; jeder legt der Reihe nach ein Schaumstoffteil beliebig an; wenn alle Teile „verbaut" sind, betrachten alle das „Bauwerk"; was könnte es darstellen?
- Einen Turm bauen, ihn vom Boden anheben und an anderer Stelle wieder absetzen.
- Einen Turm möglichst hoch oder möglichst stabil bauen.
- Eine Brücke bauen und hindurchkriechen.
- Einen Hindernisparcours bauen und ihn bewältigen oder mit dem Rollbrett umfahren.
- Eine Mauer oder Treppe bauen und darüber springen.

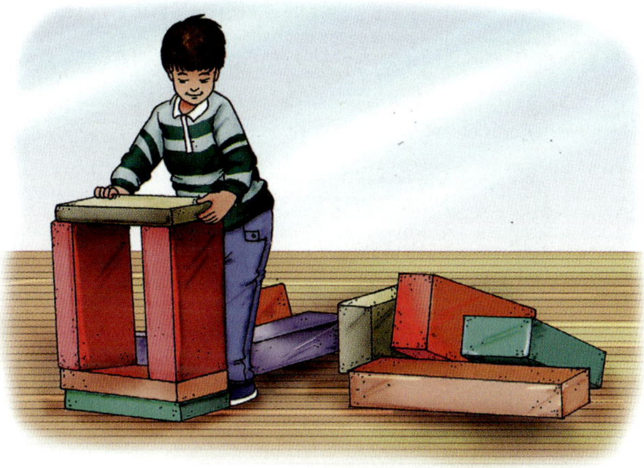

Einen Turm bauen

- Transportstaffeln: In Gruppen bestimmte Gegenstände über eine festgelegte Strecke mit den Schaumstoffbausteinen transportieren.
- Zielwerfen auf Bausteine mit anderen Materialien.
- Mehrere auf einem Tisch aufgebaute Schaumstoffbausteine abwerfen (ähnlich wie „Dosenwerfen").

12 Entwicklungsbegleitung von Menschen mit geistiger Behinderung

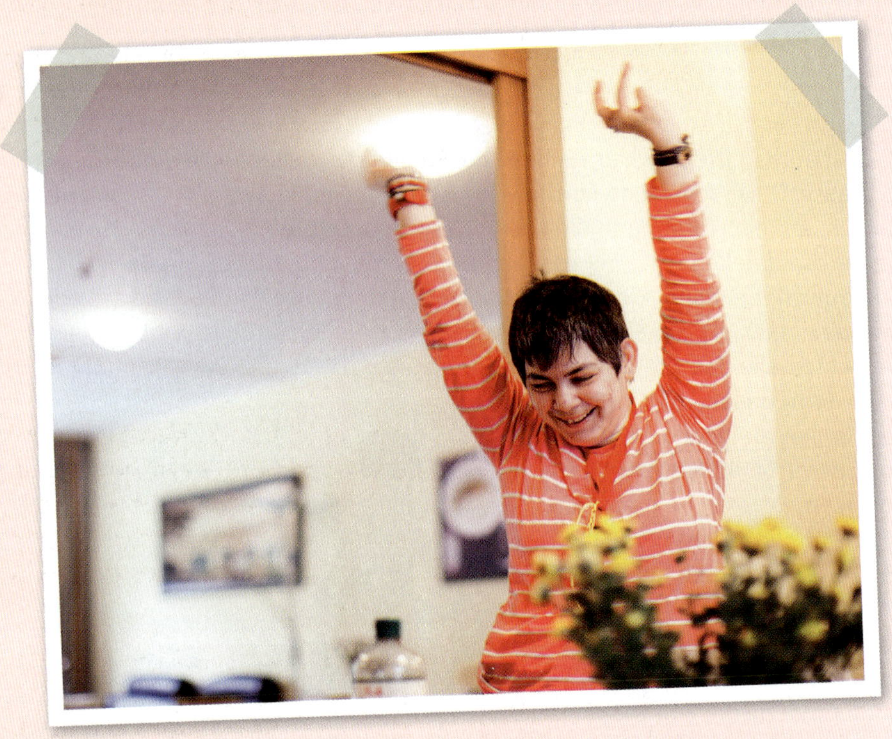

Angestrebte Kompetenzen

Fachkompetenz (Wissen und Fertigkeiten):

- Merkmale des Bewegungsverhaltens bei Menschen mit Behinderung kennen und bewerten können.
- Personenzentrierung und Inklusion im Kontext von Bewegungsangeboten einordnen können.
- Personenzentrierte und zielorientierte Bewegungsangebote für Menschen mit Behinderung planen, durchführen und reflektieren können.

Personale Kompetenz (Sozialkompetenz und Selbstständigkeit):

- Psychomotorik als Konzept personenzentriert in die Hilfeplanung für Menschen mit geistiger Behinderung nachhaltig einbringen und fachlich begründen können.
- Psychomotorische Fachleistung für Menschen mit geistiger Behinderung bewerten und reflektieren können.

Nach dem Neunten Buch des Sozialgesetzbuches (SGB IX) werden Menschen mit Behinderung wie folgt definiert:

§ 2 SGB IX – BEGRIFFSBESTIMMUNGEN

(1) Menschen mit Behinderungen sind Menschen, die körperliche, seelische, geistige oder Sinnesbeeinträchtigungen haben, die sie in Wechselwirkung mit einstellungs- und umweltbedingten Barrieren an der gleichberechtigten Teilhabe an der Gesellschaft mit hoher Wahrscheinlichkeit länger als sechs Monate hindern können. [...]

Diese 2018 aktualisierte und an die Präambel der UN-Behindertenrechtskonvention (Artikel 1) angelehnte Definition verdeutlicht, dass im Wesentlichen die Umwelt bedingt, wie „Behinderung" wirklich erlebt wird. Der historische Begriff „geistige Behinderung" könnte somit als „Teilhabebenachteiligung aufgrund kognitiver Ausgangslagen" verstanden werden.

12.1 Merkmale des Bewegungsverhaltens

Viele Heilerziehungspflegerinnen und Heilpädagoginnen arbeiten in besonderen Wohnformen der Behindertenhilfe, in Werkstattgruppen oder im Bereich der Freizeitgestaltung mit Menschen mit geistiger Behinderung. Dabei wird die Arbeit zunehmend ambulanter. An ihren Praxisstellen werden sie häufig mit der Frage konfrontiert, was zur Förderung der Bewegung oder der Wahrnehmung ihrer Klienten getan werden kann.

Die Vielfalt der Behinderungen im Jugend- und Erwachsenenalter kann hier nur ausschnitthaft dargestellt werden. Die Einschränkungen, Störungen und Beeinträchtigungen der körperlichen, psychischen und sozialen Funktionen sind in sehr unterschiedlicher Ausprägung möglich. Diese hängen vom Schweregrad der geistigen Behinderung, dem Zeitpunkt und dem Verlauf der Schädigung ab.

Von daher erscheint es höchst problematisch, von „den Menschen mit geistiger Behinderung" als einer klar umrissenen Personengruppe auszugehen. Das macht natürlich auch die Arbeit im Bereich der Psychomotorik schwieriger. Zum Personenkreis gehören Menschen mit einer leichten geistigen Behinderung, die relativ selbstständig sind, aber auch Erwachsene und ältere Menschen mit einer mittelgradig oder schweren geistigen Behinderung, die schon lange in einer Einrichtung leben. Zudem befinden sich in den Gruppen häufig Menschen mit einer schwerst- und mehrfachen Behinderung mit sehr starken Einschränkungen und häufig zusätzlichen herausfordernden Verhaltensweisen.

Jede Anwendung psychomotorischer Angebote setzt eine möglichst genaue Kenntnis der individuellen Andersartigkeit des geistig behinderten Menschen sowohl in der Bewegungsleistung als auch in anderen Verhaltensbereichen voraus.

In der Literatur gibt es Hinweise, was ein **„typisches Bewegungsverhalten"** von Menschen mit geistiger Behinderung ausmacht. Diese Hinweise sind meist defizitorientiert, z. B.:

- Schwierigkeiten bei der Körperkoordination und in der Auge-Hand-Kontrolle,
- unangemessener Krafteinsatz, häufig eine schlaffe oder auch eine zu angespannte Muskulatur,
- schnelle Ermüdung,
- Gleichgewichtsprobleme, geringe Körperbalance,
- Schwierigkeiten bei Körperschema -und Orientierungsübungen,
- Mangel an Wirbelsäulenbeweglichkeit,
- eingeschränkte Bewegungsgeschwindigkeit,
- Probleme im Erfassen von Regeln und in der Wahrnehmungsverarbeitung.

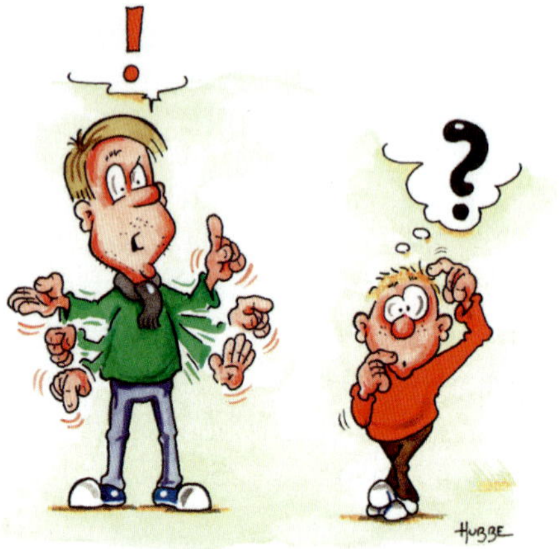

PROBLEME BEIM ERFASSEN VON REGELN

Aufgrund der **Heterogenität der Personengruppe** bestehen aber Zweifel, ob diese Kategorisierung den Blick auf den individuellen Menschen mit seinen Bewegungsbedürfnissen nicht eher verstellt.

Menschen mit geistiger Behinderung haben prinzipiell die gleichen Bewegungsbedürfnisse wie Menschen ohne Behinderung. Die kognitiven Ausgangslagen führen aber im Wesentlichen zu mindestens zwei Unterschieden:

1. Menschen mit geistiger Behinderung haben in der Regel größere Schwierigkeit bei planerischen Aktivitäten. Das führt meist dazu, dass sie tendenziell mehr im „Hier und Jetzt" leben und eher die aktuelle Bedürfnisbefriedigung im Vordergrund steht, während Menschen ohne diese Ausgangslagen meist mehr in die Zukunft schauen können, was sich z. B. auf den Aspekt der präventiven Gesundheitsvorsorge auswirkt. Das führt häufig dazu, dass man in Hilfeplänen gesundheitliche Zielsetzungen findet, die stellvertretend von Betreuerinnen formuliert werden. Hier besteht das Dilemma, dass diese Ziele zwar „sinnvoll" erscheinen, dem Betroffenen aber oft fremdbestimmt übergestülpt werden.
2. Menschen mit geistiger Behinderung haben in unterschiedlicher Ausprägung größere Schwierigkeiten mit der seriellen Verarbeitung von Reizen. Dies führt u. a. zu Problemen bei der Umsetzung einfacher oder komplexer Regeln bzw. Handlungssituationen. In Bewegungssituationen haben diese Schwierigkeiten z. B. Auswirkungen auf die Gestaltung von Spielregeln und die Komplexität von Bewegungsspielen.

→ AUFGABEN

1. Beobachten Sie Menschen mit einer geistigen Behinderung bei Bewegungshandlungen und versuchen Sie, diese möglichst exakt zu beschreiben. Vermeiden Sie Bewertungen.

2. Konzentrieren Sie sich bewusst auf die Stärken und Fähigkeiten des Teilnehmers und versuchen Sie, diese ebenfalls zu beschreiben.
3. Diskutieren Sie, inwieweit der Personenkreis einen eigenen bewegungspädagogischen Ansatz benötigt.

12.2 Personenzentrierung und Inklusion durch angepasste Bewegungsangebote

Der Umgang mit geistig behinderten Menschen hat sich im Laufe der Zeit stark verändert. Über Jahrhunderte hinweg wurden Menschen mit geistiger Behinderung immer wieder stigmatisiert und ausgegrenzt. In Deutschland fand nach dem Zweiten Weltkrieg, vor allem in den 1950er- und 1960er-Jahren, noch eine weitgehende Separierung unter der Prämisse „satt, sicher, sauber“ statt. Auf dem Nährboden von Abhängigkeit, fehlender Kontrolle und mangelnder Fachlichkeit lassen sich sicher auch die vielfachen Missbrauchsdelikte einordnen, auf die hier zwar nicht näher eingegangen werden soll, die aber nach wie vor Auswirkungen auf die psychomotorische Begleitung insbesondere von älteren Menschen mit geistiger Behinderung haben. Das Thema „psychomotorische Traumabegleitung“ könnte eine ganz eigene Rolle spielen, sprengt aber den Rahmen dieses Buches.

Als erstes bahnbrechendes Konzept im Bereich der Eingliederungshilfe lässt sich das **Normalisierungsprinzip** (vgl. Bank-Mikkelsen, 2005a und 2005b; Nirje, 1994; Thimm, 1994; Wolfensberger, 1986) nennen, welches in den 1950er-Jahren in Skandinavien entstand und wesentliche Veränderungen herbeiführte. Ziel des Konzepts war es, für die Menschen mit geistiger Behinderung ein Leben zu gestalten, das der Normalität von Menschen ohne Behinderung gleichkam.

Im Wesentlichen besteht das Normalisierungsprinzip aus acht Forderungen:

- normaler Tagesrhythmus,
- Trennung von Arbeit-Freizeit-Wohnen,
- normaler Jahresrhythmus,
- normale Erfahrungen im Ablauf des Lebenszyklus,
- normaler Respekt vor dem Individuum und dessen Recht auf Selbstbestimmung,
- normale sexuelle Lebensmuster ihrer Kultur,
- normale ökonomische Lebensmuster und Rechte im Rahmen gesellschaftlicher Gegebenheiten,
- normale Umweltmuster und -standards innerhalb der Gemeinschaft.

Der problematische Begriff der „Normalität“ wurde später in Richtung **„Normalität ist die Normalität des Einzelnen“** präzisiert.

Ausgehend vom Normalisierungsprinzip entwickelten sich in den Folgejahren z. B. folgende Paradigmen:

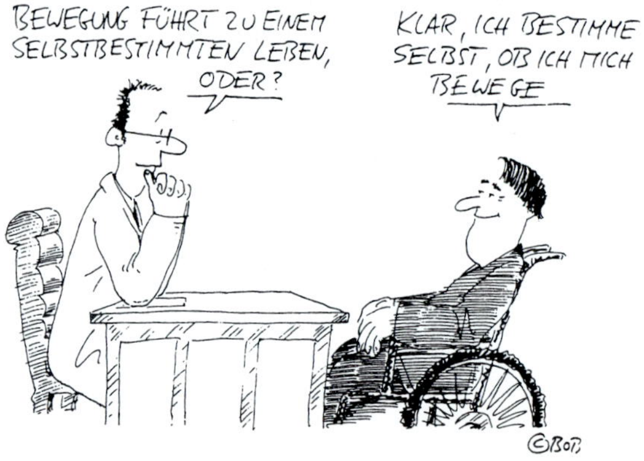

- Enthospitalisierung/Deinstitutionalisierung (Wege aus der „Sonderwelt"),
- „Assistenzgedanke" (Mensch mit Behinderung als „Fachmann für sich selbst" und als Arbeitgeber – Machtwechsel),
- „Empowerment" (Selbstbefähigung des Menschen mit Behinderung statt Abnahme von Aufgaben),
- „Community Care" (Aufbau eines „sich kümmernden" Umfeldes außerhalb von professioneller Begleitung),
- Sozialraumorientierung (aktive Lebensraumgestaltung im direkten sozialen Umfeld),
- „Integration" (dabei sein) und in der Weiterentwicklung „Inklusion" (gleichberechtigte Teilhabe).

„Betrachtet man jetzt einen Lebensweg eines alten/hochaltrigen Menschen mit geistiger Behinderung, bekommt man eine Vorstellung, wie viel grundsätzlich unterschiedlichen Konzepten er ausgesetzt war, ohne selber Einfluss darauf zu haben. Man stelle sich zudem einmal die Frage, wie viel ‚Betreuer' mit höchst unterschiedlichen Zugängen ein solcher Mensch erlebt hat, da die meisten älteren Menschen mit geistiger Behinderung ein institutionalisiertes Leben geführt haben. Man darf daher ableiten, dass – zumindest bei älteren Menschen mit Behinderung – folgende Erfahrungen und Lebensthemen tief verwurzelt sind:"

(Quelle: Krabs/Staschke, 2017, S. 214)

- Beziehungsaufbau vs. Beziehungsabbrüche
- Selbstwirksamkeit vs. Selbstwirksamkeitsdefizite
- verstehende Entwicklungsbegleitung vs. psychische (und z. T. auch körperliche) Missbrauchs- bzw. Gewalterfahrungen
- Wunschort vs. Zwangsort
- Freundschaft vs. Konkurrenz
- Autonomie vs. Abhängigkeit
- Abgrenzung vs. Anpassung
- Gewinn vs. Verlust(ängste)
- Anerkennung vs. Demütigung
- Hemmung vs. Aggression
- Vertrauen vs. Kontrolle
- Nähe vs. Distanz

(vgl. Beckmann-Neuhaus, 2015, S. 199)

Das aktuelle und für die Psychomotorik richtungsgebende Paradigma ist derzeit die **„Personenzentrierung“**. In Anlehnung an die Anlage zum Landesrahmenvertrag NRW zur Ausgestaltung des Bundesteilhabegesetz (BTHG) vom 23.07.2019 sind für die hier dargestellte Thematik vor allem drei Gesichtspunkte relevant:

- Orientierung am Willen des betroffenen Menschen,
- Transparenz,
- Berücksichtigung der Lebenslage.

Bei einer **personenzentriert ausgerichteten Psychomotorik** kann somit einzig der Wunsch und Wille des betroffenen Menschen die Leitlinie für eine psychomotorische Entwicklungsbegleitung darstellen. Alle Ziele und Maßnahmen sind transparent sowie barrierefrei zu vereinbaren und müssen sich an die aktuelle bzw. sich wechselnde Lebenssituation der teilnehmenden Person anpassen. Das Gegenüber wird dabei als „Fachmann in eigener Sache“ (Assistenzgedanke) ernst genommen, die Befähigung steht im Mittelpunkt (Empowerment-Gedanke) und die gewünschte Teilhabe an der Gesellschaft soll unterstützt werden (Inklusionsgedanke). Dieser Ansatz kommt der psychomotorischen Grundhaltung sehr entgegen und soll im folgenden Kapitel methodisch-didaktisch gefüllt werden.

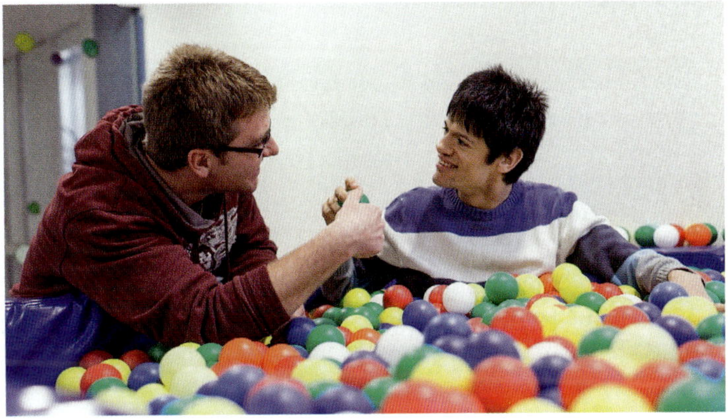
Bällebad

Die Grundannahme besteht darin, dass bewegungs-, spiel- und sportspezifische – und somit auch psychomotorische Angebote – in besonderer Form geeignet sind, akzeptierende Begegnung zu ermöglichen, Entwicklung zu unterstützen, Ausgleich zu bieten, ein positives Selbstkonzept zu stabilisieren, Selbstbestimmung zu erleben, Gesundheit zu fördern und Lebenszufriedenheit zu generieren.

In diesem Zusammenhang lassen sich mindestens drei Angebotsarten unterscheiden:

1. **Inklusive Angebote/„Integrationssport“**
   Von allen spezifischen Angeboten kommt inklusiven Angeboten eine Vorrangstellung zu, da diese eine Perspektive auf die gewünschte Zukunftsvision geben. Wirklich inklusive Bewegungsangebote machen keine Vorgaben bezüglich der Kompetenzen, die jemand mitbringen muss, um teilnehmen zu können. Die Ausgestaltung erfordert besondere Fähigkeiten und Kenntnisse auf der Seite der begleitenden Bewegungspädagogen sowie eine inklusive Haltung aller Teilnehmer. Allerdings darf nicht verschwiegen werden, dass Inklusion in der Praxis doch

weiterhin eine Exklusion anderer – meist von Menschen mit noch höherem Hilfebedarf – bedeutet.

BEISPIELE

Didaktische Modelle, wie Inklusion in Bewegungssituationen gelingen kann:
Das **TREE-Modell** (Australian Sports Comission)
Teaching Style: offenes Lehrerverhalten „Was kann ich verändern?"
Rules: Regelanpassung
Equipment: Variation der materiellen Ausstattung
Enviroment: passende Lernumgebung
Das **6+1-Modell** von Heile Tiemann schlüsselt das TREE-Modell weiter auf. Es beinhaltet eine Veränderung und Anpassung von:

1. Material
2. Lernumfeld
3. Regeln
4. Aufgabenstellung
5. Sozialform
6. Kommunikation

+ Reflexion, Analyse, Anpassungsbereitschaft, Weiterentwicklung, Mitbeteiligung, Offenheit
(vgl. Brüggemann/Papies, 2020, S. 30 ff.)

TIPPS

Literaturtipp: Brüggemann, Ewald/Papies, Tobias: Inklusion im Sport, Essen, DJK Franz Sales Haus e. V., 2020.
Internettipp: www.franz-sales-haus.de/sport

2. **Psychomotorikgruppen**
   Viele Erwachsene mit geistiger Behinderung werden auf absehbare Zeit darauf angewiesen sein, „geschützte" Gruppenangebote im Sinne einer psychomotorischen Entwicklungsbegleitung zu erhalten. (Diesem Setting widmet sich Kapitel 12.3.)

3. **Psychomotorische Entwicklungsbegleitung im Alltag**
   In der personenzentrierten Begleitung, z. B. in Form von Fachleistungsstunden, wird dem Thema „Bewegung" meist noch zu wenig Bedeutung beigemessen.

BEISPIEL

Die Heilerziehungspflegerin Frau A besucht ihren Klienten Herrn B (28 Jahre) in seiner Wohnung. Herr B wirkt niedergeschlagen und Frau A bietet ihm ein Gespräch an. In dem typischen „Wir sitzen am Tisch"-Setting verkrampft Herr B und kann nicht über seine Probleme sprechen. Frau A bietet Herrn B an, gemeinsam eine halbe Stunde im Park zu joggen oder spazieren zu gehen. Herr B willigt ein. Aktiviert durch die Bewegung an der frischen Luft und befreit von der negativ besetzten „Tischsituation" erzählt Herr B beim Joggen über seinen Liebeskummer. So findet Frau A Zugang zu einer horizontalen Beratung.

Das Beispiel zeigt, dass psychomotorische Entwicklungsbegleitung keinesfalls an eine Turnhallensituation gebunden ist. Die psychomotorische Fachkompetenz der

Heilerziehungspflegerin eröffnet wertvolle Ansätze und methodische Alternativen in der täglichen Entwicklungsbegleitung. Dabei ist kreativer Umgang und methodenübergreifende Vernetzung mit der psychomotorischen Idee entscheidend.

→ AUFGABEN

1. Diskutieren Sie Ansatzpunkte psychomotorischer Entwicklungsbegleitung. Ziehen Sie in diesem Zusammenhang die verschiedenen psychomotorischen Konzepte (s. Kapitel 5) in Ihre Überlegungen mit ein.
2. Stellen Sie Überlegungen an, wie Elemente der Psychomotorik bei der Wunscherfassung und der Hilfeplanung genutzt werden könnten. Präsentieren Sie Ihre Ergebnisse.

12.3 Methodisch-didaktische Hinweise

Insgesamt wurde das motorische Erscheinungsbild von Menschen mit geistiger Behinderung als äußerst heterogen beschrieben, somit sind differenzierte Förderstrategien sowie Spiel- und Übungsangebote erforderlich. Ein Großteil der in den vorherigen Abschnitten genannten Inhalte, Prinzipien und methodischen Vorgehensweisen der Psychomotorik trifft sicherlich gleichermaßen auf Menschen mit und ohne Behinderung verschiedenen Alters zu. Auch die Art der Behinderung stellt die meisten Ausführungen nicht prinzipiell infrage, sondern begründet eher einen graduellen Unterschied.

In Anlehnung an Krabs/Staschke (vgl. 2016, S. 142 f.) werden folgende **Ziele für die psychomotorische Entwicklungsbegleitung** von Menschen mit geistiger Behinderung vorgeschlagen:

- Aufbau von Resilienzen (physisch/psychisch/sozial) für das (sich verändernde) Leben – auch in der Institution;
- zur Verfügung stellen von zusätzlichem alltagsrelevanten Handlungsrepertoire – sich „konsequenzfrei" ausprobieren können;
- physische Gesundheit durch Bewegung erlangen/erhalten;
- Aktivierung, Freizeitgestaltung und Abwechslung vom (Institutions-)Alltag;
- soziale Teilhabe und Kommunikation – mit Wunschpartnern zusammen sein – Wertschätzung erfahren;
- Reflexions- und Verarbeitungsort – Gefühl des „Verstandenwerdens";
- Schutzraum/„Safe Place" – einen sicheren Ort erleben;

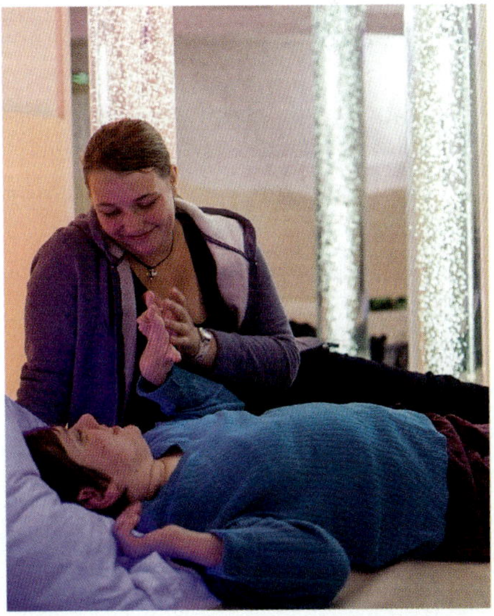

Snoezelenraum

- Ort des „So-sein-Dürfens“ – Ortswechsel erleben – persönliche „Auszeit“ nehmen;
- Erfüllung im „Hier und Jetzt“ über Freude und Humor – Zweckfreiheit – Leichtigkeit und Zwanglosigkeit – „in Ruhe gelassen werden“;
- Institutionsberatung/Systemberatung (systemischer Blick) – institutionelle Barrieren erkennen und an deren Beseitigung mitwirken;
- sich erholen können – sich abreagieren können – eigene Selbstregulierungsmöglichkeiten finden;
- sich selbstwirksam erleben und damit Zugriff auf das eigene Leben (wieder)gewinnen – Entscheidungen treffen;
- Aufbau eines subjektiven Gesundheitsgefühls (Sense of Coherence);
- Balance zwischen Anforderungen und Ressourcen erleben;
- sich spüren und erleben.

Ein Beispiel für ein sinnvolles **Modell einer Angebotsstruktur** bieten Krabs/Staschke (vgl. 2016, 147 ff.) für die psychomotorische Entwicklungsbegleitung von Erwachsenen mit geistiger Behinderung und/oder psychischen Störungen im stationären Kontext. Das aus der Praxis heraus entwickelte Konzept umfasst zehn Phasen, die als Orientierung und als variabel verstanden werden können:

1. **Vorbereitungsphase** (sich als Übungsleiter selbst mental bereit machen, sich sammeln)
2. **Ankommensphase** (Beobachten und Abholen der Teilnehmer/diagnostisches Moment, individuelle Begrüßung)
3. **Begrüßungsphase** (gemeinsames Ritual, etwa ein Sitzkreis, sich gegenseitig wahrnehmen)
4. **Besprechungsphase** (Klärung der Bedürfnisse, verbal oder auch durch Blicke und Gesten, Absprachen treffen)
5. **Psycho-physische Regulation** (aktivieren, körperliches Ausagieren, psychische und physische Voraussetzung schaffen)
6. **Schwerpunktphase** (psychomotorische Angebote, wie z. B. schaukeln, rutschen, bauen, konstruieren, balancieren; Wahrnehmungsübungen, Spiel- und Wettkampfformen, nach Wünschen oder Absprachen; ressourcenorientiert, gezielte Anforderungen)
7. **Wertschätzungs- und Reflexionsphase** (verbale oder nonverbale Rückmeldungen, die eigenen und fremden Leistungen wahrnehmen, Ausblicke)
8. **Entspannungsphase** (ausruhen mit Massagen, Kurzgeschichten, kombiniert mit ruhiger Musik)
9. **Verabschiedungsphase** (bewusst und klar beenden, z. B. mit einem Ritual)
10. **Nachklang** (als Übungsleiter zur Ruhe kommen, nachfühlen, zurückblicken)

Für die konkretere Planung und Durchführung von Bewegungsangeboten für Menschen mit einer geistigen Behinderung sollten weiterhin folgende **Besonderheiten** Berücksichtigung finden:

- Das Angebot sollte vom Einfachen zum Schweren führen, an Bekanntes anknüpfen, kleine Entwicklungsschritte beinhalten und jeden Entwicklungsschritt festigen.

- Die Vermittlungsmethode kann strukturiert (durch eine methodische Reihe) oder offen (durch Bewegungsaufgaben) sein.
- Der äußere Rahmen sollte vorteilhafte Vorgaben berücksichtigen, etwa bekannte Räumlichkeiten, Regelmäßigkeiten des Angebotsablaufs, Vertrautheit des Entwicklungsbegleiters.
- Klare Vorgaben hinsichtlich der Angebotsgestaltung dienen den Teilnehmern als Orientierungshilfe:
  - Ritualisierung (bezüglich Angebotsablauf, Informationsvermittlung),
  - Differenzierung (im Gesamtprogramm und innerhalb des Angebotes),
  - Gruppenangebote und individuelle Beschäftigungsmöglichkeiten,
  - Integration (der Teilnehmerinnen mit höherem oder niedrigerem Hilfebedarf).

Die Art der Informationsvermittlung kann auf verschiedenen Wegen erfolgen: verbal, z. B. als Bewegungsaufgabe oder -beschreibung; visuell, z. B. als Bewegungsvorbild; taktil, z. B. durch Bewegungsführung: vom Bewegtwerden bis zum selbstständigen Bewegen. Durch Klatschen und Sprechen kann Bewegung verbal oder rhythmisch begleitet werden. Die Verwendung von Musik kann die Motivation fördern (Verstärkung der Bewegungsimpulse und der Empfindungen).

Die notwendigen Sicherheitsmaßnahmen werden durch eine durchdachte Angebotsorganisation, vor allem beim Geräteaufbau, und durch aktive Hilfestellung oder Sicherheitsstellung gewährleistet.

Weitere Prinzipien und **methodische Aspekte** für die konkrete Umsetzung der Psychomotorik empfiehlt Volker Grunwald (vgl. 2000, S. 101 f.):

- Pflegen Sie einen respektvollen und altersgemäßen Umgang mit den Klienten. Das Verhalten des Entwicklungsbegleiters zeichnet sich durch Akzeptanz, Empathie, Echtheit und Humor aus; auch Langsamkeit muss ausgehalten werden können.
- Durch Spiele mit vereinfachten Regeln können Sie Ihre Teilnehmer gut motivieren. Passen Sie Erklärungen und Erläuterungen den geistigen Fähigkeiten der Teilnehmer an. Die kognitiven Anteile bei der Informationsvermittlung sollten nicht zu hoch sein.
- Struktur und Aufbau der Angebote sollten bestimmte Vorgaben berücksichtigen:
  - überschaubarer Aufbau,
  - Wechsel zwischen bewegungsintensiven, entspannenden und konzentrativen Phasen,
  - Regelmäßigkeit und Rituale als Orientierungshilfe,
  - Dosierung der Angebote und Vermeidung von Reizüberflutung und Materialschlachten.
- Sie können zu einem Feedback anregen; Erlebnisse können verbal, aber auch körperlich mit Gesten mitgeteilt werden. Erlebnisse können so bewusster wahrgenommen, Erfolge unterstützt und bekräftigt werden (Selbstwirksamkeitserfahrungen).

Die Attraktivität von Bewegungsangeboten hängt auch von der Art und Beschaffenheit der Materialien und Geräte ab. Selbst bei einem engen finanziellen Rahmen ist es nicht sinnvoll, alles möglichst billig und schnell zu besorgen. Es ist auch eine Art Wertschätzung den teilnehmenden Personen gegenüber, dass die Materialien ansprechend sind und man das „Drumherum" als Spielleiter schön gestaltet.

Die Materialauswahl spielt zudem aus visuellen, motivationalen, kognitiven, individuellen, motorischen und koordinativen Gründen eine wichtige Rolle, z. B.:

- Größe (Pezziball vs. Tennisball),
- (Roll-)Eigenschaften (Igelball vs. Flummi),
- Farbe (Strukturierung durch Farben),
- Gewicht (Medizinball vs. Luftballon),
- Haptik (Softball vs. Glasmurmel),
- Form (Ball vs. Würfel),
- Zweckgebundenheit (Fußball vs. Alltagsmaterial).

Vieles werden Heilerziehungspflegerinnen und Heilpädagoginnen ausprobieren und immer wieder machen müssen. Beispielsweise sollte man austesten, was gut oder was nicht so gut geht, was bei den Teilnehmern positiv ankommt und was nicht. Wenn man selbst bereit ist, sich auf diese Erfahrungen einzulassen, auch mit dem Risiko, dass nicht alles so funktioniert, wie man es sich ausgemalt hat, dann werden früher oder später auch Erfolge sichtbar. So kann der Umgang mit den verschiedenen Materialien und Geräten im Laufe der Übungsphasen sicherer werden, die Zielgenauigkeit kann sich verbessern, Entspannungsübungen können zunehmend konzentrierter und ruhiger gelingen. Bestimmte Spiele oder Übungen können sich zu einem gewohnten und beliebten Ritual entwickeln. Das Verhalten vieler Teilnehmer kann ausgeglichener, aktiver, bewegungsfreudiger oder lebendiger werden, obwohl die Bewegungsfähigkeiten der Einzelnen weiterhin stark eingeschränkt sind.

→ AUFGABEN

1. Können Sie über eigene Erfahrungen in der Bewegungsförderung von Menschen mit Behinderung berichten (etwa aus dem Praktikum)? Wie wurde Bewegung eingeschätzt? Welche konkreten Umsetzungsmöglichkeiten bestanden in der Praxis? Haben Sie die Möglichkeit erhalten, an Bewegungsangeboten teilzunehmen?
2. Entwickeln Sie in Kleingruppen zu ausgewählten Materialien in der Halle einen „Geräteführerschein". Stellen Sie die Ergebnisse der Klasse vor und erproben Sie einzelne Vorschläge.
3. Obwohl die Bedeutung von Bewegung in der Theorie meist hoch eingeschätzt wird, stößt die Realisierung entsprechender Angebote in der Praxis häufig an (vermeintliche) Grenzen.
   Diskutieren und bewerten Sie mögliche Hinderungsgründe: aufseiten der Betreuer, aufseiten der Teilnehmer, im Hinblick auf die äußeren Bedingungen. Was können Sie dagegen tun? Welche Chancen und Möglichkeiten, welche Grenzen und Hindernisse sehen Sie selbst als zukünftiger Heilerziehungspfleger oder als zukünftige Heilpädagogin?
4. Diskutieren Sie Möglichkeiten, psychomotorische Entwicklungsbegleitung in Ihrem täglichen praktischen Handlungsfeld einzusetzen.

TIPP

Bei der eigenständigen Leitung einer Psychomotorik-Fördergruppe ist sicherlich eine zusätzliche Übungsleiterausbildung/psychomotorische Zusatzqualifikation oder entsprechende Erfahrung als Übungsleiter sinnvoll. Informationen zu Aus- und Fortbildungen können über Fachverbände und Sportorganisationen erfragt werden.

Praxisbeispiele 24: Schwungtuch

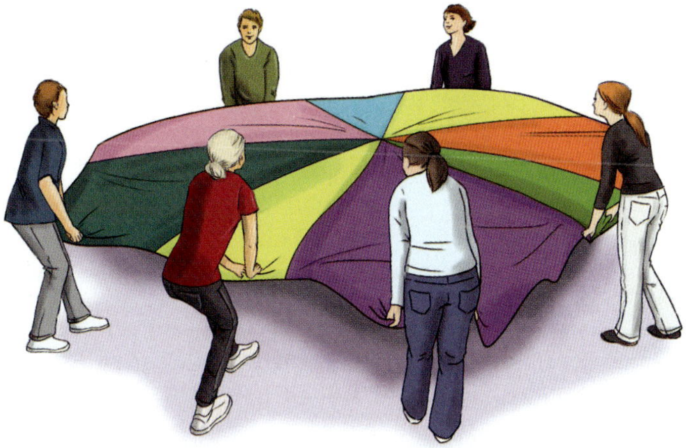

Schwungtücher gibt es in unterschiedlichen Größen und Formaten (rund, quadratisch) und Farben (einfarbig, bunt, mit „Sternenhimmel“). Auch ausgediente Fallschirme oder durchsichtige Folien können eine sinnvolle Alternative sein. Außerdem kann ein Schwungtuch aus Zeitungspapier zusammengeklebt werden. Welches das geeignete Tuch für eine bestimmte Gruppe ist, hängt von der Gruppengröße, von den individuellen Fähigkeiten und den räumlichen Bedingungen ab. Es sollte aber immer leichtes und reißfestes Material sein. Der Einsatz ist in unterschiedlich großen Gruppen möglich, auch im Sitzkreis kann das Tuch geschwungen werden.

Nach der Phase der Einstimmung kann gemeinsam mit Schwingbewegungen begonnen werden.

1. **„Wellen“:** Alle schwingen das Tuch: hoch, tief, langsam, schnell. Wenn die Teilnehmer sich fortbewegen können, ist es möglich, dass alle dabei im Kreis laufen.
2. **„Platzwechsel“:** Die Teilnehmer können ihre Plätze unter dem schwingenden Tuch wechseln: jeweils die Mitglieder der gegenüberliegenden Seiten; nur einzelne Teilnehmer; Spieler mit vom Spielleiter ausgerufenen Merkmalen, z. B. Teilnehmer mit blauer Hose oder weißem T-Shirt.
3. **„Ball rollen lassen“:** Ein Schaumstoffball wird auf das Tuch geworfen, die Teilnehmer versuchen, den Ball hochzuschleudern oder den Ball rollen zu lassen; es können auch mehrere Bälle benutzt werden.
   Variation: Es befinden sich ein Ball und ein Karton auf dem Tuch, Aufgabe der Gruppe ist es, den Ball in den Karton zu rollen.

4. **„Vorsicht, Schlangen!“:** Einige Seile werden auf das Tuch gelegt und das Tuch wird damit hochgeschwungen. Die Teilnehmer müssen aufpassen, dass sie nicht von den „Schlangen gebissen“ werden.
   Variation: auch Bierdeckel, Zeitungsschnipsel, Watteflocken o. Ä. werden auf das Tuch gelegt. Dadurch entstehen interessante optische Effekte.
5. **„Reaktion gefordert“:** Alle halten gemeinsam das Tuch straff, lassen es auf Kommando los, klatschen (ein, zwei oder dreimal) in die Hände und fangen das fallende Tuch wieder auf.
6. **„Wellenlaufen/krabbeln“:** Einige sitzen am Boden und schwingen das Tuch, andere laufen vorsichtig über das Tuch oder krabbeln unter dem Tuch umher.
7. **„Wer ist weg?“:** Ein Spieler geht kurz aus dem Raum und muss nach dem Wiederkommen erraten, wer sich aus der Gruppe unter dem Tuch versteckt hat.
8. **„Krokodil im Sumpf“:** Alle setzen sich und strecken ihre Beine in die Mitte (unter das Tuch). Ein Spieler beginnt als „Krokodil“, krabbelt unter dem Tuch umher und zieht andere Mitspieler an den Füßen in den „Sumpf“ hinein. Diese können dann ebenfalls weitere Teilnehmer hineinziehen.
9. **„Entspannung“:** Die Stunde kann mit einer ruhigen, entspannenden Übung ausklingen. Ein Teil der Gruppenmitglieder liegt entspannt unter dem Tuch, die anderen schwingen langsam und behutsam das Tuch; es wird nicht aktiv heruntergezogen, sondern langsam von oben fallen gelassen.

Das Ende der Übungsstunde kann eine Gesprächsrunde bilden: Was hat gefallen? Was nicht? Welche Ideen gibt es für weitere Stunden?

Weitere Spiel- und Übungsgelegenheiten ergeben sich, wenn das Tuch in den Aufbau einer Gerätebahn oder in die Entwicklung einer Bewegungsgeschichte einbezogen wird, z. B. als Zelt, als Dach oder als Höhle. Oder alle stehen oder knien unter dem Tuch und bewegen sich als „Gespenst“ oder auch als „Raupe“ durch die Halle.

In einer weiteren Übungseinheit könnte zu einer ausgewählten Musik in (Teil-)Gruppen ein Schwungtuch-Tanz entwickelt werden, der später vorgeführt werden kann. Auch Rollstuhlfahrer können dabei gut einbezogen werden.

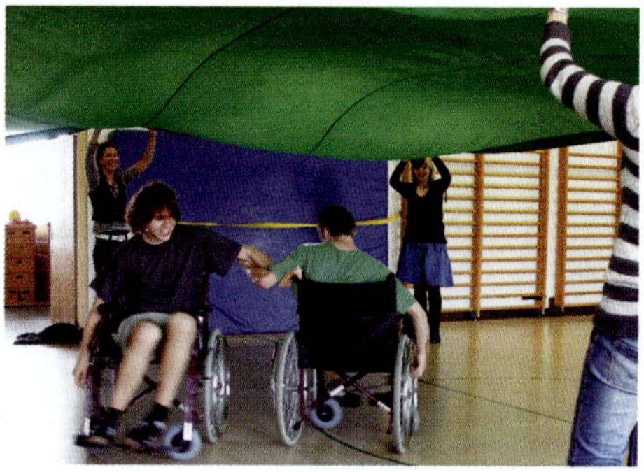

Schwungtuch-Tanz

Als Zielsetzungen stehen bei diesen Übungen soziale Erfahrungen im Vordergrund, da fast immer die Gruppe als Gemeinschaft angesprochen wird. Aber auch eine Vielzahl motorischer Fähigkeiten wird gefordert, z. B. angemessene Kraftdosierung, Reaktions- und Koordinationsvermögen. Es werden visuelle Wahrnehmungserfahrungen ermöglicht, kreatives Gestalten kann gefordert werden, und es bieten sich zahlreiche Anlässe zu Selbstwirksamkeitserfahrungen.

13 Psychomotorik bei Menschen mit Körperbehinderungen

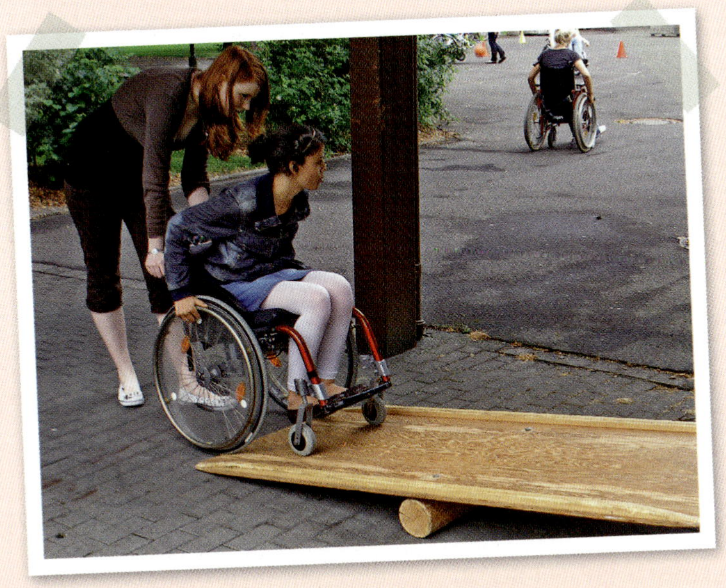

Angestrebte Kompetenzen

Fachkompetenz (Wissen und Fertigkeiten):

- Formen einer cerebralen Bewegungsstörung benennen und charakteristische Merkmale im Bewegungsverhalten zuordnen können.
- Besonderheiten in der inhaltlichen Planung und im methodischen Vorgehen für psychomotorische Übungseinheiten herausarbeiten können.
- In Alltags- und Spielsituationen den Umgang mit dem Rollstuhl in seinen Möglichkeiten und Grenzen einschätzen können.

Personale Kompetenz (Sozialkompetenz und Selbstständigkeit):

- Geeignete Übungen zur Förderung der Körpernahsinne für Menschen mit Körperbehinderungen vorstellen und begründen können.
- Bekannte (Ball-)Spiele und Übungen mit psychomotorischen Materialien (z. B. Sandsäckchen, Schwungtuch) auf die besonderen Bedürfnisse von Menschen mit Körperbehinderungen kritisch hinterfragen und Ablauf- und Regeländerungen ausarbeiten können.
- Exemplarisch Spiele und Übungen konkret umsetzen und die Erfahrungen gemeinsam auswerten können.

> „Je stärker ausgeprägt eine Behinderung jedoch ist – dies gilt vor allem für cerebral geschädigte Kinder – desto eher kann psychomotorische Aktivität zur Gratwanderung zwischen Anregung zu spontaner Bewegungsfreude und Vermeidung pathologischer Bewegungsmuster werden [...] vielleicht macht die Vermittlung zwischen diesen beiden Polen die ‚Kunst' psychomotorischer Arbeit bei Kindern mit Körperbehinderungen aus."
>
> *(Quelle: Hachmeister, 1997, S. 90)*

Wenn Bewegungsangebote für Kinder oder Erwachsene mit einer Körperbehinderung geplant werden, ist es besonders wichtig, die Person und ihre motorischen Möglichkeiten und Grenzen genau zu kennen. Dazu gehört z. B. das Wissen um spezifische Besonderheiten bestimmter Krankheitsbilder, um Fehlbelastungen möglichst zu vermeiden (z. B. Überanstrengung bei Kindern mit progressiver Muskeldystrophie, Förderung pathologischer Bewegungsmuster bei cerebral bewegungsgestörten Kindern).

13.1 Erscheinungsformen der cerebralen Bewegungsstörung

> „Jeder Laie kennt heute den Begriff ‚Spastiker' und meint damit einen Menschen, der sich irgendwie nicht richtig bewegt. Die Bezeichnung wird oft nicht nur mit einer Bewegungsstörung, sondern auch mit mangelnder Intelligenz in Verbindung gebracht. Wir TherapeutInnen können nicht oft genug darauf hinweisen, dass die klinische Bezeichnung ‚Spastik' mit intellektuellen Fähigkeiten nichts zu tun hat, sondern zunächst einen überhöhten muskulären Spannungszustand beschreibt."
>
> *(Quelle: Zinke-Wolter, 2000, S. 121)*

Für die frühkindliche Hirnschädigung besteht eine gewisse Begriffsverwirrung. Missverständlich ist der Begriff Cerebralparese (wörtlich übersetzt: das Gehirn betreffende Lähmung), denn von einer Lähmung kann selbst bei einem extrem niedrigen Muskeltonus nicht gesprochen werden. Genauer ist schon der Begriff der cerebralen Bewegungsstörung, da er nur die Erscheinungsebene beschreibt, oder der weniger gebräuchliche Begriff der sensomotorischen Koordinations- oder Tonusregulationsstörung (vgl. Flehmig, 1990, S. 95).

Beim Kind mit einer Körperbehinderung hemmen häufig folgende Erscheinungen die Bewegungsentwicklung (vgl. Zinke-Wolter, 2000, S. 122 ff. und 183 ff.):

- Bei der **Hypotonie** ist die gesamte Muskelspannung außerordentlich niedrig, Bewegungen sind daher sehr energieaufwendig und anstrengend. Das Kind

schafft wenig Bewegungen gegen die Schwerkraft, z. B. kurzes Kopfheben, Abstemmen des Oberkörpers mit den Armen; beim Hochziehen zum Sitz hängt der ganze Körper an den Armen, eine eigene muskuläre Beteiligung am Aufrichtungsprozess ist kaum zu beobachten. Diese Hypotonie wirkt sich häufig auch sozial-kommunikativ negativ aus, weil die Kinder brav und müde erscheinen und somit oft unterstimuliert werden, man begegnet ihnen vorsichtig und leise, möchte sie nicht stören.
- Bei der **Hypertonie** ist demgegenüber der gesamte Muskeltonus erheblich erhöht, das Kind wird steif und bewegungsarm. Gelenkblockaden erschweren Handlungen oder machen sie gar unmöglich. Die Bewegungen sind sehr anstrengend, da sie gegen den eigenen Muskelwiderstand durchgeführt werden müssen, es kommt auch hier zu einer Bewegungsreduzierung. In sozial-kommunikativer Hinsicht besteht die Tendenz, die Haltung des Kindes als Abwehr zu interpretieren. Für das Kind selbst ist es schwierig, sich von der Unterlage zu lösen und sich mit dem eigenen Körper in einer entspannten Bewegungsaktivität zu beschäftigen.

Auch **tonische Reaktionen** während der frühkindlichen Entwicklung können, wenn sie längere Zeit bestehen bleiben, weitere motorische Entwicklungsschritte behindern oder blockieren:

- Beim **tonischen Labyrinthreflex (TLR)** zeigen sich je nach Position zur Schwerkraft generalisierte Bewegungs- und Haltemuster beim Kind. In Rückenlage überwiegt eine totale Streckung, in Bauchlage eine weitgehende Beugung. Dies bedeutet, dass in Rückenlage der Kopf nicht angehoben werden kann, dass auch eine Beugung der Arme fast unmöglich ist. Die Beugung in Bauchlage bewirkt z. B., dass der Kopf nicht nach vorn und später nach oben gebracht werden kann. So kann zwischen Händen und Gesicht keine aktive Beziehung hergestellt werden, die insbesondere zum Spielen und Erkunden wichtig ist. So wird auch ein Aufrichten aus der Rückenlage verhindert, indem der Kopf zurückgehalten und somit keine Kopfkontrolle ermöglicht wird. Da die Hüfte nicht gebeugt werden kann, ist ein Sitzen mit Gleichgewicht unmöglich.
- Beim **symmetrisch-tonischen Nackenreflex (STNR)** bewirkt die Stellung des Kopfes zum Rumpf eine Veränderung der gesamten Körperhaltung. Bei Beugung des Kopfes nach vorn kommt es zu einer Streckung der Beine und zu einer Beugung der oberen Extremitäten. Bei Streckung des Kopfes werden die Arme gestreckt, während es zu einer Beugung der Beine kommt. Dies macht z. B. ein Aufrichten in den Vierfüßlerstand außerordentlich schwierig, ebenso ist das selbstständige Sitzen fast unmöglich bzw. stets sehr gefährdet. Das Kind droht aus dem Vierfüßlerstand auf das Gesicht zu fallen, sobald es nach unten schaut, weil seine Arme sich reflexartig beugen.
- Der **asymmetrisch-tonische Nackenreflex (ATNR)** hat folgende Auswirkungen: Eine asymmetrische Kopfhaltung bewirkt eine Streckung der Extremitäten auf der Gesichtsseite und eine Beugung auf der Hinterkopfseite. Dies lässt sich in beide Richtungen beobachten, meist wird aber eine Seite bevorzugt. Das Kind ist dann z. B. nicht in der Lage, Gegenstände zu ergreifen, die es sieht, da ja die Hand

gestreckt, d.h. offen, ist. Das Umfassen (Beugen) gelingt nur, wenn es den Kopf abwendet. Auch dadurch sind das Erkunden und Spielen erheblich eingeschränkt.

Die bekannteste Form der cerebralen Bewegungsstörung ist die **Spastik** mit dem Hauptsymptom eines dauernd erhöhten Muskeltonus, wodurch alle Bewegungen gehemmt bzw. verlangsamt werden, möglicherweise bis zur „Rigidität“, der völligen Muskelstarre und Bewegungslosigkeit.

Da die Spastik Ausdruck einer Schädigung der Großhirnareale ist, finden wir je nach Lokalisation der Schädigung verschiedene Bilder (vgl. Zinke-Wolter, 2000, S. 123):

- Die **Hemiparese** (hemi = halb, Parese = Teillähmung) ist eine halbseitige Bewegungsbeeinträchtigung, die Störung einer Körperseite.
- Die **Diparese** (di = zwei) ist eine Störung hauptsächlich der unteren Körperhälfte und der Beinmotorik bei weitgehend symmetrischer Verteilung, wobei die Arme weniger betroffen sind.
- Die **Tetraparese** (tetra = vier), eine Störung aller vier Extremitäten, zeigt außerdem die Beeinträchtigung der Rumpfmotorik bei oft ungleicher Verteilung auf die Körperhälften.
- Mit der **Monoparese** (mono = eins) wird die Störung eines Armes oder eines Beines bezeichnet, sie ist sehr selten anzutreffen.

Die Einteilung ist sicher hilfreich, wird aber in der konkreten Betreuungsarbeit den vielen unterschiedlichen Symptomatiken nur begrenzt gerecht. Zum Beispiel sind die Folgen einer Tetraplegie aufgrund des sehr unterschiedlichen Ausmaßes äußerst verschieden. Sie reichen von Kindern, die gehen, relativ deutlich sprechen und relativ selbstständig werden können, bis zu schwerstbehinderten Kindern auch mit einer geistigen Behinderung.

Hauptursachen für diese unterschiedlichen Ausprägungsarten können sein:

- Zeitpunkt, Ort und Ausmaß der Hirnschädigung,
- Beginn und Umfang der notwendigen Fördermaßnahmen,
- Fähigkeit und Bereitschaft, vorhandene Beeinträchtigungen ausgleichen zu können bzw. zu wollen.

13.2 Methodische Hinweise

Viele Übungen und Spiele aus der psychomotorischen Praxis setzen ein Maß an Mobilität und an Beweglichkeit voraus, das bei Menschen mit körperlichen Behinderungen oft nicht erfüllt werden kann. Zudem sind die motorischen, kognitiven und sozial-emotionalen Voraussetzungen häufig recht verschieden. Deshalb müssen die vielen Ideen und Praxisangebote modifiziert und auf das jeweilige Fähigkeitsniveau der Personen mit Körperbehinderungen übertragen werden. Die individuellen Möglichkeiten und Grenzen werden in der praktischen Arbeit erfahrbar.

Wichtig ist es, dem Kind in der Förderung ein **positives Körpererleben** zu vermitteln. Häufig wird in anderen Fördermaßnahmen unbewusst das Erleben des Körpers als unfähig und veränderungsbedürftig – als nicht normal – vermittelt; die Förderung zielt dann auf eine Veränderung und Normalisierung des Körpers ab. Unter psychomotorischen Gesichtspunkten sollte der Schwerpunkt jedoch darin liegen, den Körper, so wie er ist, wertschätzen zu lernen und mit den vorhandenen motorischen Möglichkeiten selbstständig aktiv werden zu können. Ziel ist nicht die isolierte Verbesserung bestimmter motorischer Fähigkeiten, sondern die Kompetenzerweiterung des Kindes bezogen auf die Entwicklung und Entfaltung seiner Gesamtpersönlichkeit.

Für eine Realisierung der psychomotorischen Grundidee ist es wichtig, die spontane Bewegungsfreude, die auch schwerstbehinderten Kindern zu eigen ist, zu mobilisieren. Diese kann sich zwar oft in stereotypen Bewegungen oder pathologischen Bewegungsmustern ausdrücken. Aber: Spontane Bewegung bedeutet Aktivierung und Erhöhung des Wachheitsgrades. Da eine Therapie mit dem Ziel der Heilung bei schweren Behinderungen oft ausgeschlossen ist, müssen pathologische Bewegungsmuster in Kauf genommen werden. Eine ständige exakte Kontrolle der Bewegungen und das „Ausschalten" pathologischer Bewegungen würden ansonsten Bewegungen stark einschränken oder unmöglich machen und zu vermehrter Passivität führen.

In der Kommunikation mit Menschen mit einer schweren Körperbehinderung ist ein Dialog nur über den Körper möglich. Dabei gilt es, das Bewegungsverhalten, die Gestik und Mimik des Gegenübers wahrzunehmen und zu interpretieren, um darauf reagieren zu können.

Die **nonverbalen Signale** des körperlich schwer behinderten Menschen sind häufig recht schwer zu erkennen und zu deuten. Dennoch lassen sich folgende grundlegende Kommunikationsmerkmale nennen:

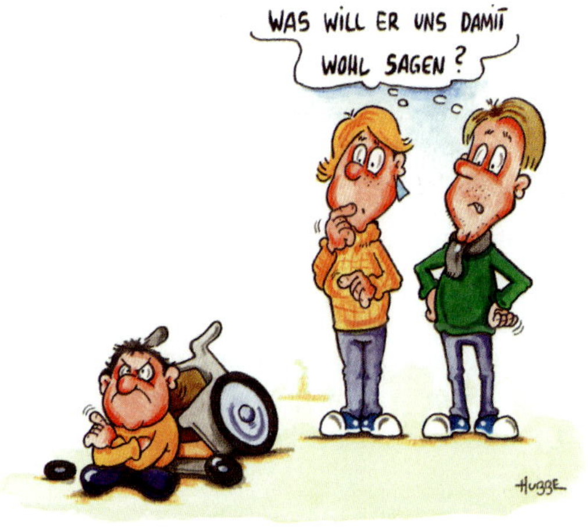

Nonverbale Körpersignale

- Zeichen für das „Sich-Öffnen", für eine Dialogbereitschaft, können z. B. sein: körperliche Entspannung, tiefes Einatmen, entspannter Gesichtsausdruck, leichtes Öffnen von Mund und Augen, angedeutete Körperwendung zur Seite des Dialogpartners.
- Anzeichen für das „Sich-Verschließen" können sein: unruhig werden, schwitzen, erröten, Anspannung zeigen, Verschließen der Augen und des Mundes, abwenden, grimmiger Gesichtsausdruck.

Diese Reaktionen können individuell recht unterschiedlich, ja sogar widersprüchlich sein. Eine Anspannung z. B. kann in bestimmten Situationen durchaus auch ein positives Signal sein. Deshalb ist in diesem Zusammenhang die Beobachtung wichtig, aus welcher Situation heraus die beobachtete körperliche Reaktion erfolgte. Wie hat sich die Person vorher verhalten und wie waren die situativen Bedingungen?

→ AUFGABEN

1. Arbeiten Sie heraus, welche Besonderheiten im Stundenverlauf und im methodischen Vorgehen bei psychomotorischen Übungseinheiten für Menschen mit cerebralen Bewegungsstörungen bedeutsam sein können.
2. Setzen Sie sich nach Absprache im Unterricht mit bestimmten Formen der Körperbehinderung bei Kindern intensiver auseinander, z. B. Muskeldystrophie, Athetose, Ataxie, Spina bifida. Stellen Sie in der Klasse abwechselnd jeweils ein Behinderungsbild vor.
3. Tauschen Sie in der Kleingruppe Ihre Erfahrungen aus: An welchen Hinweisen haben Sie in Ihrer Betreuungsarbeit das „Sich-Öffnen“ (Dialogbereitschaft) oder das „Sich-Verschließen“ erkannt? Tragen Sie die Ergebnisse zusammen und werten Sie sie aus.

Praxisbeispiele 25: Förderung der Körpernahsinne

Auch bei Menschen mit Körperbehinderung ist der Zusammenhang zwischen Wahrnehmung und Bewegung hervorzuheben, deshalb ist gerade die Förderung der Körpernahsinne von besonderer Relevanz. Ergänzend zu den bisherigen Übungsbeispielen (s. Kapitel 10.2) schließen sich hier weitere Anregungen zur Wahrnehmungsförderung an.

Die **taktile Wahrnehmung** betrifft das Fühlen mit Händen und Füßen, aber auch mit der ganzen Körperoberfläche, z. B.:

- Körperkontakt zu anderen Kindern oder Erwachsenen,
- Spüren der Oberflächenbeschaffenheit unterschiedlicher Materialien/Unterlagen, Abreiben mit verschiedenen Materialien,
- Massage des Körpers oder einzelner Bereiche oder Körperteile,
- „Matschen“ mit verschiedenen Materialien vom Kleisterbild bis zur Cremerutsche,
- Einrollen oder Bedecken des Körpers in oder mit verschiedenen Materialien.

> „Bei der taktilen Wahrnehmung ist im Besonderen Einfühlsamkeit gefordert, die Kinder dürfen nicht überfordert oder überstimuliert werden. Jede Form von Stimulation (Massage, Abreiben etc.) muss der Kontrolle der Kinder unterliegen, d. h., dass die Kinder aufgefordert werden, Zustimmung und Ablehnung, Wünsche, Vorlieben etc. zu äußern, vor allem aber heißt es, Ablehnung zu respektieren.“
> *(Quelle: Hachmeister, 1997, S. 94)*

Die **vestibuläre Wahrnehmung** kann als Herausforderung mit der Notwendigkeit von Ausgleichsbewegungen oder als Stimulation ohne Ausgleichsbewegungen erfolgen, z. B.:

- verschiedene Schaukelkonstruktionen (vor und zurück, seitwärts, drehen),
- Auf- und Abbewegungen auf dem Airtramp oder Trampolin,
- aktives Fahren oder passives Gefahrenwerden mit dem Rollbrett,
- „Wackelmatte", auf der verschiedene Körperpositionen eingenommen werden können und die auch aktiv bewegt werden kann,
- Rollen, Rutschen auf der schiefen Ebene,
- Balanceübungen in verschiedenen Positionen auf dem Therapiekreisel, der Turnbank, dem Physioball oder der Physiorolle.

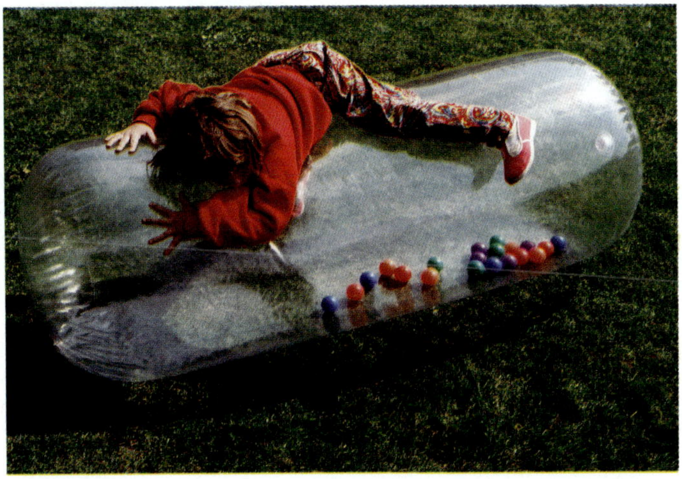

Gleichgewicht halten auf der Physiorolle

Kinästhetische Reize,
also die Erfahrung von Druck und Zug an Muskeln und Gelenken, sind an den meisten Angeboten zur Körpererfahrung beteiligt, z. B.:

- Medizinball- oder Igelballmassage,
- Auflage von Gewichten auf einzelne Körperteile,
- zwischen (Weichboden-)Matten liegen,
- in Knautschsäcke hineingedrückt werden,
- gegenseitiges Wegdrücken,
- auf einer schiefen Ebene an einem Tau hinaufziehen,
- an einem Seil oder Stab auf dem Rollbrett Karussell fahren,
- mit den Händen am Reck, an den Ringen, am Tau oder am Barren hängen und schaukeln.

Ein besonderer Aspekt in der Bewegungserziehung von Kindern mit Körperbehinderungen ist sicherlich die **Auseinandersetzung mit dem Rollstuhl**. Manche Kinder sind dauerhaft auf den Rollstuhl angewiesen, können sich ohne ihn nicht fortbewegen und benötigen ihn für eine gesicherte Körperposition. Andere brauchen den Rollstuhl nur zum Zurücklegen größerer Strecken oder für eine Position am Tisch. Eine möglichst gute Beherrschung des Rollstuhls ist nicht zuletzt für die Bewältigung des täglichen Lebens (auch später als Erwachsener) notwendig. Auf verschiedenen Stufen kann das Rollstuhlfahren geübt werden.

„Die Bewältigung von Kanten und Bordsteinen, das Kippen, Fahren auf zwei Rädern, aber auch das Ein- und Aussteigen sind nicht nur Fähigkeiten, die Spaß bringen und die eigenen Möglichkeiten aktuell erweitern, sie dienen der späteren Lebensbewältigung und sind daher unbedingter Bestandteil motorischer Förderung. Das Training dieser Fähigkeiten kann innerhalb der Therapie und in den entsprechenden Lebenssituationen selbst geübt werden, es kann und sollte aber auch Bestandteil psychomotorischer Förderung sein.
Ein Rollstuhlführerschein, bei dem verschiedene Fähigkeiten geübt und individuell die Möglichkeiten des einzelnen Kindes (möglicherweise auch im Vergleich nach bestimmten Zeitabständen) festgehalten werden können, bietet einerseits Anreiz, aber auch Kontrolle und damit die Möglichkeit zur Selbsteinschätzung."

(Quelle: Hachmeister, 1997, S. 100–101)

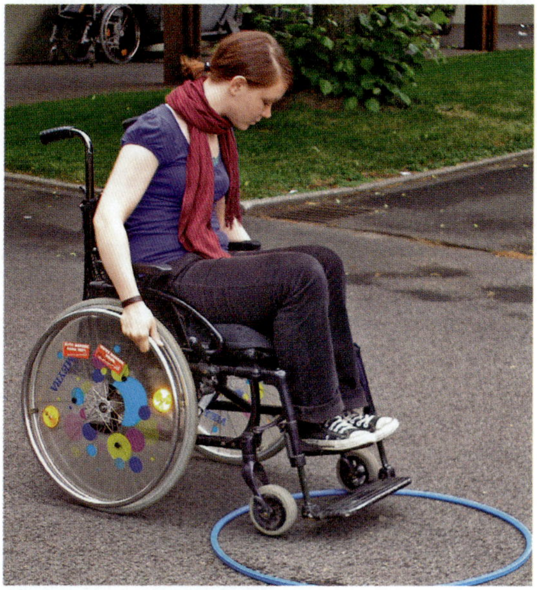

Selbsterfahrung mit dem Rollstuhl: Überwinden eines kleinen Hindernisses

Mit dem Rollstuhl sind auch viele Ballspiele oder Sportspiele möglich. Für ein Basketballspiel hängt zwar oft der Korb zu hoch und das gesamte Regelwerk ist zu kompliziert, aber in irgendeiner Form ist es fast allen Kindern möglich, den Ball in einen Behälter zu befördern. Demnach sind geeignete Regelvereinfachungen und Veränderungen vorzunehmen. Das Gleiche gilt für das Fußballspiel, das z. B. mit einem größeren Ball gespielt werden kann.

Viele Übungs- und Spielideen lassen sich auch in einer einfacheren Ausführung, einer geringeren Geschwindigkeit oder in einer anderen Fortbewegung ausführen. Viele Mannschaftsspiele können beispielsweise auch als Sitzballspiele durchgeführt werden.

Gymnastik, Übungen und Spiele mit den Sandsäckchen oder dem Schwungtuch sind weiterhin meist gut durchführbar. Auch einfache Geräteaufbauten zum Rollen, Rutschen, Krabbeln, Ziehen sind für Personen mit einer Körperbehinderung eine sinnvolle Herausforderung. Anpassungen an vorhandene Fähigkeiten sind möglich durch eine geringere Höhe von Geräten (z. B. kleine Kästen), durch breitere Balancierflächen (z. B. Matten, Kastenoberteile) oder durch größere Abstände zwischen einzelnen Stationen.

Auch können Geräte selbst Erleicherungen bei bestimmten Bewegungen bieten, z. B. kann sich die Person beim Laufen im Barren an beiden Holmen festhalten.

> „Alle Aufbauten ermöglichen ein intensives Erleben über die Körpersinne, vor allem die kinästhetische und vestibuläre Wahrnehmung sind angesprochen. Die Aufbauten unterscheiden sich in der Verweildauer auf dem Gerät. Auf dem Airtramp, der Schaukel und dem Trampolin werden die Kinder länger bleiben, die Motivation, von diesem Gerät wieder hinunterzugehen, ist gering. Eine Bahn, auf der es rutschend, rollend, fallend oder fahrend abwärts geht, beinhaltet die Notwendigkeit, wieder aufzusteigen. Dies ist sowohl für die Kinder als auch für die Anstrengung der Erwachsenen nicht unerheblich.
> Es geht in jedem Falle darum, nach dem Prinzip des Dialogs darauf zu achten, wie jedes einzelne Kind das Angebot erlebt, es gilt herauszufinden, wodurch sich ein Kind besonders angesprochen fühlt oder wobei Unwohlsein, Ängste oder Verwirrung entstehen können. Dazu sind neben der intensiven Auseinandersetzung mit dem einzelnen Kind vor allem Pausen notwendig, in denen das Kind beobachtet wird, es Gelegenheit hat, eigenaktiv zu werden, in denen mit dem Kind überlegt werden kann, was eventuell zu verändern ist (Lagerung oder Position, Intensität, Richtung)."
>
> *(Quelle: Hachmeister, 1997, S. 131)*

Praxisbeispiele 26: Spiele im Stuhlkreis und Sitzballspiele

Spiele im Stuhlkreis und Sitzballspiele sind für Menschen mit körperlichen Behinderungen besonders geeignet. Die Belastung muss nicht sehr hoch sein, da die Teilnehmer sich wenig vom Ort wegbewegen müssen. Die einfache Grundaufstellung kann schnell eingenommen und für viele Spiele beibehalten werden. Trotzdem können Spiele im Kreis auch sehr abwechslungsreich sein.

Viele der in den bisherigen Praxisbeispielen beschriebenen Spiele und Übungen sind in einer Kreisform und auch im Sitzen durchführbar. Einige sollen hier noch zusätzlich genannt werden.

1. **„Sitzball":** Die Teilnehmer bilden einen Stuhlkreis, jeder Spieler hat ein Tor zwischen den beiden vorderen Stuhlbeinen. Ein Schaumstoffball wird leicht hin und her geschossen. Jeder Teilnehmer versucht, den Ball (oder auch zwei Bälle) möglichst häufig in die Tore der Mitspieler zu schießen.
   Variation: mit den Stühlen zwei Parteien bilden, die sich gegenübersitzen.

2. **„Gegenstände aufzählen":** Der Spielleiter (oder ein Mitspieler) geht in die Mitte des Stuhlkreises und schließt die Augen. Die Spieler im Kreis geben einen Ball von Hand zu Hand weiter. Wenn der Spielleiter in der Mitte „Stopp" sagt und dabei einen bestimmten Buchstaben nennt, soll derjenige, der gerade den Ball hält, fünf Gegenstände aufzählen, die mit dem angesagten Buchstaben beginnen. Während des Aufzählens wird der Ball im Kreis weitergegeben. Kommt der Ball beim Sprecher wieder an, bevor er seine Aufzählung beendet hat, geht dieser in den Kreis.
3. **„Müllers Fritz":** Im Stuhlkreis beginnt die Spielleiterin mit einer Tätigkeit. Sie sagt „Müllers Fritz macht immer so" und stampft beispielsweise mit dem Fuß auf. Alle anderen Mitspieler machen es ihr nach. Der Nächste im Spielkreis spricht ebenfalls den Satz und dreht zusätzlich zum Stampfen mit dem Handgelenk. Alle machen wieder mit. Dann macht der nächste Teilnehmer weiter mit Bewegungen wie z. B. mit dem Kopf schütteln, blinzeln, auf dem Stuhl hin und her wackeln usw. Wie viele Tätigkeiten schaffen die Spieler hintereinander? Danach kann der Nächste wieder mit einer einzigen Bewegung beginnen.
4. **„Sitzrollball":** Alle Mitspieler sitzen auf einer gedachten Kreislinie auf dem Boden und haben ein Hütchen (eine Keule) vor sich stehen. Aufgabe ist es, durch gezieltes Rollen des Spielballes das Hütchen eines Mitspielers zu treffen.
   Variation: Es können mehrere Bälle ins Spiel gebracht werden.
5. **„Sitzvolleyball":** Nach den bekannten Regeln wird im Sitzen über ein niedrigeres Netz gespielt. Es können auch sinnvolle Regelvereinfachungen vorgenommen werden (z. B. der Ball darf auch den Boden berühren; der Ball darf auch gefangen und über das Netz geworfen werden; der Ball darf mehr als dreimal gespielt werden).
6. **„Sitzfußball":** Im Sitzen versuchen zwei Mannschaften, mit den Füßen einen Ball ins gegnerische Tor zu schießen.
   Variationen: Die Teilnehmer sitzen auf umgedrehten Teppichfliesen oder auf Rollbrettern; das Tor oder der Ball können verändert werden.

→ AUFGABEN

1. Überprüfen Sie ausgewählte Übungsbereiche oder Materialien (aus den bisherigen Praxisbeispielen) auf ihre Anwendungsmöglichkeiten für Menschen mit Körperbehinderung. Welche Spiele oder Übungen können im Sitzkreis mit Rollstuhlfahrern durchgeführt werden?
2. Geeignete Mannschaftsspiele für Menschen mit einer Körperbehinderung können aus den bekannten Sportspielen abgeleitet werden. Die Regeln und Abläufe müssen entsprechend geändert und vereinfacht werden. Entscheiden Sie sich in einer Kleingruppe für ein Sportspiel (z. B. Handball, Fußball, Rollball, Ball unter die Schnur, Faustball oder Prellball). Überlegen Sie sich die Organisation des Spiels, Regeln und Variationsmöglichkeiten. Führen Sie Ihr Spiel mit der Klasse durch und werten Sie die Erfahrungen aus.
3. Falls Sie Rollstühle ausleihen können (oder in eine entsprechende Einrichtung fahren können), probieren Sie das Rollstuhlfahren in Alltagssituationen und in Bewegungsspielen aus. Rollballspiele können Sie als Alternative auch auf dem Rollbrett testen.

14 Bewegungsarbeit mit älteren Menschen

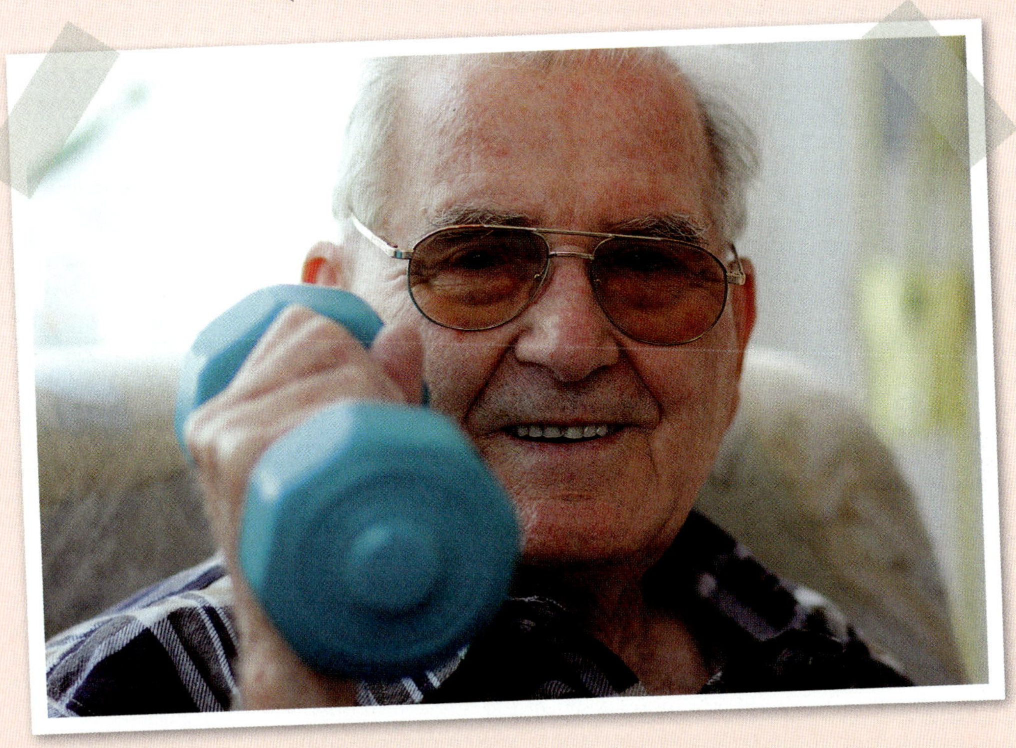

Angestrebte Kompetenzen

Fachkompetenz (Wissen und Fertigkeiten):

- Die biologischen und physiologischen Veränderungen im zunehmenden Lebensalter und die individuell unterschiedliche Ausprägung erklären können.
- Die Zielsetzungen und Inhaltsbereiche der Psychomotorik auf die Besonderheiten im Alter übertragen können.
- Die Besonderheiten im Ablauf von Übungseinheiten für Ältere und die Folgerungen für die methodischen Vorgehensweisen herausstellen können.

Personale Kompetenz (Sozialkompetenz und Selbstständigkeit):

- Sich mit den Erfahrungsfeldern der Motogeragogik auseinandersetzen und konkrete Anwendungsmöglichkeiten aufzeigen können.
- An ausgewählten Übungsmaterialien Stundenbilder der Psychomotorik für ältere Menschen nach inhaltlichen Schwerpunkten ausarbeiten und vorstellen können.
- Teilelemente der Übungseinheiten und mögliche Variationen in der Gruppe ausführen und ihre möglichen Wirksamkeiten gemeinsam beurteilen können.

14.1 Kennzeichen der Altersmotorik

In der Heilerziehungspflege und der Heilpädagogik gewinnt die Arbeit mit älteren Menschen zunehmend an Bedeutung. Was für die Gesamtbevölkerung zutrifft (demografische Entwicklung), vollzieht sich auch in den Einrichtungen der Behindertenhilfe. Menschen mit Behinderungen haben heutzutage eine deutlich höhere Lebenserwartung, die häufig der von Menschen ohne Behinderung entspricht. Damit stehen die Institutionen vor großen Veränderungen. In der Bewältigung damit zusammenhängender Aufgaben und Herausforderungen kann die Psychomotorik einen wichtigen Beitrag leisten. Alterungsprozesse zeigen sich besonders für andere sichtbar in der Motorik, aber durch Bewegung können umgekehrt auch altersbedingte Veränderungen verzögert oder vermindert und Fähigkeiten und Fertigkeiten möglichst lange erhalten werden. Zudem spielen auch in diesem Alter Bewegungsfähigkeiten für die Gesamtpersönlichkeit eine zentrale Rolle

Es soll keine genaue Altersdefinition für die Zielgruppe der älteren Menschen angegeben werden. Bezeichnungen wie „Senioren", „ältere Mitbürger" usw. sind wenig präzise, und es ist wenig sinnvoll, bestimmte Altersbereiche voneinander abzugrenzen, in denen der Mensch alt oder älter ist. Alt sein (gemäß dem kalendarischen Alter) und sich alt (oder jung) fühlen, sind auch zweierlei.

Das Charakteristische des Bewegungsverhaltens im Alter soll im Folgenden näher herausgestellt werden. Das Alter ist, ähnlich wie die Kindheit und im Unterschied zum relativ stabilen Erwachsenenalter, eine Lebensperiode, in der der Körper kontinuierlichen und großen Veränderungen unterworfen ist, die sich auf das Bewegungsverhalten auswirken. Es wurde bereits dargestellt, dass Bewegung Grundlage jeglicher Handlungs- und Kommunikationsfähigkeit ist, und so bedeuten auch im Alter Veränderungen der Motorik Veränderungen der Handlungskompetenz; somit ist die motorische Entwicklung mit der Persönlichkeitsentwicklung eng verknüpft.

Zu berücksichtigen ist, dass das Altern bei verschiedenen Individuen in unterschiedlicher Weise und in unterschiedlicher Geschwindigkeit vor sich geht. Somit fällt es nicht leicht, das Typische einer Altersmotorik zu beschreiben. Es besteht auch die Gefahr, außer altersbedingten Abbau- und Verschleißerscheinungen auch Veränderungen aufgrund eines krankhaften Geschehens mit einzubeziehen. Dies betrifft vor allem chronisch-degenerative Erkrankungen wie Arthrose der Knie- und Hüftgelenke sowie der Lendenwirbelsäule. So wird nicht ganz zu verhindern sein, dass im Bild der Altersmotorik auch Krankheitswertiges hier und da einfließt.

Biologische und physiologische Veränderungen im zunehmenden Lebensalter führen zu Organveränderungen und zu Funktionsveränderungen. Diese Veränderungen wirken sich auch auf das Bewegungsverhalten aus und sind daher auch Kennzeichen der motorischen Entwicklung im Alter:

- Abnahme des maximalen Herzleistungsvermögens, Erhöhung des Blutdrucks aufgrund Veränderung der Gefäßwände;

- Abnahme der maximalen Sauerstoffaufnahmekapazität, Verringerung der Atemleistung, z. B. durch Verfestigung der Gewebestrukturen der Lunge;
- Abnahme der Muskelmasse, Versteifung der Gelenke, Nachlassen der Elastizität von Sehnen und Bändern bewirken einen Verlust an Muskelkraft, vor allem der Schnellkraft; dadurch Einschränkung der gesamten Bewegungsfähigkeit und Gelenkigkeit;
- Abschwächung der Impulstätigkeit und Abbauprozesse im Gehirn können – zusammen mit psychisch bedingter Bewegungsunlust, allmählicher Verringerung spontaner Bewegungsproduktionen – eine zunehmende Bewegungs- und Ausdrucksarmut zur Folge haben;
- verminderte Nervenleitgeschwindigkeit führt zu verzögerten Reaktionszeiten auf Wahrnehmungsreize, Sinnesleistungen lassen nach, dadurch ist eine Erschwerung der situativen Orientierung und Anpassung gegeben;
- Nachlassen der Fähigkeit zu koordinierten Bewegungsabläufen und der Bewegungskontrolle bei feineren Präzisionsbewegungen, insbesondere dann, wenn sie nicht ständig geübt werden;
- Erschwernis der Kombination und Verknüpfung von verschiedenen Bewegungsabläufen oder Richtungsänderungen; dadurch sind Tempoverzögerungen und insgesamt eine verlangsamte Motorik wahrscheinlich.

Hier sei auch noch einmal betont, dass die genannten Kennzeichen mögliche Veränderungen sind, die nicht zwangsläufig, nicht in dem Ausmaß erfolgen müssen und zu verschiedenen Zeitpunkten auftreten können. Von daher müssen sie nicht bei jedem Individuum und nicht auf der gleichen Altersstufe auftreten. So ist auch die Leistungsfähigkeit des Herz-Kreislauf-Systems prinzipiell bis ins hohe Alter aufrechtzuerhalten, vor allem bei regelmäßigem (Ausdauer-)Training und gesunder Lebensweise. Das Erscheinungsbild der Altersmotorik muss also grundsätzlich differenziert betrachtet werden. Das Bewegungsverhalten kann durch Unlust, Starrheit, Stereotypität gekennzeichnet sein, es muss aber nicht zwangsläufig monoton, abgehackt und schwunglos werden. Dabei können verschiedene andere Persönlichkeits- und Situationsvariablen wesentlich bestimmender sein als die Altersvariable.

Wie im früheren Lebensalter bestehen auch in dieser Altersspanne Wechselwirkungsprozesse zwischen dem Bewegungsvermögen und der Handlungs- und Kommunikationsfähigkeit. Veränderungen der Motorik haben Auswirkungen auf die gesamte Persönlichkeitsentwicklung. So besteht die Gefahr, dass die älteren Menschen mit den körperlichen Veränderungen auch geistig und psychisch verlangsamen. Über geeignete Bewegungsangebote kann dieser Entwicklung entgegengesteuert werden.

> „Um nicht zu versinken im Meer des Vergessens, um lebendig zu sein, muss man sich spüren, sich wahrnehmen, sich seiner bewusst sein. Und das geht (nur) durch bewegen."
>
> *(Quelle: Eisenburger u. a., 2008, S. 10)*

Betrachtet man die Kompetenzbereiche der Psychomotorik, können sich im Alter beispielsweise folgende Auswirkungen des Lebens in einem Pflegeheim zeigen:

- Im Bereich der **Körpererfahrung** verringert z. B. überwiegendes Liegen Körpererfahrungen und die Wahrnehmungen werden immer mehr eingeschränkt. Funktionen, die nicht mehr gebraucht werden, verkümmern unterdessen. Die dauerhafte Bewegungslosigkeit lässt den Bewegungsapparat versteifen.
- Gefährdungen in Bezug auf die **Sozialkompetenz** können darin bestehen, dass sich soziale Beziehungen auf professionelle und sehr einseitige Kontakte mit dem Pflegepersonal beschränken. Obwohl die Menschen auf engem Raum und in ständiger (räumlicher) Nähe leben, entsteht kaum oder kein Gemeinschaftserleben oder Gruppengefühl.
- Gefährdungen bezüglich der **Sachkompetenz** können sich darin äußern, dass Bewohner kaum noch Umgang mit Dingen der Umwelt haben und wenig die Natur erleben.

Alle Altersveränderungen sind **individuell unterschiedlich ausgeprägt**. Sie sind durch entsprechend dosiertes Bewegungstraining positiv zu beeinflussen. Dadurch kann die Leistungsfähigkeit des Organismus besser und länger erhalten bleiben, die Abbauprozesse erfolgen langsamer und insgesamt auf einem höheren Niveau.

Ein Ansatzpunkt der Übertragung der psychomotorischen Grundideen auf Ältere ist die Motogeragogik, die Persönlichkeitsförderung durch Bewegung im Alter. Einige methodisch-didaktische Aspekte dieses Konzeptes sollen im folgenden Kapitel erläutert werden.

14.2 Psychomotorik im Alter (Motogeragogik)

Die Altersmotorik bringt Bewegungsdistanz, Koordinationserschwerung, Bewegungseinschränkungen und Tempoverzögerungen mit sich. Dies kann somit leicht dazu führen, auch psychisch zu „verlangsamen“ und sich so sehr von der Welt und vom Leben zu distanzieren, dass das Alter nur noch ein Aushalten und nicht ein Gestalten des Lebens ist.

Diesen **Kreislauf Bewegungsdistanz – Bewegungsunlust – Bewegungsmangel – Bewegungseinschränkung** usw. zu durchbrechen und dem Menschen die Möglichkeit zu geben, sich mit seiner Altersmotorik und seinem sich verändernden Körper zurechtzufinden und nach seinem Vermögen und seinen Bedürfnissen an der Welt teilzuhaben, muss Anliegen psychomotorischer Angebote im Alter sein.

Das Konzept der Motogeragogik will einen Weg bieten, um die Menschen körperlich, geistig und seelisch wieder zu bewegen. Es richtet die Aufmerksamkeit auf die Entwicklungsaufgaben und Daseinsthemen der Menschen im Alter und verbindet diese mit dem psychomotorischen Gedankengut der Förderung personaler, sachbezogener und sozialer Kompetenzen.

Der Begriff „Motogeragogik" beinhaltet den Wortstamm „Moto" als Abkürzung für Motorik und wird ergänzt durch „Geragogik", bei der es sich um ein Teilgebiet der Pädagogik handelt, das sich mit Bildungsfragen und -hilfen für ältere Menschen befasst. Mittlerweile wird aber immer deutlicher, dass sich der Begriff „Motogeragogik" nicht durchsetzen kann. Da in der gesamten Diskussion über die früheren Lebensspannen zunehmend der Begriff „Psychomotorik" genutzt wird, wird auch in der Fachliteratur zum Alter weniger von Motogeragogik als vielmehr von „Psychomotorik im Alter" gesprochen (vgl. Eisenburger, 2004, S. 542).

In den Übungsstunden mit älteren Menschen ist es anders als bei der Arbeit mit Kindern, wo Entwicklung meist im Sinne von Zuwachs erlebt oder zumindest angestrebt wird, dass Kinder immer besser zurechtkommen, immer mehr können sollen. Im Alter dagegen bedeutet Entwicklung meist fortschreitende Einschränkung. Immer weniger zu können, immer schlechter zurechtzukommen, ist vielfach harte Realität.

Es darf aber auch hier keine defizitorientierte Sichtweise in den Vordergrund rücken. Ältere Menschen verlieren zwar manche Fähigkeiten, diese „natürliche Entwicklung" darf aber nicht den Blickwinkel der pädagogischen Fachkräfte bestimmen. Sie müssen ihren **Fokus auf die vorhandenen Kompetenzen und Stärken der älteren Menschen** richten und sich an ihren Interessen, Wünschen und Bedürfnissen orientieren. Es gilt herauszufinden, was diese Menschen brauchen könnten.

Die Psychomotorik kann möglicherweise so dazu beitragen, dass auch dieser Lebensabschnitt Momente der Freude, des Wohlbefindens und der Lebensqualität behält. Es gilt, auch schon die kleinen Äußerungsformen und Handlungsveränderungen als Erfolg zu betrachten. Ein Tuch wird gemeinsam geschwungen, „nur" im Sitzen und auch recht langsam, aber alle Personen sind aktiv beteiligt und erfreuen sich an den Bewegungen des Tuches. Bei einer Person ist seit Langem mal wieder ein Lächeln zu beobachten, als kleine Wattebäuschchen wie „Schneeflocken auf dem Tuch tanzen". Auch kann es ein toller Erfolg sein, wenn die Füße im Rhythmus mitwippen, ein Luftballon in die Luft geschlagen oder ein Sandsäckchen im Kreis weitergereicht wird.

Beweglichkeit und Verfügbarkeit über den Körper sind auch im Alter Grundlage der Handlungsfähigkeit und damit der Selbstständigkeit und Unabhängigkeit, Zufriedenheit und Kompetenz. Bewegungseinschränkungen erschweren demgegenüber die Bewältigung der alltäglichen Aufgaben, schränken die Mobilität ein. Diese Bewegungsunsicherheit kann sich negativ auf das Selbstvertrauen auswirken.

„Diese Bewegungslosigkeit drückt sich nicht allein in motorischen Einschränkungen aus wie dem gehemmten Gang, den kleinen Schritten, den steifen Armen, sondern auch in der Starrheit der Körper, den eingefrorenen Gesichtszügen, den hängenden Schultern. Wir wissen um die Zusammenhänge zwischen Seele und Körper, zwischen psychischen Konflikten und Körpersymptomen, wir wissen, dass Erlebtes immer sein Pendant im Körper hat (‚der Leib vergisst nichts ...'). Und im Alter kommt noch hinzu: Der biologische Organismus, der den Naturgesetzen des Alterns unterliegt und seine Adaptionsfähigkeit zunehmend verliert, wirkt wieder zurück: Hände, die schlaff und leblos werden, weil es nichts mehr zu tun gibt, Blicke, die gesenkt bleiben, weil sich nichts Interessantes zeigt, Beine, die sitzen bleiben, weil es sich nicht mehr lohnt, ‚in die Welt zu gehen' – sie können dann irgendwann auch wirklich nicht mehr zupacken, nicht mehr aufmerksam zusehen, nicht mehr laufen."

(Quelle: Eisenburger, 2005, S. 15)

Übergeordnetes Ziel der Bewegungsarbeit mit älteren Menschen ist deshalb die Förderung einer stabilen und harmonischen Entwicklung der Persönlichkeit, und zwar in Bezug auf

- körperliche Beweglichkeit (tätige Auseinandersetzung),
- psychische Beweglichkeit (Ausgeglichenheit von Gefühlen und Empfindungen),
- geistige Beweglichkeit (Interesse an Ereignissen, Dingen),
- soziale Beweglichkeit (Wunsch nach sozialen Kontakten).

In den Bewegungsstunden sollen die Kompetenzen und Ressourcen gestärkt werden, die

- auf die Person bezogen sind: Ich-Kompetenz über Körpererfahrungen,
- für das Eingebundensein in Gruppen bedeutsam sind: Sozialkompetenz über Sozialerfahrungen,
- für das Zurechtkommen mit den Bedingungen der Umwelt entscheidend sind: Sachkompetenz über Materialerfahrungen (s. Kapitel 1.3).

Zur Umsetzung des Konzepts der Motogeragogik in diesen Kompetenzbereichen hat Eisenburger (vgl. 2013, 235 ff.) die grafische Form eines „Schubladenkastens" vorgestellt. Die drei Kompetenzbereiche sind jeweils noch in mehrere Erfahrungsfelder untergliedert, die sich auf die drei großen Zielbereiche im Zusammenwirken beziehen und verschiedene Aspekte im Menschen ansprechen. Die „Schubladen" sind dabei selbstverständlich als abstraktes Denkmodell zu verstehen.

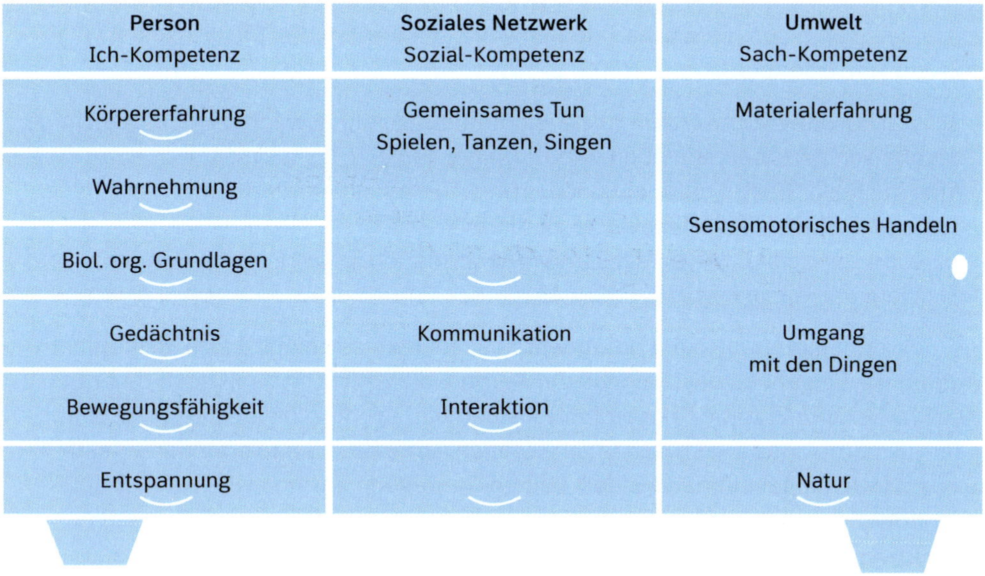

„Schubladenkasten" Motogeragogik (Eisenburger, 2013, S. 236)

Ziel des Konzepts ist es, die Praxis im Zusammenwirken der Erfahrungen besser strukturieren zu können, um die Kompetenzen und Ressourcen des Einzelnen zu stärken:

- So geht es im Bereich der **Ich-Kompetenz** um die Ermöglichung von Körpererfahrungen, um Sinneswahrnehmungen, um Koordinations- und Gleichgewichtsfähigkeiten (Bewegungsfähigkeit), um Gedächtnisfähigkeit (Pläne machen, sich etwas merken können), um ein möglichst stabiles Herz-Kreislauf-System, um genügend Muskelkraft und funktionierende Gelenke (biologisch-organische Grundlagen) und um den Wechsel von Anstrengung und Ruhe (Entspannung).
- Im Bereich der **Sozialkompetenz** können Begegnungen mit anderen Menschen und Momente des Gruppengefühls erlebt werden, kann mit anderen Menschen kommuniziert werden, es können Absprachen getroffen und gemeinsame Aktivitäten im Spiel oder Tanz realisiert werden.
- Im Bereich der **Sachkompetenz** werden Erfahrungen ermöglicht, die Dinge im Bewusstsein zu halten, mit Materialien zu hantieren, zu experimentieren, kreativ zu sein und auch den Kontakt zur Natur zu finden oder zu erhalten.

Die „Schubladen" lassen sich mit ganz konkreten Vorschlägen und Ideen zur Gestaltung der Bewegungsstunden füllen. Dazu finden sich am Ende dieses Kapitels Praxisbeispiele mit Sandsäckchen und Chiffontüchern. Aus den Praxisbeispielen der vorherigen Kapitel können zudem viele Spiele und Übungen auch für Menschen im höheren Alter ausgewählt werden (teilweise mit vereinfachten Regeln und Abläufen), z. B.: Körperwahrnehmung (Praxisbeispiele 8 und 9), Wahrnehmung (Praxisbeispiele 19 und 20), Koordination und Gleichgewicht (Praxisbeispiele 18 und 21), Materialerfahrung (Praxisbeispiele 6, 7 und 11), Entspannung (Praxisbeispiele 22) und Sozialerfahrungen (Praxisbeispiele 12 und 24).

Zur Umsetzung in den praktischen Übungseinheiten werden drei Möglichkeiten vorgeschlagen (vgl. Eisenburger u. a., 2008, S. 13):

- Es wird zuvor ein Schwerpunkt bzw. ein Erfahrungsfeld gewählt, zu dem man in der Stunde verschiedene Aufgaben und Übungen anbietet.
- Man stellt die Stunde unter ein bestimmtes Thema, unter dem sich verschiedene Erfahrungsfelder wiederfinden.
- In jeder Stunde steht Gymnastik im Vordergrund, dazu wählt man einen weiteren Schwerpunkt aus einem der Erfahrungsfelder.

Die konkrete Ausführung sieht oft anders aus, als man es von jüngeren Teilnehmern gewohnt ist. So geht es bei Übungen zur Körperwahrnehmung dann nicht mehr um das differenzierte Erspüren bestimmter Körperteile, sondern die älteren Menschen sollen sich durch das Ausstreichen der eigenen Arme oder Beine oder der Schultern des Nachbarn selbst einmal (wieder) spüren. Bewegungsformen wie laufen, hüpfen, Kraft- oder Schnelligkeitsübungen fallen für die meisten Gruppen weg. Es können keine Bewegungsaufgaben oder Spielformen mit komplizierten Regeln gefordert werden, sondern möglich sind etwa **einfache Bewegungsabläufe im Stuhlkreis**. Bei gymnastischen Übungen ist nicht die richtige Ausführung entscheidend, sondern jeder führt die Übung so aus, wie es der Körper zulässt. Je eingeschränkter die Teilnehmer der Gruppe sind, desto weniger verschiedenartige Spiele und Anforderungen können eingebracht werden. Es braucht auch manchmal viel Zeit und behutsames Nachfragen, bis die Aufgabe verstanden ist oder umgesetzt werden kann. Und die Übungsleiter müssen lernen, auch kleinste Regungen und minimale Bewegungen zu erkennen und wertzuschätzen (vgl. Eisenburger u. a., 2008, S. 20 ff.).

Für die konkrete Stundenplanung und -gestaltung stehen grundsätzlich alle Themen und Inhalte aus dem Bewegungs- und Wahrnehmungsspektrum zur Verfügung. Die konkrete Auswahl für eine Stunde erfolgt im Hinblick auf die (geäußerten) Bedürfnisse der Teilnehmer. Es geht darum, sich intensiv mit den Menschen der Gruppe zu beschäftigen, um zu erkennen, welche Interessen, Bedürfnisse, Lebensthemen und Ressourcen jeweils vorhanden sind. Darüber hinaus achtet der Leiter auf die Notwendigkeit, bestimmte Bereiche besonders zu fördern, und auf Ausgewogenheit und Variabilität der Themen. Bei der Auswahl der Inhalte, Methoden und Übungsformen besteht also die anspruchsvolle Aufgabe, für die Teilnehmer die **richtige Balance zu finden zwischen Vertrautem und Neuem, zwischen Gefordertem und Machbarem**. Auch die thematische Strukturierung sollte gefunden werden, damit es nicht beim Aneinanderreihen von Übungsformen bleibt. Und immer wieder sollten auch Fragestellungen eingebracht werden, die die Teilnehmer zum Finden eigener Ideen anregen sollen.

Das Wiederentdecken vertrauter, aber vergessener Erfahrungen ist sicherlich ein günstiger Ansatzpunkt. **Alltagsmaterialien oder Spielgeräte** wecken möglicherweise Erinnerungen an vergangene Zeiten und können so die Biografiearbeit ergänzen und unterstützen. Im Umgang mit Alltagsmaterialien, die aus anderen Lebenszusammenhängen noch bekannt sind, ergeben sich geeignete Impulse. Mit Wäscheklammern, Bierdeckeln, Partytellern, Korken, Joghurtbechern, Wattebäuschen, Dosen, Zeitungen oder Einmachringen lassen sich immer wieder ganz unterschiedliche und abwechslungsreiche Stunden gestalten, die nichts oder wenig kosten.

Die Beschäftigung mit Alltagsmaterialien hat den Vorteil, dass die Teilnehmer diese Gegenstände aus ihrem aktiven Leben kennen und damit Erinnerungen und Bewegungen verbinden. Deshalb kann es für die alten Menschen besonders reizvoll sein, die Materialien zweckentfremdet zu verwenden und im Spiel und durch Bewegung neue Erfahrungen damit zu machen. Damit werden Kreativität und Eigenaktivität jedes Einzelnen geweckt und der Humor und der Spaß am Tun kommen auch nicht zu kurz. Hilfreich kann es sein, auch als Übungsleiter immer wieder etwas auszuprobieren und der Kreativität freien Lauf zu lassen. Beim Experimentieren kommt man selbst oft auf die originellsten Ideen.

„Der spielerische Umgang mit bekannten Gegenständen in einer anderen als der gewohnten Weise birgt eine hohen Aufforderungs- und Motivationscharakter (‚Ach, das kann man auch damit machen!') und bringt viel Spaß und Freude in die Stunden. Alltagsmaterialien sind nicht mit Ängsten und unangenehmen Erfahrungen aus längst vergangenen Turnstunden besetzt und regen die Experimentierfreude und Geschicklichkeit der Teilnehmerinnen an."

(Quelle: Eisenburger, 2011, S. 95)

Eine hohe Anforderung an den Übungsleiter ist es, bekannte Spiele zu vereinfachen. Die Größe des Wurfobjektes, z. B. des Balles, kann verändert werden. Statt werfen geht auch einfach nur weitergeben. Das Ziel, in das geworfen werden soll, kann vergrößert werden. Viele Spielformen, die normalerweise in der Fortbewegung ausgeführt werden, können auch im Sitzkreis absolviert werden. Beispielsweise können die Teilnehmer beim Spiel „Feuer-Wasser-Sturm" im Sitzkreis bestimmte Bewegungen mit Armen oder Beinen beim Nennen des Begriffs ausführen.

In den psychomotorischen Stunden geht es auch darum, den **Halte-, Stütz- und Bewegungsapparat zu verbessern oder zu erhalten**. Hierzu sind schon einfachste Bewegungsübungen sinnvoll: Arme heben und senken, Faust öffnen und schließen, Kopf drehen, Beine anziehen und strecken. In diesem Rahmen können altvertraute Bewegungen zu Hilfe genommen werden: Staub wischen, Putzlappen auswringen, Wäsche aufhängen, Staubsaugen, einen Nagel einschlagen, ein Getränk eingießen, die Suppe umrühren. Die Aufforderung, so zu tun, als ob, weckt über die vertrauten Bilder noch vorhandene Bewegungsmuster und bietet Anlässe für vielfältige Bewegungsübungen.

Das **rhythmische Begleiten** stößt auf meist hohe Motivation, zusammen mit anderen Teilnehmern kann einmal ein (einfacher) Rhythmus geklatscht werden, oder alle versuchen, den Rhythmus einer Musik mitzuklatschen. Auch mit Klanginstrumenten lassen sich vielfältige Rhythmusübungen umsetzen.

Der Klang fröhlicher Melodien löst meistens spontane, unwillkürliche Bewegungen der Hände und Füße oder des ganzen Körpers aus. Die Atmosphäre wird oft gelöster und entspannter, Bewegungen gelingen fließender. Allerdings sollten auch mögliche Problematiken beachtet werden. Es wird wenig hilfreich oder gar störend sein, wenn Übung und Rhythmus nicht zusammenpassen. Der Musikauswahl kommt dementsprechend eine große Bedeutung zu.

> „Zu achten wäre auf Rhythmus, Text und darauf, Musik nur dann zu verwenden, wenn es darum geht, die Musik als bewegendes Element einzusetzen. Musik soll in den motogeragogischen Bewegungseinheiten nicht als Untermalung oder Hintergrund dienen. Auch sollte sie nie gleichzeitig mit einer Aufgabenstellung, die Konzentration erfordert, eingeplant werden. Sehr achtsam sollte man bei der Auswahl dahingehend sein, dass Musik aus den [19]30er und [19]40er Jahren durchaus auch traurige Erinnerungen wecken kann."
>
> *(Quelle: Eisenburger u. a., 2008, S. 21)*

Leiter von Übungsgruppen sind es (vor allem aus der Arbeit mit Kindern) gewohnt, dass immer etwas passiert, dass es lebendig und aktiv zugeht in den Stunden. Daher können sie es oft schwer aushalten, wenn das Gefühl entsteht, es sei langweilig. In der Betreuung von älteren Menschen müssen sie sich umstellen. Denn folgende Situationen sind häufig vorzufinden:

- die Bewegungslosigkeit zu Beginn einer Stunde (die so anders ist als beispielsweise zu Beginn von Übungsstunden mit Kindern),
- die Einfachheit der Angebote (im Vergleich zu den komplexen Anforderungen einer Bewegungslandschaft),
- die Stille, wenn keiner etwas sagt und nur ein Ball hin und her rollt oder weitergereicht wird.

Begegnungen sind wichtig. Diese ergeben sich nicht von allein, sondern es ist Aufgabe der Gruppenleitung, sie zu ermöglichen und herbeizuführen. Nutzt man diese Bewegungsstunden nicht zur Begegnung, bleiben ganz wesentliche Wirkfaktoren der Psychomotorik ungenutzt. Letztlich ist es jedoch immer die Entscheidung der Teilnehmer, in welcher Form sie diese Begegnungen annehmen oder auch nicht.

→ AUFGABEN

1. „Sport und Bewegung ist doch nichts mehr für mich! Das ist was für junge Leute."
   „Ich kann das nicht mehr. Ich will mich ja auch nicht blamieren!"
   Stellen Sie Gründe dafür zusammen, die ältere Menschen davon abhalten, an Bewegungsangeboten teilzunehmen.
2. Versuchen Sie, in Kleingruppen schematisch darzustellen, durch welche Faktoren das Bewegungsverhalten im Alter beeinflusst wird. Vergleichen Sie anschließend Ihre Ergebnisse.
3. Entwickeln Sie ein Informationsblatt, um ältere Menschen für eine Gymnastikstunde mit dem Sandsäckchen oder dem Schwungtuch (oder für ein anderes ausgewähltes Bewegungsangebot) zu gewinnen.

4. Setzen Sie sich mit den Zielen und Erfahrungsbereichen der Psychomotorik (s. Kapitel 1) auseinander und übertragen Sie diese auf die Besonderheiten im Alter.
5. Wie bewerten Sie die von Eisenburger genannten drei Möglichkeiten zur methodischen Umsetzung? Stellen Sie die Vor- und Nachteile gegenüber und verdeutlichen Sie diese an Beispielen.
6. Beurteilen Sie die Arbeitsprinzipien der Psychomotorik (s. Kapitel 4.5) und stellen Sie diejenigen heraus, die für die Bewegungsarbeit mit älteren Menschen besonders relevant sind. Ergänzen Sie weitere Prinzipien aus diesem Kapitel.
7. Gehen Sie von einem älteren Menschen aus, den Sie in Ihrer Praxiserfahrung kennengelernt haben. Welche positiven Eigenschaften, Merkmale, Fähigkeiten haben Sie an dem Menschen beobachten können, welche Wünsche und Bedürfnisse haben Sie feststellen können, die Ansatzpunkte für die Arbeit in einer psychomotorischen Gruppe bieten könnten?

Praxisbeispiele 27: Chiffontücher

Chiffontücher sind aus besonders leichtem Material und leicht zu handhaben. Sie fliegen langsam, deshalb sind sie leicht zu fangen. Sie lassen sich ohne großen Kraftaufwand durch die Luft schwingen und können einfach in der Hand zusammengeknüllt werden. Chiffontücher sind in vielen verschiedenen Farben erhältlich.

Viele Übungen sind für ältere Personen im Sitzkreis oder auch für Menschen mit Behinderung, die nicht mobil sind, geeignet. Kinder können das Jonglieren mit diesen Tüchern üben.

Zu Anfang kann die Übungsleiterin die Teilnehmer ausprobieren lassen und dann einzelne Ideen aufgreifen. Oder sie beginnt mit bestimmten Übungen und fragt im Verlauf der Übungsstunde immer wieder Ideen der Teilnehmer ab.

- Alle Teilnehmer ertasten ihr Tuch; dies können sie auch mit geschlossenen Augen probieren. Im Anschluss können sie von ihren Empfindungen erzählen.
- Alle werfen ihr Tuch hoch und fangen es wieder auf; abwechselnd mit dem rechten und mit dem linken Arm; alle können gleichzeitig üben oder z. B nach Aufforderung nur diejenigen mit dem Tuch einer bestimmten Farbe.
- Das Tuch kann mit den Armen geschwungen werden, rauf und runter, von einer Seite zur anderen, über den Kopf, abwechselnd mit dem rechten, dann mit dem linken Arm.
- Die Teilnehmer können ihr Tuch hinter dem Rücken von einer Hand in die andere übergeben.

- Die Teilnehmer halten das Tuch mit beiden Händen nach vorn und raffen es dann mit beiden Händen zusammen; dies kann auch mit einer Hand ausprobiert werden.
- Alle nehmen ihr Tuch in eine Hand, ballen die Hand zu einer Faust; dann die Hand langsam öffnen: aus dem Tuch wird eine „Blume“; dies machen alle gleichzeitig oder auch nacheinander, ein „Meer von Blumen“ entsteht.
- Das Tuch wird in eine Hand genommen und unter dem Bein durchgereicht; beide Beine abwechselnd anheben.
- Jeder gibt das Tuch zum rechten (oder linken) Nachbarn weiter oder wirft es ihm zu.
- Verschiedene Gegenstände liegen auf dem Boden oder auf einem Tisch unter dem Tuch. Das Tuch wird weggezogen und die Teilnehmer betrachten die Gegenstände genau. Anschließend werden die Gegenstände wieder mit dem Tuch zugedeckt und die Teilnehmer benennen, was sie gesehen haben.

→ AUFGABE

Entwickeln Sie mögliche Ideen zu Stundenthemen, die mit den Übungen in Verbindung gebracht werden können, z. B.

- „Wir machen Hausputz“,
- „Morgens im Bad“,
- „Wir machen einen Ausflug“.

Erfinden Sie dazu jeweils alltagsrelevante Handlungen und probieren Sie diese aus.

Praxisbeispiele 28: Sandsäckchen

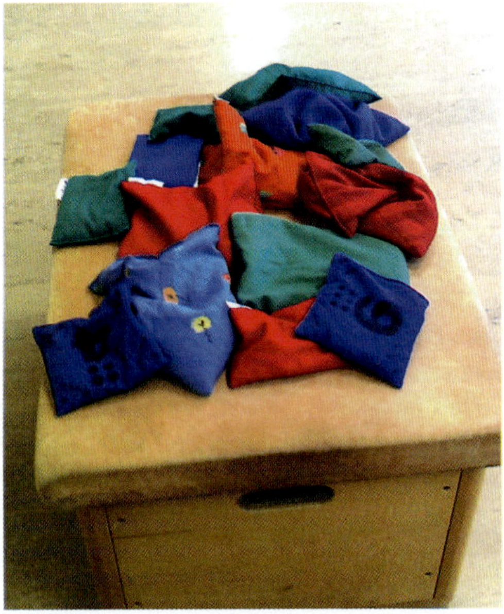

Sandsäckchen in verschiedenen Farben und Größen

Das Sandsäckchen soll an dieser Stelle vorgestellt werden, da es ein geeignetes Gerät ist, um Bewegungshandlungen von älteren Menschen anzuregen. Es ist recht leicht zu greifen und zu handhaben. Die Säckchen gibt es in unterschiedlicher Größe, mit unterschiedlichem Gewicht und auch mit verschiedenartigen Füllungen (z. B. Sand, Reis, Mais, Knöpfe u. Ä.). Sie können über Sportartikelkataloge bestellt oder auch selbst hergestellt werden.

Alle folgenden Aktivitäten können in der Fortbewegung durchgeführt werden, die meisten Übungen sind aber auch für ältere Menschen oder Menschen mit Behinderung im Sitzkreis möglich.

Nach dem Begrüßungsritual beginnen die Einzelübungen. Dazu können die Teilnehmer anfangs selbst ausprobieren, welche Bewegungsaktionen sie mit den Säckchen realisieren können. Der Übungsleiter beobachtet, greift verschiedene Handlungen auf und regt dazu an, dass alle Teilnehmer den Bewegungsablauf einmal ausprobieren. Auch im weiteren Verlauf der Stunde ermutigt der Übungsleiter immer wieder, eigene Ideen und Vorschläge einzubringen.

1. Einzelübungen

- Die Teilnehmer befühlen ihr Säckchen und versuchen die jeweiligen Füllungen zu ertasten. Es findet ein Austausch statt über die Größe und Farbe der Säckchen und die entsprechenden Füllungen.
- Jeder wirft und fängt das Sandsäckchen in unterschiedlicher Art und Weise: einhändig oder beidhändig; von einer Hand in die andere übergeben oder werfen; auffangen nach einer Drehung des Körpers oder nach Klatschen mit den Händen; Sandsäckchen auf den Fuß legen, hochschleudern und auffangen.
- Das Sandsäckchen um den Körper herumreichen.
- Das Säckchen balancieren und tragen, dabei hinsetzen und wieder aufstehen.
- Auf ein bestimmtes Ziel werfen, in eine Kiste, in einen Reifen oder auf eine Matte. Variation: Gegenstände von der Bank oder vom Tisch abwerfen.

2. Partnerübungen

- Die Partner werfen sich das (die) Sandsäckchen zu: abwechselnd oder gleichzeitig.
- Zielwerfen, z. B. in ein Hütchen, das der eine Mitspieler mit der offenen Seite nach oben hält.
- Das Säckchen aus Tüchern hochschleudern und wieder auffangen.
- Ein Sandsäckchen zwischen beiden Körpern einklemmen (z. B. Stirn, Schulter, Hüfte) und gemeinsam fortbewegen.
- Sandsäckchen auf den Körper des Partners (der die Augen geschlossen hält) ablegen und zeigen oder sagen lassen, wo es liegt oder gelegen hat.

3. Gruppenspiele

Es werden zwei Mannschaften gebildet, die sich an den gegenüberliegenden Seiten der Halle befinden.

- Zielwerfen auf eine Matte in der Mitte, in einen Reifen oder einen Kasten.
- Kegel oder Bälle von in die Mitte gestellten Bänken abwerfen.
- Einen großen Gymnastikball durch Bewerfen an die gegnerische Wand rollen lassen (dabei sind auch Einschränkungen möglich, z. B. jeder Teilnehmer hat nur einen Wurf).

Je nach Alter oder Entwicklungsstand der Teilnehmer kann es sinnvoll sein, die Übungen und Spiele in einen sinnvollen Zusammenhang einzubetten:

- eine Bewegungsgeschichte (z. B. auf einer Expedition),
- ein Spielthema (z. B. im Zirkus),
- ein Handlungsschwerpunkt (z. B. Werfen und Fangen),
- einen Förderschwerpunkt (z. B. Koordination, Zielgenauigkeit, Wahrnehmung).

Darüber hinaus kann das Sandsäckchen auch als Transportgegenstand, Hindernis, als Markierung oder als ein zu entdeckender „Schatz" in Gerätestationen und Bewegungslandschaften einbezogen werden.

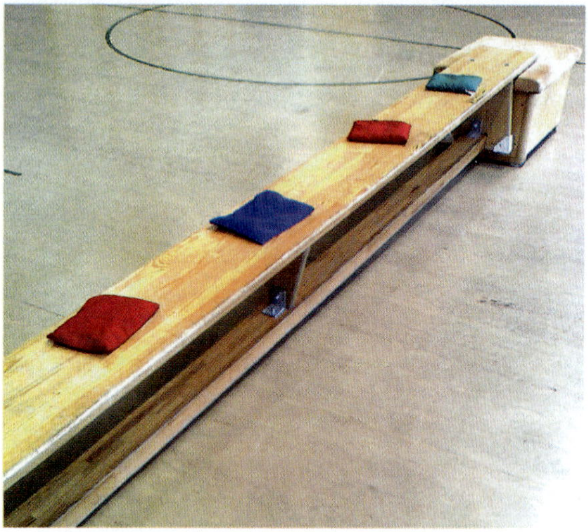

Sandsäckchen als Hindernisse beim Balancieren

Mit diesen Übungen und Spielen können eine Vielzahl an Zielsetzungen angestrebt und realisiert werden. Hauptintentionen könnten beispielsweise gelegt werden auf:

- Anregungen zur Wahrnehmung,
- Förderung von Kraftdosierung oder Zielgenauigkeit,
- Verbesserung des Gleichgewichts, der Reaktion oder Koordination,
- Anregungen zur Kooperation mit anderen,
- Steigerung oder Wiedererlangung von Bewegungsfreude,
- Ermöglichung von Selbstwirksamkeitserfahrungen,
- Verbesserung der Anstrengungsbereitschaft.

→ AUFGABEN

1. Ordnen Sie den oben genannten Zielsetzungen jeweils praktische Übungsbeispiele mit den Sandsäckchen zu.
2. Stellen Sie in Kleingruppen eine Übungsstunde mit Sandsäckchen für eine Gruppe von älteren Menschen zusammen. Dabei sind verschiedene Vorgaben möglich: nur im Stuhlkreis, Fortbewegung im Gehen möglich, Hinzunahme auch weiterer Materialien. Stellen Sie die Ergebnisse der Klasse vor.
3. Entwickeln Sie aus den anderen Praxisbeispielen geeignete Übungen und Spiele für ältere Menschen nach inhaltlichen Schwerpunkten (z. B. Grundfähigkeit Koordination, Gleichgewicht, Körperschema, Bewegungsfantasie, Reaktion) und stellen Sie die Ergebnisse vor.
4. Fertigen Sie exemplarisch ein Stundenbild der Psychomotorik älterer Menschen (vgl. Eisenburger, 2005, S. 131 ff.) an. Führen Sie die entsprechenden Übungen im Unterricht durch und werten Sie Ihre Erfahrungen aus.
5. Informieren Sie sich bei örtlichen Sportvereinen über das bestehende Sport- und Bewegungsangebot für ältere Menschen und präsentieren Sie das Programm in Ihrer Klasse.

Literaturverzeichnis

Antonovsky, Aaron: Salutogenese. Zur Entmystifizierung der Gesundheit, hrsg. und übersetzt von Alexa Franke, Tübingen, Deutsche Gesellschaft für Verhaltenstherapie, 1997.

Ayres, Anna Jean: Bausteine der kindlichen Entwicklung. Sensorische Integration verstehen und anwenden. Das Original in moderner Neuauflage, 6. korrigierte Auflage, überarbeitet und erweitert durch das Pediatric Therapy Network, aus dem Amerikanischen übersetzt von Elisabeth Soechting, Berlin/Heidelberg, Springer, 2016.

Balgo, Rolf: Systemische Positionen im Kontext der Motologie, in: Köckenberger, Helmut/Hammer, Richard (Hrsg.): Psychomotorik – Ansätze und Arbeitsfelder. Ein Lehrbuch, Dortmund, verlag modernes lernen, 2004, S. 187–222.

Bank-Mikkelsen, Niels: Das Normalisierungsprinzip - Betrachtungen aus Dänemark (1978), in: Thimm, Walter (Hrsg.): Das Normalisierungsprinzip, Marburg, Lebenshilfe-Verlag, 2005a, S. 50–61.

Bank-Mikkelsen, Niels: Das Normalisierungsprinzip - eine Rückschau (1979), in: Thimm, Walter (Hrsg.): Das Normalisierungsprinzip, Marburg, Lebenshilfe-Verlag, 2005b, S. 62–76.

Becker, Peter: Gesundheit als Bedürfnisbefriedigung, Göttingen, Hogrefe, 1989.

Beckmann-Neuhaus, Dorothee: Mototherapie - die Umsetzung des psychomotorischen Gedankens in der klinischen Arbeit mit psychisch erkrankten Erwachsenen, in: Krus, Astrid/Jasmund, Christina (Hrsg.): Psychomotorik in sozialpädagogischen Arbeitsfeldern, Stuttgart, Kohlhammer, 2015, S. 186–205.

Berger, Klaus Rudolf (Hrsg.): Lehrbuch der Heilerziehungspflege: bilden-pflegen-unterstützen, Köln, Bildungsverlag Eins, 2014.

Beudels, Wolfgang/Kleinz, Nicola/Delker, Kerstin (Hrsg.): Außer Rand und Band – WenigKostenviel-SpaßGeschichten mit Alltagsmaterialien, 4. Auflage, Dortmund, verlag modernes lernen, 2002.

Beudels, Wolfgang/Lensing-Conrady, Rudolf/Beins, Hans-Jürgen: ... das ist für mich ein Kinderspiel. Handbuch zur psychomotorischen Praxis, 10. Auflage, Dortmund, Borgmann, 2008.

Brettschneider, Wolf-Dietrich/Rheker, Uwe/Beule, Achim/Purschke, Ulrich/Gottschalk, Karl-Heinz: Bewegung, Spiel und Sport mit behinderten Kindern und Jugendlichen, hrsg. vom Ministerium für Stadtentwicklung, Kultur und Sport, Düsseldorf, 1996.

Brosat, Hannelore/Tötemeyer, Nadja: Der Mann-Zeichen-Test nach Hermann Ziler, Münster, Aschendorff, 2010.

Brüggemann, Ewald/Papies, Tobias: Inklusion im Sport, DJK Franz Sales Haus, Essen, 2020.

Cárdenas, Barbara: Diagnostik mit Pfiffigunde. Ein kindgemäßes Verfahren zur Beobachtung von Wahrnehmung und Motorik (5–8 Jahre), 10. Auflage, Dortmund, Borgmann, 2009.

Dilling, Horst/Freyberger, Harald J. (Hrsg): Taschenführer zur ICD-10-Klassifikation psychischer Störungen, 8. überarbeitete Auflage, Bern, Hogrefe, 2016.

Eggert, Dietrich (unter Mitarbeit von Lütje-Klose, Birgit u. a.): Theorie und Praxis der psychomotorischen Förderung, Textband und Arbeitsbuch, 7. Auflage, Dortmund, Borgmann publishing, 2008.

Eggert, Dietrich (unter Mitarbeit von Günter Ratschinski und Christina Reichenbach): DMB - Diagnostisches Inventar motorischer Basiskompetenzen zur Diagnostik von Kindern im Grundschulalter, 4. überarbeitete Auflage, Dortmund, Borgmann publishing, 2008.

Eggert, Dietrich/Reichenbach, Christina: Was kann Psychomotorik heute leisten? Eine öko-systemische Sicht auf Theorie und Praxis, in: Praxis der Psychomotorik, 29. Jg., Heft 2, 2004a, S. 99–108.

Eggert, Dietrich/Reichenbach, Christina: Die Bedeutung des Selbstkonzepts für Sprachentwicklung und Kommunikation, in: motorik, 27. Jg., Heft 1, 2004b, S. 8–15.

Eggert, Dietrich/Reichenbach, Christina: DIAS - Diagnostisches Inventar auditiver Alltagshandlungen, 2. überarbeitete Auflage, Dortmund, verlag modernes lernen, 2005.

Eggert, Dietrich/Reichenbach, Christina/Bode, Sandra: Das Selbstkonzept Inventar (SKI) für Kinder im Vorschul- und Grundschulalter. Theorie und Möglichkeiten der Diagnostik, 2. Auflage, Dortmund, verlag modernes lernen, 2010.

Eggert, Dietrich/Reichenbach, Christina: Diagnostische Inventare, Lemgo, verlag modernes lernen, 2021.

Eggert, Dietrich/Wegner-Blesin, Nicola: DITKA – Diagnostisches Inventar taktil-kinästhetischer Alltagshandlungen von Kindern im Vorschul- und Grundschulalter, Dortmund, verlag modernes lernen, 2000.

Eisenburger, Marianne: Psychomotorik im Alter, in: Köckenberger, Helmut/Hammer, Richard (Hrsg.): Psychomotorik – Ansätze und Arbeitsfelder. Ein Lehrbuch, Dortmund, verlag modernes lernen, 2004, S. 531–570.

Eisenburger, Marianne: „Zuerst muss die Seele bewegt werden ...", Psychomotorik im Pflegeheim – Ein theoriegeleitetes Praxisbuch, Dortmund, verlag modernes lernen, 2005.

Eisenburger, Marianne: Aktivieren und Bewegen – von älteren Menschen, 6. Auflage, Aachen, Meyer & Meyer, 2011.

Eisenburger, Marianne: Bewegung und Lebensfreude - Was motogeragogische Begleitung mit Anregung und Wohlbefinden zu tun hat, in: Praxis der Psychomotorik, 38. Jg., Heft 4, 2013, S. 234–241.

Eisenburger, Marianne/Gstöttner, Elisabeth/Zak, Thesi: In Bewegungsrunden aktivieren – Ideen und Anregungen aus der Psychomotorik, Hannover, Vincentz Network, 2008.

Fischer, Klaus: Konzept und Wirksamkeit der Psychomotorik in der Frühförderung, in: Frühförderung interdisziplinär, 30. Jg., Heft 1, 2011, S. 2–16.

Fischer, Klaus: Einführung in die Psychomotorik, 4. Auflage, München, Reinhardt, 2019.

Flehmig, Inge: Normale Entwicklung des Säuglings und ihre Abweichungen, 4. Auflage, Stuttgart, Thieme, 1990.

Friedrich, Sabine/Friebel, Volker: Entspannung für Kinder. Übungen zur Konzentration und gegen Ängste, Reinbek bei Hamburg, Rowohlt, 1989.

Fritz, Jürgen: Theorie und Pädagogik des Spiels, Weinheim und München, Juventa, 1993.

Fröhlich, Andreas: Basale Stimulation, 7. Auflage, Düsseldorf, verlag selbstbestimmtes leben, 1995.

Gasser-Haas, Olivia/Steiner, Jürgen: Evidenzbasierte Praxis (EbP) in der Psychomotoriktherapie ist möglich – auch wenn Studien weitgehend fehlen, in: Blos, Kimon/Haas, Ruth/Krus, Astrid/Kuhlenkamp, Stefanie/Weiß, Otmar (Hrsg.): motorik, 45. Jg., Heft 4, 2022, S. 164–169.

Gilsdorf, Rüdiger/Kistner, Günter: Kooperative Abenteuerspiele 1. Praxishilfe für Schule, Jugendarbeit und Erwachsenenbildung, 20. Auflage, Seelze, Kallmeyer, 2010.

Grunwald, Volker: „Menschen in Bewegung". Psychomotorik mit geistig behinderten Erwachsenen, in: Wendler, Michael/Irmischer, Tilo/Hammer, Richard: Psychomotorik im Wandel, Schorndorf, Hofmann, 2000, S. 95–108.

Grunwald, Volker/Kuntz, Stefan: Lehrbrief Körpererfahrung des Aktionskreises Psychomotorik e. V., Lemgo, 1989.

Haas, Ruth: Spiel- und Dialogräume für erwachsene Menschen. Eine theoretische und praxeologische Betrachtung, in: motorik, 26. Jg., Heft 1, 2003, S. 2–11.

Haas, Ruth/Golmert, Corinna/Kühn, Claudia: Psychomotorische Gesundheitsförderung in der Praxis. Spiel- und Dialogräume für Erwachsene, Schorndorf, Hofmann, 2014.

Hachmeister, Bernd: Psychomotorik bei Kindern mit Körperbehinderungen. Entwicklung und Förderung, München/Basel, Reinhardt, 1997.

Häfele, Alexander: „Trau ich mich?" – Abenteuersport in der Turnhalle. Erlebnispädagogische Persönlichkeitsförderung mit Schülern der Schule für Geistigbehinderte, Dortmund, verlag modernes lernen, 2007.

Haid, Andrea/Steiner, Jürgen: Professionelles logopädisches Handeln ist nicht nur auf Evidenzstudien angewiesen, in: forum:logopädie, 36. Jg., Heft 1, 2022, S. 6–11.

Höhne, Manfred: Inklusive Bewegung – Inklusion und Psychomotorik, in: motorik, 34. Jg., Heft 3, 2011, S. 150–151.

Hölter, Gerd: Psychische Erkrankungen und bewegungsorientierte Interventionen, in: Wegner, Manfred/Scheid, Volker/Knoll, Michaela (Hrsg.): Handbuch Behinderung und Sport, Schorndorf, Hofmann, 2015, S. 150–168.

Hurrelmann, Klaus: Kindheit heute. Sind unsere Kinder Gewinner oder Verlierer?, in: Kindergarten heute, Heft 4, 1999, S. 6–11.

Kesper, Gudrun/Hottinger, Cornelia: Mototherapie bei Sensorischen Integrationsstörungen. Eine Anleitung zur Praxis, 8. Auflage, München, Reinhardt, 2015.

Keßel, Peter: Macht - (k)ein Thema in psychomotorischen Angeboten? Eine Einladung zur Auseinandersetzung mit einem wenig reflektierten Thema in psychomotorischen Angeboten mit Kindern, in: motorik, 45. Jg., Heft 4, 2022, S. 187-193.

Kiphard, Ernst J.: Bewegungs- und Koordinationsschwächen im Grundschulalter, 4. Auflage, Schorndorf, Hofmann, 1982.

Kiphard, Ernst J.: Bewegungsauffälligkeiten bei Kindern, in: Turnen und Sport, Heft 9, 1985, S. 209.

Kiphard, Ernst J.: Psychomotorik in Praxis und Theorie. Ausgewählte Themen der Motopädagogik und Mototherapie, Gütersloh, Flöttmann, 1989a.

Kiphard, Ernst J.: Hilfen für das sportängstliche Kind, in: Turnen und Sport, 1989b, S. 121–122.

Kiphard, Ernst J.: Das hyperaktive Kind aus psychomotorischer Sicht, in: Passolt, Michael (Hrsg.): Hyperaktive Kinder: Psychomotorische Therapie, München, Reinhardt, 1993, S. 64–84.

Kiphard, Ernst J.: Mototherapie, Teil 2, 4. Auflage, Dortmund, verlag modernes lernen, 1994.

Kiphard, Ernst J.: Psychomotorik als „Meisterlehre“, in: Wendler, Michael/Irmischer, Tilo/Hammer, Richard: Psychomotorik im Wandel, Schorndorf, Hofmann, 2000, S. 9–14.

Kiphard, Ernst J.: Motopädagogik, 9. Auflage, Dortmund, verlag modernes lernen, 2001.

Kiphard, Ernst J.: „Man sieht nur mit dem Herzen gut“. Mein Weg zur Psychomotorik, in: Mertens, Krista (Hrsg.): Psychomotorik. Grundlagen und Wege der Förderung, Dortmund, verlag modernes lernen, 2002, S. 19–32.

Kiphard, Ernst J.: Entstehung der Psychomotorik in Deutschland, in: Köckenberger, Helmut/Hammer, Richard (Hrsg.): Psychomotorik – Ansätze und Arbeitsfelder. Ein Lehrbuch, Dortmund, verlag modernes lernen, 2004, S. 27–43.

Kiphard, Ernst J.: Wie weit ist ein Kind entwickelt? Eine Anleitung zur Entwicklungsüberprüfung, 13. Auflage, Dortmund, verlag modernes lernen, 2014.

Kiphard, Ernst J./Schilling, Friedhelm: Körperkoordinationstest für Kinder (KTK), Manual, Weinheim, Beltz, 1974.

Klein, Joachim/Knab, Eckhard: Evaluation. Ein notwendiges Mittel zur Unterstützung von Qualitätssicherung in der psychomotorischen Arbeit, in: motorik, 27. Jg., Heft 2, 2004, S. 73ff.

Klein, Joachim/Knab, Eckhard/Fischer, Klaus: Forschungsbericht zur Evaluation psychomotorischer Effekte, in: motorik, 28. Jg., Heft 1, 2005, S. 64–66.

Köckenberger, Helmut: Bewegtes Lernen. Psychomotorik im Klassenzimmer, in: Köckenberger, Helmut/Hammer, Richard (Hrsg.): Psychomotorik – Ansätze und Arbeitsfelder. Ein Lehrbuch, Dortmund, verlag modernes lernen, 2004a, S. 448–472.

Köckenberger, Helmut: Psychomotorik in der Schule für Körperbehinderte, in: Köckenberger, Helmut/Hammer, Richard (Hrsg.): Psychomotorik – Ansätze und Arbeitsfelder. Ein Lehrbuch, Dortmund, verlag modernes lernen, 2004b, S. 339–380.

Köckenberger, Helmut: Bewegungsräume – Entwicklungs- und kindorientierte Bewegungsangebote und -landschaften, 3. erw. Auflage, Dortmund, Borgmann publishing, 2007.

Köckenberger, Helmut: Vielfalt als Methode, Dortmund, Borgmann publishing, 2008.

Köckenberger, Helmut/Hammer, Richard (Hrsg.): Psychomotorik – Ansätze und Arbeitsfelder. Ein Lehrbuch, Dortmund, verlag modernes lernen, 2004.

Kosel, Andreas: Schulung der Bewegungskoordination, Schorndorf, Hofmann, 1994.

Krabs, Stefan/Staschke, Volker: HOPPla ... das klAPPpt – Strukturierende Stundenmodule in der ressourcenorientierten psychomotorischen Entwicklungsbegleitung von Erwachsenen mit geistiger Behinderung und/oder psychischen Störungen im stationären Kontext, in: Jessel, Holger (Hrsg.): Lehren und Lernen in der Psychomotorik, Lemgo, aktionskreis psychomotorik, 2016, S. 125–153.

Krabs, Stefan/Staschke, Volker: „Ich will meinen Traum leben ..." Psychomotorische Entwicklungsbegleitung von Erwachsenen mit geistiger Behinderung und/oder psychischen Störungen, in: Praxis der Psychomotorik, Heft 4, 2017, S. 214–222.

Krenz, Armin: Wie Kinder Werte erfahren. Wertevermittlung und Umgangskultur in der Elementarpädagogik, Freiburg, Herder, 1999.

Krombholz, Heinz: Bewegungsförderung im Kindergarten. Ergebnisse eines Modellversuchs, in: motorik, 27. Jg., Heft 4, 2004, S. 166–182.

Krombholz, Heinz: Die Wirksamkeit motorischer Fördermaßnahmen im Kindergarten, in: motorik, 39. Jg., Heft 4, 2016, S. 190–199.

Krowatschek, Dieter: ADS und ADHS – Diagnose und Training. Materialien für Schule und Therapie, 2. Auflage, Dortmund, Borgmann, 2004.

Krupitschka, Margarete: Selbstbild und Schulleistung, Salzburg, Otto Müller, 1990.

Krus, Astrid: Mut zur Entwicklung. Das Konzept der psychomotorischen Entwicklungstherapie, Schorndorf, Hofmann, 2004.

Kuhlenkamp, Stefanie: Lehrbuch Psychomotorik, München, Reinhardt, 2017.

Mertens, Krista: Psychomotorische Aktivierungsprogrammen für Alten- und Pflegeheime, Dortmund, verlag modernes lernen, 1997.

Mertens, Krista (Hrsg.): Psychomotorik. Grundlagen und Wege der Förderung, Dortmund, verlag modernes lernen, 2002.

Mertens, Krista: Lernprogramm zur Wahrnehmungsförderung, 9. Auflage, Dortmund, verlag modernes lernen, 2013.

Mertens, Krista/Verheul, Ad: Snoezelen. Anwendungsfelder in der Praxis, Dortmund, verlag modernes lernen, 2005.

Miedzinski, Klaus/Fischer, Klaus: Die Neue Bewegungsbaustelle – Lernen mit Kopf, Herz, Hand und Fuß, Modell bewegungsorientierter Entwicklungsförderung, Dortmund, Borgmann Media, 2006.

Möllers, Josef: Psychomotorik, in: Berger, Klaus Rudolf (Hrsg.): Lehrbuch der Heilerziehungspflege, Köln, Bildungsverlag EINS, 2014, S. 712–749.

Möllers, Josef: Psychomotorische Förderung in der Heilpädagogik-Hilfe durch Bewegung, Stuttgart, Kohlhammer, 2015.

Müller, Else: Du spürst unter deinen Füßen das Gras. Autogenes Training in Phantasie- und Märchenreisen, Frankfurt am Main, Fischer Taschenbuch Verlag, 1999.

Müller, Else: Inseln der Ruhe. Ein neuer Weg zum Autogenen Training für Kinder und Erwachsene, 2. Auflage, Frankfurt am Main, Fischer Taschenbuch Verlag, 2003.

Neuhäuser, Gerhard: Frühförderung und Psychomotorik – erfolgreiche Integration und feste Koalition, in: Frühförderung interdisziplinär, 30. Jg., Heft 1, 2011, S. 48–58.

Nirje, Bengt: Das Normalisierungsprinzip – 25 Jahre danach, in: Vierteljahresschrift für Heilpädagogik und ihre Nachbargebiete, Heft 1, 1994, S. 12–32.

Ossege, Tina M./Hammerschmidt, Doris: Entspannung für Menschen mit geistiger Beeinträchtigung, München, Reinhard, 2016.

Panten, Detlef: Klinische Psychomotorische Therapie, in: Jessel, Holger: Die Kunst mit der Vielfalt umzugehen, Lemgo, verlag aktionskreis psychomotorik, Band 10, 2011, S. 97–118.

Passolt, Michael (Hrsg.): Hyperaktive Kinder. Psychomotorische Therapie, München, Reinhardt, 1993.

Passolt, Michael/Pinter-Theiss, Veronika: „Ich hab eine Idee ...". Psychomotorische Praxis planen, gestalten, reflektieren, Dortmund, verlag modernes lernen, 2013.

Petermann, Franz (Hrsg.): Movement Assessment Battery for Children – Second Edition (Movement ABC-2), Frankfurt a. M., Pearson, 2015.

Peters, Annegret: Bewegungsanalysen und Bewegungstherapie im Säuglings- und Kleinkindalter. Beispiele zur Förderung der sensomotorischen Entwicklung, 4. Auflage, Stuttgart, Fischer, 1988.

Piaget, Jean: Das Erwachen der Intelligenz beim Kinde, übersetzt von Hans Aebli, Stuttgart, Klett, 1975.

Pikler, Emmi: Lasst mir Zeit. Die selbstständige Bewegungsentwicklung des Kindes bis zum freien Gehen, zusammengestellt und überarbeitet von Anna Tardos, 2. Auflage, München, Pflaum, 1997.

Reichenbach, Christina: Psychomotorik, München, Reinhardt, 2010.

Reichenbach, Christina: Bewegungsdiagnostik in Theorie und Praxis – Bewegungsdiagnostische Verfahren und Modelle, Bedeutung für Praxis und Qualifizierung, 2. Auflage, Dortmund, verlag modernes lernen, 2016.

Reichenbach, Christina/Lücking, Christina: Diagnostik im Schuleingangsbereich (DiSb), Dortmund, Borgmann, 2009.

Schiffer, Eckhard: Wie Gesundheit entsteht. Salutogenese: Schatzsuche statt Fehlerfahndung, Weinheim, Beltz, 2001.

Schilling, Friedhelm: Motodiagostik und Mototherapie, in: Irmischer, Tilo/Fischer, Klaus: Psychomotorik in der Entwicklung, Schorndorf, Hofmann, 1989, S. 55–60.

Schilling, Friedhelm: Manual – Körperkoordinationstest für Kinder, 2. Auflage, Göttingen, Beltz Test, 2007.

Schönrade, Silke/Pütz, Günter: Abenteuer im Piratenland, Dortmund, Borgmann, 2006.

Schönrade, Silke/Pütz, Günter: Die Abenteuer der kleinen Hexe. Bewegung und Wahrnehmung beobachten, verstehen, beurteilen, fördern, 6. Auflage, Dortmund, Borgmann, 2013.

Seewald, Jürgen: Entwicklung in der Psychomotorik, in: Praxis der Psychomotorik, 18. Jg., Heft 4, 1993, S. 188–193.

Seewald, Jürgen: Der „Verstehende Ansatz" und seine Stellung in der Theorielandschaft der Psychomotorik, in: Praxis der Psychomotorik, Heft 1, 1997, S. 4–15.

Seewald, Jürgen: Bewegungsmodelle und ihre Menschenbilder in verschiedenen Ansätzen der Psychomotorik, in: motorik, 21. Jg., Heft 4, 1998, S. 151–158.

Seewald, Jürgen: Gesundheit. Ein Thema für die Motologie?, in: motorik, 26. Jg., Heft 3, 2003, S. 134–142.

Seewald, Jürgen: Der Verstehende Ansatz in Psychomotorik und Motologie, München, Reinhardt, 2007.

Sinnhuber, Helga: Sensomotorische Förderdiagnostik. Ein Praxishandbuch zur Entwicklungsüberprüfung und Entwicklungsförderung für Kinder von 4 bis 7 ½ Jahren, 5. Auflage, Dortmund, verlag modernes lernen, 2014.

Skrodzki, Klaus: Bewegung und Bewegungsstörung bei Kindern und Jugendlichen mit Aufmerksamkeits-Defizit-Hyperaktivitäts-Störung (ADHS), in: Mertens, Krista (Hrsg.): Psychomotorik. Grundlagen und Wege der Förderung, Dortmund, verlag modernes lernen, 2002, S. 189–204.

Skrodzki, Klaus/Mertens, Krista (Hrsg.): Hyperaktivität, Aufmerksamkeitsstörung oder Kreativitätszeichen?, Dortmund, verlag modernes lernen, 2000.

Stäbler, Michael: Bewegung, Spaß und Spiel auf dem Trampolin, 3. Auflage, Schorndorf, Hofmann, 2006.

Steiner, Jürgen: Praktische Implikationen des Therapie-Kaskadenmodells für die Fallberatung, in: Schräpler, Ute/Steiner, Jürgen (Hrsg.): Handlungswissen Logopädie, Band 1: Systematische Fallarbeit in der Logopädie. Grundlagen und Beispiele, Stuttgart, Kohlhammer, S. 31–45.

Tiemann, Heike/Schraag, Manfred: Spiele spielen – Bewegungsspiele und Sportspiele, in: Wegner, Manfred/Scheid, Volker/Knoll, Michaela (Hrsg.): Handbuch Behinderung und Sport, Schorndorf, Hofmann, 2015, S. 387–395.

Thimm, Walter: Das Normalisierungsprinzip: eine Einführung, 5. Auflage, Marburg, Lebenshilfe-Verlag, 1994.

Viehauser, Ralph: Förderung salutogener Ressourcen, Regensburg, Roderer, 2000.

Volkamer, Meinhart: Wie sag ich's meinem Kinde?, in: Kindergarten heute, 21. Jg., Heft 4, 1991, S. 23–27.

Volkamer, Meinhart/Zimmer, Renate: Kindzentrierte Mototherapie, in: motorik, Heft 2, 1986, S. 49–58.

Wegner, Manfred/Scheid, Volker/Knoll, Michaela (Hrsg.): Handbuch Behinderung und Sport – Beiträge zur Lehre und Forschung im Sport, Schorndorf, Hofmann, 2015.

Wolfensberger, Wolf: Die Entwicklung des Normalisierungsgedankens in den USA und in Kanada, in: Bundesvereinigung Lebenshilfe für geistig Behinderte e. V. (Hrsg.): Normalisierung – eine Chance für Menschen mit geistiger Behinderung, Marburg, 1986, S. 45–62.

World Health Organisation (WHO)/Deutsches Institut für Medizinische Dokumentation und Information, DIMDI (Hrsg.): Internationale Klassifikation der Funktionsfähigkeit, Behinderung und Gesundheit (ICF), Köln, 2012.

World Health Organisation (WHO) unter Mitarbeit des Deutschen Instituts für Medizinische Dokumentation und Information, DIMDI: Internationale Klassifikation der Funktionsfähigkeit, Behinderung und Gesundheit bei Kindern und Jugendlichen (ICF-CY), 2. Nachdruck, Bern, Huber, 2013.

Zimmer, Renate: Handbuch der Bewegungserziehung, Freiburg, Herder, 1993.

Zimmer, Renate: Handbuch der Sinneswahrnehmung. Grundlagen einer ganzheitlichen Erziehung, Freiburg, Herder, 1995.

Zimmer, Renate: Kreative Bewegungsspiele. Psychomotorische Förderung im Kindergarten, 8. Auflage, Freiburg, Herder, 1996.

Zimmer, Renate: Selbstkonzept und Identität. Schlüsselbegriffe psychomotorischer Förderung, in: Mertens, Krista (Hrsg.): Psychomotorik. Grundlagen und Wege der Förderung, Dortmund, verlag modernes lernen, 2002, S. 68–76.

Zimmer, Renate: Handbuch der Psychomotorik. Theorie und Praxis der psychomotorischen Förderung von Kindern, 9. Auflage, Freiburg, Herder, 2006.

Zimmer, Renate: Handbuch Sprachförderung durch Bewegung, 4. Auflage, Freiburg, Herder, 2010.

Zimmer, Renate: Motoriktest für 4–6-jährige Kinder, MOT 4–6, Manual, 3. überarbeitete und neu normierte Auflage, Göttingen, Hogrefe, 2016.

Zimmer, Renate: MotorikPlus. Beobachtung psychomotorischer Kompetenzen von Kindern im Alltag von Kindertageseinrichtungen, Manual, Freiburg, Herder, 2021.

Zimmer, Renate/Cicurs, Hans: Psychomotorik. Neue Ansätze im Sportförderunterricht und Sonderturnen, 4. Auflage, Schorndorf, Hofmann, 1995.

Zimmer, Renate/Volkamer, Meinhart: Motoriktest für vier- bis sechsjährige Kinder, MOT 4–6, Manual, Weinheim, Beltz, 1984.

Zinke-Wolter, Petra: Spüren – Bewegen – Lernen, 4. Auflage, Dortmund, verlag modernes lernen, 2000.

Bildquellenverzeichnis

Aschendorff Verlag GmbH & Co. KG, Münster: 196.1, 196.2.

Brauner, Angelika, Hohenpeißenberg: 146.1, 147.1, 147.2, 148.1, 148.2.

Christian BOB Born, Freiburg: 13.1, 47.1, 260.1.

Evelyn Neuss Illustration, Hannover: 12.1, 60.2, 61.1, 62.1, 63.1, 93.1, 96.1, 97.1, 101.1, 108.1, 111.1, 111.2, 112.1, 112.2, 113.1, 113.2, 113.3, 114.1, 124.1, 124.2, 143.1, 144.1, 144.2, 145.1, 159.1, 164.1, 165.1, 171.3, 172.1, 172.2, 206.1, 206.2, 208.1, 212.1, 219.1, 219.2, 220.1, 223.2, 229.1, 230.1, 255.1, 267.1.

fotolia.com, New York: contrastwerkstatt 231.1; deber73 166.1; ehrenberg-bilder 23.1; elenarostunova 33.1; Fontanis 225.1; hans12 279.1; Jacek Chabraszewski 44.1; Köpenicker 223.1; MAK 60.1; Nicole Effinger 151.1; Otmar Smit 37.1; photalo 64.1; photowahn 203.1.

Hubbe, Philipp (RV), Magdeburg: 3.1, 3.2, 65.1, 72.1, 128.1, 134.1, 140.1, 152.1, 246.1, 258.1, 273.1.

iStockphoto.com, Calgary: nevarpp Titel, Titel; Strekalova 118.2; yacobchuk 235.1.

Kurtz, Cornelia, Boppard: 175.1.

Möllers, Josef, Stadtlohn: 18.1, 25.1, 61.2, 68.1, 75.1, 79.1, 79.2, 84.1, 94.1, 115.1, 123.1, 125.1, 127.1, 130.1, 130.2, 131.1, 131.2, 131.3, 134.2, 135.1, 160.1, 171.1, 171.2, 173.1, 174.1, 200.1, 200.2, 207.1, 210.1, 216.1, 216.2, 251.1, 268.1, 269.1, 275.1, 276.1, 290.1, 292.1.

Schlüter-Fotografie, Essen: 54.1, 55.1, 256.1, 261.1, 263.1.

Shutterstock.com, New York: altanaka 11.1; Dmitriy, Gumenyuk 118.1; greenland 104.1; MNStudio 35.1.

Sport Thieme GmbH, Grasleben: 94.2.

stock.adobe.com, Dublin: amelie 183.2; Drivepix 161.1; Kuzmina, Oksana 232.1; nadezhda1906 183.1; photowahn 187.1.

Sachwortverzeichnis